AF494026

Dr BENI-BARDE

CLINIQUE HYDROTHÉRAPIQUE

SILHOUETTES DE NÉVROPAHES

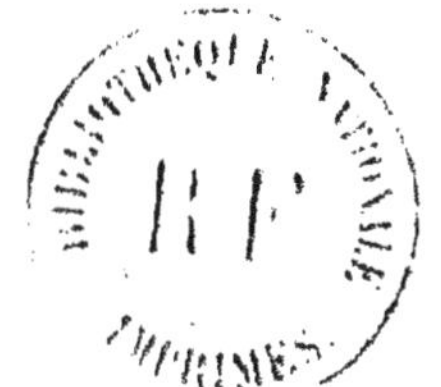

PREMIÈRE SÉRIE

LA NEURASTHÉNIE

LES VRAIS ET LES FAUX NEURASTHÉNIQUES

PARIS
MASSON ET Cie, ÉDITEURS
LIBRAIRES DE L'ACADÉMIE DE MÉDECINE
120, BOULEVARD SAINT-GERMAIN

1908

LA NEURASTHÉNIE

—

LES VRAIS ET LES FAUX NEURASTHÉNIQUES

MASSON ET Cie LIBRAIRES DE L'ACADÉMIE DE MÉDECINE
PARIS
120, Boulevard Saint-Germain

OUVRAGES DU MÊME AUTEUR

— Étude des Actions réflexes produites par certaines Applications de l'eau froide sur la peau.

— Théorie nerveuse de l'Hydrothérapie. — Les Conclusions de ces Mémoires ont été lues à l'Académie de Médecine (1866).

— Considérations sur les Effets de la Douche Chaude, de la Douche Écossaise, de la Douche Alternative, de la Douche Tempérée, etc. (1867).

— Mémoire sur la Parésie Cérébro-Médullaire (1867).

— De la Migraine. — Ce Travail a obtenu une Mention Honorable accordée par l'Académie de Médecine (1868).

— Mémoire sur le Goître Exophtalmique (1869).

— Leçons sur les Nerfs Vaso-Moteurs et sur l'Épilepsie faites par le professeur Brown-Séquard au Collège Royal des Chirurgiens de Londres. — Traduction française par le docteur Beni-Barde (1872).

— De la Névro Myopathie Péri-Articulaire (1873).

— Traité théorique et pratique de l'Hydrothérapie (Grand in-8° de 1100 pages). — Cet ouvrage a obtenu le prix de Chateauvillard à la Faculté de Médecine de Paris et la première citation du prix Monthyon à l'Institut (1874).

— Manuel Médical d'Hydrothérapie. — Edition Diamant (1878).

— De l'Hydrothérapie dans les maladies chroniques et dans les maladies nerveuses. — Cet ouvrage a été fait en collaboration avec le docteur Materne. Il a été couronné par l'Institut (prix Bellion) et par l'Académie de Médecine (prix Desportes) (1894).

— Causeries médicales sur les Affections chroniques et sur les Affections nerveuses (1898).

— Exposé de la Méthode Hydrothérapique (In-octavo-jésus d'environ 500 pages). — Cet ouvrage a été couronné par l'Institut (prix Mège, sans partage) et par l'Académie de Médecine (prix Desportes, sans partage) (1905).

Clinique Hydrothérapique divisée en plusieurs séries. — Première série : La Neurasthénie. — Les vrais et les faux Neurasthéniques (1908).

Pour paraître successivement :

L'Hystérie.
Le Goître Exophtalmique.
La Psychasthénie.
Les Défaillances du Système Nerveux.
Etc. . . . .

ETAMPES. — IMP. M. COMMANS, 16, RUE ST-MARS. TEL.

Dr BENI-BARDE

CLINIQUE HYDROTHÉRAPIQUE

SILHOUETTES DE NÉVROPAHES

PREMIÈRE SÉRIE

LA NEURASTHÉNIE

LES VRAIS ET LES FAUX NEURASTHÉNIQUES

PARIS
MASSON ET Cie, ÉDITEURS
LIBRAIRES DE L'ACADÉMIE DE MÉDECINE
120, BOULEVARD SAINT-GERMAIN

1908

IMP. H. DORMANN, 16, RUE SAINT-MARS, ÉTAMPES

CLINIQUE HYDROTHÉRAPIQUE

SILHOUETTES DE NÉVROPATHES

CHAPITRE PREMIER

PROLÉGOMÈNES

L'enseignement clinique doit avoir pour point d'appui une étude sérieuse des lettres et des arts.
Protagonistes de cette méthode d'enseignement.

Je me propose de publier dans une série de fascicules l'histoire des intéressants malades qui ont défilé devant moi dans le cours de ma carrière professionnelle. Je consacre le premier de ces fascicules aux neurasthéniques. Dans ceux qui vont lui succéder, je m'occuperai des hystériques, des psychasténiques, des Basedowiens et des névropathes qui portent les meurtrissures d'une défaillance physique ou morale.

Ces diverses personnalités morbides appartiennent au grand répertoire des maladies chroniques et des affections du système nerveux; elles constituent la clientèle la plus nombreuse et la plus fidèle des établissements hydrothérapiques.

En classant avec soin les traits caractéristiques de chacune de ces individualités pathologiques, je suis arrivé à former une collection assez complète où il m'a été possible de placer les faits récents à côté de ceux que j'ai pu recueillir à une époque déjà fort lointaine. Ce voisinage, intentionnellement recherché, m'a fourni l'occasion de faire des comparaisons utiles et m'a permis de constater la grande influence que le temps, ce redresseur impeccable, exerce sur la marche, les transformations et la guérison de presque toutes ces manifestations morbides.

Une étude assidue de ces archives personnelles et l'évocation de souvenirs obstinément accumulés dans ma mémoire m'ont suggéré l'idée d'esquisser la silhouette des nombreux névropathes que j'ai observés. Pour rendre ma tâche plus facile et moins sévère, j'ai pris le parti de les encadrer dans un médaillon isolé, afin de donner à leur profil respectif plus de lumière et plus de relief.

La préférence accordée à ce procédé d'exposition est motivée par des raisons dont la valeur et la portée sont reconnues par un grand nombre de médecins. Les savants les plus autorisés ne sont pas éloignés d'admettre que les livres didactiques, autrefois recherchés avec un grand empressement, sont aujourd'hui presque démodés. Ils croient même que les leçons théoriques faites dans les amphithéâtres de nos Facultés de médecine, à l'exception de quelques-unes dont l'utilité est incontestable et qui ont besoin d'être fertilisées par des travaux de laboratoire, ne valent pas celles qu'un professeur de chirurgie improvise dans son hôpital en prenant pour texte de son cours le malade que le hasard a amené fortuitement devant lui. Si ce professeur a le mérite de bien savoir charpenter sa leçon, de l'exposer avec une méthode rigoureuse et s'il possède, par surcroît, le talent de la présenter d'une façon attrayante et claire, ses élèves l'écoutent toujours avec autant d'intérêt que de profit.

Cette conception particulière, mon goût personnel et peut-être aussi l'absence de certaines aptitudes ont éloigné de mon esprit l'idée de donner à la publication de ma clinique hydrothérapique un aspect trop dogmatique. J'ai mieux aimé adopter une forme plus indépendante et prouver par ce choix que le portrait d'un malade a pour moi plus d'attraits que la description détaillée de toutes les péripéties d'une maladie.

Cette représentation de la clinique par l'image n'est certes pas une nouveauté. Elle a été maintes fois tentée et souvent admirablement exécutée par des médecins célèbres et des poètes illustres, par des littérateurs très renommés et des moralistes de haute envergure. Ces grandes personnalités forment une sorte de Pandémonium de noble compagnie où les savants et les lettrés se prêtent un mutuel appui pour donner aux publications médicales autant d'éclat que de solidité.

Que d'orateurs et d'écrivains je pourrais offrir comme modèles de cet art difficile à ceux qui aiment voir le récit des faits biologiques orné d'une agréable parure. Je n'ignore pas que ces hommes privilégiés sont difficiles à imiter; mais il n'est pas interdit de suivre leurs traces en essayant de s'inspirer de leur œuvre.

Les grands médecins qui ont voulu donner à l'enseignement clinique une floraison éblouissante sont nombreux et, ne pouvant les citer tous, je me suis décidé à choisir parmi ces glorieux devanciers ceux qui ont propagé avec le plus d'ardeur la fertile alliance des sciences, des lettres et des arts.

Je donne naturellement le premier rang dans cette admirable phalange au professeur Trousseau. Chacune des brillantes leçons qu'il a faites à l'Hôtel-Dieu de Paris renferme une série de tableaux vivants où les traits principaux des malades qu'il voulait nous apprendre à connaître et à guérir sont dessinés avec une maîtrise étonnante. Pour rendre sa démonstration plus intéressante et plus pittoresque, il avait le soin de l'orner de métaphores bien choisies et de récits anecdotiques inoubliables.

Je me rappelle avec joie l'époque, déjà lointaine, où nous allions en foule écouter les admirables harangues du grand professeur et où les moins privilégiés d'entre nous étaient obligés, pour entendre sa voix vibrante et harmonieuse, de se blottir sous les gradins de son amphithéâtre toujours bondé d'auditeurs.

Un jour, il voulait nous apprendre que certaines névralgies orbitaires doivent être attribuées à une infection syphilitique et peuvent guérir radicalement par un traitement spécifique prescrit sans hésitation et suivi avec loyauté. Pour bien graver cette idée thérapeutique dans notre esprit, il eut recours à cette forme anecdotique qui nous intéressait toujours et dont il se servait avec un à-propos merveilleux:

« Je fus mandé dernièrement, nous dit-il, auprès d'une grande dame qui souffrait depuis fort longtemps d'une névralgie orbitaire extrêmement pénible. Elle avait vainement essayé toutes les médications et consulté les médecins les plus experts, le mal persistait toujours. J'écoutai avec une grande attention l'histoire détaillée de ses souffrances, cherchant dans sa physionomie des indices capables d'éclairer mon jugement. Tout à coup, mon habile interlocutrice s'arrêta dans son récit ; nos regards se croisèrent ; elle se rapprocha de moi avec vivacité. — Docteur, s'écria-t-elle, j'ai deviné votre pensée; vous avez sur mon compte des soupçons odieux contre lesquels je proteste de toutes mes forces, retardez l'inscription de votre ordonnance, venez chez moi demain matin à huit heures. — Le lendemain, j'arrive à l'heure dite ; je suis introduit dans la chapelle de l'hôtel où se trouvait un prêtre revêtu de son costume sacerdotal et expressément convoqué pour dire la messe devant la noble malade et devant moi. Au moment de la communion, la maîtresse de céans s'approcha de la sainte table, se mit pieusement à genoux et communia. Après la cérémonie, elle m'entraina dans un salon voisin et me dit avec la plus grande assurance : — Je vous jure, docteur, que je n'ai pas la maladie dont vous me supposez atteinte! Me croyez-vous maintenant? — « Madame, lui dis-je, ma conviction est désormais bien établie ». Je pris aussitôt une feuille de papier et prescrivis un traitement mercuriel en adoptant une formule que j'avais préalablement expliquée au pharmacien chargé de l'exécuter. Cette médication spécifique fut scrupuleusement suivie ; elle produisit des résultats merveilleux et débarrassa pour toujours mon étrange cliente des douleurs qu'elle avait depuis si longtemps. Retenez cette anecdote, nous dit-il, en terminant ; et n'hésitez pas à faire comme moi si les hasards de la pratique vous mettent en présence d'une situation semblable à celle que je viens de vous dévoiler. »

En quittant l'amphithéâtre où nous venions d'entendre cette intéressante leçon, nous nous précipitâmes sur la place du Parvis et nous fîmes une chaleureuse ovation au professeur qui nous avait charmés. A ce moment, un chanoine sortit de la grande porte de Notre-Dame et, s'avançant vers nous, demanda à qui s'adressait cette manifestation juvénile et bruyante. « Au professeur Trousseau », lui fut-il répondu. — « Laissez-moi voir de près, dit le chanoine émerveillé, l'homme qui sait si bien vous inspirer la reconnaissance et la foi : c'est un apôtre » (1).

Après ce grand clinicien, dont le souvenir est profondément gravé dans ma mémoire, je puis citer son digne émule et son disciple favori, le professeur Lasègue. Nous devons à ce maître séduisant des tableaux de névropathes qui nous permettent d'admirer la richesse de sa palette et les ressources de son pinceau. On contemplera toujours avec plaisir les curieux profils de son anorectique, de son collectionneur, de son exhibitionniste, de son kleptomane, de son persécuté et d'un grand nombre de déséquilibrés. Ces remarquables tableaux, bien que déjà fort anciens, ont conservé leur coloris et leur ressemblance.

Ces deux illustres professeurs de l'école de Paris avaient l'un et l'autre le don merveilleux de tracer spontanément des figurines où ils brossaient avec un art infini les traits caractéristiques des malheureux ægrotants qui se présentaient devant eux.

(1) J'ai déjà raconté cette anecdote dans la revue du docteur Rodet. Elle mérite un rappel.

Quand ils étaient appelés auprès d'un malade dont l'observation semblait intéressante, ils l'examinaient avec une attention soutenue et scrutaient avec soin tous les replis de son organisme. Après avoir constaté les désordres attachés à son état physique, ils se préoccupaient de tarifer la valeur de sa force morale, n'oubliant jamais d'explorer la nature de ses sentiments et les qualités de son esprit. Lorsque cette pénétrante analyse avait satisfait leur insatiable curiosité, ils groupaient toutes les incorrections pathologiques dans un faisceau dont l'agencement habile permettait de bien saisir la filiation de tous les phénomènes morbides et de bien juger la situation du patient.

Nous comprenions tous le grand succès de ces deux maîtres si bien doués, en nous rappelant que l'un et l'autre avaient consacré leur jeunesse à étudier la littérature et les arts : le premier en professant la rhétorique et le second la philosophie sous les auspices de Cousin.

C'était une bonne fortune pour nous d'assister à une de ces consultations mondaines où leur talent pouvait librement se déployer dans tout son rayonnement. Avec quel art ils entreprenaient le siège d'un malade, surtout quand ils se trouvaient en présence d'un névropathe particulièrement préoccupé de se soustraire à leur inquisition. Avec quelle dextérité ils analysaient l'expression de son regard et la mobilité de tous ses traits. Lorsque son visage prenait volontairement la rigidité du masque antique et affectait une immutabilité impénétrable qui aurait désespéré Lavater, ils se transformaient aussitôt en juges d'instruction avisés, et, à la faveur de questions habilement faites, ils conduisaient le malade presque dans ses derniers retranchements et l'obligeaient à dévoiler son mystère.

Souvent leurs efforts étaient couronnés de succès et ils trouvaient dans ces triomphes l'occasion d'apaiser le malheureux patient et d'obtenir même une guérison durable. Quelquefois des malades trop récalcitrants se montraient insensibles à leurs supplications ou à leurs menaces ; et, pour se soustraire à des investigations dont ils redoutaient les conséquences, ils se condamnaient à un mutisme volontaire et invincible. C'est dans ces circonstances difficiles que les deux grands cliniciens avaient le don de trouver instantanément des ressources surprenantes et inattendues.

Je n'oublierai jamais que Lasègue, étant un jour appelé auprès d'un malade qui s'obstinait à garder un secret qu'il aurait dû dévoiler dans tous ses détails, imagina, pour obliger son client à faire les révélations nécessaires, d'user d'un stratagème dont l'effet fut tout à fait étonnant. Il l'emprunta, comme il le racontait lui-même au célèbre Chaix-d'Est-Ange qui, chargé de plaider dans la fameuse affaire Benoît contre un misérable qu'on accusait, sans avoir de preuve matérielle, d'avoir tué sa mère et un de ses meilleurs amis, eut une inspiration soudaine qui fit éclater la vérité. Après avoir examiné toutes les traces révélatrices, il demanda compte à Benoît de ce qu'il avait fait pendant les heures terribles qui avaient précédé et suivi l'assassinat de sa mère. L'accusé refusa de répondre. Alors Chaix-d'Est-Ange, dans un superbe mouvement d'éloquence, ranima tous les sanglants souvenirs enfermés dans la chambre mortuaire et présenta les détails du crime avec tant de précision que Benoît terrassé par cette violente et suggestive apostrophe se voila la face et prononça quelques paroles inintelligibles. Ses voisins, profondément émotionnés, crurent l'entendre balbutier : « C'est moi ».

Pour atteindre son but dans la consultation qui a motivé la comparaison que je viens de faire, Lasègue n'eut pas besoin de recourir à un déploiement d'arguments si dramatiques. Après avoir vainement cherché à découvrir la nature de la maladie pour laquelle on désirait avoir son avis, il comprit aisément qu'on ne voulait pas lui en indiquer les causes véritables. Pour vaincre cette conspiration du silence et déjouer le piège qui lui était tendu, il eut l'ingénieuse idée de raconter une histoire pathologique dans laquelle il groupa très habilement tous les malaises que ressentait son consultant, en les attribuant à une personne imaginaire qu'il se garda bien de désigner. Ce récit subjugua le patient qui tout rayonnant d'espérance se rapprocha de Lasègue pour lui révéler les circonstances malheureuses qui avaient favorisé le développement de son mal. L'éminent professeur lui conseilla un traitement physique et moral qu'il dirigea lui-même avec une affectueuse insistance et qui produisit de très heureux résultats.

J'ai eu l'occasion de voir plusieurs fois ce névropathe depuis cette époque. Il jouit aujourd'hui, malgré son âge avancé, d'une santé parfaite ; et lorsque je le rencontre il me parle toujours avec une douce joie de cette consultation à laquelle il attribue le calme et le bonheur de sa vie.

En relisant les leçons de Trousseau et en parcourant les nombreux travaux que Lasègue a semés dans *Les Archives de Médecine*, on admire encore aujourd'hui la puissante originalité de leurs idées et la forme littéraire qu'ils ont choisie pour les exprimer.

« Les ouvrages bien écrits, a dit Buffon, sont les seuls qui passeront à la postérité. Ils développent la pensée et apprennent en même temps à la sentir et à la traduire. »

Trousseau et Lasègue sont toujours restés fidèles à cet aphorisme formulé en plein dix-huitième siècle ; et, en le plaçant comme exergue autour de leurs œuvres, ils nous ont laissé entrevoir l'influence qu'on doit accorder au médecin qui a le don de bien observer et le talent de bien dire.

Ces deux célèbres professeurs ne sont pas les seuls qui méritent de figurer dans cette pléïade privilégiée. Je puis leur trouver une escorte digne d'eux et désigner d'autres médecins dont les œuvres glorifient en maints endroits l'heureuse association de la science, des lettres et des arts.

Je citerai avec un plaisir extrême le professeur Chauffard que la mort nous a trop promptement ravi. Doué d'une science incomparable, ami de la philosophie, des lettres et des arts, il donnait à son enseignement cette allure de distinction que possédait au plus haut degré sa sympathique personne. Nous admirions tous la sincérité de ses convictions, la pureté de ses croyances. Sa parole facile et correcte, ses écrits lumineux faisaient naître dans notre esprit des idées qui, malgré l'opposition de quelques-uns de ses collègues, nous invitaient à de sérieuses méditations. Ce vitaliste convaincu nous a heureusement laissé un fils qui, en s'inspirant des données de la science moderne dont il est déjà un remarquable représentant, complètera, j'en suis certain, cet héritage paternel.

Parmi les professeurs qui possèdent les qualités de description comme je les aime, je puis, sans hésitation, placer le professeur Charcot. Ce n'était pas un grand littérateur, malgré les tendresses qu'il manifestait souvent pour Homère et pour Shakespeare ; il n'était pas non plus un orateur émérite, mais c'était un merveilleux dessinateur et un étonnant metteur en scène. Son iconographie de la Salpêtrière faite en collaboration avec le docteur Paul Richer, ses cours de clinique, surtout ceux qui ont été rédigés par les docteurs Bourneville, Brissaud et P. Marie, et quelques-unes de ses leçons du mardi sont des modèles de description où l'on voit des types de malades représentés avec une réelle perfection. La solide peinture qu'il leur a consacrée révèle chez le célèbre médecin de la Salpêtrière une grande puissance d'analyse et un sens clinique extraordinaire.

Le professeur Jaccoud, en publiant ses leçons faites à la Charité, lorsqu'il fut appelé à remplacer Natalis Guillot à cet hôpital, nous a offert des portraits de malades brillamment faits et toujours très ressemblants. Leur parfaite exécution nous démontre que cet habile clinicien qui, lui aussi, fut un véritable artiste avant d'être un grand médecin, est un érudit de haute volée, un orateur doué d'une mémoire prodigieuse et un écrivain dont le style projette par moments une étourdissante magie.

Le professeur Peter nous a laissé un certain nombre de leçons cliniques qui ont été reproduites par la plupart des journaux de médecine et dans lesquelles il a esquissé des figures pathologiques fort bien venues. En les examinant avec attention, on peut aisément découvrir la vivacité de son esprit primesautier, l'éclat de ses saillies et l'originalité de ses conceptions scientifiques.

Le professeur Dieulafoy est aussi un modèle à citer et peut figurer glorieusement à côté de ceux que je viens d'indiquer. C'est celui qui, dans la génération actuelle, se rapproche le plus de Trousseau, son maître préféré. Nous savons qu'il est merveilleusement doué. En l'écoutant ou en le lisant, on reconnaît bien vite la souplesse et l'habileté qu'il déploie pour édifier la charpente de ses œuvres. Dans l'exposition des questions médicales les plus difficiles, il a un talent d'ordonnancement et une richesse d'expression qui portent souvent l'empreinte de Tacite, avec lequel je le soupçonne d'avoir des fréquentes relations. Ses écrits, lumineux comme le pays où il est né, ressemblent à sa parole, qui est toujours élégante et claire. Ses cours ont une grande renommée et, quand il monte en chaire, son amphithéâtre, qui porte précisément le nom de Trousseau, est aussitôt bruyamment envahi. J'ai rencontré, il y a peu de temps, mon ami le docteur Millard, ancien médecin des hôpitaux de Paris; ayant eu l'indiscrétion de lui demander où il allait, il s'empressa de me répondre : — Je vais assister au cours de Dieulafoy; c'est pour moi une bonne et agréable représentation. — Ce jugement rendu par un confrère qui s'y connaît est vrai en tous points et parfaitement équitable.

Je dois aussi donner une place dans cette collection au professeur Debove, actuellement doyen de la Faculté de Médecine de Paris. Cet éminent médecin a pu, grâce à la pénétration de son esprit et à l'étendue de son sens critique, analyser avec un grand succès les hommes et les choses de son temps. Il a complété ses études de philologie en lisant les auteurs anciens qu'il consulte sans cesse. Son choix est assez éclectique; mais il ne cache pas sa prédilection pour les grands satiriques comme Plaute, qu'il préfère aux philosophes comme Marc-Aurèle, dont le stoïcisme lui semble trop rigoureux. C'est bien chez le poète de l'Ombrie qu'il a trouvé ces précieux trésors que, dans ses jours d'abandon, il montre avec autant de bonhomie que de modestie. Tous ceux qui l'ont entendu dans ses leçons ou dans des discours officiels admirent l'originalité de ses conceptions, la richesse de ses métaphores et l'éclat particulier de ses images. Il a beaucoup grandi depuis ses débuts dans le décanat; il supporte ce fardeau professionnel avec une grande dignité et une superbe désinvolture.

Je peux choisir parmi les neurologistes qui parlent ou écrivent admirablement les professeurs Raymond et Brissaud.

Nous devons au professeur Raymond des leçons dont l'exposition, bien que rappelant l'aspect sévère d'une démonstration anatomique, est absolument parfaite. Dans les ouvrages qu'il a faits en collaboration avec le professeur Janet, et où l'on devine souvent les marques de sa griffe personnelle, et surtout dans ses dernières leçons cliniques, on voit avec plaisir que cet éminent neurologiste cherche à donner à son fond scientifique qui est inépuisable un cachet littéraire fort intéressant. Cette tendance, qu'il accentue de jour en jour, mérite d'être louée. Elle permet d'apprécier avec quelle sûreté il sait dissiper la confusion qui entoure la pathogénie des maladies nerveuses et découvrir le traitement qui convient à chacune d'elles.

Le professeur Brissaud, un savant élevé à l'école des Lettres et des Beaux-Arts, a été le collaborateur préféré d'un grand nombre d'ouvrages scientifiques qui lui ont donné promptement un renom très enviable. Il n'a publié qu'un seul livre de leçons cliniques parmi lesquelles figurent avec honneur celles qu'il a faites à la Salpêtrière après la mort de Charcot. Elles sont toutes savamment conçues, et les diverses personnalités morbides qu'elles renferment s'y trouvent profilées avec une grande virtuosité qui atteste les brillantes qualités du jeune maître. Sa culture littéraire ne se manifeste pas seulement dans ses écrits; elle se révèle, et sans le moindre effort, dans tous ses discours, qui lui permettent de dépasser l'intarissable provision de ses richesses. J'en ai trouvé la preuve dans la séduisante allocution qu'il prononça en 1904 à l'ouverture du Congrès de Pau dont il était le président. Il voulait démontrer à la docte assemblée que Bordeu devait être considéré comme un véritable précurseur de la science neurologique. Pour mieux défendre sa thèse, il imagina de faire de ce célèbre médecin un prodigieux portrait qui provoqua l'admiration de tous ses auditeurs.

Mon devoir et surtout mon plaisir m'invitent à ajouter aux noms que je viens de citer celui du professeur Albert Robin. On peut, sans courir le risque de se tromper, considérer ce prodigieux praticien comme un des plus grands champions de la thérapeutique française. Son esprit se montre toujours rebelle aux conceptions théoriques, même les plus brillantes et n'admet que les hypothèses qui lui paraissent conformes à la réalité des faits. Cet investigateur infatigable a le don précieux de savoir bien saisir l'évolution des troubles fonctionnels qu'il considère comme le prélude inévitable de nos principales affections organiques. Il les décrit avec une précision remarquable, et l'importance qu'il leur accorde explique la ténacité avec laquelle il cherche à anéantir leur évolution. Quand on a la bonne fortune d'assister à cette lutte, on est souvent tenté de le comparer à un général d'artillerie qui, après avoir sûrement dressé ses batteries, marche résolument à l'assaut d'une position difficile. Ses œuvres toujours consultées contiennent des faits très intéressants et des exemples heureusement choisis qu'il a eu le mérite de bien encadrer et de dessiner avec une parfaite certitude. Tous ces ouvrages méritent d'être lus avec attention et constituent un guide précieux pour tous les praticiens. On a créé pour lui, récemment, la chaire de thérapeutique clinique. Nul n'était mieux préparé que lui pour occuper ce poste de combat.

Après le professeur Albert Robin, je désire parler du docteur Huchard. Ce très distingué confrère est considéré par la plupart des médecins et par beaucoup de journalistes comme un des meilleurs écrivains de notre corporation. Son style est aussi alerte que sobre et sa peinture, quand il veut s'en servir pour présenter au public un tableau pathologique intéressant, a des reflets lumineux parfois très resplendissants.

Sa narration n'est jamais encombrée et se trouve parfois émaillée de boutades ou de saillies qui la rendent très saisissante. On a toujours cette impression en parcourant ses nombreux articles de son *Journal des Praticiens*, soit qu'il les signe tout seul, — ce qui arrive souvent, — soit qu'il associe son nom à celui du docteur Fiessinger, son bras droit, un bras droit dont la main conduit la plume avec une vigueur et une dextérité incomparables. On est tout aussi intéressé quand on lit son remarquable ouvrage sur les maladies du cœur, qui fait de lui le continuateur du grand Potain dont la science n'était égalée que par sa bienveillance et par son dévouement. Je ne puis oublier de mentionner le traité que le docteur

Huchard a écrit sur les névroses. Ce traité est un legs du regretté professeur Axenfeld, ce médecin poète toujours prêt à déployer dans ses leçons scientifiques les ressources d'une imagination brillante qui enthousiasmait tous ses auditeurs. La personnalité du docteur Huchard se dégage plus facilement dans son recueil de *Consultations Médicales* où il trace avec une grande aisance des silhouettes dont on admire les principales lignes. Celles qu'il a consacrées aux névropathes ou plutôt aux hystériques sont brossées à grands traits et, bien que quelques-uns de leurs caractères soient intentionnellement dans l'ombre, on reconnait les figures qu'il a voulu représenter. En les examinant avec attention, on devine qu'il n'a pas une grande sympathie pour ses modèles et que, le plus souvent, il aime mieux les faire poser à distance. Ces précautions, qu'il croit nécessaires, ne l'empêchent pas d'en faire une image très exacte qu'on peut sans hésiter considérer comme une véritable production artistique.

Je dois placer dans cette galerie deux maitres justement célèbres, le professeur A. Fournier et le professeur Bouchard. Ils ont joué l'un et l'autre un grand rôle dans l'évolution de la médecine contemporaine : le premier, par sa puissance investigatrice qui lui a permis de découvrir dans tous les replis de l'organisme humain les traces d'une affection redoutable dont il connait et sait combattre tous les méfaits; le second, par ses merveilleuses tendances généralisatrices qui l'ont conduit à la découverte de groupes et de familles morbides dont il est parvenu à éclairer la nature et à préciser le traitement. L'un et l'autre ont une vaste érudition et possèdent l'enviable privilège de donner à toutes leurs œuvres une forme littéraire séduisante et pure. Ces remarquables qualités, rehaussées par une grande honorabilité professionnelle, leur ont permis de créer un centre de ralliement autour duquel vient se ranger une armée de prosélytes. Dans ce fascicule, je serai souvent obligé, en étudiant les éléments pathogéniques de la neurasthénie, d'invoquer les idées et les doctrines de ces deux grands professeurs.

Je désire placer à côté de leurs noms celui de l'éminent professeur Guyon dont la science et la probité sont universellement appréciées. Ses cours étaient suivis avec une fidélité inlassable et ceux qui ont eu la satisfaction d'entendre ou de lire ses leçons d'ouverture les trouvent très ingénieusement conçues. Quelques-unes d'entre elles et notamment celle dans laquelle il développe ses idées sur l'éducation clinique sont de véritables chefs-d'œuvre.

J'aurai l'occasion de mentionner dans quelques chapitres de ce livre le nom du professeur Pinard. Dans ses discours, dans ses leçons, dans ses écrits, ce maître qui est toujours ardent et jeune a élucidé toutes les questions difficiles de la pathologie féminine et infantile; il est même parvenu a résoudre quelques-uns de ces obscurs problèmes que la sociologie impose aux hommes qui ont l'amour du progrès et le souci du bien public. Ceux qui le connaissent vantent avec raison les qualités qui le distinguent et rendent un véritable hommage aux services qu'il a rendus à la science et à l'humanité.

A côté de cet éminent confrère je puis mettre deux Gynécologistes de grand renom, d'abord le professeur Pozzi dont le dernier ouvrage fait en collaboration avec le très distingué Dr Jayle mérite d'être loué sans réserves. Ce monument scientifique, orné comme une œuvre d'art, me paraît destiné à glorifier la Gynécologie française. J'y trouve à ma grande satisfaction, des indications très précises sur l'emploi de l'hydrothérapie dans un grand nombre d'affections utéro ovariennes et dans les névroses que provoquent ces maladies. Mais je dois reconnaître que le professeur Pozzi préconise dans un grand nombre de ces cas morbides l'intervention de la thérapeutique armée avec laquelle il a pu obtenir de grands succès.

Un autre gynécologiste de race que je désire nommer, c'est le Dr Labadie-Lagrave.

En parcourant ses livres toujours merveilleusement écrits on ne se lasse pas d'admirer la forme élégante et pittoresque qu'il leur donne. Ceux de nos confrères qui peuvent avoir avec lui des conversations scientifiques ne tardent pas à distinguer l'amplitude de ses conceptions, l'originalité de ses aperçus, la profondeur de ses idées et l'expression imagée qu'il donne à ses paroles, surtout quand son interlocuteur lui parle de ses recherches analytiques sur les névroses utérines. Ce médecin artiste, dans le vrai sens du mot, est un modèle à imiter.

Je suis très heureux d'ajouter au nom de ces confrères celui de l'éminent professeur P. Berger, et, je me hâte de dire que c'est un des praticiens les mieux renseignés sur les ressources que l'hydrothérapie peut offrir aux maladies chirurgicales, surtout à celles qui siègent dans l'appareil locomoteur. Ses leçons cliniques ont un grand attrait pour ceux qui veulent réellement s'instruire. Présentées toujours avec une méthode impeccable elles portent l'empreinte de cette grande correction qui distingue toute sa personne. Ses confrères sont unanimes pour vanter la netteté de son diagnostic, la prudence avec laquelle il règle l'intervention des manœuvres chirurgicales et la sureté de son doigté. Ce savant est un vrai gentilhomme dont le blason mondain porte les marques de la droiture, de l'élégance et de la bonté.

Je pourrais encore signaler beaucoup de médecins capables de me fournir les intéressants exemples que je cherche. Je pourrais notamment citer les professeurs Grasset et Joffroy, les Drs Motet, G. Ballet, Glénard, Dubois, Babinski, Maurice de Fleury, Springer et bien d'autres encore. Je les retrouverai sur mon chemin dans le cours de ce fascicule ou dans ceux qui vont suivre et j'aurai le plaisir de leur adresser les louanges qu'ils méritent. Je ne veux pas terminer cet appel nominal sans parler des journalistes capables d'inspirer aux médecins la passion de l'art décrire. Parmi les plus renommés je dois citer notre incomparable Henri de Parville dont le charme et l'habileté captivent tous ceux qui lisent ses séduisantes revues hebdomadaires, Charrier (du Temps) dont on admire toujours la droiture, la finesse et le jugement, le Dr Lereboullet dont la conversation attrayante et instructive rappelle ses beaux articles de la *Gazette hebdomadaire* et sa majestueuse coopération au grand dictionnaire de Masson que nous avons tous lu avec un plaisir extrême, Darenberg dont l'élégance n'est égalée que par l'immense culture de son esprit, Cabanès remarquable par la sobriété de son style et l'étendue de son érudition, Fiessinger qui est un écrivain de la bonne école, un critique des plus avisés et un penseur plein de fertilité, P. Richer un grand iconographe, Brochin un journaliste par droit d'hérédité dont les écrits sont toujours très appréciés. Blondel qui feuilletonne avec la bonne grâce d'un homme d'esprit et la justesse d'un médecin bien renseigné et tant d'autres qui sont dignes de figurer dans cette énumération que je ne peux pas à mon grand regret prolonger indéfiniment. A côté de ces grands médecins chez lesquels l'érudition est toujours alliée à l'art de bien dire, il me semble naturel et logique de placer les poètes, les romanciers, les auteurs dramatiques, les naturalistes, dont les ouvrages peuvent servir d'exemple aux médecins qui désirent apprendre à esquisser la silhouette de leurs malades. Parmi les jeunes figurent Paul Bourget, Brieux, Lavedan, L. Daudet, Curel, André Couvreur, Guy de Maupassant et quelques membres de notre confrérie dont le véritable nom est protégé par un pseudonyme que la bienséance empêche de dévoiler. Parmi les anciens dont Dumas père, Balzac, Flaubert sont les plus célèbres se trouvent ceux qui dans leurs écrits ont exposé des notions biologiques en prenant l'habile précaution de leur donner une forme littéraire particulièrement attrayante. Cette liste serait interminable. J'ai mieux aimé faire des sacrifices et limiter mon choix.

Dans la section des jeunes dont l'œuvre est aujourd'hui en pleine efflorescence il me plaît de citer M. P. Bourget qui mérite une mention spéciale. Ce brillant académicien a les qualités d'un clinicien d'élite que passionne l'étude des sentiments et des idées. Dans chacun de ses romans il nous montre une personnalité dont les défaillances sont très accusées et autour de laquelle il a le soin de profiler des personnalités secondaires qui donnent à la première un relief fort saisissant. Quelquefois il complète son tableau, en y introduisant adroitement des types de médecins qu'il place selon son inspiration, dans l'ombre ou en pleine lumière et dont il estampe les traits avec une merveilleuse finesse qui n'est pas toujours exempte de raillerie. Je ne blâme pas ce rapprochement qui, lorsqu'il est fait avec sincérité, peut engendrer des réflexions utiles.

Le docteur Grasset a cherché à dégager l'idée médicale qui domine dans les œuvres de M. P. Bourget. Il a même consacré à l'étude de ce sujet original une conférence extrêmement intéressante dont je recommande la lecture. L'éminent professeur de Montpellier prétend que celui qui veut traiter convenablement une question médicale importante et même se borner à exposer un simple fait pathologique a besoin de posséder des connaissances assez étendues et doit être sérieusement renseigné sur l'évolution des maladies dans le cours de la vie humaine. En s'inspirant de l'enseignement de nos grands maîtres il s'applique à démontrer que cette évolution a pour leviers quatre facteurs principaux. Le premier est celui que nous offre l'hérédité physique ou morale avec ses éclaircissements et ses mystères. Le second est fourni par le milieu comprenant les lieux d'habitation, le climat, la famille, les relations sociales, en un mot, tout cet entourage qui nous enveloppe depuis la naissance jusqu'à la mort. Le troisième facteur est représenté par les antécédents du sujet que M. Bourget a particulièrement visé en faisant dire à un de ses héros : — « C'est donc vrai que l'on ne refait pas sa vie? C'est donc vrai que notre passé nous poursuit sans cesse dans notre avenir? Hélas! oui, dans notre existence tout se paye, comme l'a dit Napoléon à Sainte-Hélène. » — Le dernier facteur dont l'influence est si marquée dans les perturbations qui assiègent l'individualité humaine est l'élément personnel. Il renferme tous les autres éléments connus ou inconnus qui ne sont pas liés à l'hérédité, au milieu et aux antécédents. Le docteur Grasset fait remarquer avec raison que ce facteur sur lequel repose la maladie n'est pas inexorable dans ses résultats. Bien des existences n'en subissent pas la funeste influence. Les intoxications, les infections et les altérations accidentelles du sang appartiennent à ce groupe qui contient aussi toutes les modifications éprouvées par l'irritabilité fonctionnelle de chaque tissu organique et par l'irritabilité nutritive dont j'ai cherché à préciser le rôle dans mon ouvrage consacré à l'*Exposé de la Méthode hydrothérapique*.

C'est en étudiant sans relâche l'influence de ces facteurs sur la production de nos infirmités que les médecins et les littérateurs peuvent trouver les éléments nécessaires à l'édification de leurs œuvres. Les meilleurs de nos écrivains médicaux ont montré les grandes ressources de ce point d'appui sans lequel toute description biologique est exposée à être éphémère ou stérile.

Parmi les hommes de lettres, M. P. Bourget est celui qui a le mieux compris la valeur de ces diverses causalités nocives. Il a essayé d'en saisir la marche mystérieuse avant de présenter au public les types qu'il voulait lui faire connaître. Dans ses tentatives scientifiques il a prouvé qu'il était un observateur éveillé et un profond psychologue. Ses conceptions médicales rappellent le vitalisme de Barthez et portent les empreintes d'une religiosité qui lui est personnelle. Sa prédilection pour les principes spiritualistes est nettement apparente et il la défend avec tant d'ardeur et de sincérité que ses lecteurs ne sont pas éloignés de croire que l'étude d'un esprit troublé a pour lui plus d'attraits qu'une expérience de Claude Bernard ou une démonstration de Pasteur. Cette préférence est presque excusable chez un investigateur de cette envergure ; mais malgré la forme séduisante dont il a su l'entourer, elle ne peut être aveuglement acceptée par ceux qui pensent que la vie humaine possède une unité indéniable dont l'évolution a pour support des manifestations matérielles et morales. M. Bourget a, du reste, reconnu l'importance et l'enchainement de ces grands préceptes si glorieusement défendus par Renan dans un discours d'apparat prononcé à l'Académie Française. C'est à eux qu'il a fait un persévérant appel pour composer ses tableaux de névrosés dont le public admire le solide et chatoyant dessin.

Je ne puis, dans ces prolégomènes déjà trop prolixes insister sur le parement littéraire que les artistes dont j'ai précédemment cité les noms ont donné à leurs descriptions scientifiques ; j'aurai l'occasion, dans le cours de cette monographie, d'en signaler les qualités en faisant des emprunts utiles à leurs œuvres, notamment à l'*Avenir de la Science* de Renan, à la remarquable comédie de Brieux intitulée l'*Evasion*. Qu'il me soit permis, en terminant cette apologie destinée à glorifier l'association des sciences, des lettres et des arts de signaler aux écrivains médicaux les précieuses ressources que peuvent leur offrir deux hommes célèbres qui ont eu une grande tendresse pour le corps médical et à qui nous n'avons jamais marchandé nos acclamations. Je veux parler d'Alexandre Dumas fils et de Victor Hugo.

Les principales œuvres d'Alexandre Dumas fils sont presque toutes consacrées au développement de thèses sociales ou à l'étude des mœurs de son temps. Mais si l'on parcourt ses lettres ouvertes, surtout celles qu'il signait du nom de Junius, quelques unes de ses préfaces, ses étincelantes nouvelles qui ressemblent souvent à des mémoires secrets, on est émerveillé de l'étendue de son savoir, de l'originalité de ses aperçus psychologiques et de la vigueur de son talent. Ceux qui ont eu comme moi l'heureuse fortune de le connaître assez intimement, n'oublieront jamais la forme incisive de sa conversation et la verve de ses entretiens durant lesquels nous admirions tour à tour l'éclat de son esprit, la profondeur de ses pensées et la générosité de son cœur. Il adorait causer avec les femmes nerveuses et esquisser la silhouette des plus déséquilibrées. Il n'était pas éloigné de croire que les troubles morbides dont elles sont victimes, en compromettant leur diplomatie naturelle, permettent aux investigateurs habiles de surprendre plus aisément les secrets de leur conscience et de mieux percevoir l'écho de leurs sentiments. Il ajoutait, en se servant d'un langage intentionnellement familier, que pour conquérir cette faveur il fallait savoir s'y prendre. Souvent quelques-unes de mes malades désiraient avoir, sur leur état moral, l'avis de ce moraliste étonnant qu'elles appelaient volontiers un confesseur laïque. Dans ces consultations bénévoles données avec une extrême bonne grâce, il déployait une ingéniosité surprenante qui n'était jamais en défaut. Il avait une faculté d'observation très développée ; ses yeux presque verts alternativement doux et sévères lançaient sur les névropathes des regards assurés dont la pénétration les déconcertait. Rarement ses investigations se trompaient de route, elles obéissaient docilement à son implacable volonté et se dirigeaient toujours vers les points obscurs qu'il fallait éclairer. Fier de sa conquête, il s'empressait de grouper ses impressions, d'analyser la nature de chacune d'elles et de les classer avec soin dans ce qu'il appelait un herbier bien approprié. A ceux qui voulaient connaître les résultats de son enquête, il offrait un intéressant résumé à travers lequel on voyait poindre l'extrême perspicacité de son esprit charmeur et la sûreté de son jugement. Bien observer, bien juger et bien dire. Telle était sa devise favorite ;

je n'en connais pas de meilleure. Je la recommande à ceux qui veulent se servir d'une plume ou d'un pinceau. Cette symbolique offrande, en évoquant le nom de ce grand penseur, ravive les souvenirs qu'il a laissés dans ce petit coin de ma mémoire où l'oubli ne peut pas pénétrer.

Après Alexandre Dumas fils, je vais citer Victor Hugo. C'est le dernier modèle que j'offre à mes lecteurs. Je l'ai connu dans les dernières années de sa vie, il venait quelquefois à mon ancien établissement d'Auteuil accompagner son fils François, qui suivait à cette époque une cure hydrothérapique quotidienne. Son plaisir était de causer avec les névropathes qui s'arrêtaient un instant devant lui comme pour demander une aumône à son regard. Sa géniale intuition lui faisait promptement deviner les souffrances de ces passants, et il éprouvait un plaisir extrême à leur adresser des paroles imagées, toutes rayonnantes de consolation et d'espérance.

Je vais emprunter à l'illustre poète un tableau qui date de plus d'un demi-siècle et dans lequel il a peint avec une maîtrise incomparable les traits caractéristiques d'un névrosé se débattant contre les angoisses d'un délire de persécution. C'est le plus parfait des modèles de description pathologique. Je suis heureux de l'offrir au lecteur en le reproduisant tout entier.

« VILLEMAIN

« 7 décembre 1845.

« Dans les premiers jours de décembre 1845, j'allais voir Villemain. Je ne l'avais pas vu depuis le 3 juillet, il y avait précisément cinq mois. Villemain avait été atteint, dans les derniers jours de décembre 1844, de cette cruelle maladie qui a marqué la fin de sa carrière politique.

Il faisait froid, le temps était sombre, j'étais triste moi-même ; c'était le cas d'aller consoler quelqu'un. Je montai donc chez Villemain.

Il demeurait alors dans le logement attribué au secrétaire perpétuel de l'Académie française, au second étage de l'escalier à droite, au fond de la deuxième cour de l'Institut. Je montai cet escalier je sonnai à la porte qui est à droite, on ne vint pas. Je sonnai une seconde fois, la porte s'ouvrit. C'était Villemain lui-même. Il était pâle, défait, vêtu d'une longue redingote noire boutonnée en haut d'un seul bouton, ses cheveux gris en désordre. Il me regarda d'un air grave et me dit sans me sourire : — Tiens, c'est vous, ah ! bonjour.

Puis il ajouta : — Je suis seul, je ne sais où sont mes domestiques, entrez donc.

Il me conduisit par un long corridor dans une chambre, et de là dans sa chambre à coucher. Tout ce logement est triste et a quelque chose qui sent le grenier de couvent. La chambre à coucher éclairée de deux fenêtres sur la cour avait pour tout meuble un lit d'acajou sans rideaux et sans couvrepied ; sur le lit, une feuille de papier blanc posée négligemment, quelques fauteuils de crin, une commode entre les deux fenêtres et un bureau chargé de papiers. Presque toutes ces lettres avaient des entêtes imprimées comme : *Chambre des Pairs, Institut de France, Conseil d'Etat, Journal des Savants*, etc. Sur la cheminée, le *Moniteur* du jour, quelques lettres et quelques livres parmi lesquels l'*Histoire du Consulat et de l'Empire*, par M. de Lacretelle, qui vient de paraître.

Près du lit, il y avait un petit lit d'enfant à balustrade d'acajou avec un couvrepied vert ; sur le mur, vis-à-vis le lit, trois cadres accrochés, contenant le portrait de Villemain et les portraits de deux aînés de ses fils, peints à l'huile et assez ressemblants. Sur la cheminée, une pendule dérangée et qui marquait une autre heure que l'heure qu'il était réellement ; dans la cheminée un feu presque éteint.

Villemain me fit asseoir et me prit les mains. Il avait quelque chose d'égaré, mais de doux et de grave. Il me demanda des nouvelles de mon été, me dit qu'il avait voyagé, me parla de quelques amis connus, des uns avec affection, des autres avec défiance. Puis son air devint plus calme et il causa de choses littéraires avec une grande élévation d'esprit, clair, simple, élégant, spirituel, quoique toujours triste et sans sourire une seule fois.

Tout à coup il me dit en me regardant fixement :

— J'ai dans la tête un point douloureux. Je souffre. J'ai des préoccupations pénibles. Si vous saviez quelles machinations il y a contre moi !

— Villemain, lui dis-je, calmez-vous.

— Non, reprit-il, cela est vraiment affreux.

Après un silence, il ajouta, comme se parlant à lui-même :

— Ils ont commencé par me séparer de ma femme ; je l'aimais, je l'aime toujours ; elle avait quelque chose dans l'imagination ; cela a pu engendrer des fantômes. Mais ce qui est bien plus certain, c'est qu'on a réussi à créer en elle une antipathie contre moi, et puis voilà, on m'a séparé d'elle, ensuite on m'a séparé de mes enfants. Ces pauvres petites filles, elles sont charmantes, vous les avez vues, c'est ma passion. Eh ! bien ! je n'ose pas aller les voir, je me borne à m'assurer qu'elles se portent bien et qu'elles sont roses, gaies et fraîches, et j'ai peur de leur donner même un baiser sur le front. Grand Dieu ! on se servirait peut-être de mon contact pour leur faire du mal ! Est-ce que je sais les inventions qu'ils auraient ! Ainsi on m'a séparé de ma femme, on m'a séparé de mes enfants, Maintenant je suis seul.

Après une pause, il continua : — Non, je ne suis pas seul ! je ne suis pas même seul ! j'ai des ennemis, j'en ai partout, ici, dehors, autour de moi, chez moi ! Tenez, mon ami, j'ai fait une faute, je n'aurais pas dû entrer dans les choses publiques. Pour y réussir, pour y être fort et solide, il m'eût fallu de l'appui ; un appui intérieur, le bonheur ; un appui extérieur..... quelqu'un (il voulait sans doute désigner le roi). Ces deux appuis m'ont manqué tous les deux. Je me suis jeté au milieu des haines, ainsi follement ; j'étais désarmé et nu ; elles se sont acharnées sur moi ; aujourd'hui j'ai fini de toute chose.

Puis tout à coup me regardant avec une sorte d'angoisse : — Mon ami, quoi qu'on vous dise, quoi qu'on vous raconte, quoi qu'on vous affirme sur moi, mon ami, promettez-moi que vous n'ajouterez foi à aucune calomnie. C'est qu'ils sont si infâmes. Pourtant ma vie est bien sombre mais elle est bien pure. Si vous saviez ce qu'ils inventent, on ne peut pas se figurer cela. Oh ! quelle indignité. Il y a de quoi devenir fou. Si je n'avais pas mes petites filles, je me tuerais. Savez-vous ce qu'ils ont dit ? Oh ! je ne veux pas répéter cela... Ils disent que, la nuit, des maçons montent par les fenêtres pour coucher avec moi.

— J'éclatai de rire. — Et cela vous tourmente ! mais cela est niais et bête !

— Oui, me dit-il, je suis au second étage, mais ils ont tant de malice qu'ils mettent la nuit, de grandes échelles contre mon mur pour le faire croire. Et quand je songe que ces choses-là, ces turpitudes-là, on les dit en bas, on les croit en haut, et personne pour me défendre. Les uns me font un visage froid, les autres un visage faux. Victor Hugo, jurez-moi que vous ne croirez à aucune calomnie.

Il s'était levé, j'étais profondément ému. Je lui dis toutes les paroles douces et cordiales qui peuvent apaiser.

Il poursuivit :

— Oh ! les abominables heures ! Voici comment ils ont commencé.

Quand je sortais, ils s'arrangeaient de façon à ce que tout ce que je voyais eut un aspect sinistre, je ne rencontrais que des hommes boutonnés jusqu'au menton, des gens habillés de rouge, des toilettes extraordinaires, des femmes vêtues moitié en noir, moitié en violet, qui me regardaient avec des cris de joie, et partout des corbillards de petits enfants suivis d'autres petits enfants, les uns en noir, les autres en blanc. Vous me direz, mais ce ne sont là que des présages, et un esprit sérieux ne se trouble pas pour des présages. Mon Dieu, je le sais bien, ce ne sont pas les présages qui m'effrayaient, c'est la pensée qu'on me haïssait au point de se donner tant de peine pour rassembler tant de spectacles autour de moi. Si un homme me hait assez pour m'envelopper sans cesse d'une volée de corbeaux, ce qui m'épouvante, ce ne sont pas les corbeaux, c'est sa haine.

Ici encore je l'interrompis. — Vous avez des ennemis, lui dis-je, mais vous avez aussi des amis, songez-y.

Il retira vivement ses mains des miennes : — Tenez, me dit-il, écoutez bien ce que je vais vous dire, Victor Hugo, et vous jugerez ce que j'ai dans l'âme. Vous verrez si je souffre et si mes ennemis ont réussi à ébranler toute confiance et à éteindre toute lumière en moi. Je ne sais plus où je suis, ni ce qu'on me veut. Tenez, vous, vous êtes un homme noble entre tous, vous êtes de sang vendéen, de sang militaire, je dis plus, de sang guerrier. Il n'y a rien en vous que de pur et de loyal, vous n'avez besoin de rien ni de personne. Je vous connais depuis vingt ans et je ne vous ai jamais vu faire une action qui ne fut honorable et digne. Eh ! bien, jugez de ma misère, en mon âme et conscience, je ne suis pas sûr que vous ne soyez pas envoyé ici par mes ennemis pour m'espionner.

Il souffrait tant que je ne pouvais que le plaindre, je lui repris la main. Il me regardait d'un air égaré.

— Villemain, lui dis-je, doutez que le ciel soit bleu, mais ne doutez pas que l'ami qui vous parle soit loyal.

Pardon, reprit-il, pardon. Oh ! je le sais bien. Je disais là des choses folles, vous ne m'avez jamais manqué, vous, quoi que vous avez eu quelquefois à vous plaindre de moi. Mais j'ai tant d'ennemis! Si vous saviez ! Cette maison en est pleine. Ils sont partout cachés, invisibles, ils m'obsèdent, je sens leurs regards qui me voient ; quelle anxiété de vivre ainsi !

En ce moment, par un de ces hasards qui arrivent parfois comme à point nommé, une petite porte masquée dans la boiserie, près de la cheminée s'ouvrit brusquement ! Il se retourna au bruit.

Qu'est-ce? — Il alla à la porte, elle donnait sur un petit corridor. Il regarda dans le corridor.

— Y a-t-il quelqu'un là? demanda-t-il.

Il n'y avait personne.

— C'est le vent, lui dis-je.

Il revint près de moi, mit le doigt sur ses lèvres, me regarda fixement, et me dit à voix basse, avec un accent de terreur inexprimable.

— Oh! non!

Puis il resta quelques instants immobile, silencieux, le doigt sur la bouche comme quelqu'un qui écoute, et les yeux à demi-tournés vers cette porte, qu'il laissa ouverte.

Je sentis qu'il était temps d'essayer de lui parler efficacement. Je lui pris la main.

— Ecoutez, Villemain, lui dis-je, vous avez des ennemis, des ennemis nombreux, j'en conviens.

Il m'interrompit, son visage s'illumina d'un éclair de triste joie.

— Ah! me dit-il, au moins vous en convenez, vous? Tous ces imbéciles me disent que je n'ai pas d'ennemis et que je suis visionnaire.

— Si, repris-je, vous avez vos ennemis, mais qui n'a pas les siens? Guizot a ses ennemis, Thiers a ses ennemis, Lamartine a ses ennemis, moi qui vous parle, est-ce que je ne lutte pas depuis vingt ans! Est-ce que je ne suis pas depuis vingt ans haï, déchiré, vendu, trahi, conspué, sifflé, raillé, insulté, calomnié? Est-ce qu'on n'a pas parodié mes livres et travesti mes actions. Moi aussi, on m'obsède, on m'espionne, on me tend des piéges, on m'y fait même tomber, qui sait si on ne m'a pas suivi aujourd'hui même pendant que j'allais de chez moi chez vous. Mais qu'est-ce que tout cela me fait? Je dédaigne. C'est une des choses les plus difficiles et les plus nécessaires de la vie que d'apprendre à dédaigner. Le dédain protége et écrase. C'est une cuirasse et une massue. Vous avez des ennemis? Mais c'est l'histoire de tout homme qui a fait une action grande ou créé une idée neuve. C'est la nuée qui bruit autour de ce qui brille. Il faut que la renommée ait des ennemis comme il faut que la lumière ait ses moucherons. Ne vous en inquiétez pas, dédaignez! Ayez la sérénité dans votre esprit comme vous avez la limpidité dans votre vie. Ne donnez pas à vos ennemis cette joie de penser qu'ils vous affligent et qu'ils vous troublent. Soyez content, soyez joyeux, soyez dédaigneux, soyez fort.

Il hocha la tête tristement.

— Cela vous est facile à dire, vous, Victor Hugo! Moi je suis faible. Oh! je me connais bien. Je sais mes limites, j'ai un certain talent pour écrire, mais je sais jusqu'où il va : j'ai une certaine justesse dans l'esprit, mais je sais jusqu'où elle va. Je me fatigue vite. Je n'ai pas d'haleine. Je suis mou, irrésolu, hésitant Je n'ai pas fait tout ce que j'aurais pu faire. Dans les régions de la pensée, je n'ai pas fait tout ce qu'il faut pour créer. Dans la sphère de l'action, je n'ai pas tout ce qu'il faut pour lutter. La force! mais c'est précisément ce qui me manque! Or le dédain est une des formes de la force.

Il resta un moment pensif, puis ajouta, cette fois avec un sourire : — C'est égal, vous m'avez fait du bien, vous m'avez calmé. Je me sens mieux. La sérénité est contagieuse. Oh ! si je pouvais en venir a porter mes ennemis comme vous portez les vôtres!

En ce moment la porte s'ouvrit, deux personnes entrèrent, un M. Fortoul, je crois, et un neveu de Villemain. Je me levai :

— Vous vous en allez, me dit-il :

— Il me conduisit par le corridor jusqu'à l'escalier. Là il me dit :

— Mon ami je crois en vous.

— Eh bien! lui dis-je, je vous ai dit de dédaigner vos ennemis, faites-le. Mais vous en avez deux dont il faut vous occuper et dont il faut vous défaire. Ces deux ennemis sont la solitude et la rêverie. La solitude amène la tristesse : la rêverie produit le trouble. Ne soyez pas seul et ne rêvez pas. Allez, sortez, marchez, mêlez vos idées à l'air ambiant, respirez librement et à pleine poitrine, visitez vos amis, venez me voir.

— Mais me recevrez-vous? me dit-il.

— Avec joie.

— Quand?

— Tous les soir, si vous voulez.

Il hésita, puis, il dit :

— Eh bien! Je viendrai, j'ai besoin de vous voir souvent vous m'avez fait du bien. A bientôt.

Il hésita encore, puis il reprit :

— Mais si je ne viens pas?

— Alors, lui dis je, ce sera moi qui viendrai.

— Je lui serrai la main et je descendis l'escalier.

Comme j'étais en bas, près de la sortie, dans la cour, j'entendis sa voix qui disait : A bientôt, n'est-ce pas ? Je levai les yeux. Il avait descendu un étage et il me disait doucement adieu avec un sourire. »

Quelle admirable description médicale. Comme on voit bien, dans ce tableau de l'illustre poète, se profiler la véritable silhouette du névrosé que torture le délire de la persécution, vivant seul dans un milieu inondé de tristesse, anéanti sous l'étreinte d'une perpétuelle obsession et renaissant à l'espérance après la visite d'un homme éventuellement suggestif qui avait su trouver dans son esprit et dans son cœur les bienfaits d'une psychotérapie transcendante.

Qu'il me soit permis d'ajouter à ce récit magistral un épilogue qui mérite d'être noté comme une pièce justificative. Vingt ans après cette émouvante visite faite par Victor Hugo à Villemain, j'eus l'insigne honneur de donner des soins au célèbre professeur de la Sorbonne. Il venait tous les jours à Auteuil, avec ses filles, prendre des douches qui lui avaient été ordonnées par Andral. Un jour que le hasard amena la conversation sur Victor Hugo, M. Villemain s'empressa de me dire : « C'est à lui, bien à lui, entendez-vous, à ses entretiens, à ses lettres, à ses conseils que je dois l'apaisement de mon mal et le calme de mon esprit. Il est vrai, ajouta-t-il avec une certaine malice que ses yeux encore brillants ne pouvaient dissimuler, qu'à l'époque dont je vous parle l'hydrothérapie n'avait pas fait son entrée triomphale à Paris. »

Les appréhensions du fameux visionnaire étaient alors remplacées par des idées plus calmes et son cœur n'avait plus d'autres sentiments que ceux d'une tendresse maternelle extrêmement touchante. Il vivait en paix !!

CHAPITRE II

COUP D'OEIL D'ENSEMBLE SUR LA NEURASTHÉNIE

Le professeur Beard, de New-York, a écrit, il y a une trentaine d'années, un livre très intéressant dans lequel est présentée, sous un jour nouveau, une ancienne névrose mal définie dont il a essayé de fixer l'autonomie et qu'il a le premier désignée sous le nom de neurasthénie. Cette monographie est encore la plus lumineuse et la plus pratique de toutes celles qui ont été publiées sur cette névropathie spéciale. Le mot de neurasthénie dont il s'est servi pour étiqueter cette affection nerveuse a été favorablement accueillie par tout le monde ; malades et médecins l'ont adopté avec empressement.

La neurasthénie a pour caractère fondamental un épuisement temporaire ou durable de la force nerveuse, précédé et souvent accompagné d'une excitabilité physique et morale plus ou moins accentuée. Cette détresse morbide se manifeste par des traits caractéristiques qui, malgré leur diversité, offrent un ensemble symptomatique très saisissant. Elle se révèle par une grande fatigue cérébrale assez fréquemment troublée par des phénomènes d'irritabilité qui, après avoir préparé son invasion, la poursuivent sans relâche et finissent quelquefois par dénaturer ses traits fondamentaux. Cette fatigue cérébrale ne tarde pas à produire dans la tête une gêne douloureuse ou une légère céphalée constrictive dont la continuité finit par amoindrir les facultés intellectuelles et morales du malade et compromettre son activité physique. La plupart des fonctions de l'encéphale semblent assez éprouvées; la mémoire a des défaillances regrettables, les efforts intellectuels deviennent pénibles, l'attention accuse des rébellions bizarres; le caractère s'assombrit ou montre une irascibilité désagréable; les idées paraissent languissantes, perdent le pouvoir de s'associer librement et flottent incertaines entre l'indécision et la tristesse.

Cette neurasthénie ne limite pas son influence causale à ces premiers dégâts; elle poursuit sa marche envahissante en déterminant des perturbations sensorielles localisées dans les organes de la vue, de l'odorat ou de l'ouïe, des vertiges, des perversions variées de la sensibilité générale et une débilité très marquée de la force neuromotrice. Elle provoque souvent des désordres psychopatiques qui, sans exposer le malade à franchir les frontières de la folie, l'agitent profondément et lui font perdre sa sécurité morale. L'esprit du patient semble désemparé sous le coup de cet affaiblissement accidentel et se laisse envahir par des appréhensions souvent chimériques qui viennent effleurer des phobies décevantes, des obsessions plus ou moins tenaces et des impressions de tristesse qui donnent un accès facile aux idées hypocondriaques et mélancoliques. Le sommeil n'est jamais satisfaisant ; souvent entrecoupé par des cauchemars ou des rêves, il n'apporte avec lui qu'une réparation incomplète dont l'insuffisance se traduit par une lassitude matutinale qui est un des caractères fondamentaux de la neurasthénie. Les perturbations neurasthéniques ont leur point d'élection dans l'encéphale qui subit toujours les premières attaques du mal et constituent un ensemble symptômatique que Beard a désigné sous le nom de neurasthénie cérébrale ou cérébrasthénique. Cette neurasthénie a une certaine ressemblance avec cet état morbide spécial que les professeurs Raymond et Janet appellent la psychasthénie. Je retrouverai l'occasion de reparler de cette psycho-névrose. La moëlle épinière ne tarde pas à être atteinte à son tour et la secousse qu'elle reçoit se traduit par des phénomènes douloureux particulièrement localisés dans la région cervicale ou sacrée, par divers troubles moteurs au milieu desquels on distingue aisément les traits saillants de l'amyosthénie. On aperçoit souvent les traces d'une grande surexcitabilité spinale que l'activité vitale, accidentellement affaiblie, n'a plus la force de neutraliser. Libre de tout frein, cette perversion de la moëlle donne naissance à de nombreuses actions reflexes qui accentuent les accidents neurasthéniques et facilitent leur dispersion dans l'économie tout entière.

Ces symptômes constituent la neurasthénie médullaire. Ils se trouvent fréquemment associés à ceux de la neurasthénie cérébrale et forment parfois une alliance étroite avec les symptômes que développe la neurasthénie dans le nerf grand sympathique.

Les causes qui engendrent la neurasthénie cérébro-spinale peuvent en effet intéresser le système nerveux ganglionnaire et provoquer des désordres neurasthéniques dans toutes ses circonscriptions. On voit alors le système vaso-moteur perdre sa régularité fonctionnelle, déterminer des alternatives de spasmes et de dilatations qui jettent un trouble appréciable dans les sécrétions organiques et dans les actes les plus délicats de la nutrition. Ces divers phénomènes accompagnent toujours les manifestations de la neurasthénie cérébrale. Quelques médecins leur accordent une grande importance et les considèrent comme le signe fondamental de cette névrose. Le danois Lange et après lui Weber, Angel et G. Dumas n'hésitent pas à déclarer qu'ils doivent servir de base à la pathogénie de la neurasthénie qui n'est autre chose pour eux qu'une névrose des centres vaso-moteurs. Je retrouverai cette question à la fin de ce fascicule quand j'étudierai les théories pathogéniques de la neurasthénie. A cette place je dois continuer l'énumération des accidents que provoque cette névrose dans les principaux départements du nerf grand sympathique.

Lorsqu'elle envahit le système circulatoire elle ne tarde pas à provoquer dans le cœur, dans les artères, dans les veines et dans les vaisseaux capillaires ou vaso-moteurs des désordres qui se traduisent par des actions dynamogènes ou inhibitoires dont on peut aisément apprécier l'importance. Elle détermine des palpitations cardiaques, des étouffements et des angoisses qui confinent à la fausse angine de poitrine, une véritable détresse du myocarde, de l'arythmie, de la tachycardie et des alternances d'hypertension et d'hypotension vasculaires qui accélèrent ou ralentissent la marche du courant sanguin. Quelques malades sont menacés de varicocèle; d'autres ont des dilations veineuses, des hémorroïdes et même des gonflements œdémateux fixés le plus souvent dans les membres inférieurs, Ils ont des spasmes vaso-moteurs qui provoquent des frissons, des chaleurs incommodes, des démangeaisons et des troubles trophiques très variés.

Tous ces désordres fonctionnels ont été autrefois décrits par Krishaber dans sa névrose cérébro cardiaque remplacée aujourd'hui par la neurasthénie cardiaque.

Le tube digestif n'est presque jamais à l'abri de la neurasthénie et révèle assez promptement l'influence qu'elle a exercée sur lui. Dans ces perturbations morbides les stigmates de l'atonie ont le plus souvent une prééminence incontestable. On constate une distension plus ou moins prononcée de l'estomac qu'interrompent parfois des spasmes du cardia ou du pylore dont la durée est presque toujours éphémère, une accumulation de gaz dans l'intérieur des organes gastro-intestinaux, de bruyantes éructations, des borborygmes et surtout une paresse intestinale qui provoque souvent une constipation assez tenace. Tous ces troubles appartiennent à la neurasthénie gastro-intestinale qui rappelle, par certains points, la dyspepsie nerveuse de Barras, de Beau, de Bouchard, de Bouveret, de Leven, d'Hayem, d'Albert Robin, de Mathieu, de Linossier, de Legendre, etc.

L'appareil génito-urinaire participe aussi à ce désastre et trahit la secousse qu'il a reçue par des phénomènes qui expriment tantôt une excitation démesurée, tantôt une extrême faiblesse. L'homme et la femme ont une part inégale dans la distribution de ces malaises qui provoquent un épuisement de la fonction génitale voilé à chaque instant par une agitation importune. Cette attristante perturbation est souvent rendue plus intensive par l'abus ou par les perversions insolites des plaisirs sexuels. Ces manifestations spéciales de la neurasthénie déterminent chez la femme une fatigue insurmontable qui chasse de son esprit tous les désirs vénériens et lui inspire parfois un dégoût presque invincible pour le sexe masculin.

Chez l'homme, elles provoquent une frigidité qui confine à l'impuissance et finit par le plonger dans un grand désespoir. La décadence temporaire qu'il constate est assez souvent traversée par des incitations malencontreuses que cet infortuné ne peut pas satisfaire et quelquefois par des érections nocturnes douloureuses que le coït n'apaise jamais. Condamné à une chasteté obligatoire dont les bienfaits lui semblent très problématiques, il devient peu à peu victime d'une série d'accidents qui exaspèrent fréquemment la sensibilité de la prostate, des glandes séminales et des conduits spermatiques. La spermatorrhée succède bientôt à ces troubles sensitifs et inflige aux organes de la génération des empreintes d'atonie et d'agitation qui figurent parfois côte à côte chez les neurasthéniques. Les désordres que je viens de décrire ont été judicieusement groupés par le professeur Beard et lui ont permis de constituer un état nerveux très personnel qu'il a désigné sous le nom de neurasthénie sexuelle.

La rapide description que je viens d'esquisser renferme les symptômes fondamentaux de la neurasthénie essentielle telle qu'elle a été conçue par l'éminent médecin de New-York et complétée par Charcot. Elle permet d'entrevoir qu'elle envahit tout d'abord l'encéphale et probablement les centres nerveux de la région rolandienne, où elle semble fixer sa première résidence. A peine installée dans ces régions, elle produit des manifestations morbides qui troublent sérieusement les facultés intellectuelles, affectives et physiques de l'organisme. Après cette attaque initiale, elle pénètre dans la moëlle épinière et lui fait subir un assaut qui désorganise ses fonctions sensitives et motrices. Finalement elle atteint le nerf grand-sympatique et se sert de ses plexus et de ses nerfs conducteurs pour pénétrer dans les appareils de la circulation et de la digestion, dans les voies génito-urinaires, dans les organes de secrétion et dans les tissus délicats où s'accomplissent les actes mystérieux de la nutrition.

La neurasthénie ne suit pas toujours, dans ses pérégrinations à travers l'organisme, le trajet précis que je viens d'indiquer. Elle s'arrête dans son chemin et choisit des étapes qui conservent longtemps les traces de son passage. Quelle que soit l'étendue de son parcours, les régions traversées par elle portent ses empreintes qui se révèlent par une dépression de toutes les forces vitales souvent exaspérées par des rébellions sensitives difficiles à pacifier.

Lorsque cette dépression arrive subitement et reste à l'abri de toute complication, elle disparait assez vite sous l'influence d'un repos physique et moral bien observé et par l'intervention d'une médication tonique sagement conçue. Si elle reste trop longtemps stationnaire, ou si, par hasard, elle subit un accroissement appréciable, les troubles sensitifs qui ont préparé son avènement apparaissent de nouveau et déterminent une agitation dont la permanence finit par masquer aux yeux de l'observateur tous les signes de l'épuisement. Cette substitution de symptômes est assez rare chez les personnes qui ont le bonheur de posséder des organes sains et une constitution vigoureuse. Elle est, au contraire, assez fréquente chez celles dont l'organisme n'a pas le pouvoir de résister spontanément aux défaillances de son système nerveux. Ce dualisme symptomatique autorise à classer les neurasthéniques en deux catégories. La première est celle des épuisés et la seconde celle des agités.

Cette sélection n'est pas illusoire. Je l'invoquerai au moment précis où il me faudra préciser les indications que doit suivre la cure hydrothérapique pour exercer une action salutaire sur ces deux classes de névrosés qui, je n'ai pas besoin de le dire, réclament un traitement différent.

Certains médecins ne veulent pas admettre que la neurasthénie ait le pouvoir de provoquer sur le même individu des phénomènes d'excitation et de détresse ; ils ne comprennent pas pourquoi ces phénomènes, d'une allure si disparate, apparaissent tantôt simultanément ou tantôt les uns après les autres en obéissant à une succession dont la modalité est parfois assez apparente. Pour résoudre plus facilement ce problème pathologique, quelques médecins refusent d'accorder à la neurasthénie le caractère essentiel que Beard lui a légitimement donné et aiment mieux la rendre de nouveau tributaire de l'*Etat nerveux*, de Sandras, de la *Faiblesse irritable*, de la *Névropathie protéiforme*, de Cerise, de l'*Exhaution nervous*, d'Haufields Jones, du *Nervosisme*, de Bouchut. Ces confrères dissidents n'ignorent pas que la neurasthénie peut, sans le concours d'autres névroses, troubler notre sensibilité et infliger à nos facultés physiques, intellectuelles et morales une dépression capable de faire naître dans le cerveau une excitation assez vive. Mais, par esprit de contradiction, et peut-être par snobisme, ils l'accusent d'engendrer des méfaits dont elle n'est pas responsable et qu'ils préfèrent attribuer à l'hystérie, au goitre exhophtalmique, à la chorée, à des névropathies non systématisées, à l'hypocondrie, à la mélancolie, à l'épilepsie et à certaines psychopathies dans lesquelles elle ne joue que le simple rôle de manifestation initiale.

Je n'ignore pas que la neurasthénie a des relations parfois assez intimes avec les affections nerveuses dont je viens de faire l'énumération et qu'elle peut, à la faveur de cette alliance, figurer dans le tableau symptômatique de chacune d'elles. Elle figure alors dans un ensemble pathologique très touffu dont il est difficile, au premier abord, de reconnaître les éléments. Cette situation embarrassante, — qu'on rencontre du reste assez souvent dans la pratique de notre art, — ne peut vraiment être mise en pleine lumière qu'à la faveur d'une analyse attentive susceptible de donner au médecin la faculté d'apprécier la nature des manifestations morbides, de saisir leur enchaînement, d'entrevoir leur mécanisme et de découvrir leur origine. Cette exploration est surtout indispensable quand on est en présence d'un état nerveux développé sous l'influence de l'arthritisme.

On sait que les malades placés sous la domination de cette diathèse sont particulièrement disposés à devenir victimes de la plupart des affections nerveuses. Ils sont tour à tour ou simultanément atteints d'hystérie, de chorée, de neurasthénie ou d'une simple névropathie. Les symptômes de ces diverses névroses évoluent sans observer aucun ordre de succession et disparaissent sans raison en cédant la place à leurs voisins ou à leurs alliés qui agissent à leur tour comme ceux qui les ont précédés. Dans ces cas particuliers, on peut se contenter de dire que le malade est atteint d'une névrose arthritique qui peut être parfois une simple neurasthénie.

De cette disquisition, un peu trop longue peut-être, je ne veux tirer d'autre conclusion que celle qui me permet d'affirmer l'existence de la neurasthénie arthritique. Dans le cours de ce fascicule, j'aurai l'occasion de signaler quelques types qui me permettront de protéger cet aperçu théorique par le témoignage d'une sanction que je demanderai à des faits consciencieusement observés.

Je puis maintenant reprendre mon étude de la neurasthénie essentielle. Après avoir exposé les traits primordiaux et caractéristiques de cette névrose tels qu'ils ont été dessinés par Beard, par Charcot, Vulpian, Debove, Raymond, Brissaud, Gilbert-Ballet, Déjerine, Babinsky, et par d'autres neurologistes, il me reste à examiner quelles sont les causes qui peuvent la produire.

Les causes de la neurasthénie sont assez nombreuses ; leur mode d'intervention est loin d'être uniforme et leur influence nocive offre des degrés d'intensité très appréciables. Pour mettre convenablement en relief la valeur de chacune d'elles, on les a divisées en deux classes importantes. A l'une de ces classes appartiennent les causes prédisposantes ou constitutionnelles ; à l'autre, les causes déterminantes ou occasionnelles.

Les premières puisent leur activité dans les dispositions maladives, innées ou acquises, qui siègent dans les éléments solides ou liquides de l'organisme. Les secondes naissent en dehors de nous et ont presque toujours pour origine un choc traumatique ou moral ou une dépression nerveuse développée dans certaines conditions. Ces dernières agissent avec une grande intensité ; leur intervention isolée est parfois suffisante pour créer la neurasthénie et lui donner l'empreinte qui la caractérise. J'indiquerai dans un instant les principales et les plus offensantes.

Les premières développent leurs effets plus lentement et ne produisent souvent, quand elles restent livrées à leur propre force, qu'une ébauche bien incomplète de la maladie de Beard, qui, selon les circonstances, se distribue dans tout l'organisme ou se localise seulement dans une de ses circonscriptions.

Ces causes empruntent ordinairement leur influence à l'hérédité, dont les méfaits ont toujours attiré l'attention des médecins. On a de tout temps reconnu que certaines individualités morbides avaient le triste privilège de répandre dans leur descendance le germe de l'affection dont elles sont atteintes. Quelquefois les enfants ont la même maladie que leurs parents et peuvent alors offrir des signes de neurasthénie absolument semblables à ceux de leurs aïeux.

J'ai vu quelques neurasthéniques — en très petit nombre il est vrai — dont le père et la mère avaient présenté dans leur vie les traits caractéristiques de la maladie de Beard.

Je citerai notamment, pour donner l'appui de la clinique à mon affirmation un fait concernant une jeune fille atteinte de céphalée, de rachialgie, d'asthénie psychique, d'insomnie, de lassitude appréciable au réveil et dans la matinée, d'atonie gastro-intestinale et d'une irascibilité insupportable, compliquées d'idées hypocondriaques.

La mère de la jeune malade avait eu autrefois et à plusieurs reprises les symptômes neurasthéniques que je viens d'indiquer. Je tiens à constater sans retard que la mère et la fille n'avaient jamais accusé d'autres troubles nerveux que ceux dont il vient d'être question. Pour compléter mes renseignements, je dois dire que le père jouissait d'une excellente santé.

La jeune fille avait donc une neurasthénie, dans laquelle les investigations les plus sévères ne purent faire découvrir d'autre cause que l'évolution de l'hérédité.

Je communiquai cette observation au regretté A. Sanson, si connu par ses remarquables travaux sur l'hérédité des animaux. Il me répondit en donnant à ses paroles une forme très humoristique : L'hérédité, me dit-il, est comme la plus jolie fille du monde ; elle ne peut donner que ce qu'elle a. La mère de votre malade n'avait qu'une neurasthénie ; elle l'a donnée à sa fille. Tout est bien correct. Je pourrais citer d'autres faits analogues.

Dans certaines circonstances on constate la présence de la neurasthénie chez des personnes dont la ligne ancestrale a été fréquemment éprouvée par de nombreuses modifications histologiques ou fonctionnelles du système nerveux en restant absolument vierge de toute manifestation neurasthénique. Elles offrent les stigmates d'une hérédité dissemblable. Enfin il existe des cas très nombreux dans lesquels les malades atteints de neurasthénie paraissent obéir, au point de vue de leur héritage pathologique, aux lois de ce qu'on appelle aujourd'hui le transformisme. Cette névrose n'a fait aucune apparition chez leurs ascendants directs. Mais en revanche, on trouve chez des ancêtres plus éloignés de fréquentes manifestations morbides attestant l'altération de leur sang et la perturbation de leurs nerfs. Ils ont notamment présenté tous les signes du neuro-arthritisme qui, on le sait, a une influence incontestable sur la génération de la plupart des affections nerveuses. Cet état morbide trop facilement transmissible peut être pour le sujet qui le reçoit en héritage un puissant générateur de la neurasthénie. Toutefois il ne paraît pas toujours avoir le don de la créer de toutes pièces; il se contente assez souvent de n'en être que le simple préparateur. Son rôle est néanmoins très important dans l'évolution de la neurasthénie. J'en reparlerai. Pour le moment je vais continuer l'énumération des causes qui favorisent le développement de la maladie de Beard.

A côté de l'hérédité je dois placer sans hésitation tous les funestes effets que produisent sur nous les milieux malsains où s'écoule notre existence. On ne se préoccupe pas assez de protéger les adolescents contre les périls toujours menaçants d'une ambiance insalubre. On ne sait pas prévoir et par suite éviter les désastres que peut occasionner une croissance organique négligemment surveillée ou mal conduite et conjurer les préjudices que cause à notre activité, à notre caractère, à nos instincts et même à nos mœurs une éducation physique et morale imprudemment dirigée.

Toutes ces causes sont capables de jeter de grandes perturbations dans le fonctionnement du système nerveux et de favoriser l'explosion de la neurasthénie. Leur nombre a spécialement grossi dans ces dernières années, sous l'impulsion des recherches qui nous ont permis d'apprécier l'influence qu'exercent sur cette névrose des maladies dont nous avons longtemps ignoré la nature. Parmi elles on peut faire figurer les maladies microbiennes ou infectieuses, celles qui sont dues à une intoxication développée dans les profondeurs de nos tissus ou provoquées par des agents que nous empruntons à l'extérieur. En examinant sérieusement leur évolution, on reconnaît bien vite qu'elles sont presque toutes capables de provoquer des désordres nerveux très variés au milieu desquels on voit parfois apparaître ceux qui forment habituellement l'escorte de la neurasthénie. Tous les médecins ont pu constater que la grippe, la fièvre typhoïde, la diphtérie même, l'impaludisme, la cholémie, la syphilis et la plupart des maladies qui se traduisent par une altération du liquide sanguin, ont le pouvoir de jeter une grande perturbation dans l'accomplissement de toutes les mutations nutritives, et de compromettre les oxydations chimiques qui sont chargées de créer et de renouveler tous les éléments morphologiques de nos cellules formatrices. On peut donc accuser ces diverses maladies d'engendrer des désordres nerveux au milieu desquels les accidents neurasthéniques trouvent une place bien aménagée. Celle de ces maladies à laquelle on attribue la plus grande part dans la généalogie des névroses est la syphilis. Mérite-t-elle le rang suprême qu'on lui accorde parmi les causes prédisposantes de la neurasthénie, et possède-t-elle la faculté de la créer de toutes pièces sans avoir besoin d'être secondée par des causes physiques ou morales qui ont la notoire spécialité de faire éclater cette névrose? Cette question ne doit pas être éludée ; elle mérite qu'on l'examine avec attention.

L'affection vénérienne, qu'elle se révèle par un chancre, une blennorrhagie ou par d'autres lésions qui appartiennent à son cortège habituel, détermine, surtout au moment de son invasion, des désordres matériels faciles à classer. Mais elle a aussi le redoutable privilège d'imprimer en même temps au malheureux inoculé une secousse morale qui jette un grand trouble dans son esprit. Il ne tarde pas à être victime de perturbations nerveuses très pénibles et se sent bientôt envahi par une sombre hypocondrie et par une mélancolie anxieuse qui donne un accès facile aux idées de suicide. Quelquefois la neurasthénie se trouve incorporée dans ces manifestations névropathiques. Le professeur A. Fournier, dans ses leçons et dans ses écrits, inflige à ces névroses, comme à beaucoup d'autres du reste, une origine syphilitique. Cette affirmation est certainement capable de séduire l'esprit de ceux qui reconnaissent la suprême compétence de ce grand confrère qui a le merveilleux talent de répandre dans toutes ses œuvres une lucidité éblouissante et un éclat incomparable. Mais, tout en constatant la valeur de son raisonnement et l'originalité de ses conceptions, n'est-on pas en droit de supposer que l'investissement syphilitique, dont il enveloppe avec raison la plupart des maladies du système nerveux, doit s'arrêter devant la neurasthénie proprement dite? Ne peut on pas supposer, en effet, que cette maladie est plutôt le résultat de la secousse psychique éprouvée par le patient au moment où il apprend qu'il est atteint d'une affection dont il connaît la gravité, que de l'altération de son sang?

Le professeur Fournier lui-même autorise cette hypothèse qui me semble très vraisemblable. N'a-t-il pas eu conscience de cette causalité en inventant ce *Trauma moral syphilitique* auquel il accorde le pouvoir de faciliter l'explosion des accidents nerveux qui font partie intégrante de la neurasthénie? Cette opinion est parfaitement admissible; mais elle n'a pas l'heureuse fortune de rallier les fanatiques disciples de l'ancien médecin de Saint-Louis. Ils s'acharnent à la combattre en prétendant que l'évolution de cette névrose suit pas à pas celle de la syphilis et que la disparition de l'une concorde toujours avec celle de l'autre. Le point d'appui sur lequel repose cette justification est mal choisi et me semble fragile. Pour affirmer sa solidité il est indispensable de prouver que les accidents nerveux allègrement attribués aux altérations qu'engendre la syphilis ne sont pas plutôt le résultat du trauma moral qui est aussi son œuvre. Il faut aussi prouver qu'ils appartiennent bien à la neurasthénie, que l'aggravation qu'ils semblent manifester après chaque poussée infectieuse est moins l'effet des toxines que cette poussée leur distribue que du profond ébranlement nerveux qu'elle occasionne. Enfin, n'est-il pas permis de supposer que la disparition de la neurasthénie, au lieu d'être, — comme le croient les confrères que je combats, — une grande victoire du traitement spécifique, n'est tout simplement que la conséquence naturelle de cette joie assurément très émotive qu'éprouve le malheureux infortuné le jour où il acquiert la certitude d'être débarrassé d'une maladie si mal famée? Pour dissiper mes doutes je réclame une démonstration plus satisfaisante. Entendons-nous bien. J'admets que la neurasthénie se montre quelquefois chez les sujets atteints de syphilis, mais cette coïncidence n'autorise pas à croire qu'elle est particulièrement due à l'impureté de leur sang. Tout au plus a-t-on le droit de croire qu'elle a pour point de départ l'excitabilité fonctionnelle et les troubles de nutrition que la syphilis, comme toutes les maladies infectieuses du reste, détermine dans les centres nerveux. On peut aller plus loin et supposer que les altérations vénériennes dont le cerveau est souvent le siège peuvent agir sur ces mêmes centres et les contraindre à créer la neurasthénie. Mais ce méfait névropathique apparait comme une œuvre coopérative qui exige pour sa perpétration le concours de plusieurs agents provocateurs. Dans ce méfait on ne peut pas accepter que le virus vénérien soit le vrai ou le seul coupable; il n'est qu'un complice.

Cet aperçu rapide laisse entrevoir les concessions que je suis disposé à faire; il m'est facile de les résumer en quelques mots. La syphilis inflige à celui qu'elle frappe un trauma moral capable de provoquer la neurasthénie essentielle. Ce fait est incontestable. Elle peut aussi produire la neurasthénie d'origine périphérique ou reflexe par les irritations congestives qu'elle dissémine dans les filets nerveux et dans les centres qui les gouvernent. Cette neurasthénie, que je décrirai dans un instant, a perdu quelques-uns de ses caractères primordiaux. Enfin la syphilis, en altérant le sang et les tissus, peut troubler la nutrition des centres nerveux et désorganiser leur protoplasma. Elle produit alors des désordres nerveux de toute espèce au milieu desquels apparaissent ceux de la neurasthénie. Cette neurasthénie peut être légitimement considérée comme symptomatique de la syphilis. Dans ces conditions on la voit quelquefois apparaître à titre de prodrôme avant que la syphilis ait commencé ses désastres encéphaliques ou bien quand, sous l'influence d'un traitement spécifique, ces mêmes désastres ont été amendés ou guéris. Je reviendrai sur cette question fertile en polémiques lorsque j'étudierai le rôle des maladies infectieuses dans la pathogénie de la neurasthénie. En ce moment je dois poursuivre l'énumération des causes prédisposantes de cette névrose.

Il existe un certain nombre d'affections locales dont l'influence rappelle celle des affections générales dont je viens de signaler le rôle étiologique. Parmi elles je citerai spécialement les maladies organiques ou fonctionnelles du cœur et du système vasculaire, celles du tube digestif ou de ses annexes et celles de l'appareil génito-urinaire.

C'est en étudiant avec soin l'évolution des symptômes de ces états morbides qu'on peut connaître l'action causale qu'ils ont sur la neurasthénie.

Lorsque ces maladies organiques se révèlent promptement, elles peuvent produire sur les centres nerveux, surtout si elles ont une estampille microbienne, des effets analogues à ceux des toxi-infections dont je viens de parler. Je n'ai donc pas besoin de les reproduire.

Mais si la manifestation des symptômes est lente à se produire, les malades ne tardent pas à être vivement éprouvés par cette extériorisation difficile. Les organes intéressés deviennent le siège de perturbations qui finissent par compromettre l'équilibre du système nerveux, et le patient accablé par des troubles dont il ne sait pas dépister la nature se laisse facilement dominer par des craintes parfois chimériques qui lui font croire, surtout s'il constate des désordres du côté du cœur, qu'il est atteint d'une affection incurable ou mortelle. Son esprit inquiet devient accessible à de malencontreuses phobies et n'a plus la force de résister aux idées tristes qui l'envahissent. Les centres nerveux subissent à leur tour cette pénible influence qui les dispose à donner asile à la neurasthénie qu'on peut judicieusement appeler la neurasthénie de la peur.

Quelquefois ces affections locales impriment à la maladie de Beard une allure particulière qui m'a permis de reconnaître une forme spéciale de neurasthénie à laquelle j'ai donné le nom de neurasthénie d'origine périphérique ou reflexe. Voici comment je comprends son évolution.

Lorsque ces états morbides se fixent dans un de nos appareils organiques, ils trahissent ordinairement leur localisation par des traits distinctifs qui révèlent leur nature. Si cette manifestation symptomatique s'accomplit péniblement et lentement, les viscères où ces altérations pathologiques ont établi leur résidence deviennent le siège d'une irritation congestive plus ou moins apparente. On la constate assez aisément lorsqu'elle est localisée dans la prostate, dans l'ovaire ou dans l'estomac. Cette irritation congestive, qui intéresse à la fois les filets nerveux et les petits vaisseaux de ces viscères, développe des impressions irrégulières que les nerfs sensitifs se hâtent de conduire vers les centres nerveux les plus rapprochés. Arrivées à destination, elles sont promptement transformées et donnent naissance à une série d'actions réflexes que les nerfs moteurs distribuent à toutes les régions qui ont des relations nerveuses bien établies avec les centres nerveux intéressés.

Lorsque ces impressions ont leur point de départ dans les organes du petit bassin ou dans la prostate, elles atteignent assez promptement la plupart des neurones médullaires. Dans ce parcours, elles semblent choisir pour première étape le centre génito-spinal où elles sont transformées en actions réflexes dynamogènes ou inhibitoires qui produisent dans la région lombaire et dans les membres inférieurs des contractions douloureuses insupportables. Ces phénomènes spasmodiques sont souvent remplacés par une véritable amyosthénie qui confine parfois à la parésie musculaire. Elles déterminent aussi dans l'intestin, dans la vessie, dans l'urèthre et dans les organes génitaux de la femme des phénomènes alternatifs d'irritabilité et de faiblesse dont l'enchaînement est difficile à justifier. Lorsque ces impressions ont leur foyer dans l'estomac, elles ne tardent pas à faire sentir leur influence par des actions réflexes qui se répandent dans le tube digestif, dans les fibres neuro-motrices de la région dorso-cervicale, dans le cœur et dans les poumons dont elles troublent le fonctionnement. Elles aboutissent enfin dans le cerveau et signalent leur arrivée par des accidents vertigineux et des perturbations variées qui compromettent la sécurité du malade. Les centres corticaux sont envahis à leur tour et deviennent peu à peu le siège de modifications structurales ou dynamiques, physiques ou morales qui ouvrent la porte à la neurasthénie.

Dans ce cas spécial la maladie de Beard, avant de faire son explosion, a dû traverser des phases particulières qu'elle ne rencontre pas toujours dans son évolution. Elle a évidemment trouvé son point de départ dans cette irritation congestive que l'on constate assez souvent dans les principaux viscères où naissent les actions reflexes pathologiques. C'est pour ce motif que je lui ai donné le nom de neurasthénie d'origine périphérique ou réflexe. Je démontrerai tout à l'heure que son traitement diffère, par certains points, de celui de la neurasthénie symptomatique et même de celui qui est généralement adopté contre la neurasthénie essentielle.

Quelquefois, la neurasthénie, au lieu d'être l'expression symptomatique des maladies générales et locales que je viens de désigner, fait son apparition dans la période prodromique de certains états morbides. Elle est alors un simple avant-coureur, presque toujours de mauvais augure, que des circonstances imprévues ont chargé d'annoncer l'arrivée plus ou moins prochaine d'un malaise redoutable. Dans cette manifestation prémonitoire, ses traits perdent leur signification habituelle et son aspect accuse des irrégularités ou des bizarreries qui ne trompent jamais les spécialistes avisés. Ils savent découvrir derrière cette neurasthénie de façade des stigmates menaçants d'une affection grave qui est le plus souvent une paralysie générale progressive, une ataxie locomotrice, une tuberculose en voie d'évolution ou une altération organique prête à se révéler.

Tous les médecins ne sont pas également doués de la faculté de prévoir l'échéance de ces transformations pathologiques. J'en connais néanmoins un certain nombre qui la possèdent à un très haut degré et qui ont le talent de l'utiliser avec une sûreté remarquable. Je puis citer, sans courir le risque d'être contredit, le professeur Joffroy et mon vieil ami le docteur Motet avec lesquels j'ai eu l'occasion et le plaisir de me trouver en consultation auprès de malades atteints de neurasthénie compliquée sur laquelle on désirait avoir l'avis de ces aliénistes éminents. Dans ces entrevues médicales, j'ai toujours eu la satisfaction d'admirer avec quelle perspicacité ils parvenaient à découvrir, au milieu de symptômes névrosiques incorrectement dessinés, les signes précurseurs d'une paralysie générale à son début. Suffisamment éclairés par des investigations bien conduites, ils ont affirmé avec une grande autorité que les malades soumis à leur examen étaient de faux neurasthéniques menacés de devenir progressivement de vrais paralytiques. Les événements ultérieurs ont permis de constater la justesse de ce diagnostic pessimiste et nous ont montré ces condamnés accomplissant sans rémission le cours de cette destinée fatale qui leur avait été prédite.

J'engage les médecins qui veulent être édifiés sur les moyens de résoudre les difficultés que soulève l'étude de certaines psychopathies à lire avec attention les mémoires attrayants et instructifs publiés par le docteur Gilbert Ballet sur cette question intéressante.

Pour terminer l'exposé que j'ai consacré à l'étiologie de la neurasthénie, je dois ajouter à l'examen des causes prédisposantes dont je viens d'expliquer les effets l'énumération des causes déterminantes qui, je dois le dire, ont presque toutes une action manifeste sur le développement de cette affection.

Je citerai tout d'abord le surmenage cérébral que peut engendrer l'excès démesuré de notre activité physique, de nos facultés intellectuelles et morales. Cet abus de dépenses énergitiques est surtout fort nuisible quand il est commis par un sujet dont l'esprit est victime d'une contention dépressive ou d'une anxiété énervante.

La réclusion prolongée dans un milieu désagréable et attristant, la désespérance que font naître les cruelles déceptions, les désirs ardents restés longtemps inassouvis, les continuelles péripéties d'une passion malheureuse, l'écroulement inattendu de rêves ambitieux ou l'évanouissement subit d'illusions enchanteresses, la mort d'une personne tendrement aimée, la perte d'une fortune péniblement acquise, enfin les perturbations qu'engendrent les soucis et les désappointements susceptibles de tourmenter notre existence, toutes ces causes, qui sont dignes de figurer dans le tableau d'un véritable martyrologe, exercent sur la neurasthénie une provocation incessante.

A ces causes il convient d'en ajouter d'autres qui ont sur la maladie de Beard une action explosive indéniable. Dans ce groupe figurent ces émotions intenses qui surviennent dans des circonstances particulièrement dramatiques, comme celles que peuvent produire une chute meurtrière ou un cruel attentat personnel, un déraillement sur une voie ferrée ou le renversement d'une voiture lancée à toute vitesse, un périlleux incendie, un naufrage en mer, un voyage aérien accidenté, un combat militaire émouvant, une forte collision ou une lutte privée impressionnante.

Ces diverses causes provoquent chez la personne placée sous leur influence un traumatisme physique et moral incontestable. Le professeur Beard croit que le choc moral a une action plus effective sur la neurasthénie que le choc physique. Le docteur Erichsen est du même avis ; et pour motiver son opinion, il raconte dans son livre sur la *Commotion of cordon spinal* quelques faits fort intéressants. Ils nous apprend que plusieurs de ses malades, devenus neurasthéniques à la suite d'un accident, eurent l'idée de poursuivre en justice les personnes qu'ils croyaient responsables de leurs blessures. Il ajoute que ces malades furent subitement guéris le jour où ils apprirent que le tribunal venait de faire droit à leur demande en leur accordant des dommages intérêts très importants.

Ces faits ressemblent à ceux que Charcot a fait connaître dans son étude sur l'hystéro-neurasthén[illegible]aumatique et peuvent être comparés à ceux du professeur P. Berger qui raconte qu'un de ses malades, devenu neurasthénique à la suite d'un violent traumatisme, fut instantanément débarrassé de sa névrose, à l'occasion de laquelle il réclamait une réparation financière, en apprenant qu'il avait perdu son procès. Ce jugement, qu[illegible]que défavorable à ses intérêts, eut pour résultat de le soustraire aux pénibles préoccupations qu'avaient fait naître dans son esprit les difficultés de ses poursuites judiciaires. Le professeur Berger attribua à ce résultat la guérison de la neurasthénie de son client. J'aurai l'occasion de reparler de cette neurasthénie que j'ai désignée sous le nom de neurasthénie procédurière.

Ces observations libellées par des médecins dont on ne peut nier la loyale compétence démontre que le choc moral produit sur la neurasthénie une influence décisive qui a le pouvoir de la créer et de la guérir. Cette généalogie à double effet semble donner raison aux médecins qui considèrent la neurasthénie comme une psychose sur laquelle le traitement moral a, dans certaines circonstances, une action curative incontestable. Je reviendrai sur cette intéressante question en étudiant la pathogénie de cette affection. Pour le moment il me suffit de dire que la neurasthénie qui se développe à la suite d'un trauma moral est une affection nerveuse qui débute par un ébranlement dynamique du système idéo ou sensitivo-moteur et des centres nerveux préposés à l'élaboration de cette maladie. En définitive, la neurasthénie se traduit par une perturbation des fonctions du cerveau qui sont chargées de diriger nos facultés mentales, notre sensibilité générale ou spéciale et l'activité de la force neuro-motrice qui gouverne tous nos mouvements.

Quelques médecins repoussent cette hypothèse qui leur paraît trop surannée et donnent leur préférence à des conceptions plus nouvelles. Ils affirment nettement que la maladie de Beard trouve toujours son origine dans une altération du sang ou d'un organe et que sa manifestation initiale a pour unique support un trouble de la nutrition fixé dans les cellules de l'encéphale. Toutes les causes génératrices de cette névrose ont pour premier effet de désorganiser les opérations d'échange et les oxydations chimiques qui ont lieu dans le cerveau. Pour eux, le traumatisme, malgré l'instantanéité de son intervention, n'agit pas autrement. Ils croient sincèrement que l'organisme qui vient de subir un choc physique ou moral est immédiatement inondé de toxines ou de déchets que le liquide sanguin véhicule dans toutes les régions du corps pour les livrer finalement aux organes chargés se procéder à leur expulsion. Ils supposent que dans cette traversée dont il est difficile de préciser l'étendue et la direction, les centres nerveux reçoivent une empreinte délétère qui, en altérant leur nutrition, les dispose à engendrer la neurasthénie. Cette interprétation est séduisante par sa simplicité; mais elle me paraît bien exclusive. Tout en reconnaissant, comme nous l'a appris Brown-Séquard il y a déjà cinquante ans, que les troubles de la nutrition se trouvent presque toujours à l'orée de la plupart des affections du système nerveux, je ne puis donner mon adhésion à cette hypothèse qu'en l'entourant de quelques réserves. J'aime mieux en choisir une autre qui, tout en donnant satisfaction à mes goûts, paraît inspirée par les grandes doctrines médicales de Cl. Bernard.

Dans un grand nombre de cas et surtout dans ceux où la neurasthénie se développe à la suite d'un choc physique ou moral ou d'une émotion excessive, c'est l'ébranlement nerveux qui constitue l'acte primordial de cette névrose. C'est l'irritabilité fonctionnelle inhérente à tous nos tissus, telle qu'elle a été signalée par Cl. Bernard, qui est la première atteinte. La perturbation qu'elle éprouve détermine dans les éléments morphologiques placés sous sa dépendance une perversion de leur sensibilité qui est bientôt remplacée par une dépression de leur pouvoir neuro-moteur. Elle intéresse tous nos organes et détermine, principalement dans les centres nerveux, des phénomènes d'excitation et d'épuisement qui constituent le prélude de la neurasthénie.

Ce n'est que plus tard que l'irritabilité nutritive, propriété exclusive de nos cellules formatrices, se trouve éprouvée à son tour. C'est alors seulement que les actes d'assimilation et de désassimilation perdent leur régularité et finissent par engendrer des substances toxiques qui, en pénétrant dans le protoplasma, le noyau et les membranes des cellules régénératrices, contribuent à l'élaboration et au maintien de la neurasthénie.

Cette hypothèse me semble plus vraisemblable que celle de mes adversaires. Je lui donnerai, au moment voulu, une plus grande amplitude. J'aurai même recours à elle lorsque je m'occuperai du traitement hydrothérapique qui convient à certaines particularités de la maladie de Beard.

Les considérations qui précèdent me permettent de dire que les causes de cette affection névropathique sont très nombreuses. J'ai démontré que chacune d'elles imprime sur l'organisme et par suite sur les centres nerveux un cachet spécial qui permet de reconnaitre les particularités de son intervention personnelle. Cette distinction suffit pour être autorisé à croire que quelques-unes de ces causes sont préposées à l'élaboration de la neurasthénie et que d'autres ont le pouvoir de provoquer son explosion. Mais je me hâte d'ajouter que, dans certaines circonstances, elles sont très souvent secondées dans leur œuvre étiologique par les prédispositions innées ou acquises dont l'organisme est le dépositaire.

Ces prédispositions fâcheuses ont une influence capitale et doivent être combattues avec acharnement. Contre les prédispositions acquises, nous sommes suffisamment armés par l'hygiène qui met à notre disposition ses ressources les plus précieuses. On trouvera dans le petit chef-d'œuvre que le Dr Gilbert Ballet a publié sur l'hygiène des neurasthéniques de judicieux conseils que devront suivre aveuglément les névropathes qui, par des fautes blâmables ou par une malheureuse imprévoyance, ont rendu leur système nerveux trop excitable ou trop déprimé. Il faut lire avec attention les intéressantes pages que cet éminent confrère a consacrées à l'heureuse influence que peuvent exercer sur ces infortunés temporaires une éducation morale convenablement dirigée, un entrainement physique scientifiquement conduit et des soins médicaux bien appropriés au milieu desquels, je vois avec plaisir qu'il donne une place d'honneur aux applications méthodiques de l'hydrothérapie.

Les prédispositions innées sont plus difficiles à déraciner; et, malheureusement, beaucoup de médecins pensent qu'il est inutile de lutter contre elles. Erreur fatale que blâment ceux d'entre nous qui aiment les batailles thérapeuthiques et qui pensent qu'à la faveur de grands efforts, d'une volonté bien affermie et d'une patience inlassable, il est souvent possible d'effacer pour jamais les stigmates de l'hérédité.

Les médecins et les auteurs dramatiques se prêtent un mutuel appui pour entreprendre cette campagne humanitaire.

Sans doute dans sa pièce de l'*Évasion* M. Brieux fait dire à un de ses personnages que l'hérédité est une forteresse imprenable qui nous condamne à une réclusion perpétuelle et dont on ne peut s'évader. A cette apostrophe il en ajoute une autre plus implacable encore dans laquelle il nous apprend que nous restons toujours *les prisonniers de nos morts*.

Heureusement il ne tarde pas, pour protester contre cette désolante maxime, à faire dire au protagoniste de sa remarquable comédie que *nous avons tous en nous des énergies suffisantes pour combattre les tares héréditaires et que nul ne naît condamné par avance à tous les désespoirs.* Ces paroles rassurantes raniment la foi de la jeune femme qui est chargée d'interpréter le rôle le plus intéressant de cette œuvre dramatique, et elle s'écrie aussitôt. « Répétez ce que vous venez dire pour que je sache désormais que *nous ne sommes pas dominés par la tyrannie des morts!* »

Les médecins doivent être subjugués par ces mâles accents qui nous invitent à combattre les fatales défaillances dont l'homme est menacé dans les premiers jours de sa vie. Je me hâte d'ajouter que je connais beaucoup de médecins qui sont depuis longtemps fidèles à ces nobles préceptes. Et je pourrais même en citer quelques-uns qui consacrent tous leurs efforts à cette œuvre sublime de la régénération de notre race et dont les tentatives ont été, maintes fois, couronnées par le succès.

Il faut donc lutter énergiquement contre les fautes de nos ancêtres et corriger, comme le dit très pittoresquement M. Brieux, un péché originel dont nous sommes châtiés sans l'avoir commis.

Je m'empresse de rentrer dans mon sujet pour affirmer aux neurasthéniques qui craignent de succomber sous le poids de leur encombrant héritage qu'on peut tenter de les délivrer de ce lourd fardeau.

Pour obtenir ce résultat il faut que le médecin se transforme en un véritable pédagogue et consente à surveiller sans relâche l'éducation physique et morale du malade dont il veut améliorer la constitution. Il doit lui faire comprendre l'utilité de vivre dans un milieu tranquille, toujours docilement soumis aux bienfaisants préceptes d'une hygiène bien choisie. C'est grâce à l'extrême vigilance de son intervention que le médecin pourra atténuer et peut-être même neutraliser l'action désorganisatrice des tares nerveuses que l'hérédité accumule chez les sujets qu'elle destine à la neurasthénie.

Ces stigmates, toujours menaçants, impriment à l'organisme, au moment où s'effectue leur transmission, des prédispositions morbides qui sont quelquefois difficiles à dépister. Celles qui se trouvent établies dans la zône de l'ordre moral, déterminent des troubles assez variés. Elles semblent favoriser l'explosion des sentiments instinctifs au détriment de ceux de la raison, donner de l'irascibilité aux caractères les plus doux, amoindrir l'énergie de la volonté et finalement provoquer des perturbations dans les plus importantes des facultés de l'esprit.

Les stigmates physiques sont toujours dangereux pour les éléments histologiques de l'organisme. Ils peuvent mettre en échec leurs propriétés vitales, exalter ou appauvrir la puissance neuro-motrice qui les gouverne et finalement entraver la régularité des fonctions de calorification, de circulation et d'innervation.

Ces déformations natives engendrent des anomalies qu'on rencontre assez souvent chez les neurasthéniques. Quelques-uns de ces malades voient leur mentalité fléchir à chaque instant et viennent spontanément se soumettre à une sorte d'orthopédie morale dont ils comprennent la nécessité. Cette opération de redressage est quelquefois difficile ; mais elle n'est pas inabordable si l'on sait utiliser les ressources que nous offrent la psychologie physiologique, la psychothérapie et même les pratiques suggestives exécutées rationnellement à l'état de veille.

Si les tares névropathiques ont limité leur offense à la trame structurale des appareils organiques, il est indispensable, pour arrêter la marche de ces dégradations physiques, de ménager la réserve des forces vitales, en conduisant avec une grande sagesse leur activité vers le taux le plus élevé. Pour atteindre ce but, il convient de placer ce nerveux mal apparenté dans un milieu favorable qu'on puisse aisément surveiller ou modifier. Il faut, en même temps, l'engager à faire tous les jours des exercices corporels modelés sur ceux que le Dr F. Lagrange préconise dans ses remarquables études des mouvements musculaires. On devra, enfin, ordonner l'usage prolongé des applications hygiéniques de l'hydrothérapie, dont les effets sont toujours bienfaisants pour les personnes nerveuses ou débilitées. J'ai particulièrement décrit leur mode d'emploi dans mon dernier ouvrage intitulé : *Exposé de la Méthode hydrothérapique.*

Cette neurasthénie congénitale peut rester longtemps stationnaire et ne présenter qu'une simple ébauche de la maladie de Beard. Mais, si, par hasard, elle se trouve placée sous l'influence de l'une des nombreuses causes qui ont une action nocive sur les affections du système nerveux, elle ne tarde pas à se transformer en une véritable neurasthénie. Il faut alors substituer aux simples prescriptions de l'hygiène une thérapeutique plus complète et ne pas hésiter à demander à l'hydrothérapie le concours de ses procédés les plus actifs et les plus efficaces.

Je vais indiquer le rôle important que joue cette méthode thérapeutique dans le traitement de la neurasthénie.

CHAPITRE III

DES APPLICATIONS DE L'HYDROTHÉRAPIE DANS LES DIVERSES FORMES DE LA NEURASTHÉNIE, LEURS INDICATIONS, LEUR MODE D'EMPLOI.

La neurasthénie est, comme je viens de le dire, caractérisée par un épuisement de la force nerveuse, le plus souvent précédé ou compliqué d'une perturbation de l'irritabilité fonctionnelle de nos organes. La débilité et l'excitation sont les deux premiers maillons de cette chaîne pathologique.

Lorsque la maladie de Beard ne révèle son existence que par les signes d'une véritable détresse, on la combat, en général, par une douche froide, courte, distribuée très discrètement sur toute l'étendue de la peau. Dans les cas où l'irritabilité prime la faiblesse, il faut calmer les nerfs avant de les tonifier. On commence alors le traitement par l'intervention des procédés sédatifs, en proscrivant impitoyablement, surtout au début de la cure, l'usage des applications excitantes de l'eau froide.

Les bains, les demi-bains, agréablement chauds, les ablutions ou les affusions faites avec de l'eau ayant une température presque indifférente, les frictions pratiquées avec un drap convenablement trempé dans de l'eau modérément rafraîchie, sont des agents hydrothérapiques capables d'apaiser l'agitation du système nerveux. Certains enveloppements mouillés faits avec des ceintures abdominales, comme celle de Priesnitz, par exemple, les demi-maillots et même les maillots humides peuvent produire des résultats analogues. Pour faciliter ces effets, il faut surveiller attentivement ces diverses applications et notamment celle du maillot humide qui, pour obtenir l'action calmante recherchée, doit obéir à des règles très précises.

On sait que le maillot humide consiste en un enveloppement dans un drap mouillé recouvert par une ou plusieurs couvertures de laine. Pour appliquer ce maillot on se sert du lit où le malade a passé la nuit ou d'un lit de sangle muni de son matelas. On déploie sur ce matelas deux couvertures de laine, et, on étend dessus un grand drap préalablement trempé dans l'eau froide et plus ou moins tordu. Le malade, après avoir fait une rapide aspersion sur la partie antérieure du corps, s'allonge sur le drap avec lequel on l'enveloppe très exactement en faisant passer les bordures sur la poitrine pour les rapprocher ou les réunir à la partie postérieure du tronc. La tête du patient doit être à l'air libre et reposer sur un oreiller en crin, les bras déployés le long du buste et les pieds recouverts, soit avec l'excédant de la partie inférieure du drap, soit simplement avec de la laine quand on ne veut pas qu'ils soient mouillés. Lorsque l'enveloppement humide est bien soigneusement fait sur toute l'étendue de la peau, on emmaillote le patient avec les couvertures de laine qu'on serre un peu autour du cou pour empêcher la pénétration de l'air extérieur.

Dès que le malade a pris contact avec le drap mouillé qui sert à l'envelopper, il éprouve une sensation de froid assez vive ; ses muscles frissonnent, tremblent et s'agitent ; la respiration devient haletante et le cœur a des palpitations exagérées. Ces troubles passagers se dissipent très vite et sont remplacés par une sensation d'agréable fraîcheur qui dispose à l'apaisement. Cette sédation reste stationnaire pendant dix, quinze et vingt minutes. Après ce temps, les sources de refroidissement sont taries ; la chaleur s'accumule entre le drap mouillé et la peau sans pouvoir s'échapper et rayonner au dehors. La chaleur animale, un instant abaissée, s'élève et dans sa marche ascensionnelle imprime à la circulation un cours plus accéléré et au système nerveux une suractivité plus grande. Dès ce moment, la phase de la sédation est terminée ; c'est celle de la réaction qui commence. Il faut alors démailloter le malade, le lotionner légèrement avec de l'eau à peine rafraîchie et le remettre dans son lit où généralement il continue à bénéficier des effets ressentis pendant la première période du maillot humide.

Si l'on remarque que la chaleur réapparaît avec trop de promptitude, on fait une seconde application du maillot qu'on sépare de la première par un intervalle de quelques heures. On renouvelle même cette opération une troisième fois dans la même journée si les phénomènes d'excitation deviennent plus accentués. Le malade ainsi traité reste dans un état de tranquillité fonctionnelle qui engourdit les excès de sa sensibilité.

Mais en exécutant ce traitement, il ne faut pas oublier qu'on se trouve en présence de neurasthéniques toujours foncièrement disposés à perdre leurs réserves vitales. On ne doit pas prolonger outre mesure la période sédative de l'enveloppement humide. Si l'on découvre que son activité physique donne des signes de détresse trop accentués, il est nécessaire de pratiquer des ablutions froides très courtes qui auront pour résultat immédiat d'éveiller la tonalité de l'organisme.

Quelques malades ont une véritable répugnance pour le maillot humide; on lui substitue alors le demi-maillot. Il s'applique comme le précédent; seulement il ne remonte jamais au-dessus des aisselles et ne descend pas au dessous des genoux. Bien que l'action de ce procédé soit moins énergique que celle du maillot entier, elle est assez recherchée quand on veut traiter certaines formes de la neurasthénie qui se manifestent chez certains malades qu'on ne peut exposer à un grand refroidissement.

Les effets thérapeutiques produits par le demi maillot sont à la fois généraux et locaux; ils dépendent de sa durée ou du nombre d'applications exécutées dans la même journée; ils peuvent être tantôt excitants, tantôt sédatifs.

Si l'on veut insister sur l'action réfrigérante et rechercher sa vertu calmante qui est souvent utile, on renouvelle les emmaillotements plusieurs fois dans les vingt-quatre heures, en les espaçant, selon les circonstances, par des intervalles plus ou moins longs. Cette manœuvre composée de plusieurs actes détermine un effet sédatif qui convient spécialement aux neurasthéniques trop agités. Toutefois si ces névropathes offrent des signes non équivoques d'un grand épuisement, il ne faut pas hésiter à terminer l'application du maillot par une courte aspersion d'eau froide.

Quelquefois on traite par ce procédé les neurasthéniques qui ont besoin d'être tout à la fois tonifiés et calmés; dans ce cas on laisse le malade dans ce maillot pendant un temps assez long, en ayant soin, bien entendu, de surveiller toutes les phases de cette opération hydrique avec une prévoyante sollicitude.

Le neurasthénique est presque toujours calmé après avoir ressenti la première impression de l'eau froide. Mais il cesse de l'être au moment où la réaction fait son apparition et accomplit son œuvre. Pendant cette période les vaisseaux capillaires de la surface cutanée, les glandes sudorales et les tissus sous-jacents se laissent engorger par le sang qui arrive en plus grande abondance dans ces régions surchauffées; le système nerveux doit à cette influence une surexcitation qui semble éveiller toutes les forces de l'organisme. C'est alors que la transpiration se développe, apportant avec elle une détente salutaire qui est souvent le prélude d'un grand bien-être. Malheureusement, tous ces phénomènes ne se succèdent pas avec la correction que je viens d'indiquer, et, les effets thérapeutiques n'ont pas toujours l'action bienfaisante prévue. Voilà pourquoi quelques médecins ont renoncé au demi-maillot et l'ont remplacé par la ceinture humide.

La ceinture humide n'est, en définitive, qu'un linge mouillé enveloppé dans un maillot restreint qu'on applique autour de la région abdominale. Cette compresse est généralement recouverte avec du caoutchouc, de la baudruche, du molleton ou avec un simple bandage de corps. Pour en rendre l'application peu gênante il est bon que la ceinture humide remplisse certaines conditions. Celle que j'emploie ordinairement se compose d'une bande de toile assez large pour couvrir l'épigastre et le bas ventre et assez longue pour faire environ trois fois le tour du corps. A l'une de ces extrémités sont attachés deux ou trois rubans qui servent à la fixer. Pour l'appliquer, on mouille l'extrémité qui n'a pas de ruban; on exprime l'eau qu'elle contient, et, on place sa partie humide sur l'abdomen en ayant soin d'éviter qu'elle forme des plis; on recouvre très exactement cette portion de ceinture avec ce qui reste de la bande de toile, de manière à empêcher l'air de pénétrer. Le malade s'habille, puis se promène ou se repose selon les circonstances et garde la ceinture pendant deux ou trois heures. Les dames les plus élégantes acceptent très volontiers cette espèce de corset mouillé qui a le précieux privilège de ne jamais déformer leur taille. Cette ceinture balnéaire peut être appliquée plusieurs fois dans la même journée; quelques malades la gardent pendant les repas, à la promenade et quelquefois même ils la conservent toute la nuit.

Ainsi appliquée, la ceinture humide a une action excitante qui convient aux neurasthéniques déprimés dont la force neuro-motrice a besoin d'être soutenue, à ceux qui ont des troubles fonctionnels dans les voies digestives et génito-urinaires, à ceux qui ont des dilatations gastro-intestinales ou des spasmes, de la dyspepsie, du météorisme, de la constipation. Elle détermine une révulsion cutanée qui est fort utile aux malades sujets à des congestions gastro-intestinales. On l'emploie également pour combattre les ptoses de certains viscères abdominaux qu'un déplacement accidentel condamne à flotter loin de leur point d'attache.

On attribue à cette ceinture les mêmes effets thérapeuthiques qu'aux compresses excitantes. Néanmoins quand la durée de son application est très prolongée, elle détermine des phénomènes de sédation très appréciables. Certains neurasthéniques n'ont pas la patience d'attendre l'arrivée de cette sédation tardive et réclament un apaisement immédiat. Dans ce cas il faut substituer aux compresses excitantes les compresses sédatives ou rafraichissantes qui produisent plus promptement les effets salutaires que l'on recherche. On les trempe dans l'eau froide et on les recouvre comme les précédentes; mais pour accentuer leur efficacité, il est indispensable d'en renouveler l'application toutes les cinq ou six minutes jusqu'à ce que les régions avec lesquelles elle se trouvent en contact soient débarrassées de leur irritabilité ou de leur souffrance.

Ces compresses sont, en général, bien supportées; néanmoins, quelques malades montrent pour elles une certaine intolérance et, pour les satisfaire, on les remplace par des compresses chaudes qui, lorsqu'elles sont appliquées avec soin, finissent par fomenter un doux et salutaire apaisement.

Quelques hydropathes et un certain nombre de médecins, se rappelant encore l'importance que Trousseau accordait à la vertu sédative de l'eau froide, n'hésitent pas à conseiller l'usage des applications froides aux neurasthéniques, alors même qu'ils sont sous l'influence d'une agitation excessive. Ils emploient tour à tour les immersions, les bains, les demi-bains avec ou sans friction, les affusions, les frictions avec le drap mouillé tordu ou ruisselant d'eau et même la douche.

Tout le monde sait que lorsque ces diverses applications ont une courte durée l'impression de froid qu'elles déterminent est presque toujours fugitive et ne tarde pas à être remplacée par une sensation de chaleur agréable que l'on considère avec raison comme le prélude de la réaction et qui provoque le plus souvent une détente bienfaisante apportant avec elle un appréciable bien-être.

Ces applications spéciales conviennent à certains névropathes; mais beaucoup de neurasthéniques, poussés par une résistance qui tient à la fois de la rébellion et de la pusillanimité, refusent nettement de se soumettre à ce traitement. Ils redoutent l'impression du froid et constatent que l'explosion de la réaction détermine dans leur système nerveux une excitabilité qui les importune. On parvient à vaincre cette double répugnance en élevant la température de l'eau et en prolongeant la durée de l'application hydrothérapique. Parmi les procédés que je viens d'indiquer, la douche convenablement rafraichie doit être choisie; elle offre, dans ce cas spécial, autant de garanties au malade qu'à l'opérateur. Il faut que l'eau employée ait une température qui puisse, selon la susceptibilité du malade, varier entre 24 et 30 degrés centigrades; on doit la projeter très uniformément et très légèrement sur toute l'étendue de la surface cutanée, en ayant le soin d'insister sur les membres supérieurs et sur les membres inférieurs; sa durée peut être fixée entre une et deux minutes.

Après cette douche, le malade éprouve un rafraîchissement assez agréable auquel succède une douce chaleur, œuvre de la réaction qui ravive les forces de l'organisme sans les surexciter.

Ces diverses applications peuvent rendre de très grands services aux neurasthéniques qui présentent les signes de l'excitation associés à ceux de la faiblesse. Mais leur intervention est moins favorable aux neurasthéniques sérieusement agités. Pour soulager les nombreux malades appartenant à ce groupe de névropathes, j'ai mis à contribution tous les procédés de l'hydrothérapie capables de produire des effets sédatifs et toniques. Après les avoir consciencieusement contraints à me fournir des témoignages probants de leur valeur thérapeutique, j'ai dû renoncer à leur concours et les remplacer tous par la douche tempérée que je considère comme la véritable douche antineurasthénique. Elle a le grand privilège de pouvoir apaiser les malades les plus excités, sans jamais leur occasionner la moindre lassitude; elle peut même contribuer, quand elle est bien appliquée, à leur rendre l'activité organique qu'ils ont perdue.

Il importe donc de savoir en quoi consiste cette douche et comment il faut l'appliquer.

Pour que l'administration de cette douche soit méthodiquement faite, il est indispensable d'avoir à sa disposition un appareil hydromélangeur bien organisé qui permette au praticien de trouver instantanément ou par un mouvement de levier facile à exécuter le degré de température de l'eau dont il va se servir. A cet appareil est ajusté un conduit mobile en caoutchouc se terminant par une pomme d'arrosoir percée sur sa face plane d'un grand nombre de trous extrêmement fins à travers lesquels s'échappe l'eau destinée à arroser le patient. Cette eau doit avoir une température pouvant varier à volonté entre le trente-troisième et le trente-septième degré de la thermométrie centigrade. Cet écart, relativement assez grand, est motivé par la constitution spéciale de certains malades dont l'impressionnabilité infidèle et changeante les dispose à trouver trop froide de l'eau à 37 degrés ou trop chaude de l'eau à 34 degrés. Il est toujours facile, avec l'hydro-mélangeur, de remédier à ces particularités sensitives et de donner à l'eau la température convenable. Pour que cette douche ait une action sédative véritable, il faut que son application soit soumise à des règles précises dont la violation peut compromettre sa valeur curative.

Elle doit être uniformément répandue sur toute l'étendue de la surface cutanée et se composer d'aspersions assez longues et d'une égale amplitude. Pour accentuer son action calmante et porter son influence sur les ganglions, les neurones ou les centres nerveux de la moëlle, ainsi que sur leur prolongement radiculaire, il faut la promener assez longtemps sur les côtés des gouttières vertébrales, de haut en bas, parallèlement à l'axe spinal, et, par moment, d'une façon oblique presque tangentielle à la surface du dos.

La projection de cette douche doit être extrêmement douce, rester toujours à l'abri de tout choc intempestif et même, si cela est possible, ressembler à une caresse capable d'engourdir agréablement le patient et de le disposer au sommeil.

La durée est, en général, assez longue; elle peut, selon la tolérance personnelle du patient, varier entre trois et huit minutes. Néanmoins, il ne faut pas croire que pour obtenir une action sédative très puissante il soit nécessaire de la prolonger démesurément. L'expérience démontre qu'une douche de trois à cinq minutes peut presque toujours amener l'apaisement que l'on désire. Dans le plus grand nombre des cas, il m'a paru inutile de la faire durer davantage. En dépassant la limite que je viens d'indiquer, on court le risque de fatiguer les sujets très nerveux au lieu de les calmer. Il est, selon moi, préférable, si l'on veut produire une détente salutaire, de donner dans la même journée deux douches bien réglées que d'en administrer une seule incorrectement prolongée. Voici, du reste, comment je conseille de procéder. On commence par projeter l'eau qui sort des ouvertures de la pomme d'arrosoir sur les côtés de la colonne vertébrale pendant environ deux minutes, en ayant soin, comme je l'ai déjà dit, d'atténuer sa force de percussion et de répandre la masse liquide, qui doit être toujours abondante, avec une extrême douceur. On mouille ensuite assez rapidement la partie antérieure du corps; on asperge de nouveau la région postérieure et on termine l'opération en dirigeant, pendant environ vingt-cinq secondes, les jets d'eau sur les membres inférieurs et sur les pieds.

Pour compléter et maintenir les effets sédatifs de cette douche, il est prudent de ne pas frictionner énergiquement le malade, bien qu'il ait une tendance à se refroidir. Cette manœuvre, quand elle est exagérée, détermine souvent une excitation imprévue dont la manifestation peut entraver l'action thérapeutique que l'on recherche. Il suffit presque toujours d'essuyer doucement le patient avec un peignoir fin convenablement chauffé. Après cette légère friction, il s'habille lentement, boit un ou deux verres d'eau fraîche, fait une courte promenade et rentre chez lui en se livrant pendant quelques heures aux douceurs d'un repos complet.

Habituellement, le neurasthénique dont la faiblesse est importunée par les perturbations d'une sensibilité maladive doit recevoir cette douche tempérée une ou deux fois par jour pendant plusieurs semaines et même pendant quelques mois. Il faut que ces manipulations hydriques n'aient aucune interruption et ne soient modifiées dans leur manuel opératoire que le jour où l'on a pu constater que l'agitation nerveuse a perdu son acuité.

Quand les symptômes de l'irritabilité ont disparu, les neurasthéniques délivrés de toute complication révèlent librement leur faiblesse. Arrivés à ce tournant de leur maladie, on peut, sans inconvénient, les soumettre aux applications excitantes de l'hydrothérapie. Pour que leur intervention ait une réelle efficacité et soit inoffensive pour le système nerveux toujours prêt à se révolter, voici comment il convient de procéder. On commence toujours la séance hydrothérapique en administrant au malade une douche tempérée plus ou moins courte ; dans le cours de cette opération, on élève insensiblement la température de l'eau de deux, trois ou quatre degrés jusqu'à ce que l'on parvienne à réchauffer agréablement le corps. Après avoir obtenu cet accroissement passager de chaleur, on rafraîchit l'eau en observant dans cet acheminement vers les basses températures une transition presque imperceptible. La douche, ainsi adaptée à la susceptibilité du patient, est projetée sur toutes les parties inférieures du corps, et pour empêcher l'apparition d'un mouvement réactionnel qui, dans ce cas spécial, pourrait devenir compromettant, on se hâte de recouvrir les régions mouillées avec de l'eau agréablement chaude. On renouvelle chaque jour ces tentatives ; et, lorsque le malade témoigne une certaine tolérance pour le froid, on termine l'opération par une douche froide de courte durée. Plus tard, surtout si le retour des phénomènes d'agitation semble conjuré, on peut, dès le début de la séance, administrer au patient une douche froide en arrosoir ou en jet et même lui faire exécuter un rapide plongeon dans une piscine remplie d'eau à basse température. A cette période du traitement, les diverses applications que je viens d'indiquer produisent presque toujours des effets très bienfaisants. Elles rendent au système nerveux la pondération dont il a besoin pour régulariser son fonctionnement, et finissent par ranimer les forces de l'organisme sans lui infliger d'excitation malencontreuse.

C'est ainsi qu'il convient de traiter la plupart des neurasthéniques.

Assez souvent la douche tempérée suffit seule pour accomplir cette tâche thérapeutique et permet d'obtenir la guérison sans le secours d'aucun adjuvant. Néanmoins, lorsque les signes d'irritabilité sont peu accentués et que la détresse de l'organisme semble dominer la scène morbide, on peut modifier son application et favoriser une entrée à l'eau froide. Au début, cette entrée devra être aménagée avec une grande discrétion ; mais on pourra lui accorder une plus grande prépondérance quand la cure sera bien engagée et que le malade aura recouvré une certaine énergie.

Tout en vantant cette thérapeutique réservée, je dois reconnaître que quelques malades supportent très facilement des applications froides dès les premières séances de leur traitement; et ils s'en trouvent bien. Ces bienfaisants effets méritent d'être signalés; ils sont assez rares. Beaucoup de neurasthéniques redoutent de commencer leur traitement par une douche froide; ils réclament volontiers la douche tempérée qu'ils savent être plus clémente et moins impressionnante pour leur sensibilité. Néanmoins, quelques-uns d'entre eux paraissent plus tolérants ou plus hardis; ils s'acclimatent très aisément à l'eau froide qui souvent les délivre de toutes leurs souffrances. Ces malades n'offrent pas, dans l'expression de leur symptomatologie, les véritables traits de la neurasthénie; ils sont mâtinés d'hystérie. La névropathie hybride dont ils sont atteints n'a pas besoin d'être calmée; il faut qu'elle soit domptée. Voilà pourquoi l'eau froide réussit.

Quelle que soit la personnalité de ces névropathes, je puis affirmer que le plus souvent la douche tempérée seule ou modifiée selon les préceptes que j'ai indiqués est un des agents thérapeutiques les plus efficaces contre la neurasthénie. Mais en reconnaissant cette sorte de suprématie à la douche tempérée, je ne dois pas oublier de dire qu'elle a besoin d'être aidée dans son œuvre curative par d'autres procédés hydrothérapiques qui agissent d'une façon particulière sur certains organes attaqués par la neurasthénie. Je m'explique.

Tous les médecins admettent que la neurasthénie est une névrose générale qui, sous l'influence de certaines causes, peut étendre ses effets nocifs dans tout l'organisme ou les localiser, selon les circonstances, sur le cerveau, sur la moëlle épinière, sur le cœur et ses vaisseaux, sur l'appareil digestif ou ses annexes, sur l'appareil génito-urinaire et sur les circonscriptions soumises au contrôle du nerf grand-sympathique. En pareil cas, il est souvent fort utile d'associer à la douche générale une douche locale spécialement dirigée sur les régions où la neurasthénie semble avoir concentré son action morbide.

Pour traiter les neurasthéniques chez lesquels l'épuisement cérébral est très accentué, il faut adjoindre à la douche générale une douche en pluie horizontale, à température agréable, que l'on promène doucement au-dessus du corps, en évitant de percuter directement la tête qui ne doit recevoir que de simples éclaboussures liquides.

Quand la neurasthénie est localisée dans le cordon spinal, il faut diriger la douche sur les côtés de la colonne vertébrale en ayant soin de prolonger sa durée et d'atténuer sa force de percussion. Cette douche apaise les douleurs fixées autour de la moëlle épinière et diminue la surexcitabilité reflexe qui est toujours en éveil.

Lorsque le cœur paraît être la principale victime de la neurasthénie, on peut lui venir en aide en effleurant par une douche très légère la région précordiale, ou en agissant directement sur les vaisseaux capillaires cutanés, ce qui permet de donner au cœur périphérique, si bien étudié par le Dr Huchard, le pouvoir de régulariser la circulation générale et de préserver le myocarde des défaillances dont il est menacé. C'est toujours à la douche tempérée générale et locale qu'il faut recourir. On peut toutefois, pour combattre ces accidents de détresse, attiédir l'eau et même la rafraîchir à moins qu'il n'existe des signes manifestes d'hypertension cardio-vasculaire. Contre cette hypertension il faut employer la douche tempérée qui est, ainsi que je l'ai démontré, la douche hypotensive par excellence. Lorsque, au contraire, ce sont les phénomènes d'hypotension qui prédominent, il convient d'essayer de petites douches fraîches, très légères et très courtes. Dans ces circonstances difficiles, elles rendent toujours de très grands services.

Très souvent la neurasthénie détermine des accidents particulièrement tenaces dans le tube digestif et dans la plupart de ses annexes. Pour les combattre avec succès il faut employer la douche tempérée générale qu'on pourra progressivement rafraîchir si l'impressionnabilité du malade n'est pas trop exaltée. Pour compléter son action bienfaisante, il sera très utile de lui adjoindre une douche locale qu'on dirigera sur la partie la plus éprouvée de la région gastro-intestinale.

Cette douche limitée tantôt sur l'épigastre et tantôt sur la partie centrale ou inférieure de l'abdomen n'est pas toujours très bien supportée par les malades. Il faut qu'elle ait une force de percussion insignifiante et qu'elle soit, selon la pittoresque expression d'Albert Robin, répandue comme un nuage sur les régions intéressées. Même quand on parvient à lui donner cette forme nébuleuse, quelques malades ne peuvent tolérer son contact. Il faut alors lui substituer une douche analogue dirigée sur le dos et sur les lombes. Par une heureuse coïncidence cette douche exerce une salutaire influence sur les troubles gastro-intestinaux ; elle engourdit souvent l'excitabilité de la moëlle et contrebalance ainsi les troublantes actions réflexes qui accompagnent cette forme de la neurasthénie.

Il est nécessaire de bien régler la température de cette douche qu'on désigne communément sous le nom de douche épigastrique. On pourra aisément trancher cette difficulté pratique en prenant pour guide la dichotomie que le professeur Albert Robin a adoptée en étudiant les maladies de l'estomac divisées par lui en deux classes bien distinctes. L'une d'elles comprend tous les malades chez lesquels les phénomènes d'excitation occupent le premier plan ; il les appelle des hypersthéniques. L'autre réunit en un même groupe les malades qui présentent les signes non équivoques de l'atonie et de l'épuisement. Dans la forme hypersthénique la douche épigastrique doit être agréablement chaude, très douce et à percussion très légère. Dans la forme hyposthénique on pourra administrer une douche plus énergique et abaisser progressivement et même assez rapidement la température de l'eau.

Si les malades atteints de neurasthénie gastro-intestinale éprouvent des douleurs abdominales, il faudra employer une douche épigastrique assez chaude, qu'on pourra quelquefois transformer en une douche écossaise, à la condition bien entendu, de faire arriver l'eau froide sur les parois abdominales à la faveur d'une progression très sagement conduite. Il sera fort utile de compléter la cure hydrothérapique par l'usage de la ceinture humide, des sacs à eau chaude, à eau froide ou à glace, ou bien encore par des fomentations à l'aide de compresses chaudes.

Lorsque la neurasthénie essentielle fixe sa localisation dans les voies génito-urinaires, elle détermine des désordres que le patient n'ose pas toujours avouer et qui sont parfois très difficiles à déraciner. Dans ces cas spéciaux les symptômes d'épuisement sont très facilement appréciables au début de la neurasthénie ; mais ils ne tardent pas à être complètement masqués par une excitation locale dont la forme bizarre révolte même les personnes les plus impudiques. Pour atténuer ou éteindre ces perturbations désordonnées il faut toujours recourir à la douche tempérée; et, pour accroître son action thérapeutique, il est utile de lui associer la douche hypogastrique tiède et à douce pression, la douche hémorrhoïdale ou périnéale et le bain de siège à eau dormante ou courante à température neutre en lui demandant ses effets les plus sédatifs. Cette immersion locale dont la température peut varier entre le trente-deuxième et le trente-septième degré de l'échelle centigrade est très usitée et détermine, quand sa durée est suffisamment longue, une action sédative nettement marquée. Elle a le précieux avantage de pouvoir être renouvelée plusieurs fois dans la même journée. Ses effets calmants sont incontestables; ils atténuent les congestions douloureuses ou irritatives des régions inférieures de l'abdomen et apaisent les spasmes, l'excitation, l'hypéresthésie de l'appareil génito-urinaire et des organes ou des tissus placés dans son voisinage. On les obtient assez aisément en laissant à l'eau du bain de siège une température invariable pendant toute la durée de son application.

Cependant j'ai remarqué que si dans le cours de son application, on rafraîchit un instant l'eau du bain en ayant soin, pour éviter tout mouvement de réaction, de la ramener très rapidement à son degré primitif, on parvient à faire disparaître plus promptement toutes ces excitations génitales. Cette manœuvre extrêmement délicate ne peut être convenablement exécutée qu'à l'aide de l'appareil mélangeur du bain de siège à eau courante qui seul permet de faire avec précision les imperceptibles changements de température que je viens d'indiquer.

Quand on a recours à ces diverses manipulations hydriatiques il ne faut pas se hâter de faire intervenir l'eau froide. Elle pourrait réveiller des excitations intempestives qu'il vaut mieux laisser tranquillement sommeiller. Les applications froides pourront à leur tour rendre de grands services. Elles viendront utilement à leur heure, c'est-à-dire au moment précis où le malade sera complètement débarrassé de son agitation et ne témoignera que les signes caractéristiques de sa faiblesse générale ou de sa détresse génésique.

La neurasthénie, en dehors de ses localisations viscérales, dirige quelquefois son action nocive sur le système vaso-moteur. Elle modifie alors la circulation périphérique et amène des troubles de sécrétion ou de nutrition dans les dernières ramifications du nerf grand-sympathique. Les malades placés sous cette influence éprouvent, surtout dans les membres inférieurs, des sensations de chaleur et de froid dont l'alternance est pour eux fort désagréable. Leur peau devient le siège d'une transpiration plus ou moins abondante, d'altérations morphologiques irrégulièrement disséminées et parfois d'une démangeaison extrêmement pénible. Ces diverses perturbations semblent être sous la dépendance de l'excitation ou de l'épuisement du système nerveux et doivent être, selon leur aspect, traitées par la douche tempérée à laquelle on adjoint la douche fraîche ou froide quand l'organisme paraît trop affaibli et la douche chaude quand il a besoin d'être réchauffé. Cette douche à température variable convient aux neurasthéniques qui présentent presque en même temps des symptômes d'épuisement et d'excitation.

La neurasthénie essentielle, en dehors des manifestations que je viens d'esquisser, peut engendrer des phénomènes morbides qui ne figurent pas toujours dans son escorte habituelle. Elle est quelquefois accompagnée de douleurs musculaires, de névralgies ou de topoalgies qui exigent l'intervention des douches chaudes, des douches de vapeur ou des douches écossaises à transition très prudemment conduite.

La neurasthénie est souvent liée à des troubles de nutrition qui peuvent résider dans tous nos organes et notamment dans les centres nerveux. Quelques médecins attribuent la neurasthénie à l'irrégularité des mutations nutritives; d'autres pensent, au contraire, que cette irrégularité est l'œuvre de la maladie de Beard. Quelle est de ces deux hypothèses celle qui se rapproche le plus de la vérité ? Je ne puis, à cette place, examiner cette question difficile ; je l'évoquerai avec plus d'assurance dans le cours de ce livre quand j'étudierai la pathogénie de la neurasthénie. Pour le moment je dois borner ma prétention à indiquer les applications hydrothérapiques qui conviennent aux neurasthéniques dont la nutrition est incorrecte.

Lorsque les actes d'assimilation ont une évolution lente et ne parviennent pas à donner aux éléments histologiques une réparation quotidienne suffisante, il faut employer la douche mixte qui, par les variations de sa température, peut être adaptée à la susceptibilité de chaque sujet. Elle rend de très grands services à tous ceux dont l'organisme a besoin d'être à la fois restauré et calmé.

Si l'appauvrissement constitutionnel de ces neurasthéniques est dû à une désassimilation trop rapide des substances qui ont besoin de séjourner pendant un certain temps dans notre corps pour être convenablement absorbées et par suite faciliter la rénovation de ses tissus, il faut, sans hésitation, avoir recours à la douche tempérée. Cette douche a le véritable privilège d'entraver l'accélération des échanges, de favoriser la transformation que les éléments réparateurs doivent subir pour accomplir régulièrement leur œuvre régénératrice et finalement d'apaiser l'excitation nerveuse qui a sur la manifestation de ces désordres une désastreuse influence.

Après avoir exposé les préceptes et les règles qui doivent présider à l'application de l'hydrothérapie dans la neurasthénie essentielle il me reste, pour compléter cette étude de thérapeutique spéciale, à indiquer le rôle de l'hydrothérapie dans le traitement de la neurasthénie d'origine périphérique ou reflexe et de la neurasthénie symptomatique ou secondaire.

Les traits de la neurasthénie d'origine périphérique ressemblent à ceux de la neurasthénie essentielle ; mais leur apparition est toujours précédée de troubles douloureux ou simplement congestifs obstinément fixés dans un des principaux appareils de l'organisme. Les nerfs sensitifs situés dans le voisinage du point précis où se développe cet état morbide reçoivent des impressions particulières qu'ils ne tardent à faire parvenir dans les centres nerveux médullaires et encéphaliques avec lesquels ils correspondent. Arrivées à leur destination ces impressions anormales troublent l'irritabilité fonctionnelle des centres envahis et l'irritabilité nutritive de leurs cellules. Après avoir subi une série de transformations inévitables, elles donnent naissance à de nombreuses actions réflexes que les nerfs moteurs répandent dans tout l'organisme et provoquent finalement dans les centres nerveux intéressés les modifications fonctionnelles ou somatiques qui engendrent la neurasthénie.

C'est en étudiant avec attention la ligne de succession que suivent ces phénomènes pathologiques qu'on pourra trouver la formule du traitement hydrothérapique qui leur convient.

Et d'abord il faut toujours recourir au traitement classique de la neurasthénie, tel que je viens de le formuler. On emploiera, par conséquent, la douche tempérée pour combattre les symptômes de l'excitation, et la douche attiédie, fraîche ou même froide, ceux de l'épuisement. Il est inutile de dire que les nuances données à ces applications doivent correspondre à celles qu'offre l'allure changeante de cette névropathie.

Il faudra aussi faire un fréquent usage de la douche sédative qui devra être projetée avec une extrême douceur et pendant deux ou trois minutes sur les côtés de la colonne vertébrale. Cette douche est destinée à apaiser l'excitabilité médullaire dont l'exagération a l'inconvénient d'accroître le nombre et la nocivité des actions réflexes qui sont toujours très nombreuses dans cette forme spéciale de la maladie de Beard.

Il faut adjoindre à ces procédés hydrothérapiques ceux que l'on croit capables de modifier la congestion irritative ou douloureuse qui a été le point de départ de cette neurasthénie d'origine périphérique.

C'est ainsi qu'on pourra utiliser la douche chaude ou la douche écossaise à transition douce pour calmer les souffrances locales, et, employer avec profit les douches froides, courtes, chaudes, écossaises ou alternatives et même les ceintures humides pour dissiper les phénomènes congestifs. Ces diverses applications devront avoir pour point d'attaque la région où siègent les perturbations nerveuses et sanguines que l'on veut faire disparaître.

Quand la neurasthénie, en perdant ses caractères essentiels, est devenue symptomatique d'une affection générale ou locale, on peut encore la soumettre au traitement classique que j'ai plusieurs fois indiqué. Mais je dois ajouter que ce traitement est insuffisant pour combattre les désordres morbides dont elle est entourée et qui forment avec elle la seméilogie d'un grand nombre de maladies importantes à connaître.

Aujourd'hui les médecins, surtout ceux qui appartiennent aux nouvelles générations, croient que les maladies toxi-infectieuses, aiguës ou chroniques, héréditaires ou acquises, les maladies distrophiques ou diathésiques dont le neuro-arthritisme est le spécimen le plus encombrant, sont capables d'engendrer la neurasthénie. Ils attribuent une causalité tout aussi puissante aux affections localisées dans un appareil organique dont elles ont compromis la structure ou le fonctionnement. Ils affirment que toutes ces maladies inondent l'organisme de toxines redoutables, provoquent une altération des éléments constitutifs du sang et des tubes vasculaires qui favorisent sa circulation. Ces substances toxiques, transportées par la voie sanguine dans tous les organes, atteignent les centres nerveux où elles provoquent de profonds troubles de nutrition et des altérations histologiques sérieuses qui créent des troubles psychiques, énergétiques et physico-chimiques ressemblant, par plusieurs points, à ceux qui caractérisent la maladie de Beard.

On peut traiter cette neurasthénie, évidemment secondaire, avec la douche dont j'ai vanté l'efficacité contre la neurasthénie essentielle. Mais dans ces cas particuliers, la manifestation névropathique reste au second plan et se trouve, pour ainsi dire, dominée par des désordres morbides qui exigent un traitement plus complet. On doit en effet régulariser les actes de la nutrition, combattre tous les accidents de nature toxique, favoriser le fonctionnement des organes qui sont chargés d'expulser les substances nocives trop obstinément accumulées dans l'organisme, chercher à modifier les altérations du liquide sanguin et de ses humeurs, contrebalancer les influences fâcheuses des maladies diathésiques et notamment celles du neuro-arthritisme qui, aux yeux de certains médecins, est le type des maladies toxi-infectieuses sans microbes. On doit aussi s'efforcer de faire disparaître les dégradations histologiques curables, comme l'hypertrophie ou l'hyperplasie de quelques-uns de nos tissus, et combattre enfin les maladies fonctionnelles invétérées auxquelles on peut attribuer le développement d'accidents neurasthéniques.

Cette besogne thérapeutique est une œuvre assez difficile qui, pour être bien exécutée, exige le concours de médications bien choisies. Parmi ces médications je puis, en toute conscience, signaler l'hydrothérapie qui, dans ces états pathologiques compliqués, est extrêmement utile. Je ne puis, à cette place, indiquer les procédés qu'il faut mettre à contribution et décrire leur mode d'emploi. Je le ferai avec plus d'à-propos en présentant le portrait de quelques-uns de ces neurasthéniques qui figurent dans le cadre nosologique dont je viens de parler.

Pour le moment je dois me contenter d'esquisser à grands traits les résultats thérapeutiques que l'hydrothérapie peut produire chez des malades dont la neurasthénie se trouve dominée par des phénomènes morbides appartenant aux diverses affections qui ont engendré cette névrose.

Par ses effets sédatifs, dont il est toujours facile de varier l'intensité, l'hydrothérapie peut calmer toutes les excitations maladives auxquelles l'organisme se trouve exposé.

Par ses effets toniques et reconstituants, elle a le pouvoir de stimuler les organes et de les aider à retrouver la force et l'énergie qu'ils ont perdues.

Par des effets spéciaux où l'on peut associer toutes les nuances de la sédation et de l'excitation, et qu'on obtient avec la douche à température variable, l'hydrothérapie est très bienfaisante pour ces neurasthéniques qui témoignent presque en même temps les signes d'une extrême agitation et ceux d'une grande détresse.

Par ses effets analgésiques, révulsifs et dérivatifs, elle parvient à soulager les douleurs disséminées dans les nerfs ou dans les muscles et à dissiper les congestions qui se développent dans certains viscères. La douche qui produit ces effets thérapeutiques est favorable aux névropathes atteints de neurasthénie d'origine périphérique ou reflexe et très salutaire à tous les neuro-arthritiques.

Enfin, par ses effets résolutifs, dépuratifs, spoliateurs et altérants, elle parvient à réglementer les échanges de matières et toutes les oxydations biologiques ; elle modifie heureusement toutes les maladies qui dépendent d'un trouble de la nutrition en favorisant l'assimilation des éléments réparateurs nécessaires à notre existence ou en régularisant la désassimilation et par conséquent l'élimination des substances nocives qui ne doivent pas séjourner trop longtemps dans notre corps. Elle a une influence manifeste sur les malades appauvris par une altération du sang ou des humeurs et provoque presque toujours chez eux une dépuration nécessaire. Son intervention en trouvant un appui sérieux dans les données de la science moderne, peut modifier les dégats introduits dans le sang et dans le système nerveux par la plupart des maladies toxi-infectieuses. Il est donc rationnel de faire appel à son concours pour combattre cette forme de neurasthénie qui diffère par certains points de la neurasthénie essentielle et que beaucoup de médecins considèrent comme un simple symptôme des diverses affections dont je viens d'indiquer la nature.

CHAPITRE IV

SILHOUETTES DE NEURASTHÉNIQUES

NEURASTHÉNIE CÉRÉBRALE. — NEURASTHÉNIE MÉDULLAIRE.

Type I. — Neurasthénie essentielle. — Forme simple ne présentant aucune complication appréciable. — Influence héréditaire à peu près nulle. — Antécédents personnels insignifiants. — Causes apparentes de cette neurasthénie : travail acharné, surmenage intellectuel coïncidant avec une contention d'esprit démesurée, déceptions pénibles, émotions vives. — Rôle épisodique de l'impaludisme. — Guérison consacrée par le temps.

Le malade dont l'histoire pathologique figure dans ce premier type est aujourd'hui d'un certain âge. Il occupe dans l'armée française un rang élevé dont il est digne à tous égards. Ses chefs de tout grade apprécient l'aménité de son caractère, la sûreté de son jugement et le charme de son esprit. Les soldats placés sous ses ordres louent sans réserve son impeccable droiture et son extrême bonté.

Quand je le vis pour la première fois il avait 19 ans et se préparait à affronter les épreuves d'entrée à l'école polytechnique. Sa physionomie était expressive, les traits de son visage semblaient obéir à une mobilité involontaire qui, par moment, trahissait les inquiétudes de son esprit. Il m'apprit que dans le cours de l'année précédente il avait travaillé avec une persistante obstination qui malheureusement ne fut pas récompensée. Malgré ses efforts intellectuels savamment dirigés par des maîtres habiles il n'était pas parvenu à figurer dans le classement des élus. Il ajouta même, en donnant à ses paroles une forme ironique, qu'il avait eu la satisfaction d'obtenir la première place dans le groupe des refusés.

Très vivement impressionné par cet échec inattendu il se sentit progressivement envahi par une dépression profonde qui finit par anéantir son activité physique et morale. Il ressentait dans la tête une gêne douloureuse qu'il comparait à celle que détermine un bandage trop serré; il ne pouvait plus travailler, dormait mal; et dans ces nuits sans sommeil son esprit était tourmenté par des idées de tristesse ou par des obsessions pénibles qu'il considérait comme le sombre présage de jours malheureux.

Il ne pouvait marcher sans être très fatigué; il n'avait plus d'appétit, maigrissait à vue d'œil et son cœur était secoué par des palpitations violentes qui lui faisaient craindre l'explosion prochaine d'une grave affection de cet organe. Le travail intellectuel était devenu fort difficile et le moindre effort de son esprit lui causait un accablement extrême. Il présentait, en un mot, les signes non équivoques d'une neurasthénie essentielle.

Son médecin lui conseilla d'aller respirer l'air pur de la campagne et de vivre paisiblement à l'abri de toute obligation mondaine et de tout souci. Il obéit à cette sage ordonnance et s'installa dans un château que ses parents possédaient au milieu d'une contrée agréable et salubre. Il faisait tous les jours des promenades en voiture qui lui procuraient beaucoup de plaisir, et, trouvait quotidiennement au sein de sa famille de douces distractions dont le charme égayait son esprit. En même temps il prenait quelques bains très courts suivis de frictions alcooliques pratiquées sur toute l'étendue de la colonne vertébrale.

Après un séjour de six semaines dans ce site privilégié, il retrouva ses forces momentanément amoindries, put entreprendre des marches assez longues sans éprouver la moindre lassitude, s'alimenter convenablement, lire avec la même attention qu'autrefois et se livrer vaillamment aux études d'histoire et de mathématiques qu'il avait été forcé d'abandonner. Il rentra à Paris tout rayonnant d'espoir et reprit aussitôt ses cours préparatoires.

Deux mois étaient à peine écoulés que les symptômes de l'épuisement nerveux se montrèrent de nouveau, provoquant dans l'esprit du malade un émoi plus pénible que celui qu'il avait ressenti dans son premier accès de neurasthénie.

C'est alors qu'on lui ordonna de suivre un traitement hydrothérapique dont je fus chargé de diriger l'application. Dès sa première visite il me raconta l'histoire que je viens de résumer en quelques mots. Il tenait dans sa main des feuillets sur lesquels il avait tracé toutes les phases de son mal et qu'il consultait souvent afin de n'oublier aucun détail. Il se plaignit tout d'abord d'une céphalée constrictive peu intense il est vrai, mais assez persistante. C'est à elle qu'il attribuait l'impossibilité de faire le moindre effort intellectuel, de fixer son attention, de concevoir même des idées et surtout de les associer. C'est elle qu'il accusait de rendre sa mémoire infidèle, son esprit chagrin et soucieux, son caractère irascible et son impressionnabilité déconcertante. Il avait des douleurs vertébrales évoluant de préférence dans la région lombaire et que son médecin appela devant lui des plaques sacrées. Cette désignation presque divine accordée à de simples troubles sensitifs dont il connaissait la matérialité le fit sourire et il se hâta de demander, en manifestant quelque doute, si sa névrose, étant d'une essence supérieure, pourrait être facilement guérie. Cette diversion ne l'empêcha pas de continuer son récit.

Son sommeil était souvent interrompu et n'avait pas la vertu de réparer ses forces qui diminuaient de jour en jour. En sortant de son lit il ressentait une grande courbature qui ne disparaissait qu'après le premier repas. Il mangeait avec un certain plaisir; mais ses digestions étaient lentes et laborieuses; ses intestins paraissaient affaiblis dans leur fonctionnement et leur atonie occasionnait souvent une constipation difficile à vaincre. Il avait des distensions stomacales presque toujours accompagnées d'éructations désagréables et compliquées de légers vertiges auxquels venaient s'ajouter des troubles irritatifs de l'ouïe et de la vue.

Son cœur battait comme celui d'un homme affaissé, sans désordre grave et sans souffles; ses reins fonctionnaient avec lenteur; mais l'analyse de ses urines ne révélait rien d'anormal dans leur composition si ce n'est des traces insignifiantes d'oxalurie et de phosphaturie. Son appareil génital participait à l'affaiblissement de cet organisme; néanmoins ses fonctions génésiques avaient conservé leur régularité; il ne se plaignait que d'une sensibilité prostatique appréciable surtout pendant l'émission spermatique et urinaire; elle était sans acuité et sans étendue.

Il compléta ce tableau en accusant l'existence d'idées mélancoliques et hypocondriaques qui le plongeaient dans un profond désespoir. Inquiet de ces menaces d'effondrement psychique dont il exagérait la gravité, il n'entrevoyait dans son avenir que des jours assombris et une carrière brisée.

A cette narration pathologique vinrent se joindre des renseignements intéressants sur les habitudes et les pensées favorites du jeune malade. J'appris qu'il avait beaucoup d'ambition et que son rêve était de conquérir dans l'armée française un poste éminent et une brillante réputation. Ses amis, tout en appréciant la vigueur de son intelligence, lui reprochaient d'avoir pour le panache une idolatrie trop marquée. Malgré sa tenue réservée il disait volontiers à ses confidents les plus intimes qu'il se croyait supérieur à ses camarades avec lesquels il avait des luttes incessantes se terminant quelquefois par des scènes de pugilat qui, le plus souvent, étaient peu flatteuses pour son amour-propre.

L'aspect attristé de sa physionomie, son regard inondé d'inquiétudes, la sévérité de son visage toujours inaccessible au sourire trahissaient une dépression psychique incontestable qui, jointe à la visible détresse de son activité vitale, ne laissait aucun doute sur l'existence d'une véritable neurasthénie. Il était facile d'en préciser l'origine ; on pouvait sans hésitation en attribuer la responsabilité à un excès de travail rendu plus offensif par une pénible concentration de l'esprit, à la véhémence de ses désirs ambitieux, à la déplorable influence d'une vie uniforme et morose, à des déceptions inattendues et à de troublantes émotions.

Dès la première séance du traitement hydrothérapique, je constatai chez lui une grande irritabilité nerveuse et une extrême répugnance pour l'eau froide. Je commençai donc par lui administrer des douches sédatives, à température indifférente, à pression légère et d'une durée de deux à quatre minutes. J'eus recours ensuite à des douches attiédies et plus tard à des douches progressivement rafraichies, en ayant soin d'en raccourcir l'application à mesure que l'eau se rapprochait des basses températures. Cette cure spéciale fut très bien supportée et produisit, au bout de six semaines, des résultats très satisfaisants. Le système nerveux du malade, libéré de sa susceptibilité maladive et de son accidentelle faiblesse, avait retrouvé un parfait équilibre. Ses idées tristes, ses appréhensions obsédantes s'étaient évanouies ; plus de dépression physique, plus de défaillances morales. Tous les appareils organiques, incités par une activité nouvelle, avaient tous retrouvé la régularité de leur fonctionnement.

Ce jeune homme, débarrassé de sa neurasthénie, ne tarda pas à reprendre ses travaux ; il eut l'heureuse idée de continuer le traitement hydrothérapique qui l'aida à conserver toute son énergie. Après un brillant concours il entra à l'école polytechnique où il put se livrer à des études très absorbantes sans éprouver la moindre fatigue. En sortant de l'école d'application il fut, selon son désir, incorporé dans un régiment d'artillerie où on lui fit le meilleur accueil. Ce neurasthénique donna des preuves irrécusables de capacité militaire, en introduisant dans l'organisation des batteries de campagne et des mitrailleuses des modifications ingénieuses qui lui valurent un grand renom. Son avancement fut très rapide. Dans la campagne de Chine, on le nomma lieutenant-colonel à la suite d'une action d'éclat élogieusement mentionné à l'ordre du jour de l'armée. Cette expédition, favorable à sa gloire, faillit compromettre sa santé. Il contracta dans ces climats lointains des accès de fièvre paludéenne assez violents qui le forcèrent à rentrer en France où il put obtenir une guérison assez prompte par la quinine et par l'hydrothérapie qui avait toute sa foi. Cet empoisonnement palustre avait un instant irrité ses nerfs et failli provoquer le retour des accidents neurasthéniques.

Lorsque je le revis, il venait d'être nommé général. Après avoir répondu à mes félicitations il m'apprit que les désordres nerveux qui avaient un instant compromis sa carrière militaire n'étaient plus revenus, et il s'empressa de me dire que sa neurasthénie n'avait laissé en lui d'autres traces de son passage que le souvenir d'un mauvais rêve aujourd'hui dissipé.

Cette silhouette offre une véritable image de la neurasthénie essentielle, pure de tout alliage, laissant entrevoir son origine psychique et fournissant le précieux témoignage d'une guérison définitivement consacrée par le temps.

TYPE II. — Histoire d'une jeune fille atteinte d'une neurasthénie essentielle fixée dans l'encéphale, dans la moëlle épinière et dans le nerf Grand Sympathique. — Accidents neurasthéniques localisés dans le système circulatoire et dans l'appareil digestif. — Neurasthénie due à un choc moral terrible (Incendie de l'Opéra-Comique). — Pas de tares héréditaires — Antécédents personnels bons à l'exception d'une grande impressionnabilité nerveuse assez troublante. — Heureuse influence thérapeutique produite par l'association de l'hydrothérapie et de la psychothérapie.

La jeune malade dont je vais parler assistait avec sa mère à cette inoubliable soirée musicale donnée à l'Opéra-Comique pendant laquelle ce théâtre fut détruit par les flammes. Dans le cours de la représentation un des artistes, chargé d'interpréter le principal rôle de la pièce affichée ce jour-là, s'avança tout près de la rampe pour annoncer au public qu'on venait d'entrevoir quelques traces de fumée au fond d'un grand couloir situé derrière la scène. Il engagea les assistants à évacuer tranquillement la salle, en leur affirmant qu'il n'y avait pour eux aucun danger. Cet avertissement, bien que formulé avec un grande circonspection, ne rassura pas les spectateurs qui se précipitèrent immédiatement vers toutes les issues de l'édifice. Ne parvenant pas à les découvrir, ils se ruèrent les uns sur les autres, provoquant par leur affolement un désordre épouvantable. Dans cette bousculade la jeune personne avait pu rester accrochée au bras de sa mère; mais on l'en sépara vivement, et privée de cet appui elle fut violemment projetée sur la place Boïeldieu, appelant à grands cris sa mère qui était restée dans la foule. Elle finit par l'apercevoir à une porte de sortie, courut à sa rencontre et arriva assez promptement pour la recevoir presque évanouie dans ses bras. On la transporta dans une pharmacie voisine où elle fut promptement secourue. La jeune fille se hâta de faire prévenir son père qui ne tarda pas à arriver. Il fit transporter sa malheureuse femme à son domicile. Malgré les soins intelligents et affectueux qui lui furent prodigués, la malade resta dans un coma invincible et mourut sans avoir pu reconnaître les siens.

Après ce lugubre événement la jeune fille fut anéantie et donna des signes de désespoir dont la persistance inspira de vives inquiétudes à ceux qui l'entouraient. Elle ne prononçait que de brèves paroles, le plus souvent entrecoupées par des plaintes ou par des soupirs; elle restait dans une immobilité presque léthargique et ne pouvait exécuter que d'imperceptibles mouvements volontaires. Un examen médical très attentif, en permettant de constater l'immense effondrement de ses forces physiques et morales, ne révéla aucun indice de lésion organique. Les médecins appelés à son chevet n'hésitèrent pas à reconnaître que l'infortunée malade était atteinte d'une neurasthénie manifestement provoquée par un choc dramatique épouvantable.

Elle éprouvait une hypéresthésie cranienne très pénible et des douleurs rachidiennes qui provoquaient autour de son corps la sensation constrictive d'une ceinture trop serrée. Sa force musculaire paraissait abolie ; le moindre mouvement produisait de la fatigue et déterminait parfois des contractions spasmodiques qui se manifestaient de préférence dans les membres inférieurs. Lorsqu'on la sortait de son lit pour la placer dans un fauteuil elle éprouvait une grande lassitude qui rendait la marche presque impossible.

Sa physionomie avait un aspect lamentable, son regard paraissait éteint ; sa voix très affaiblie ne prononçait que des mots mal articulés qui semblaient exprimer un profond découragement. Quelquefois elle sortait de son état de torpeur pour demander à la mort de venir à son secours, croyant dans sa foi religieuse, que Dieu, en la délivrant de la vie, lui permettrait de rejoindre sa mère si regrettée. Mais ses souhaits n'avaient qu'une durée fugitive et disparaissaient quand elle voyait son père pour lequel elle avait une affection sans limite. Ses pensées assombries par sa douleur portaient plutôt les empreintes d'une immense et légitime tristesse que d'une véritable mélancolie. Sans doute l'épuisement de son activité vitale lui donnait quelques inquiétudes : mais son esprit paraissait affranchi de craintes personnelles et de conceptions hypocondriaques.

Dans ses nuits presque sans sommeil elle avait des visions terrifiantes qui laissaient après elles une agitation nerveuse difficile à apaiser. Ses parents et ses amis ne parvenaient à la calmer qu'en l'entourant d'une affectueuse vigilance ou en lui adressant des paroles consolatrices.

A ces perturbations qui révélaient à la fois l'impressionnabilité maladive et la détresse du système cérébro-spinal, venaient s'ajouter des troubles, presque toujours de nature asthéniques, disséminés dans diverses circonscriptions du nerf grand-sympathique.

Le cœur palpitait assez vivement, accusant une grande faiblesse, sans provoquer d'angoisse ni d'étouffement. Le pouls était irrégulier dans ses pulsations, souvent très dépressible mais parfois assez résistant. On voyait apparaître sur la face et dans certaines régions de la surface cutanée des pâleurs subites promptement remplacées par des plaques rouges plus ou moins durables et souvent escortées d'une série de sensations de chaleur et de froid.

Le tube digestif était le siège de désordres fonctionnels exprimant presque tous une incontestable atonie. La langue était blanche, très étalée et un peu sèche, l'appétit fort peu développé et les digestions toujours lentes et pénibles. L'estomac présentait tous les signes d'une véritable distension compliquée de gargouillements assez bruyants qui parcouraient toute l'étendue du tube intestinal. La constipation était assez prononcée et ne cédait qu'à des lavements huileux quotidiennement renouvelés. Son visage amaigri et comme recouvert d'un vernis de couleur sub-ictérique indiquait un appauvrissement sensible de la nutrition. Ses urines étaient rares, peu denses et contenaient une assez grande quantité de matières extractives de nature minérale, sans modifications qualitatives appréciables.

Les fonctions génitales ne présentaient aucun désordre.

Cette jeune malade avait tous les symptômes d'une neurasthénie essentielle localisée dans l'encéphale, dans la moëlle épinière et dans une section importante du nerf grand-sympathique.

L'usage des toniques et des calmants empruntés à une riche pharmacopée, les frictions de toute sorte, l'électricité et même les bains de sang employés à cette époque ne produisirent pas des résultats satisfaisants. On lui conseilla de s'installer dans un établissement hydrothérapique. Elle prit, au début de la cure, des douches tempérées très légères, assez courtes et renouvelées deux fois pas jour. Elles produisirent un effet sédatif qui eut pour résultat d'apaiser l'irritabilité de son système nerveux. On administra ensuite à la malade des douches chaudes pour dissiper les douleurs dont elle se plaignait, puis on eut recours aux douches attiédies auxquelles succédèrent les douches progressivement refroidies, remplacées plus tard par des douches froides très courtes qui furent fort bien supportées.

Après deux mois environ de ce traitement une grande amélioration se produisit chez la malade. Ses forces physiques retrouvèrent progressivement leur ancienne activité, et, ce retour vers l'équilibre coïncida heureusement avec l'accroissement de sa résistance morale. Son esprit supportait avec plus d'énergie les épreuves de sa triste vie ; elle semblait renaitre à l'espérance et devenir accessible aux douces distractions qu'on cherchait à lui donner.

Il est permis de croire que le traitement hydrothérapique a facilité cette restauration vitale ; mais on doit attribuer une grande part de ce succès à la salutaire influence que cette malade trouva dans son entourage et surtout dans les soins vigilants d'une amie dévouée qui, dans ces malheureuses circonstances, joua, sans montrer aucune défaillance, le rôle d'une fée bienfaisante et éclairée.

Depuis cette époque déjà assez lointaine, j'ai revu cette neurasthénique dont la guérison est restée définitive. Elle s'est mariée, a eu plusieurs enfants, paraissant heureuse de partager sa tendresse entre sa nouvelle famille et son père qui a trouvé dans cette affection inaltérable la force de supporter courageusement son immense chagrin.

Type III. — Neurasthénie essentielle développée chez une jeune femme à la suite d'une émotion vive et d'un outrage public fait à sa personne. Traits caractéristiques de la neurasthénie disséminés dans l'encéphale, dans la moëlle épinière et dans le nerf Grand Sympathique. — Troubles matériels et psychiques de la sensibilité. — Epuisement de la force neuro-motrice. — Manifestations neuro-arthritiques d'origine héréditaire. — La guérison a été longue à venir ; mais une fois obtenue elle est restée complète et définitive.

Il s'agit ici d'une jeune femme appartenant à une estimable famille et élevée par ses parents avec une affectueuse sollicitude. On la maria à un peintre d'avenir, passionné pour son art, accessible à tous les plaisirs mondains et ne dédaignant pas de se fourvoyer dans ce qu'on appelait autrefois les liaisons dangereuses. Nous allons voir dans un instant que cette périlleuse tendance fut pour lui la cause d'un cruel mécompte.

Il se promenait un jour avec sa femme et lui faisait contempler d'admirables bijoux étalés dans les vitrines d'un magasin très renommé. Tout à coup il se trouva en présence d'une femme, bien connue de lui qui lui lança publiquement une terrible apostrophe. Elle lui reprocha de l'avoir lâchement abandonnée et de lui avoir laissé la charge d'un enfant en bas âge dont il savait être le père. Elle dirigea sur son visage ses mains crispées qui cachaient l'une et l'autre un flacon de vitriol.

La jeune mariée épouvantée par cette scène aussi inattendue qu'outrageante pour elle s'éloigna sans mot dire et se réfugia chez ses parents. Le mari, physiquement sain et sauf, ne tarda pas à venir la rejoindre. Une explication assez vive eut lieu naturellement entre les deux époux ; le père et la mère, profondément troublés par le récit de ce scandale proposèrent à leur fille de rester avec eux et engagèrent leur gendre à faire un voyage pour lequel il serait facile de trouver un légitime prétexte. Quant il revint de cette pérégrination forcée, on lui proposa de consentir amiablement à une séparation qui, dans ces circonstances pénibles, paraissait être l'agent pacificateur le plus efficace. Elle fut acceptée de part et d'autre avec une sorte de résignation voilée qui semblait avoir laissé dans le cœur des intéressés l'espoir d'une réconciliation prochaine.

Ce douloureux conflit eut une fâcheuse influence sur la santé de la jeune femme qui présenta des désordres nerveux dont on put aisément comprendre la nature et découvrir l'origine. Elle n'avait eu dans sa courte existence que de légers malaises, quelques accès de migraine et des troubles passagers de l'estomac.

Un matin, en sortant de sa chambre, elle fut prise d'accidents vertigineux qui auraient probabablement occasionné une chute sur le sol sans le secours d'un appui protecteur qui l'empêcha de tomber. On l'aida à se placer dans un fauteuil qu'elle occupa toute la journée. A peu près remise de ces secousses impressionnantes elle murmura quelques plaintes et manifesta à son entourage la crainte d'assister, sans pouvoir se défendre, à l'affaissement de ses facultés mentales. On appela à son secours un médecin dont l'intervention prévoyante et sûre amena un sensible apaisement de ses nerfs.

Après une accalmie de quelques jours, la malade ressentit des troubles analogues à ceux qu'elle avait déjà eus ; se plaignit en même temps d'une grande excitabilité nerveuse promptement suivie d'épuisement, de palpitations cardiaques, de souffrances localisées dans la région de l'estomac et d'une série de spasmes et d'actions réflexes très pénibles. Son médecin, après un examen approfondi, déclara que la jeune femme avait un accès de neurasthénie et conseilla un traitement hydrothérapique que je fus chargé de diriger.

Les renseignements donnés par la famille m'apprirent, qu'avant la fameuse scène du boulevard, la jeune femme avait un caractère enjoué, un esprit vif et des goûts artistiques très raffinés. Lorsque je la vis pour la première fois, je fus frappé de son état d'effondrement. Sa figure était pâle et sans expression, son regard triste et languissant; sa voix, jadis très éclatante, n'avait plus de sonorité. Elle parlait peu et trouvait dans ce mutisme éventuel la satisfaction de ne pas avoir besoin de coordonner ses pensées. Peu rassurée sur l'état de sa conscience, elle disait volontiers que ses facultés intellectuelles avaient subi une fêlure qui les rendait impropres à leur exercice et demandait à son chirurgien de les mettre en écharpe. Elle reprochait à sa mémoire de se montrer souvent infidèle et maudissait la détresse de son attention qui paralysait l'activité de son esprit. A ces perturbations psychiques venait s'ajouter une déperdition de forces aggravée par des phénomènes d'excitation nerveuse difficiles à maitriser. Les sens spéciaux eux-mêmes participaient à ce trouble. Les yeux ne pouvaient supporter la lumière sans éprouver des picotements désagréables; les oreilles bourdonnaient sous l'influence du moindre bruit et les parfums les plus légers offensaient son odorat. Ces désordres la préoccupaient et lui faisaient croire qu'elle était au début d'une maladie grave et peut-être incurable. J'essayai de dissiper ses craintes et je parvins à lui donner de l'espoir.

Son sommeil aurait été bon et suffisamment réparateur s'il n'avait pas été entrecoupé par des rêves oniriques qui, sans raison sérieuse, persistaient longtemps après son réveil. En sortant de son lit elle ressentait aussitôt cette faiblesse matutinale qui est le signe fidèle de l'amyosthénie neurasthénique. Après ses repas elle éprouvait une agréable détente qui, malgré sa courte durée, semblait la mettre momentanément à l'abri de toute secousse importune.

A toutes ces modifications morbides qui révélaient l'existence d'une neurasthénie cérébro-spinale se trouvaient associés des troubles du nerf grand-sympathique localisés dans la plupart des viscères.

Le cœur battait faiblement et le myocarde éprouvait, par moment, quelques défaillances. Mais le pouls était précipité dans sa marche; il existait un véritable tachycardie compliquée d'une surélévation thermique manifeste, d'une démangeaison cutanée insupportable et parfois d'une hypersécrétion particulièrement localisée dans les régions de la peau les plus protégées contre le froid.

L'appétit était convenable. La malade mangeait même avec plaisir, mais ses digestions étaient lentes, pénibles et suivies presque toujours de gargouillements qui parcouraient bruyamment toute l'étendue du tube gastro-intestinal. Les gardes-robes étaient rares. Les urines, peu abondantes, avaient une faible densité et ne révélaient dans leur contenu qu'un excès d'acide urique et de dépôts phosphatés. Les actes de la nutrition générale ne paraissaient pas altérés.

Au moment de commencer la cure hydrothérapique qui lui fut conseillée, elle me remit une lettre du professeur Potain dans laquelle, après m'avoir édifié sur les diverses phases et la nature de cette névrose, ce grand praticien me demandait de débuter avec une extrême douceur pour tâcher d'obtenir aussi promptement que possible l'apaisement de l'excitation nerveuse qu'il considérait comme un élément morbide très redoutable.

J'eus recours aux douches tempérées, relativement courtes afin de ne pas exagérer la faiblesse de la malade et à percussion très légère pour essayer d'engourdir sa sensibilité. Ces applications sédatives furent très bien supportées ; on put même en prolonger progressivement la durée. Mais elles ne produisirent d'effet calmant qu'après un certain temps, au bout duquel la jeune névrosée délivrée de toutes ses perturbations sensitives put prendre part aux conversations rassurantes des personnes qui l'entouraient. Elle ne tarda pas à manifester l'espoir d'être bientôt débarrassée d'une maladie qui avait failli, disait-elle, compromettre sa raison et menacer son existence. Heureuse d'assister au réveil de ses facultés intellectuelles un instant obscurcies et de retrouver son activité physique, elle témoigna une grande joie. Les idées d'autrefois firent une nouvelle apparition dans son esprit ; elle parla avec effusion de la musique qui était son art favori et ajouta même, en faisant allusion au rétablissement de sa santé, qu'elle espérait bientôt chanter ce qu'elle appelait la cavatine de la guérison.

Si je rappelle ces paroles en apparence marquées d'une certaine futilité, c'est pour rassurer les nombreux névropathes qui croient la neurasthénie essentielle capable de provoquer l'effondrement de la raison. Cette névrose a certainement le pouvoir de suspendre momentanément les facultés de l'esprit et même de les compromettre ; mais elle ne parvient jamais à les détruire.

Je reviens à ma malade. Quand les signes de son excitation nerveuse furent à peu près effacés, je remplaçai la douche tempérée par la douche mixte que j'emploie souvent quand il faut associer dans la même séance hydrothérapique la douche plus ou moins chaude à la douche plus ou moins froide. Grâce à cette application spéciale qui doit être, bien entendu, dirigée avec autant de précision que de mesure, on peut déterminer, sans imposer aux malades une perturbation inutile, une action thérapeutique capable de produire en même temps les effets toniques et les effets sédatifs dont on a besoin.

C'est à cette douche que j'eus recours pour la jeune neurasthénique dont je viens de reproduire l'observation. Elle en prit deux par jour pendant huit semaines consécutives. Quelquefois j'essayai d'administrer une très courte douche exclusivement froide qui fut mal tolérée. Je dus y renoncer.

Sous l'influence du traitement que je viens d'indiquer, la malade retrouva ses forces physiques et son énergie; elle constata aussi, avec une grande satisfaction, le réveil de ses facultés intellectuelles et morales, l'accroissement progressif de leur activité.

J'ai vu pendant longtemps cette intéressante neurasthénique qui faisait tous les ans une cure hydrothérapique pour se mettre à l'abri des défaillances nerveuses dont elle craignait la réapparition. Elle est aujourd'hui installée dans sa famille qu'elle ne veut plus quitter et dont elle partage les joies, dépensant sans réserve toutes les ressources de son esprit cultivé et laissant philosophiquement sommeiller au fond de son cœur le souvenir de ses jours heureux.

TYPE IV. — Neurasthénie essentielle. — Hérédité nerveuse manifeste. — Antécédents morbides spéciaux. — Dispositions maladives de l'appareil digestif. — Léger empoisonnement par des champignons vénéneux. — Travail excessif entrepris sous l'influence de préoccupations pénibles et d'une grande contention d'esprit. — Déception provoquée par un échec imprévu — Émotions de toute sorte. — Névralgies dorso-lombaires. — Perturbations génitales. — Amélioration assez promptement complétée par une guérison définitive.

Le malade dont je veux esquisser la silhouette possède dans sa constitution un lot héréditaire assez complet. Son père a succombé à une hémorrhagie cérébrale, et sa mère a été pendant longtemps une hystérique d'allure bizarre qui ne pouvait être apaisée qu'en entendant la suave et douce musique de Bach et de Haendel. Elle était aussi quelquefois calmée par une déclamation bien rythmée des plus belles strophes de nos grands poètes. Axenfeld était son médecin préféré ;

il avait assez souvent l'extrême obligeance de lui dire de sa voix harmonieuse et sonore des vers de Racine, de Lamartine ou de Victor Hugo. Ce séduisant professeur attribuait à cette thérapeutique poétique un effet très bienfaisant, qu'il comparait volontiers à celui que la musique d'Orphée produisait sur les Ménades.

Le fils de cette névropathe de qualité avait un système nerveux docile à toutes les impressions. Son appareil digestif était, depuis sa naissance, sujet à des perturbations qui se traduisaient par des dyspepsies stomacales ou par des entérites interminables. Ces particularités maladives furent accidentellement très exagérées à la suite d'un pseudo-empoisonnement occasionné par des champignons vénéneux.

Sous l'influence d'un régime diététique bien conçu et scrupuleusement observé, ces troubles gastro-intestinaux disparurent sans laisser de traces et la santé de ce jeune homme devint très bonne.

Il put, sans éprouver la moindre fatigue, entreprendre de fortes études et se livrer à de longues et sérieuses lectures qu'il choisissait de préférence dans les *Oraisons funèbres* ou dans l'*Histoire universelle* de Bossuet, dans la *Vie des hommes illustres* de Plutarque et dans *Les Caractères* de La Bruyère. Doué d'une instruction précocement développée, idolâtré par son entourage qui avait fait de lui plutôt un enfant chéri qu'un enfant gâté, il concentrait en lui-même toutes ses forces vives et toutes ses sensations, s'affranchissait aisément des relations amicales ou des distractions de son âge et accordait volontiers à sa personne une importance qui flattait son amour-propre. Il avait la louable ambition de devenir un écrivain et un orateur. Pour atteindre ce double but il fit des efforts surhumains qui eurent pour triste résultat de surmener sans mesure les facultés de son entendement. Il se fit inscrire au barreau de Paris où ses premières plaidoiries eurent un grand succès qui fut considéré par lui comme l'heureux présage d'un avenir glorieux.

Un jour, dans un procès retentissant il rencontra comme adversaire un avocat célèbre qui, par la sûreté de son talent de procédure et par son éloquence, parvint à lui faire perdre la cause qu'il était chargé de défendre.

Après cette défaite qui, en définitive, n'était pas humiliante pour lui, il devint morose, irritable et se décida à vivre pendant quelque temps dans une solitude absolue. On crut qu'il s'était condamné à cet isolement volontaire pour cacher aux yeux du public ce qu'il croyait être une honte professionnelle ou pour adoucir l'acuité des épreuves infligées à sa vanité. Tel n'était pas le vrai motif de sa retraite.

L'échec que venait de subir ce névropathe fut pour lui la cause déterminante d'une neurasthénie préparée depuis longtemps par des prédispositions héréditaires nettement dessinées, par un travail acharné entrepris sans trêve ni repos, par une contention d'esprit énervante et par des préoccupations pénibles au milieu desquelles on voyait poindre des idées ambitieuses mal dirigées.

Si l'on tient compte de la vive déception qu'il rencontra au seuil de sa carrière judiciaire, on se trouve en présence de causes multiples bien capables assurément de provoquer un accès de neurasthénie.

Le malade nous en fournit l'éclatant témoignage. Il ne tarda pas de se plaindre à son médecin d'une céphalée constrictive qui paralysait tout travail de l'esprit, d'une rachialgie très incommode et d'un affaissement physique qui entravait tous les exercices du corps et le privait des promenades en plein air pour lesquelles il avait une grande prédilection. Ses facultés intellectuelles donnaient de fréquents signes de détresse; sa volonté paraissait amoindrie, indécise et son attention difficile à concentrer. Ses sens n'avaient qu'une activité éphémère qui l'offusquait. Ses idées assez incoordonnées prenaient souvent une allure hypocondriaque ou mélancolique et éveillaient quelquefois dans son esprit des soupçons ridicules qu'il n'osait pas avouer. Ses sentiments affectifs étaient profondément troublés. Chose étrange pour lui il croyait n'avoir plus pour les siens cette tendresse qui faisait naguère sa joie et son bonheur. Il fuyait avec une sorte de rage toutes les visites mondaines.

Il mangeait fort peu et après chaque repas il se trouvait presque toujours incommodé par un gonflement qui faisait ressembler son ventre à un ballon toujours prêt à éclater et qui empêchait l'intestin de fonctionner régulièrement.

De temps en temps il avait des rétentions d'urine dont il était difficile de découvrir l'origine et qu'on attribuait à des perturbations nerveuses de la sensualité génitale dont le malade n'osait pas révéler la nature. Plus tard il n'hésita pas à avouer à son médecin que sollicité par de fréquents désirs vénériens il ne pouvait les satisfaire honorablement. Il avait, en effet, des éjaculations trop rapides et une virilité trop modeste.

En présence de tous ces phénomènes dont il était facile de suivre la généalogie le médecin du malade n'hésita pas à lui déclarer qu'il était neurasthénique et lui conseilla de faire un traitement hydrothérapique. Cette cure fut suivie avec une parfaite exactitude. Pour calmer son agitation il prit deux fois par jour une douche tempérée, à percussion très légère et d'une durée qui variait, selon ses dispositions quotidiennes, entre deux et cinq minutes.

A peine l'apaisement de ses nerfs fut-il obtenu, que le malade ressentit des douleurs vertébrales qui, en s'irradiant dans les côtes, les lombes et dans la région abdominale, lui occasionnaient des souffrances intolérables. On lui administra une série de douches chaudes plus ou moins longues terminées par une douche froide extrêmement courte. Dans l'application de cette douche écossaise, on eut le soin, surtout dans les premières séances, de faire succéder l'eau froide à l'eau chaude en observant dans cette substitution une transition presque imperceptible. Cette manœuvre hydrothérapique produisit un effet analgésique très satisfaisant. Après avoir acquis cet heureux résultat il devint plus facile de traiter les symptômes de faiblesse nerveuse dont l'évolution avait été jusqu'alors marquée par les multiples désordres de la sensibilité.

On employa d'abord les douches à température variable dans le cours de chaque séance; on les remplaça ensuite par des douches rafraîchies et même froides que le malade supporta admirablement bien.

Ce traitement continué pendant trois mois consécutifs modifia très avantag[illegible]sement la santé du jeune patient. Sous son influence la nutrition occasionnellement compromise redevint normale, les forces vitales retrouvèrent la vigueur qu'elles avaient perdue et les facultés intellectuelles, un instant éclipsées, ne tardèrent pas à acquérir une activité qui ranima le courage du malade et réveilla même son ambition.

Heureux de cette restauration si obstinément recherchée, il se hâta de reprendre ses travaux favoris et put, selon son vif désir, retourner au palais où l'attendaient des succès qui lui permirent d'oublier les infortunes de ses débuts professionnels.

Les quatre silhouettes que je viens d'esquisser forment une sorte de tétralogie dans laquelle la neurasthénie se présente dans toute sa [illegible]licité, avec ses symptômes caractéristiques et ses causes le moins [illegible]testées. Celles qui vont suivre me permettront d'accentuer certains traits spéciaux de la maladie de Beard et me fourniront l'occasion de mettre en relief l'influence qu'exercent sur son explosion les violences physiques et le traumatisme.

Dans les types V, VI, VII, VIII et IX, on trouvera le croquis de quelques malades devenus subitement neurasthéniques à la suite de secousses physiques et morales produites par un grand choc inattendu. Parmi les causes qui président au développement de la maladie de Beard, le traumatisme occupe le premier rang. Il doit cette suprématie à l'intensité et même à la brutalité des vibrations qu'il détermine dans le système nerveux. Lorsque son intervention vient se placer à côté de celle d'autres causes génératrices et notamment à côté de celle de l'hérédité, le sujet chez lequel s'accumulent toutes ces mauvaises influences éprouve très rapidement de terribles commotions qui se traduisent à la fois par des troubles médullaires très accentués, par des phénomènes hystériques et par de simples accidents neurasthéniques. J'aurai l'occasion de parler de ces diverses manifestations nerveuses qu'un seul choc peut réunir sur la même personne; elles méritent d'être étudiées avec une grande attention au double point de vue de la science et de notre législation civile. A cette place je dois me contenter de présenter quelques exemples de neurasthénie essentielle d'origine traumatique.

TYPE V. — Neurasthénie essentielle, exclusivement cérébro-spinale, survenue à la suite d'un pseudo-naufrage sur mer. — Prédispositions morbides innées et acquises à peu près nulles. — Quelques symptômes de commotion des centres nerveux. — Heureux effets des affusions froides employées presqu'au début du traitement. — Effets complémentaires obtenus par l'usage régulier de douches convenablement refroidies.

Ce type m'est fourni par un jeune femme devenue neurasthénique à la suite d'un terrible accident qui faillit lui coûter la vie. Quelques jours après son mariage, elle prit la résolution de faire son voyage de noces en Amérique où ses parents avaient de nombreuses et très agréables relations. Dès les premiers jours de leur arrivée aux États-Unis, les jeunes époux trouvèrent partout un accueil chaleureux qui leur permit d'apprécier la somptueuse délicatesse de l'hospitalité américaine. Il furent reçus dans les familles les plus renommées, même dans cette caste des *quatre cents* qui ressemble, par certaines particularités, à ce groupe aristocratique qu'on appelle à Paris le faubourg Saint-Germain. En pénétrant dans ce monde très nouveau pour eux, ils eurent l'occasion de constater l'entrain cordial et l'activité intellectuelle des hommes de cette race et d'admirer en même temps le charme et la distinction des femmes de cet intéressant pays.

Ce voyage nuptial fut pour les jeunes mariés une véritable source de joie et de satisfaction. Commencé sous de très heureux auspices, il se termina, hélas! par une catastrophe que je dois indiquer en quelques lignes à cause du rôle important qu'elle joue dans le récit de mon observation médicale.

Nos voyageurs, décidés à rentrer en France, s'embarquèrent à New-York sur un transport de la Compagnie transatlantique qui, je crois, s'appelait *La Champagne*. Ils s'installèrent dans une cabine luxueuse qu'ils ornèrent de charmants bibelots et d'objets précieux.

Le vaisseau s'éloigna lentement de son point d'attache; les passagers restés sur le pont ne tardèrent pas à remarquer, non sans émoi, que la grande cité qu'ils venaient de quitter était comme enveloppée dans une brume assez intense dont l'aspect semblait menaçant pour leur traversée.

A peine arrivé en pleine mer le paquebot fut troublé dans sa marche par l'apparition d'une violente tempête. Les voyageurs les plus confiants devinrent perplexes; les moins hardis ne tardèrent pas à manifester une très vive inquiétude. Les uns se précipitèrent dans leur cabine; les autres, avides de respirer l'air extérieur, restèrent sur le pont malgré la fureur des vagues qui les enveloppaient de tous côtés. Notre jeune Française était parmi ces derniers; elle était profondément agitée et son esprit épouvanté lui faisait croire à un naufrage imminent. Accrochée vivement au bras de son mari, soutenue par des voisins complaisants, elle parvenait à résister aux ballottages désordonnés du navire. Tout à coup, elle se sentit entraînée vers le bord sans pouvoir se défendre et perdit l'équilibre. Elle aurait été certainement projetée dans la mer si deux hommes vigoureux de l'équipage n'avaient pas eu l'habileté et la force de l'arrêter dans sa chute. On la transporta immédiatement à sa cabine où, sous l'influence de la forte commotion qu'elle venait d'éprouver, elle ne tarda pas à perdre connaissance.

C'est dans ce sombre réduit flottant que commença l'histoire pathologique de cette intéressante malade.

Le médecin de l'équipage fut aussitôt appelé; il parvint, après beaucoup d'efforts, à ranimer ses sens et à atténuer les désordres de la commotion. A peine remise de cette épouvantable secousse, elle se rendit compte de son état et fut profondément attristée de voir ses forces physiques presque détruites et ses facultés mentales très sensiblement amoindries.

Le médecin, en s'inspirant probablement des principes et de la pratique de Currie, ce grand précurseur de l'hydrothérapie scientifique, eut l'idée de faire jeter tous les jours sur les épaules de la malade un grand seau d'eau de mer. Ces affusions lui firent beaucoup de bien, procurèrent du sommeil et ranimèrent ses forces. Débarrassée des accidents nerveux de la première heure, elle put, sans encombre, terminer cette traversée dont le début fut si émouvant. Elle arriva au Havre où elle se hâta de prendre place dans un wagon de chemin de fer qui la ramena à Paris.

Elle eut la satisfaction de revoir ses parents ; et, après leur avoir raconté les épisodes saillants de son voyage, elle se coucha dans son lit, brisée par l'émotion et par la fatigue.

On continua à lui faire des affusions quotidiennes avec de l'eau froide suivies immédiatement de frictions très énergiques.

Plus tard, son médecin lui conseilla de suivre un traitement hydrothérapique plus complet.

C'est en ce moment que je vis la malade pour la première fois. Elle présentait tous les symptômes de la neurasthénie cérébro-spinale essentielle dont la grande intensité paraissait proportionnée à la violence du choc physique et moral qui l'avait produite.

Il n'existait chez elle aucun indice permettant de soupçonner l'existence d'une lésion organique. On remarquait de temps en temps l'évolution de phénomènes hystériformes à peine visibles et aussi fugitifs que ceux qu'avait déterminés la commotion accidentelle subie par les centres nerveux du cerveau et de la moëlle épinière.

Seuls les véritables caractères de la neurasthénie semblaient dominer la scène morbide ; la malade ne se plaignait guère que de céphalée constrictive, d'amyosthénie, d'atonie gastrique et d'un certain affaiblissement d'esprit qui provoquait de l'hésitation et de la tristesse.

Les douches froides prises pendant plusieurs semaines rendirent la santé à cette jeune malade qui ne tarda pas à retrouver son ancienne vigueur physique en même temps qu'une harmonieuse pondération de son système nerveux.

Cette silhouette nous fournit l'exemple d'une neurasthénie exclusivement produite par un grand traumatisme physique et moral chez une personne indemne de toute prédisposition innée ou acquise capable de favoriser l'explosion de cette névrose.

TYPE VI. — Neurasthénie cérébro-spinale essentielle due à un violent traumatisme. — Collision en tramway. — Jeune homme ayant une bonne constitution. — Bons antécédents. — Pas de stigmates héréditaires.

Ce cas est celui d'un jeune homme qui se trouvait dans un tramway au moment où ce véhicule, conduit avec une vitesse vertigineuse, fut chassé hors de ses rails et précipité contre la façade d'une maison. Sous l'influence de ce terrible choc, beaucoup de voyageurs éprouvèrent une grande commotion et le jeune homme en question fut couvert de blessures et de contusions qui, heureusement, ne tardèrent pas à guérir. A peine remis de ces accidents matériels, il ressentit dans tout son être un ébranlement nerveux considérable, se plaignant d'une céphalée constrictive localisée vers la nuque, d'une dépression cérébrale manifeste traversée à certaines heures de la nuit par des troubles mal définis de son imagination et de sa sensibilité. Il avait une notion exacte de l'anéantissement de ses forces, accusait des douleurs rachidiennes souvent accompagnées de spasmes ou de tremblements musculaires et présentait les signes non équivoques d'une réelle amyosthénie qui semblait être sur les confins d'une parésie motrice.

On lui conseilla de suivre une cure hydrothérapique. Il prit d'abord des douches sédatives qui calmèrent son excitation nocturne et lui procurèrent un sommeil réparateur. On lui administra ensuite des douches convenablement refroidies qui, en lui rendant ses forces, réveillèrent son activité intellectuelle accidentellement engourdie.

Ce cas pathologique, développé chez un jeune homme doué d'une saine constitution dépourvue de toute souillure héréditaire ou acquise, est encore un exemple de neurasthénie cérébro-spinale essentielle exclusivement provoquée par un violent traumatisme.

TYPE VII. — Neurasthénie cérébro-spinale essentielle, présentant quelques troubles du nerf Grand Sympathique localisés dans le système circulatoire et dans les voies digestives. — Chute assez sérieuse dans une cave — Revers de fortune. — Pas de prédispositions morbides innées ou acquises.

Dans ce type, je fais figurer un homme encore jeune, placé depuis longtemps à la tête d'un établissement industriel où il a pu gagner une fortune assez importante que des amis mal inspirés lui ont fait perdre en lui conseillant de tenter un coup de bourse qui devait le rendre plus riche et qui malheureusement fut pour lui un véritable désastre. Le lendemain de cette mésaventure financière, il eut la malchance de tomber du rez-de-chaussée dans une cave en marchant par mégarde sur une trappe mal consolidée ou trop usée. Cette chute ne lui occasionna aucune blessure; il remonta dans sa chambre, qu'il arpenta dans tous les sens, et se jeta, presque anéanti, sur un fauteuil. Un médecin, appelé en toute hâte, vint le visiter, l'examina avec attention et, après avoir constaté l'absence de toute lésion, lui fit administrer une potion cordiale et des calmants. En quelques jours, ce malade fut débarrassé de la commotion générale occasionnée par sa chute; mais il comprit bien que son organisme avait été profondément secoué et reconnut, à son grand regret, que ses forces physiques étaient très amoindries et ses nerfs fort surexcités. Son médecin, qui venait le voir tous les jours, reconnut bien vite le développement progressif d'un accès de neurasthénie qu'il attribua avec raison à l'ébranlement causé par le traumatisme dont il avait été victime et aussi à la dépression morale occasionnée par la perte de sa fortune. Il lui conseilla de faire un traitement hydrothérapique.

Les douches sédatives données dès le début de la cure calmèrent assez promptement ses phénomènes d'agitation. Les douches, tout d'abord attiédies et progressivement refroidies, lui rendirent ses forces un instant compromises. Les fonctions digestives qui, dans le cours de cette maladie, avaient présenté les signes d'une atonie désespérante, étaient devenues normales. Les actes de la nutrition avaient repris leur cours régulier. Le malade dormait bien et n'éprouvait plus, en se réveillant, cette lassitude matutinale qui l'empêchait de se mouvoir

Heureux de ce résultat, il voulut reprendre la direction de son établissement industriel et parvint, grâce à son activité et à sa prévoyance, à réparer les brèches qu'un mauvais génie avait faites à son patrimoine.

Voilà un cas de neurasthénie cérébro-spinale essentielle dont les traits caractéristiques se sont développés sous la double influence d'un accident traumatique et d'une dépression morale très manifeste.

TYPE VIII. — Neurasthénie cérébro-spinale survenue longtemps après un grand traumatisme. — Déraillement et collision sur une ligne de chemin de fer. — Blessures très graves localisées dans les membres inférieurs. — Convalescence lente et difficile. — Immédiatement après la guérison des accidents traumatiques, apparition d'un accès de neurasthénie caractérisé par une grande dépression mentale et par une excitabilité nerveuse compliquées de douleurs musculaires et articulaires assez pénibles (le malade est d'origine arthritique), de troubles variés de l'estomac et d'une diminution très accentuée de la virilité génésique.

Le cas que je veux exposer dans ce type est celui d'un des derniers survivants de la terrible catastrophe qui eut lieu sur le chemin de fer de la petite ceinture parisienne, à la station de Saint-Mandé.

Chez ce malade, la neurasthénie n'a pu être réellement reconnue que longtemps après cette épouvantable collision. Les chirurgiens appelés à son secours constatèrent sur tout son corps, et principalement sur ses membres inférieurs, des déchirures et des lacérations si profondes qu'ils eurent tout d'abord l'idée d'amputer les membres mutilés. Le professeur Berger qui arriva auprès de la victime au moment même où cette grave décision allait être prise, eut l'énergie de résister aux propositions radicales de ses confrères et déclara nettement qu'on devait, avant de recourir à cette extrême détermination, employer toutes les ressources de la chirurgie restauratrice. Heureuse inspiration qui permit de réparer toutes les meurtrissures produites et de conserver les membres qu'on voulait impitoyablement amputer.

Il fallut plusieurs mois pour rétablir la santé de ce malade si cruellement éprouvé. Dans le cours de sa longue convalescence, son esprit se laissait aisément envahir par de sombres pensées et de tristes pressentiments. Il disait même, sans oser sourire, qu'il fallait lui chercher une place dans un hospice d'incurables. Lorsqu'il essayait de faire la promenade que ses médecins lui recommandaient, souvent il était entravé dans sa marche par des douleurs et des gonflements qui se manifestaient autour de ses articulations et de ses cicatrices. Tous ces malaises pouvaient être attribués au traumatisme dont il avait été victime; mais ils étaient aussi la conséquence d'une diathèse arthritique introduite dans son organisme par un héritage maternel.

Vers cette époque, le malade fut atteint d'une céphalée constrictive et d'une dépression mentale que l'on considéra avec raison comme le prélude d'une neurasthénie. Il ne dormait plus, mangeait fort peu et ne pouvait exécuter le moindre exercice sans ressentir une immense lassitude et éprouver un grand découragement. Les fonctions organiques étaient languissantes et les signes de détresse qui se manifestaient dans l'accomplissement de ses actes génitaux lui donnaient beaucoup d'inquiétudes.

Le Dr Lereboullet qui avait alors la surveillance de sa santé, lui conseilla de prendre tous les jours une douche chaude courte et énergique. Cette formule hydrothérapique convenait bien à cet arthritique de vieille race actuellement tourmenté par les troubles à la fois excitants et dépressifs qui accompagnent la neurasthénie.

Ces douches chaudes produisirent de très heureux résultats. Le malade fut débarrassé de ses malaises et retrouva, avec son ancienne vigueur, son équilibre nerveux et sa gaieté.

Ces douches chaudes étaient devenues pour lui une sorte de panacée qui lui servait à lutter efficacement contre les manifestations de son arthritisme et le dérèglement de ses nerfs.

Type IX. — Neurasthénie essentielle d'origine traumatique. (Terrible accident sur une ligne de chemin de fer). — Quelques manifestations hystériques peu importantes associées à des phénomènes de commotion cérébro-médullaire sans gravité. — Amélioration assez rapide de la neurasthénie. — Prompte rechute. — Guérison presque instantanée le jour où le malade apprend qu'on lui accorde une indemnité destinée à réparer les dommages occasionnés par l'accident dont il a été victime. — La neurasthénie de procédure ou procédurière. — Elle est quelquefois simulée.

Le névropathe dont je vais, en quelques mots, esquisser l'histoire doit aussi sa neurasthénie à la catastrophe de Saint-Mandé. Toutefois, les blessures qu'il reçut dans cet épouvantable accident furent moins terribles que celles dont le malade du type précédent fut atteint. On s'empressa de le transporter à son domicile. Le médecin de sa famille arriva en toute hâte, l'examina avec beaucoup de soin, pansa très méthodiquement ses nombreuses plaies et s'efforça de dissiper les conséquences de la commotion cérébro-spinale que le traumatisme avait provoquée. A peine eut-il repris l'usage de ses sens qu'une violente attaque d'hystérie se déclara provoquant des spasmes convulsifs dans tous les membres, des cris aigus et de pénibles étouffements ; elle se termina par une véritable pluie de larmes qui persista pendant plusieurs heures. Une détente se produisit et le malade présenta les signes d'un calme factice qui n'était, en définitive, qu'une réelle manifestation de son épuisement nerveux. Il ne tarda pas à se plaindre d'une céphalée constrictive fort gênante, de rachialgie particulièrement fixée dans les régions cervicale et sacrée, d'une amyosthénie incontestable et d'un affaissement intellectuel et moral qui le rendait indifférent aux paroles qu'on lui adressait. Dans ses nuits assez agitées il avait des cauchemars pénibles et quelquefois des pertes séminales involontaires. Il se réveillait dans un état de torpeur promptement remplacé par une excitation durant laquelle il révélait une irascibilité agressive qu'on ne lui connaissait pas. Il mangeait peu ; ses fonctions digestives étaient languissantes et l'appareil gastro-intestinal offrait tous les signes d'une atonie très caractérisée.

Ce malade, après avoir eu des symptômes de commotion cérébro-spinale et d'hystérie, fut atteint d'une neurasthénie essentielle qui évolua sans traîner avec elle aucune autre infortune névropathique.

On lui conseilla de suivre un traitement hydrothérapique qui améliora sa situation. Il suspendit sa cure ; mais les accidents neurasthéniques reparurent assez vite et l'obligèrent à renoncer à son travail professionnel qui lui fournissait les ressources nécessaires à son existence.

Quelque temps après il vint me faire une visite et m'apprit qu'il avait eu l'idée d'intenter un procès à la Compagnie du chemin de fer pour lui demander de compenser les embarras pécuniaires provoqués par son incapacité de travail. Il m'annonça aussitôt qu'il avait gagné son procès et que le tribunal lui avait accordé une indemnité largement réparatrice. Ce jugement, me dit-il assez malicieusement, a été plus puissant que la douche ; il m'a complètement débarrassé de mon mal.

Je ne tiens pas à analyser les particularités un peu énigmatiques de cette neurasthénie ; je me contente de signaler qu'elle a été provoquée par un choc physique et guérie par un choc moral.

Il existe un assez grand nombre de faits analogues ; et l'on trouve notamment dans les travaux consacrés à l'étude de l'hystérie traumatique par Charcot et par ses disciples, ainsi que dans le mémoire d'Errichsen sur la commotion accidentelle du cordon spinal, des enseignements utiles permettant d'apprécier cette forme de neurasthénie que j'appellerai volontiers une neurasthénie de procédure. Elle est quelquefois difficile à bien analyser parce que certains malades, la considérant comme une source de bénéfices, parviennent à la simuler avec une habileté extraordinaire. Pour ne pas être surpris par ce subterfuge parfois difficile à reconnaître, j'engage les confrères chargés d'élucider cette question délicate à lire avec la plus grande attention les intéressantes publications du Dr Babinski sur les névropathes simulateurs. Ecrites avec une réelle compétence et une irréprochable bonne foi, elles contiennent des renseignements pratiques d'une utilité incontestable.

TYPE X. — Neurasthénie de procédure survenue à la suite d'un traumatisme. — Le malade intente un procès pour obtenir des dommages-intérêts. Il perd le procès. — En apprenant le jugement qui le déboutait de sa plainte, il se sent subitement débarrassé de sa neurasthénie. Il attribue sa guérison à la joie qu'il a éprouvée en se voyant délivré des pénibles préoccupations causées par les poursuites judiciaires qui exerçaient sur son esprit une dépression très énervante. — Cette observation appartient à la collection du professeur Berger.

Dans ce type je fais figurer une observation de neurasthénie traumatique que je dois à l'extrême obligeance du professeur Berger. On sait que cet éminent et consciencieux confrère est souvent appelé en justice pour éclairer les magistrats sur l'importance des blessures provoquées par des accidents traumatiques et pour les aider à régler équitablement l'indemnité réparatrice que réclament ceux qui ont été victimes de ces accidents. Il a vu, comme moi, certains neurasthéniques guéris en apprenant qu'on leur allouait une rémunération qui compensait généreusement les sommes perdues par leur temporaire incapacité de travail. Mais il m'a appris que quelques neurasthéniques, soumis à son expertise, furent débarrassés de leur névrose lorsqu'on vint leur apprendre qu'ils avaient perdu leur procès. Résultat étrange assurément que le professeur Berger explique en supposant que ce jugement défavorable à ces malades demandeurs, avait eu pour conséquence de les soustraire immédiatement aux préoccupations pénibles qu'engendrent toujours les soucis d'une procédure incertaine et souvent coûteuse. Cette interprétation est aussi juste qu'ingénieuse. Je l'adopte sans réserve; et je m'en sers pour accroître le nombre de ces malades qui deviennent neurasthéniques sous l'influence d'un choc physique et qui cessent de l'être sous l'influence d'un choc moral.

TYPE XI. — Neurasthénie essentielle subitement développée chez un malade le jour où il apprend qu'il a contracté la syphilis. — Influence du trauma moral sur son système nerveux. — Association du traitement hydrothérapique et du traitement anti-vénérien. — Disparition de la neurasthénie bien avant la guérison de la syphylis.

Ce type, facile à dessiner, est celui d'un jeune névropathe qui, dans un jour de malheur, a eu la mauvaise chance de contracter la syphilis. Quelques jours après cette aventure il fut atteint d'un écoulement blennorrhagique et constata la présence d'un chancre dans le replis de son prépuce. Il se rend prestement chez son médecin qui lui apprend sans aucun ménagement qu'il a contracté une maladie vénérienne. Cette déclaration faite à brûle-pourpoint produisit chez lui un trauma moral qui faillit provoquer un évanouissement. Il regagna péniblement son domicile emportant l'ordonnance dans laquelle on lui prescrivait un traitement spécifique approprié. L'absorption des drogues recommandées n'apaisa pas ses troubles nerveux, et, il ne tarda pas à être envahi par les véritables accidents de la neurasthénie. Son médecin l'engagea, bien entendu, à continuer la médication mercurielle et lui conseilla de suivre en même temps un traitement hydrothérapique qui, en quelques semaines, améliora sensiblement son état nerveux. La neurasthénie ne tarda pas à disparaître; mais la maladie vénérienne continua son œuvre et ne fut définitivement guérie qu'après avoir été énergiquement combattue pendant plus d'une année entière. Depuis cette époque, le malade que j'ai eu l'occasion de revoir plusieurs fois jouit d'une santé parfaite.

Je pourrais certainement essayer d'analyser l'évolution de cette neurasthénie et signaler les particularités de son allure. Mais, en cédant à ce désir je courrais le risque de soulever, à cette place, une discussion déjà entamée et qui sera complétée quand j'examinerai le rôle de la syphilis dans le développement de la neurasthénie.

Si je ne craignais pas de lasser l'attention du lecteur je pourrais lui exposer de nouveaux types de neurasthénie essentielle, et lui montrer comme dans un kaléidoscope à mille facettes toutes les particularités de cette névrose. Il m'a semblé inutile de le convier à un spectacle qui n'augmenterait pas la valeur des preuves destinées à démontrer l'essentialité de la neurasthénie encéphalique et médullaire.

CHAPITRE V

MANIFESTATIONS DE LA NEURASTHÉNIE DANS LE SYSTÈME NERVEUX DU NERF GRAND-SYMPATHIQUE OU GANGLIONNAIRE. — CONSIDÉRATIONS SUR LE DÉVELOPPEMENT DE LA NEURASTHÉNIE DANS L'APPAREIL CIRCULATOIRE, DANS L'APPAREIL DIGESTIF ET DANS L'APPAREIL GÉNITO-URINAIRE. — NEURASTHÉNIE CARDIO-VASCULAIRE.

Les neurasthéniques dont je viens de faire le profil appartiennent à ce groupe de névrosés chez lesquels la maladie de Beard se manifeste presque exclusivement dans le système nerveux cérébro-spinal. Ceux dont je vais m'occuper ont aussi, comme ces derniers, des troubles fonctionnels du cerveau et de la moëlle; mais ils sont en même temps atteints de désordres nerveux qui indiquent la pénétration de la neurasthénie dans les divers départements du nerf grand-sympathique. C'est dans cette catégorie qu'on rencontre les névropathes atteints de neurasthénie cardio-vasculaire ou simplement cardiaque, de neurasthénie gastro-intestinale et de neurasthénie génito urinaire ou sexuelle.

Ces diverses formes de la maladie de Beard se révèlent par des signes particuliers qui permettent d'apprécier l'évolution de chacune d'elles, d'en découvrir la nature et d'en connaître la juste distribution. Malheureusement, en envahissant les appareils de la circulation, de la génération et de la digestion, la neurasthénie imprime aux viscères qu'elle atteint des modifications fonctionnelles ou structurales capables d'engendrer des symptomes qui ne sont pas les siens. On voit même quelquefois apparaître dans leur voisinage d'innombrables actions reflexes dont il est difficile de découvrir l'origine et de mesurer l'étendue. Dans cette agglomération de troubles morbides on distingue mal ceux qui appartiennent réellement à la neurasthénie et on ne parvient à les placer dans leur vraie lumière qu'à la faveur d'un observation très minutieuse et très soutenue.

Pour aplanir quelques-unes des difficultés de cette tâche je dois tout d'abord exposer les cas les plus simples concernant la neurasthénie ganglionnaire que nous voyons se localiser dans le cœur ou dans les vaisseaux, dans le tube digestif et dans les voies génito-urinaires. Je m'occuperai ensuite de ceux dont les traits caractéristiques se présentent sous un aspect assez compliqué qui parfois déconcerte les jeunes praticiens.

Neurasthénie cardiaque ou cardio-vasculaire essentielle. — Accidents neurasthéniques localisés dans le cœur, dans les vaisseaux sanguins et dans le système vaso-moteur. — Importance attribuée aux phénomènes de vaso-constriction et de vaso-dilatation. — Les maladies dont je vais parler font naître dans le cœur et dans les diverses circonscriptions du réseau vasculaire des perturbations nerveuses qui se traduisent tantôt par des phénomènes d'excitation, tantôt par des phénomènes de faiblesse. Ces perturbations sont presque toujours associées à celles de la neurasthénie cérébro-spinale et ont parfois des points de contact avec les phénomènes morbides qui ressemblent à ceux que la maladie de Beard détermine dans les voies digestives et génito-urinaires. Mais assez souvent ces perturbations se manifestent isolément et se révèlent presque toujours par des symptômes d'hypotension ou d'hypertension cardio-vasculaire, troubles spéciaux qui dérèglent le fonctionnement du cœur et des vaisseaux et constituent un des caractères principaux de la neurasthénie cardiaque.

Quelques médecins leur reconnaissent une plus grande portée et les considèrent comme les agents générateurs de tous les accidents neurasthéniques. Cette conception théorique n'est pas toujours conforme à la réalité des faits. J'aurai l'occasion de l'examiner dans tous ses détails en étudiant la pathogénie de la maladie de Beard.

Pour le moment, je vais me contenter de citer quelques observations de neurasthénie cardiaque en les choisissant parmi les plus simples et les plus démonstratives.

TYPE XII. — Neurasthénie cardiaque développée sous l'influence d'une vive émotion chez une jeune personne très impressionnable et sujette depuis longtemps à des palpitations de cœur, à des accès de toux spasmodique et à des crises d'étouffements. — Asthénie générale. — Sensibilité psychique irrégulière. — Phénomènes d'hypotension cardio-vasculaire. — Heureux résultats thérapeuthiques obtenus par des applications quotidiennes d'une douche courte, légère et convenablement refroidie.

Ce cas de neurasthénie particulièrement localisée dans le système circulatoire est celui d'une jeune personne assez débile et très impressionnable. Sous l'influence du moindre choc, son esprit s'agite ou se trouble, son cœur palpite, son teint prend subitement une couleur rouge très accentuée. Elle est souvent incommodée par des accès de toux spasmodique ou des crises d'étouffements qui font craindre l'explosion d'un accès d'angine de poitrine. Telles sont les prédispositions morbides de cet organisme fatalement exposé aux influences nocives de l'excitation et de la détresse.

Un jour, en apprenant subitement la rupture d'une combinaison matrimoniale conçue selon ses goûts, elle eut une syncope plus apparente que réelle qui fut, du reste, très promptement remplacée par des palpitations cardiaques fort pénibles. Son médecin parvint à la soulager sans difficulté; mais il fut frappé de son état d'asthénie physique et morale qui, sans lui inspirer d'inquiétude, réclamait un examen approfondi. A l'aide d'un excellent sphygmomanomètre, il put constater une tension sanguine très faible, coïncidant avec une propulsion du cœur presque languissante, et une absence absolue du pouls périphérique ou capillaire. Il put aussi apprécier matériellement, en ayant recours au microscope et à de sérieuses analyses, que la réduction de l'oxyhémoglobine, ainsi que la plupart des opérations d'oxydation ou d'échanges et de nutrition s'accomplissaient péniblement, que le sang, quoique préservé de tout alliage impur, était sensiblement appauvri dans le nombre et la richesse de ses éléments.

Il conseilla à la malade de suivre le traitement hydrothérapique et me pria de faire intervenir à bref délai les applications reconstituantes de cette méthode curative. Elle prit d'abord une douche attiédie très courte suivie d'une friction alcoolique. Quelques jours après, la douche fut progressivement rafraîchie et la malade ne tarda pas à recevoir une douche froide de quelques secondes qu'elle supporta fort bien et qui lui procura un grand soulagement. Ce traitement fut régulièrement administré pendant six semaines et, au bout de ce temps, détermina dans le système circulatoire une très heureuse modification. Sous l'influence de cette même thérapeutique, la malade sentit ses forces se ranimer; son système nerveux retrouva son équilibre et sa mentalité une pondération qu'elle n'avait presque jamais connue. Satisfaite de ce résultat qui lui inspirait une grande sécurité physique et morale, elle put reprendre sa vie régulière et participer sans crainte aux nombreuses distractions que ses parents et ses amis s'empressaient de lui offrir pour compléter sa guérison.

TYPE XIII. — Neurasthénie cardiaque survenue après un accès de colère. — Manifestations intermittentes de détresse et d'excitation du système nerveux. — Phénomènes d'hypertension cardio-vasculaire. — Hérédité névropathique. — Pas d'antécédents morbides. — Constitution bonne. — Fonctions organiques normales. — Mentalité irrégulière. — Heureux effets des douches sédatives sur cette forme de neurasthénie.

Le récit de cette observation concerne une jeune femme, névropathe par hérédité, d'un esprit vif, d'un caractère enjoué, souvent exubérant et parfois irascible. Elle est mariée depuis quelque temps avec un charmant homme qu'elle aime beaucoup et qu'elle encourage gracieusement dans tous ses travaux. Sa vie est régulière, agréable et joyeuse. Sa santé est bonne et sa constitution n'offre aucun indice de prédisposition morbide, si ce n'est une certaine tendance à devenir promptement excitable.

Un jour elle apprit que son mari, à la suite d'un coup de bourse malheureux, venait de perdre une grande partie de sa fortune. Elle eut aussitôt un violent accès de colère qui dura assez longtemps et après lequel elle tomba dans un profond anéantissement. Le lendemain de cette journée néfaste, fatiguée par une nuit sans sommeil, elle se plaignit d'une céphalée fort gênante, éprouva quelques vertiges en essayant de sortir de son lit et se sentit bientôt envahie par des frissons assez violents qui l'obligèrent à se recoucher. Elle finit par se réchauffer; ce retour de la chaleur provoqua une grande agitation nerveuse bientôt compliquée de palpitations de cœur dont la violence lui fit craindre un instant l'approche d'un grand danger.

Un médecin fut aussitôt appelé et, après un examen rigoureux, il n'hésita pas à affirmer que la malade était atteinte d'une neurasthénie localisée dans le cœur et dans les vaisseaux. « Autrefois, ajouta-t-il, nous appelions cet état nerveux une crise de névropathie cérébro-cardiaque. La malade guérira. » Il fit pendant plusieurs jours des visites très rapprochées, entreprit toutes les investigations nécessaires et parvint à se rendre compte de la situation dans laquelle se trouvait sa cliente. Ces recherches souvent renouvelées lui apprirent que le cœur avait une activité propulsive très accentuée, que la tension artérielle était assez élevée et se traduisait par des battements durs et serrés qui semblaient retentir dans l'intérieur de son cerveau. Il put, à plusieurs reprises, constater la présence du pouls périphérique qui disparaissait quelquefois quand le myocarde avait assez de force contractile pour rompre la vaso-constriction qui l'empêchait d'envoyer les ondes sanguines dans toute l'étendue du réseau capillaire.

Le visage de la malade avait une teinte rouge très prononcée; mais l'étude de la réduction du sang rouge en sang noir et les opérations d'échanges ou d'oxydations ne révélaient rien d'anormal. Les actes de nutrition s'accomplissaient très régulièrement, le sang ne présentait aucune altération suspecte; ses globules furent trouvés en bon nombre et en bon état; les urines, analysées avec soin, ne contenaient aucun déchet significatif, sauf quelques traces insignifiantes d'albumine qu'un examen ultérieur ne permit plus de découvrir.

La malade n'avait pas un appétit très développé; elle mangeait suffisamment et buvait toujours de l'eau à ses repas. Les fonctions digestives étaient parfaites. Aucun signe n'autorisait à supposer l'existence du neuro-arthritisme. La circulation était évidemment troublée. Le système nerveux semblait mal impressionné et trahissait sa perturbation par des phénomènes d'agitation et d'épuisement auxquels venaient se joindre la manifestation de quelques phobies et des accents d'une mélancolique tristesse.

Un traitement hydrothérapique fut conseillé; il consista en une série de douches sédatives, surtout hypotensives, prises quotidiennement pendant deux mois consécutifs Au bout de ce temps, l'état de la malade fut très sérieusement amélioré; quelques semaines après, la guérison était complète.

On peut aisément remarquer que les deux exemples que je viens de citer offrent un caractère de simplicité et de précision digne d'être expressément signalé. Le premier représente, dans sa forme la plus éclatante et la moins encombrée, la neurasthénie cardiaque de nature hypotensive. Le second est la véritable neurasthénie cardiaque de nature hypertensive. L'un et l'autre possèdent ce rare privilège d'être à l'abri de toute controverse et de toute interprétation. Ceux qui vont suivre offrent, dans leurs manifestations ou dans leur généalogie, des complications qu'on ne peut bien saisir qu'en les soumettant à un surcroît d'attention et à une analyse plus minutieuse.

TYPE XIV. — Neurasthénie cardiaque. — Fatigue physique. — Excès de travail. — Surmenage et préoccupations énervantes. — Faiblesse du myocarde. — Troubles vaso-moteurs variés. — Phénomènes d'hypotension cardio-vasculaire. — Fonctions digestives languissantes. — Épuisement nerveux. — Quelques douleurs erratiques. — Pas d'excitabilité morbide. — Intervention salutaire des douches chaudes, courtes, progressivement refroidies.

Je soigne depuis longtemps le malade dont je vais tracer en quelques lignes la petite histoire pathologique. Il est névropathe depuis sa naissance et a eu plusieurs fois dans sa vie des accès de neurasthénie qu'on pouvait très judicieusement attribuer à un excès de fatigue physique ou de travail intellectuel et à une série de préoccupations très énervantes. Son genre de vie semblait se mettre à l'unisson de ces diverses causes pour jeter un certain désarroi dans l'équilibre de toutes ses fonctions. Quotidiennement enfermé dans sa bibliothèque, qu'il a intelligemment garnie de ses livres préférés, il sort tous les soirs, dîne souvent en ville, fréquente assidûment tous les spectacles et ne se prive pas de courir des aventures nocturnes. Rebelle à toute remontrance, il se plaît à rechercher les émotions les plus vives qui, pour me servir d'une expression dont il fait un fréquent usage, ont le don de lui aller droit au cœur. Il ne se trompe pas. Sa vie de noctambule le fatigue, l'énerve et lui procure assez souvent des accès de neurasthénie dans lesquels les douleurs erratiques, les malaises digestifs et les troubles cardiaques jouent un rôle assez important.

Il y a quelque temps, profitant de l'accalmie relative de son système nerveux, il entreprit un assez long voyage qui se termina par un séjour prolongé à Rome et à Florence. Il faisait tous les jours de fréquentes et longues visites aux musées de ces cités fameuses sans négliger des promenades quotidiennes à travers la campagne ravissante qui s'étend autour d'elles. Un jour, à la suite d'une longue excursion à Fiesole, il éprouva une extrême fatigue aggravée par des douleurs de tête qui l'obligèrent à rentrer à son hôtel. Il s'alita aussitôt, se reposa pendant quelques jours et partit ensuite pour Paris où je pus l'examiner dès le lendemain de son arrivée.

Il se trouvait dans un état d'épuisement nerveux très manifeste; ses forces physiques et son activité intellectuelle paraissaient amoindries. Sa sensibilité trahissait sa perversion par des phénomènes d'agitation et des douleurs localisées spécialement dans la tête et dans les membres. Ses fonctions digestives étaient irrégulières et avaient une inertie générale qui se traduisait par des distensions de l'estomac après les repas et par une journalière constipation. Mais il semblait surtout préoccupé des palpitations de son cœur, des accélérations irrégulières de son pouls, d'un surcroît de chaleur précédé de frisson et suivi parfois d'une sécrétion de sueur limitée aux sections de la peau protégées contre l'air extérieur.

La palpation, la percussion et l'auscultation du cœur ne révélaient rien d'anormal dans la structure de cet organe. Ses battements étaient faibles et avaient dans leur cycle ordinaire des arrêts à peine perceptibles qui permettaient de soupçonner quelques défaillances du myocarde.

Les urines analysées plusieurs fois n'indiquaient rien d'anormal dans la qualité et dans la quantité du liquide rénal.

Ce malade présentait évidemment tous les signes d'une neurasthénie cardiaque essentielle ayant dans sa manifestation séméiologique de l'excitation et de la faiblesse nerveuse, des douleurs disséminées dans les nerfs et dans les muscles, des phénomènes d'hypotension cardio-vasculaire, des irrégularités fonctionnelles de l'appareil digestif et du système vaso-moteur.

Il commença, sans retard, un traitement hydrothérapique. Je lui administrai d'abord une série de douches agréablement chaudes et courtes qui firent disparaître ses douleurs et ranimèrent ses forces; il prit ensuite des douches tempérées et même attiédies qui calmèrent son excitabilité et finalement des douches froides qui complétèrent la reconstitution de son organisme. Après cette cure dont la durée fut assez longue, il put reprendre sa vie d'autrefois et faire une juste part à ses travaux et à ses plaisirs.

TYPE XV. — Jeune malade né de parents nerveux et élevé dans un milieu trop excitant pour lui. — A eu plusieurs accès de neurasthénie cérébro-spinale à durée limitée. — Nouvel accès de neurasthénie survenant à la suite d'une discussion violente et passionnée. — Phénomènes d'excitation et de détresse. — Troubles vaso-moteurs. — Atonie gastro-intestinale. — Localisation de la neurasthénie dans le système circulatoire. — Neurasthénie cardiaque essentielle. — Manifestation alternante de phénomènes d'hypotension et de phénomènes d'hypertension. — Faiblesse du cœur. — Arythmie. — Tachycardie. — Palpitations. — Angoisses. — Quelques phobies. — Épuisement et agitation du système nerveux. — Exaltation psychique. — Heureuse intervention des douches sédatives et des douches reconstituantes.

Le malade dont je vais parler a eu dans sa vie plusieurs accès de neurasthénie encéphalique qui parfois ont troublé le fonctionnement du cordon spinal. Le dernier accès a été plus compliqué dans ses manifestations. Après avoir intéressé le cerveau et la moëlle épinière, il a provoqué une certaine perturbation du nerf grand sympathique et s'est particulièrement localisé dans le système circulatoire, en infligeant au cœur et aux vaisseaux des phénomènes d'hypertension et d'hypotension très caractéristiques.

Ce jeune homme est un névropathe de race dont le grand-père a succombé à une affection organique du cerveau provoquée par l'alcoolisme et dont la grand-mère s'est volontairement cloîtrée pour demander à la religion et à la prière la force de lutter contre les angoisses d'un pénible remords dont elle n'a jamais voulu dévoiler la nature.

Le père et la mère du malade n'étaient pas de véritables névrosés ; mais ils avaient l'un et l'autre une excitabilité intellectuelle et morale qu'ils déployaient avec grâce et dont leurs amis se plaisaient à apprécier le charme et la distinction.

Élevé dans un milieu où toutes les questions politiques, littéraires et artistiques étaient l'objet de discussions aussi intéressantes que passionnées, notre jeune névropathe aurait pu donner à son esprit une culture agréable et sérieuse ; mais entraîné par ses tendances presque subversives il eut la mauvaise fortune de ne récolter dans cet entourage que l'amour des contradictions et des propos arrogants. Son impressionnabilité native prit des proportions démesurées, se traduisant à chaque instant par des vibrations retentissantes et par des mouvements impulsifs difficiles à maîtriser.

Un jour, après un somptueux dîner offert par ses parents à de nombreux convives au nombre desquels figuraient des littérateurs, des peintres et des musiciens renommés, les invités se rendirent dans le salon de réception où la conversation, après avoir roulé sur les faits divers de la semaine, s'engagea sur l'exposition de peinture et de sculpture ouverte au public depuis quelques jours. Quelques assistants faisaient volontiers l'éloge des artistes qui sont préoccupés de rendre avec exactitude quelquefois même avec une certaine rudesse tout ce que la nature offre de réel et de saisissant. D'autres ne cachaient pas leur préférence pour les impressionnistes dont l'éblouissant coloris a des heurts imprévus et une tonalité lumineuse qui attirent tous les regards. Quelques-uns, et parmi eux des membres de l'Institut, émettaient des opinions moins extravagantes. Ils étaient tous d'accord pour dire que l'œuvre d'un vrai statuaire se distingue par la sûreté de son point d'appui, la précision de ses contours et la netteté de sa configuration. D'après eux le peintre manifeste son talent d'une autre façon ; il doit toujours se préoccuper de dessiner avec soin les principales lignes du modèle qu'il veut reproduire, et pour donner à ces lignes un relief convenable, savoir faire autour d'elles une habile distribution des clartés et des ombres. Il faut ensuite qu'il devienne un coloriste et parvienne, en combinant harmonieusement ses teintes, à produire ce fameux reflet qu'on admire dans les tableaux des grands peintres.

A cette conversation qui, malgré la diversité et le décousu des opinions émises n'éveilla aucune protestation bruyante succéda une discussion sur les œuvres littéraires de notre époque. Les premiers qui prirent la parole jugèrent nos écrivains français avec une grande équité et accordèrent à leur mérite personnel un juste tribut d'éloges. Quelques assistants protestèrent et parmi eux le fils de l'amphitryon fut un des plus violents. Après avoir malmené les écrivains dont on venait de faire la louange, il n'hésita pas à déclarer qu'ils étaient absolument éclipsés par les littérateurs étrangers à la tête desquels il fallait placer Ibsen, son auteur de prédilection. Il affirma, avec une suffisance presque grotesque, qu'Ibsen, parmi les écrivains modernes, avait seul le don d'observer exactement les faits et le talent de les bien exprimer. C'était pour lui un homme de génie. Cette boutade que les assistants attribuèrent discrètement à une instruction incorrecte, à un snobisme regrettable et avec plus de raison peut-être à une impulsion maladive, fut heureusement apaisée par la maîtresse de maison qui, dans cette circonstance, révéla la sûreté de son tact et la délicatesse de son esprit. Malheureusement, un des invités, voulant changer la conversation et provoquer ainsi une diversion utile, eut l'idée de parler des œuvres de Wagner. En entendant prononcer le nom de ce grand musicien, mon névropathe prend aussitôt une attitude exaltée. Les critiques adressées à l'homme qu'il considérait comme une idole intangible l'exaspérèrent; et l'œil en feu, le visage agité, le verbe haut, il s'efforça de les détruire, en faisant du maître allemand une apologie presque extravagante. Le père du malade, craignant de voir la discussion dégénérer en un véritable pugilat, s'empressa de prendre la parole. Il examina la plupart des conceptions scéniques de Wagner, en blâma les tendances trop matérialistes, et finit par dire, en donnant à l'expression de sa pensée une forme très courtoise, que son œuvre littéraire était plutôt celle d'un imagier ou d'un peintre décorateur que celle d'un véritable écrivain dramatique. Il se hâta de reconnaître la puissance et l'originalité de son talent harmonique, vanta les pages admirables que renferment presque toutes ses partitions. Tout en admirant la prodigieuse allure de sa magistrale orchestration, il déplorait de constater dans cette œuvre puissante l'absence de mélodies bien conçues et surtout bien finies. Il regrettait que cette forme poétique de la musique fût aujourd'hui un peu délaissée et parfois éclipsée par une mélopée lyrique habilement appropriée ou par l'explosion plus ou moins heureuse d'une série de leit-motifs. En se basant sur ses impressions personnelles il ne craignit pas de dire qu'un spectacle Wagnérien occasionne presque toujours des perturbations troublantes sans donner souvent l'agréable impression du charme et de la douceur.

Ces critiques soutenues par une compétence musicale incontestable et formulées avec une urbanité parfaite déplurent à notre névropathe. Il protesta énergiquement, et dans sa réplique extravagante il osa dire à son père qu'il n'était qu'un Nietsche incomplet. Pour donner à sa comparaison une portée plus désobligeante il ajouta que le philosophe teuton, après avoir été dans ses jeunes années un admirateur de Wagner, devint plus tard son plus terrible détracteur. — Il ne tarda pas, ajouta-t-il, à être puni de son apostasie ; car il put voir sa raison s'assombrir et disparaître le jour où il voulut porter une main sacrilège sur l'incomparable colosse de Bayreuth.

Après cette irrévérencieuse apostrophe mon jeune malade quitta brusquement le salon et se rendit dans sa chambre où il resta pendant environ 24 heures. L'agitation qui avait presque déséquilibré son esprit finit par se calmer; mais elle fut bientôt remplacée par une grande dépression mentale et par un abattement physique très accentué. Il ne put prendre aucun repos ; et, lorsqu'à la fin de cette triste nuit, le sommeil parvint à appesantir ses paupières, il fut aussitôt réveillé en sursaut par des vertiges qui le condamnèrent à une immobilité absolue. Il éprouva en même temps des dypsnées suffocantes comme celles de l'angine de poitrine, et des palpitations accompagnées de frisson et de fièvre qui lui semblèrent être le malheureux présage d'une grave maladie. Il eut peur et appela à son secours. Aussitôt son père et sa mère se rendirent auprès de lui ; oubliant naturellement la scène tumultueuse de la veille, ils s'empressèrent de lui donner les soins les plus assidus et lui prodiguèrent toutes leurs tendresses. Repentant et soumis il essaya de se lever pour les embrasser ; mais il fut instantanément repris d'accidents vertigineux qui l'obligèrent à rester dans son lit.

Un médecin fut très promptement mandé. Mis au courant de la situation, il examina très attentivement le malade et reconnut très vite l'étendue de son affaissement psychique et de sa faiblesse musculaire que réveillait de temps en temps des spasmes localisés dans les membres inférieurs. Il constata l'existence de phénomènes vertigineux auxquels il n'accorda pas une grande importance ; il apprit en même temps que son client avait de la céphalée constrictive, de la rachialgie et de violentes palpitations accompagnées d'une grande accélération du pouls, de frissons très désagréables et de rougeurs disséminées sans symétrie sur quelques sections de la surface cutanée.

Le cœur exploré avec soin parut indemne de toute lésion; il présentait des phénomènes d'hypotension alternant avec des phénomènes d'hypertension dont on ne pouvait pas aisément découvrir l'origine; la régularité de sa marche était troublée par quelques faux pas; mais les troubles arythmiques pouvaient être attribués à une influence névrosique incontestable qui occasionnait en même temps de pénibles angoisses donnant un accès facile à des appréhensions peu rassurantes pour le malade.

L'appareil gastro-intestinal était le siège de borborygmes extrêmement bruyants. L'abdomen avait une sensibilité excessive et paraissait très développé à la partie inférieure. La palpation fit reconnaître un gonflement de la vessie qui n'avait pas été vidée depuis la veille. Un sondage immédiatement pratiqué fit évacuer une grande quantité d'urine qui, analysée avec soin, ne révéla rien d'anormal dans sa composition.

Le médecin, après un examen très complet, déclara que le malade était atteint d'une neurasthénie dont on pouvait attribuer la cause à une série d'émotions très violentes et aussi à des prédispositions innées et acquises accumulées dans l'organisme du malade. D'abord localisée dans le cerveau et dans la moëlle épinière, cette neurasthénie avait troublé le fonctionnement du nerf grand-sympathique, éprouvé l'appareil digestif et s'était finalement concentrée sur le cœur et sur ses vaisseaux. Il ajouta malicieusement, après avoir fini cette énumération d'influences causales, que cette forme de neurasthénie se manifestait de préférence chez les personnes dont la culture artistique est trop pervertie.

Après avoir formulé ce diagnostic précis, le médecin conseilla le repos, des frictions, une alimentation légère, des calmants, des toniques et l'usage régulier du bromhydrate de quinine associé au valérianate de zinc.

Cette médication, absolument bien conçue, ne produisit qu'une amélioration restreinte. On conseilla au malade de suivre un traitement hydrothérapique que je fus chargé de diriger. Quand je le vis pour la première fois, il ressentait les mêmes troubles cardiaques qu'au début de sa névrose; la tachycardie était très prononcée, l'hypotension cardio-vasculaire cédait souvent le pas à l'hypertension presque toujours provoquée par l'excitation nerveuse dont il avait donné tant de preuves. Les traits de son visage exprimaient clairement l'agitation de ses nerfs et trahissaient toutes les inquiétudes de son esprit désemparé.

Son appareil digestif attestait son inertie par des symptômes significatifs. Son appétit était peu développé et les modestes repas qu'il prenait provoquaient une distension stomacale très appréciable presque toujours accompagnée d'un sentiment de torpeur qui le disposait au sommeil. Il avait des garde-robes rares, des mictions très espacées et parfois des pertes séminales involontaires qui survenaient presque toujours pendant la nuit.

Il ne pouvait pas faire la moindre lecture sans fatiguer son attention. Son esprit était absorbé par des idées hypocondriaques que lui inspiraient ses troubles cardiaques qu'il croyait être les prodromes d'une véritable maladie de cœur. Il était vraiment privé de toute résistance organique et paraissait être un homme épuisé; mais il avait par moment des accès d'agitation qui troublaient tout son entourage et provoquaient des sursauts de sensibilité difficiles à calmer.

Pendant un mois environ il prit quotidiennement une douche tempérée, à percussion légère, courte quand il était fatigué et assez longue quand il paraissait trop surexcité. L'action sédative de cette douche, quelquefois renouvelée dans la même journée, fit sentir son heureuse influence sur ses désordres matériels et sur les troubles de son esprit. On fit plus tard intervenir de courtes douches chaudes progressivement refroidies qui eurent pour résultats de reconstituer les forces de l'organisme et de combattre avec succès la détresse du cœur et du réseau capillaire. Quelquefois, lorsque, dans le cours du traitement, la douche était trop énergique ou trop brusquement refroidie, les phénomènes d'hypertension succédaient vite à ceux de l'hypotension; et j'étais forcé, pour rétablir l'harmonie dans la circulation, d'administrer des douches plus clémentes et surtout mieux réglées.

Grâce à ce traitement, le malade fut débarrassé de sa neurasthénie. Il eut même plus tard l'heureuse fortune d'acquérir une activité vitale qu'il n'avait jamais eue et qui lui permit de maîtriser les impulsions nerveuses et les excitations désordonnées dont il avait été trop souvent la malheureuse victime.

J'arrête avec ce type l'énumération des nombreux exemples de neurasthénie essentielle cardiaque et vasculaire que j'ai observés dans ma pratique. Pour en accentuer l'importance, il m'a paru fort utile de placer à côté d'eux des faits plus complexes qui méritent un sérieux examen. Ils vont me servir à indiquer les relations de la neurasthénie avec les maladies organiques ou fonctionnelles du cœur et des vaisseaux sanguins et à étudier les rapports encore mal déterminés qui existent entre la maladie de Beard et les perturbations irrégulières qu'on observe au début de l'artério-sclérose.

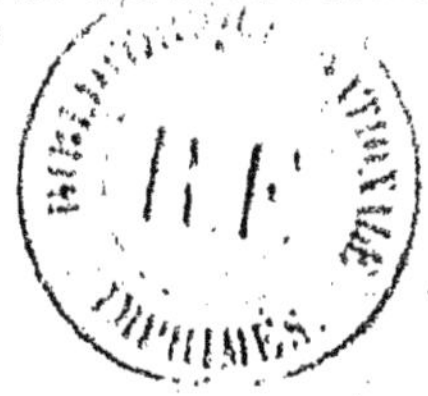

CHAPITRE VI

DES RELATIONS DE LA NEURASTHÉNIE AVEC LES MALADIES ORGANIQUES OU FONCTIONNELLES DU CŒUR ET AVEC CELLES DU SYSTÈME VASO-MOTEUR, DU SYSTÈME VEINEUX ET DU SYSTÈME ARTÉRIEL. — SES RAPPORTS AVEC L'ARTÉRIO-SCLÉROSE.

Les malades atteints d'une affection du cœur ou des vaisseaux ont souvent, surtout quand leur constitution contient un germe névrosique, des accidents nerveux qui rappellent ceux de la neurasthénie. Ces troubles jouent quelquefois le rôle de simples satellites qui semblent être placés à côté de ces maladies sans paraître intimement liés avec elles. Dans certaines circonstances, ces troubles constituent une véritable neurasthénie essentielle dont le développement résulte le plus souvent de l'épuisement organique que les maladies du cœur déterminent ou des terribles craintes qu'elles inspirent.

Quelquefois la maladie de Beard trouve son point de départ dans une simple irritation des organes malades. Cette irritation est transportée par voie directe ou réflexe dans les centres nerveux qui, sous l'influence de cette irritation, engendrent cette forme de neurasthénie à laquelle j'attribue une origine périphérique ou réflexe.

Cette névrose peut aussi figurer dans le prélude morbide qui précède l'explosion de certaines affections du cœur ou des vaisseaux. Elle n'est plus alors qu'un simple prodrome qui, après avoir servi d'introducteur à ces maladies, disparaît ou se voile au moment où celles-ci commencent leur œuvre dégénératrice. Elle se manifeste quelquefois au milieu des phénomènes caractéristiques qui escortent ces divers états morbides. Son rôle alors est absolument secondaire. Elle a perdu son caractère essentiel et n'est plus qu'une fausse neurasthénie purement symptomatique. Je vais résumer ces manifeslations variées en transcrivant quelques observations fournies par des malades chez lesquels se révèlent avec clarté une grande excitabilité nerveuse, une dépression vitale indéniable et une mentalité très désordonnée.

TYPE XVI. — Endocardite rhumatismale — Rétrécissement de la valvule mitrale ; insuffisance de ses parois. Cet état morbide s'améliore sous l'influence d'une médication bien appropriée. — Accalmie très apparente. — Après cette trêve de troubles cardiaques, apparition d'accidents neurasthéniques provoqués par une vive émotion. — Un traitement hydrothérapique fut conseillé. — Le malade le supporta sans éprouver aucune secousse importune et s'en trouva bien.

Il s'agit ici d'un homme de cinquante ans, appartenant à la race des neuro-arthritiques et ayant eu dans sa jeunesse plusieurs attaques de rhumatisme articulaire aigu. Les deux premières crises ne laissèrent aucune trace ; mais la dernière occasionna une endocardite, probablement d'origine infectieuse qui, sans donner naissance à des symptomes d'une grande acuité, inspirèrent une certaine crainte au médecin. Ce praticien, après avoir apprécié l'importance de l'essoufflement, de l'oppression et de la dyspnée dont se plaignait le malade, examina avec soin l'état des organes contenus dans la cage thoracique. La percussion et l'auscultation lui firent découvrir dans les poumons des signes de poussées congestives et dans le cœur des souffles et des dédoublements de bruits qui, par leur siège et leur résonnance, lui permirent de conclure à l'existence d'une lésion valvulaire déterminant à la fois un rétrécissement de l'ouverture mitrale et une insuffisance de ses parois. En même temps, il constata que le myocarde donnait des signes de détresse se traduisant par de l'arythmie et des intermittences heureusement assez espacées.

Ce malade fut très rationnellement traité et eut la satisfaction de voir disparaître, les uns après les autres, tous les accidents qui avaient mis un instant son existence en péril. Ses fonctions digestives étaient normales et l'œuvre rénale s'accomplissait très régulièrement. Il paraissait être à l'abri de tout danger, quand, sous l'influence d'une très vive émotion, il ressentit dans tout son être un violent ébranlement nerveux qui provoqua des phénomènes vertigineux et des palpitations de cœur très pénibles. Cette agitation inattendue et démesurée ne dura pas longtemps, mais en disparaissant elle fut presque aussitôt remplacée par un épuisement général qui eut pour triste conséquence d'anéantir l'énergie et les forces du malade, de paralyser ses facultés intellectuelles et de faire pénétrer dans son esprit des phobies énervantes accompagnées d'une tristesse insurmontable.

Le patient présentait bien, à ce moment, les symptômes caractéristiques de la maladie de Beard. Pouvait-on logiquement attribuer leur apparition à l'affection cardiaque qui semblait presque éteinte? Etait-il possible de les considérer comme le résultat de ces actions reflexes irrégulières que le cœur offensé ou lésé envoie d'une façon incessante dans les centres nerveux? Ou bien fallait-il croire qu'ils dépendaient simplement de la vive émotion éprouvée inopinément par ce malade désorienté qui était à la fois un arthritique et un névropathe? J'avoue que ces questions de pathogénie différentielle traversèrent mon esprit lorsque le malade vint me demander de diriger le traitement hydrothérapique qu'on lui avait conseillé. Mais je déclare ingénuement que je ne poursuivis pas avec acharnement la solution de ce difficile problème et je me contentai de reconnaître que je me trouvais en présence d'une neurasthénie développée chez un malade atteint d'une affection du cœur convenablement compensée. Le patient, assez inquiet de son état, m'apprit qu'il avait des phénomènes d'excitation nerveuse remplacés le plus souvent par un anéantissement profond durant lequel il croyait perdre tout à la fois ses forces et sa raison. Il se plaignait de ressentir des douleurs rachidiennes disséminées dans toute l'étendue du thorax, des spasmes laryngés, accompagnés de légères palpitations. Sa parole était vibrante et assez agitée; son pouls était vif, dur et révélait une hypertension artérielle.

Je commençai par lui donner une douche tempérée, assez courte, très légèrement percutante; elle fut administrée, sans changement de manœuvre, pendant plus d'un mois. Cette discrète application hydrothérapique apaisa l'excitabilité du malade et dissipa les phénomènes d'hypertension. Ce premier résultat obtenu, je dus songer à réveiller la tonalité de son organisme manifestement amoindrie. Pour atteindre ce but, sans provoquer d'excitation intempestive, je continuai d'avoir recours à la douche tempérée en donnant à son jeu une modification importante. Dès le début de la séance l'eau de la douche avait à peu près 34° et je la répandais très doucement sur le patient pendant environ une minute; au bout de ce temps je me rapprochais du trente-septième degré centigrade et même du trente-huitième sans jamais le dépasser. Quand le patient avait la sensation d'une douce chaleur j'abaissais, en observant une transition progressive, la température de l'eau; et, après avoir provoqué une imperceptible impression de froid je terminais l'opération par une très courte douche agréablement chaude.

Vers la fin du traitement je pus sans inconvénient, accentuer le modifications que je viens d'indiquer et prolonger notamment la durée de la douche froide à laquelle le malade attribua le relèvement de ses forces et la disparition de ses troubles nerveux.

Par une heureuse coïncidence, au moment où s'opérait cette restauration générale, le fonctionnement du cœur devint plus régulier qu'avant l'apparition de la neurasthénie et la circulation capillaire parut à peu près débarrassée de ses perturbations antérieures. Le myocarde lui-même participa à cet acte de réparation et put, sans faire de *faux pas*, distribuer facilement les ondées sanguines aux districts périphériques les plus éloignés. L'auscultation, pratiquée avec soin, permit de constater que les souffles et les dédoublements de bruits provoqués par les lésions des valvules et de l'anneau de l'orifice mitral étaient devenus moins retentissants et plus silencieux. On put même constater que la compensation avait acquis plus de sûreté.

Type XVII. — Neurasthénie développée chez des malades atteints d'insuffisance aortique, de myocardite avant la période de dégénérescence, de péricardite rhumatismale et d'autres affections cardiaques. — Dans ces cas toujours graves la neurasthénie cesse d'être essentielle et devient secondaire. Elle a quelquefois pour origine une irritation fixée dans le cœur ou dans son voisinage. — Dans d'autres circonstances elle est symptomatique de l'affection cardiaque, que celle-ci soit primitive ou placée sous la dépendance d'une toxi-infection. La neurasthénie peut aussi se développer sous l'influence de la peur qu'a le patient d'être atteint d'une affection cardiaque mortelle. — Rôle de l'hydrothérapie dans ces diverses manifestations de la neurasthénie.

Ce type contient plusieurs faits pathologiques spéciaux qui permettent de reconnaître les principaux points de contact de la neurasthénie avec certaines affections organiques du cœur. En les résumant par une mention courte et précise, j'espère les rendre plus saisissants. Je pourrai ainsi éviter de donner à l'exposition de ces faits un développement qui, par son importance, aurait l'inconvénient de rompre le cadre de cette monographie, spécialement consacrée à l'étude des diverses formes de la neurasthénie et de leur traitement par l'hydrothérapie.

Je citerai tout d'abord le cas d'un malade atteint d'une insuffisance aortique améliorée grâce à l'intervention d'une médication propice et d'une vie hygiénique bien conçue. Sous l'influence d'une très vive émotion, il devint neurasthénique et ne put retrouver l'intégrité de ses forces et l'équilibre de ses facultés psychiques qu'en ayant recours à un traitement hydrothérapique qui, je n'ai pas besoin de le dire, fut très prudemment appliqué. La maladie de Beard conserva sa forme essentielle pendant toute la durée de son évolution. Elle ne fut pas exagérée par l'état morbide du cœur; elle n'eut sur cet organe aucun fâcheux retentissement.

Le fait mérite d'être signalé. J'en puis présenter un autre qui, bien qu'il soit communément répandu dans la pratique, n'en est pas moins intéressant. Il s'agit d'un malade atteint, comme le précédent, d'une insuffisance aortique heureusement immobilisée dans un état stationnaire assez satisfaisant. Ce malade est un névropathe de naissance et a eu plusieurs fois dans sa vie des accès de neurasthénie. Il apprit par surprise qu'il était atteint d'une maladie de cœur. Cette révélation subite et inattendue lui causa un chagrin profond, déprima ses forces morales et physiques et fit naître dans son esprit les sombres craintes d'une mort prochaine. Chez ce malade, les phobies prirent de grandes proportions et déterminèrent cette crise neurasthénique que l'on peut considérer comme tributaire de la peur et qui fut très heureusement amendée par des douches sédatives de courte durée.

Le fait suivant concerne une malade atteinte d'une myocardite entravée dans sa marche et ne présentant aucun des signes de dégénérescence que l'on voit coïncider presque toujours avec l'apparition de la sclérose du tissu conjonctif dont les muscles du cœur sont parfois enveloppés.

Elle ressentait dans toute la région cardiaque des douleurs fort pénibles qui provoquaient dans les organes et dans tous les tissus limitrophes une série d'actions réflexes insupportables. Ces souffrances finirent par avoir un grand retentissement dans les centres nerveux et provoquèrent cette forme de neurasthénie que j'ai désignée sous le nom de neurasthénie d'origine périphérique ou réflexe. Les douches courtes, légères, agréablement chaudes au début, rafraîchies à la fin, furent très favorables à cette malade. Elle eut recours à ce procédé hydrothérapique pendant plusieurs mois consécutifs.

Les deux malades que je veux signaler ici ont, l'un et l'autre, une péricardite chronique. Le plus âgé est un neuro-arthritique invétéré, victime depuis longtemps d'une dyspepsie nerveuse et de troubles de nutrition probablement produits par cette perturbation fonctionnelle de l'estomac.

A la suite d'un refroidissement, il eut une attaque de rhumatisme qui envoya ses poussées inflammatoires dans les principales articulations, dans le péricarde et même, m'assura-t-on, dans quelques vaisseaux sanguins. Tous ces accidents qui avaient exigé le séjour au lit s'apaisèrent, et le malade put sortir et se donner quelques distractions. Un jour, en rentrant chez lui, il fut pris d'un véritable accès de neurasthénie ; les médecins qui le virent à ce moment attribuèrent cet accès à différentes causes. Les uns le placèrent sous la dépendance de son ancienne dyspepsie, accusée par eux d'avoir provoqué des troubles de nutrition et peut-être d'intoxication dans les tissus des centres nerveux. Les autres lui donnèrent pour point de départ une altération du sang déterminée par les manifestations morbides du rhumatisme dans le péricarde et dans les vaisseaux. Ces conceptions pathogéniques sont parfaitement acceptables; et je me hâte d'ajouter que je n'ai pas de renseignements suffisants pour me permettre de désigner celle qui mérite la préférence. Me complaisant dans mon rôle de praticien, j'ai la satisfaction de pouvoir dire que le traitement hydrothérapique conseillé à ce malade lui a été très favorable. Il a guéri sa neurasthénie, modifié heureusement sa dyspepsie, régularisé ses actes de nutrition, réparé son sang et rendu à son organisme assez de force pour maintenir dans la bonne voie l'altération du péricarde.

Le second malade atteint, comme celui dont je viens de parler, d'une péricardite chronique est un arthritique chez lequel est venue se greffer une affection syphilitique assez rebelle. Il a été lui aussi victime d'une neurasthénie symptomatique que ses médecins ont attribuée a la viciation de son sang, à la diathèse rhumatismale, à l'altération spéciale et même spécifique du péricarde et des vaisseaux qui pénètrent dans l'encéphale. J'ai déjà essayé d'éclairer cette question de pathogénie que j'examinerai de nouveau à la fin de ce fascicule. Pour le moment, je me contenterai de dire que ce malheureux avarié a trouvé dans l'hydrothérapie un agent très secourable.

J'insiste sur ce fait pour rassurer les nombreux médecins qui proscrivent impitoyablement cette méthode curative de la thérapeutique des maladies organiques du cœur. Cet ostracisme n'est pas équitable. Il a pour résultat de priver les neurasthéniques atteints d'une maladie de cœur de se soumettre à une cure qui, dans beaucoup de cas, est très bienfaisante pour eux.

Je n'ignore pas que son application offre de grandes difficultés; mais je crois que ces difficultés ne sont pas insurmontables si l'on sait choisir et administrer les procédés hydrothérapiques qui s'adaptent le mieux aux particularités et au degré de tolérance de chaque individualité morbide.

Pour instituer le traitement des neurasthéniques atteints d'affections organiques du cœur il faut savoir distinguer les diverses transformations que subissent ces affections et s'appliquer à reconnaître si elles sont dans la période d'état ou de compensation ou dans la période d'asystolie. Au moment où l'asystolie se manifeste, l'intervention de l'hydrothérapie peut être compromettante, il faut la bannir et renvoyer son intervention à des jours meilleurs. Il n'en est pas de même dans la phase de la compensation. On peut avoir recours à elle avec moins d'appréhension. Si son application obéit à une direction rationnelle, elle est capable de faire disparaître la plupart des accidents neurasthéniques, de réveiller en même temps la tonalité du cœur qui se trouve souvent compromise, de régulariser ses battements qui sont ou trop exagérés ou trop faibles, de modifier la circulation périphérique, et en facilitant ainsi le fonctionnement de l'organe central d'éviter au myocarde des défaillances regrettables. On peut également améliorer les troubles dyspeptiques si fréquents chez les cardiaques, réglementer les actes de nutrition, apaiser les suffocations, diminuer les congestions des viscères limitrophes tels que la rate et la foie et donner aux organes éliminatoires, comme le rein et la peau, la force de provoquer des sécrétions libératrices. La perspective de pareils bienfaits est certainement assez riante pour engager les médecins foncièrement prudents à devenir plus entreprenants.

L'hypertrophie du cœur et la neurasthénie. — L'hypertrophie du cœur, qu'elle soit organique ou fonctionnelle, a de nombreux points de contact avec la neurasthénie. Il me paraît utile de signaler les plus importants.

Type XVIII. — Influence de l'hypertrophie du cœur due à un obstacle mécanique sur le développement de la maladie de Beard. — En affaiblissant l'organisme ou en inspirant aux malades qui en sont atteints la crainte d'une mort prochaine, cette hypertrophie provoque quelquefois la neurasthénie de la détresse ou celle de la peur. Elle peut aussi, quoique plus rarement, produire la neurasthénie d'origine périphérique ou réflexe et la neurasthénie symptomatique qui, presque toujours, ne jouent qu'un rôle très secondaire. Ces perturbations sont surtout appréciables chez les personnes dont les nerfs sont particulièrement vulnérables.

Pour amoindrir ou pour vaincre la résistance que la plupart des lésions histologiques opposent à la libre circulation du sang dans les vaisseaux, le cœur est obligé d'accomplir des efforts excessifs et soutenus qui déterminent à la longue un accroissement de volume de ses fibres musculaires. C'est ainsi que se développe l'hypertrophie du cœur vraie ou par obstacle mécanique.

Elle se traduit par des signes matériels qui permettent de reconnaître son étendue et son intensité. Bien qu'elle arrive le plus souvent à compenser les troubles qu'amènent les altérations qui l'ont produite, cette hypertrophie exerce sur toutes les grandes fonctions de l'organisme une influence parfois très regrettable.

Elle appauvrit les qualités du sang, affaiblit les forces vitales et démoralise les malades en leur inspirant fréquemment la crainte de la mort. En déterminant l'épuisement matériel et l'insécurité morale, l'hypertrophie du cœur prépare l'explosion de cette neurasthénie qui succède à la détresse ou à la peur.

Comme la plupart des affections du cœur, l'hypertrophie peut donner quelquefois naissance à la neurasthénie d'origine périphérique ou réflexe et à la neurasthénie symptomatique.

Pour lutter contre toutes ces manifestations névropathiques, l'hydrothérapie possède de précieuses ressources qui seront fort utiles si son intervention est sagement conduite. Il faut, bien entendu, attendre pour la mettre en œuvre que l'hypertrophie ait accompli son action compensatrice. Je pourrais appuyer cette affirmation par de nombreux faits. Mais je crois que cet inventaire serait très probablement fort peu consulté et ne ferait pas mieux comprendre ma pensée. J'y renonce.

Type XIX. — Relations de l'hypertrophie fonctionnelle du cœur avec la neurasthénie et avec la plupart des névroses cardiaques. — Causes et effets de cette hypertrophie. — Son traitement par l'hydrothérapie.

Les malades dont le cœur est le siège de cette hypertrophie fonctionnelle ou idiopathique que le professeur Jaccoud a si judicieusement décrite sont très souvent neurasthéniques. Chez eux l'hypertrophie du cœur et la maladie de Beard sont tributaires l'une de l'autre ; tantôt c'est la première qui engendre la seconde, tantôt, c'est le contraire qui a lieu. Dans ce dernier cas j'ai remarqué que la neurasthénie à forme hypertensive est celle dont l'influence causale se manifeste avec le plus de clarté. En rétrécissant le calibre des vaisseaux capillaires, elle oblige le cœur à exécuter des contractions qui, en se renouvelant, finissent par accroître le volume et la consistance de ses fibres. Il existe de nombreux faits démontrant l'enchaînement de tous ces phénomènes. Ils sont connus de tous les médecins et en faisant ici appel à leur témoignage, je courrais le risque d'accomplir une manœuvre inutile. Je n'ai donc pas besoin de les citer.

Je tiens seulement à affirmer que l'hydrothérapie a une action curative réelle sur les manifestations morbides que je viens d'indiquer ; pour la rendre plus efficace il faut employer ses procédés sédatifs et recourir de préférence à la douche hypotensive qui est toujours très salutaire.

Le résultat ne doit pas étonner les praticiens qui savent que l'hypertrophie idiopathique et la maladie de Beard ont souvent une origine commune. Elles peuvent, en effet, être l'une et l'autre provoquées par une série d'émotions violentes, par un surmenage désordonné, par des excès de fatigue, par l'abus du tabac, des boissons excitantes comme le thé, le café, le champagne, etc.

En tenant compte de ces influences causales, il est aisé de comprendre que l'hypertrophie idiopathique du cœur et la neurasthénie sont très souvent associées à la plupart des névroses cardiaques, aux palpitations nerveuses, à l'angine de poitrine, à la maladie de Basedow dont je vais m'occuper dans un instant. Elles ont aussi des relations fréquentes avec cet ensemble de troubles que présentent les jeunes gens éprouvés par une croissance défectueuse ou trop rapide. L'étude de ces dernières alliances exige une mention spéciale.

Personne n'ignore que l'hypertrophie fonctionnelle que l'on constate au moment où le corps humain commence à grandir et à se développer a été désignée sous le nom d'hypertrophie de la croissance. C'est le professeur G. Sée qui l'a ainsi baptisée et qui, dans une monographie remarquable, l'a considérée comme le signe le plus important d'une mauvaise croissance. Plus tard, mon ami, le Dr Blache, a greffé sur elle la céphalée de l'adolescence. D'autres sont venus ajoutant à ces manifestations les principaux symptomes de la maladie de Beard. Mais je n'hésite pas à dire que c'est au Dr M. Springer qu'il faut attribuer la plus grande part dans la decouverte et dans la vulgarisation des connaissances que nous possédons aujourd'hui sur la croissance. On ne peut vraiment étudier cette question biologique sans évoquer le nom de ce distingué et savant confrère. Dans ses remarquables travaux où figure la synthèse de ses ingénieuses recherches, il nous apprend que les défections de la croissance peuvent être attribuées à l'amoindrissement de toutes les forces vives qui sont chargées de veiller au maintien de ce qu'il appelle très heureusement l'énergie de la croissance. Cette énergie puise ses ressources dans le milieu fluide où nous vivons et dans les aliments que nous absorbons. Mais pour qu'elle soit effective, il faut que les échanges organiques qui s'accomplissent dans nos tissus aient une régularité parfaite. Si ces mutations sont compromises, le sang perd ses qualités nutritives et les nerfs subissent de grandes perturbations. L'organisme ne peut plus alors supporter toutes les métamorphoses que réclame son développement ; il s'épuise et s'énerve. Cet état d'affaisement provoque les désordres nerveux de la croissance dont j'ai déjà parlé. Et l'on voit parmi eux se dessiner les traits caractéristiques de la maladie de Beard, le plus souvent liée à l'hypertrophie fonctionnelle du cœur.

TYPE XX. — Hypertrophie fonctionnelle du cœur et neurasthénie survenant ensemble ou isolément pendant la période de croissance. — Mauvaise influence d'une croissance défectueuse. — Heureux effets de l'hydrothérapie sur les adolescents troublés dans le développement de leur organisme. — Je ne dois m'occuper ici que de la neurasthénie qui apparaît dans la période de croissance chez les jeunes gens dont le cœur est devenu le siège d'une hypertrophie idiopathique.

Tous les travaux consacrés à cette maladie renferment des faits qui offrent dans leur évolution une parfaite ressemblance. Les cas que j'ai personnellement observés présentent la même uniformité. Je puis donc me contenter de n'en publier qu'un seul. J'espère qu'il sera assez significatif.

C'est celui d'un garçon dont la lignée ancestrale est encombrée de névropathes et d'arthritiques ; dans son enfance et dans les premières années de sa jeunesse il n'a pas eu de maladies graves ; il était seulement sujet à des accès de migraine assez pénibles. Sa constitution physique paraissait délicate et lui donnait un aspect féminin assez marqué. Ses facultés psychiques avaient promptement acquis un grand développement, et il profitait de ce don naturel pour condamner son esprit à un travail démesuré. Il avait en même temps un goût très accentué pour la gymnastique qui parfois lui occasionnait une véritable courbature et pour l'escrime qui exagérait ses douleurs de tête et faisait palpiter son cœur. Ces exercices déréglés qu'il imposait à son esprit et à son corps provoquèrent un véritable surmenage qui motiva un repos forcé. A ce moment il subit les épreuves de la croissance ; sa taille augmenta sensiblement pendant que ses muscles maigrissaient et perdaient le relief qu'ils avaient auparavant.

Les médecins appelés auprès de lui constatèrent, en dehors des symptômes apparents dont je viens de parler, une atonie gastro-intestinale, une dénutrition évidente, une hypertrophie du cœur avec une légère dilatation de cet organe, des palpitations et de la tachycardie. Ils lui conseillèrent de séjourner tranquillement à la campagne, de faire un usage quotidien de toniques et de nervins. Une légère amélioration se produisit. Mais l'abandon momentané de ses études et de ses exercices favoris l'attristèrent et provoqua une grande dépression physique et morale. Il se plaignit d'une céphalée constrictive particulièrement fixée dans la région occipitale, de rachialgie, de spasmes et de tremblements musculaires, de légers vertiges, d'une grande inappétence, d'une agitation nocturne qui l'empêchait de dormir, d'une immense lassitude qui paralysait tous ses efforts intellectuels et physiques et qui faisait naître dans son esprit des pensées sombres ou des phobies non motivées.

Ce jeune homme était en définitive atteint d'une hypertrophie du cœur compliquée d'un véritable accès de neurasthénie. Ces deux manifestations morbides paraissaient avoir entr'elles un lien de causalité bien établi. Aussi les médecins qui eurent l'occasion d'examiner ce malade n'hésitèrent pas à donner à ces divers accidents, à la neurasthénie comme à l'hypertrophie du cœur, une pathogénie commune. Il les attribuèrent au double surmenage physique et moral, à l'irrégularité des actes de la nutrition, aux altérations innées et acquises du liquide sanguin, en un mot, à la déperdition de l'énergie de croissance.

Toutes ces influences nocives peuvent limiter leur action sur le cœur et ne provoquer qu'une hypertrophie du cœur; mais le plus souvent elles se répandent dans tout l'organisme, bouleversent d'une façon particulière le système nerveux et créent cet état morbide qu'on peut appeler la neurasthénie de la croissance. Cette névrose est parfaitement justiciable de l'hydrothérapie qui, par ses applications sédatives et reconstituantes convenablement associées, peut agir très efficacement sur les perturbations qui siègent à la fois dans le système nerveux et dans le système sanguin. Le malade que je viens de désigner bénéficia de ce traitement. Il retrouva ses forces et finit par obtenir l'énergie de croissance qu'une mauvaise direction avait sensiblement amoindrie.

Association de la neurasthénie avec les névroses cardio-vasculaires. — Après avoir essayé de préciser les relations de la neurasthénie avec les maladies organiques de cœur je vais exposer en quelques lignes celles qu'elle a avec les troubles fonctionnels de ce viscère ou plutôt avec les névroses cardiaques.

TYPE XXI. — De la tachycardie dans ses rapports avec la neurasthénie.

La tachycardie est caractérisée par une accélération anormale et souvent exagérée des battements du cœur et des artères. Ce phénomène est-il dû à une excitation du grand sympathique, à une parésie ou à une influence inhibitoire du nerf pneumo-gastrique, ou bien à l'action combinée de ces diverses causes? Peut-on l'attribuer à une toxi-infection? Cette complexe généalogie est possible.

Quelquefois la tachycardie paraît être essentielle. Mais elle accompagne de temps en temps les maladies des centres nerveux et notamment celles qui sont localisées dans la région du bulbe ou du pont de Varole. Elle constitue aussi un des symptômes caractéristiques de la maladie de Basedow. Elle est assez fréquemment liée aux troubles dyspeptiques, hépatiques et utéro-ovariens. On constate également sa présence chez beaucoup de névropathes. Mais je ne crains pas de dire qu'elle est souvent associée avec la neurasthénie; pour être juste je dois ajouter que dans cette union elle joue plutôt le rôle d'un symptôme que celui d'une cause. Son apparition concorde avec une hypotension cardio-vasculaire qui peut être amendée par l'hydrothérapie à la condition de ne recourir aux applications reconstituantes de cette méthode de traitement, qu'après avoir délivré les neurasthéniques chez lesquels elle se manifeste de l'excitabilité nerveuse qui les agite. — J'ai déjà dit comment il faut procéder pour obtenir ce résultat.

TYPE XXII. — Le pouls lent et la neurasthénie.

Le pouls lent permanent est très rarement associé à la neurasthénie. Le ralentissement des pulsations artérielles que le docteur Huchard appelle la maladie de Stokes-Adams, du nom des deux auteurs qui ont les premiers étudié ses caractères, diffère de cette bradycardie intermittente que l'on constate chez des malades atteints de certaines lésions du cœur, du bulbe et des centres nerveux voisins du mæsocépale. Quelques auteurs le font dépendre d'un trouble de nutrition déterminé dans cette région du cerveau par des maladies toxi-infectieuses et portant son influence sur le cœur par l'intermédiaire du nerf pneumo-gastrique. Il n'a aucune action sur l'évolution de la neurasthénie et ne constitue pas une contre-indication au traitement hydrothérapique qui convient à cette névrose.

TYPE XXIII. — La parésie cardiaque et la neurasthénie.

La parésie cardiaque, quand elle n'est pas, bien entendu, la conséquence d'une lésion ou d'une dégénérescence du cœur et des vaisseaux, entre quelquefois dans le cortège symptomatique de la maladie de Beard. Sous cette forme idiopathique, elle est toujours heureusement modifiée par le traitement hydrothérapique qu'on emploie ordinairement contre cette affection nerveuse, surtout au moment où l'on fait méthodiquement intervenir les procédés qui ont une action tonique sur l'organisme.

TYPE XXIV. — De l'arythmie et des intermittences du cœur dans la neurasthénie.

Dans les maladies cardiaques, l'arythmie et les intermittences du cœur sont assez fréquentes; mais elles ne constituent pas l'apanage exclusif de ces sortes d'affections. On les constate aussi chez les personnes épuisées par les excès de tout genre, chez celles qui sont victimes d'une toxi-infection, chez les névropathes trop émotifs et surtout chez les neurasthéniques accessibles à la tristesse et au découragement. Ces intermittences fonctionnelles qui accompagnent assez souvent la neurasthénie cérébrale et la neurasthénie cardiaque, sont toujours heureusement modifiées par l'hydrothérapie dirigée contre l'état nerveux spécial qui semble leur donner naissance.

TYPE XXV. — Les palpitations nerveuses du cœur et la neurasthénie.

Les palpitations nerveuses du cœur sont assez fréquentes chez les neurasthéniques. Elles semblent dépendre d'une irritabilité anormale des rameaux sympathiques des plexus cardiaques. Cette excitation peut être provoquée par une action mécanique ou par une perturbation de certains centres nerveux.

Parmi les causes mécaniques, en excluant, bien entendu, celles qu'engendrent les maladies organiques du moteur de la circulation, on peut citer les obstacles éphémères et souvent renouvelés qui entravent l'écoulement du sang dans les vaisseaux. Pour vaincre ces résistances inattendues, le cœur est obligé parfois de lutter énergiquement; il palpite et devient, pour me servir de l'heureuse expression du professeur Dieulafoy, le siège de ces spasmes incommodes, angoissants et douloureux qui constituent les palpitations.

Parmi les causes purement nerveuses on cite les modifications structurales ou fonctionnelles qui se manifestent dans les centres nerveux, soit au niveau de la racine du sympathique, soit au niveau des ganglions qui envoient des rameaux au cœur. Ces modifications semblent concorder avec une constriction provoquée directement ou par action réflexe dans les artérioles de ces centres et avec un trouble de nutrition introduit dans leurs cellules génératrices. Ces diverses perturbations peuvent donc résulter d'une irritation périphérique dont il est facile de suivre le développement et dont on trouve assez souvent le point de départ dans le tube gastro-intestinal, dans les organes génito-urinaires. Elles sont quelquefois engendrées par un trouble de l'esprit ou par une secousse morale inopinément provoquée. Ces mêmes perturbations peuvent aussi être produites par une altération du sang susceptible d'amener dans les centres nerveux un trouble de nutrition et une perversion des oxydations chimiques qui entravent le fonctionnement de ces centres.

Dans ce dernier groupe on peut faire figurer les maladies toxi-infectieuses, les excès de tout genre, l'abus des boissons excitantes, du tabac, la chloro-anémie, les névroses et surtout la neurasthénie. Personne n'ignore que la maladie de Beard, surtout quand elle se localise dans le cœur, compte parmi ses symptômes les plus constants les palpitations de cet organe.

La neurasthénie et les palpitations de cœur ont donc entr'elles des liens qui révèlent une parenté incontestable. Le traitement hydrothérapique convient parfaitement à ces deux manifestations névropathiques. Mais pour obtenir de lui des effets réellement bienfaisants, il faut toujours recourir à ses applications sédatives telle que je les ai déjà formulées et prendre la précaution, alors que la cure touche à sa fin, de ne pas administrer des douches très froides ou très chaudes, trop longues ou trop énergiques.

TYPE XXVI. — L'angine de poitrine essentielle et la neurasthénie.

L'angine de poitrine essentielle que certains auteurs appellent à tort la fausse angine de poitrine apparait quelquefois chez les neurasthéniques surtout chez ceux qui appartiennent à la grande famille des arthritiques. Il arrive parfois que ces névropathes ont, sans raison connue, une névralgie cardiaque qui, en s'irradiant dans les côtés du thorax, dans le cou, les épaules, les bras, provoquent une violente constriction thoracique presque toujours suivie d'une sensation d'angoisse fort pénible et d'une dyspnée qui se transforme quelquefois en une véritable suffocation Cet accès n'a pas une longue durée; mais il se renouvelle assez souvent et fait naître dans l'esprit du malade une impression de terreur qui le trouble profondément.

Cette angoisse nerveuse qu'il ne faut pas confondre avec celle autrement grave que détermine notamment la prolifération oblitérante de l'aorte et des artères coronaires est en somme un spasme plus ou moins violent qui a son origine dans le plexus cardiaque et qui gagne progressivement tous les tissus placés dans son voisinage.

Lorsque cette angine se trouve greffée sur la neurasthénie, il faut que le traitement hydrothérapique dirigé contre cette névrose soit conduit très méthodiquement. Il est toujours prudent de commencer cette cure par des douches tempérées et très légères; on ne doit pas, du moins en débutant, diriger le jet dans les régions du corps où les crises douloureuses et suffocantes semblent trouver leur origine. Il sera même très utile de chercher à accentuer le mouvement de réaction dans les parties inférieures qu'on pourra du reste favoriser en administrant des bains de pieds chauds immédiatement avant la séance hydrothérapique proprement dite. Il ne faudra généraliser l'application de la douche que lorsque le malade sera bien acclimaté à recevoir son aspersion. Plus tard on pourra modifier la cure en introduisant dans son application les procédés capables d'amoindrir l'influence des causes qui ont joué un rôle dans l'explosion des désordres nerveux dont je viens de parler.

TYPE XXVII. — Le goitre exophthalmique et la neurasthénie.

Le goitre exophthalmique dénommé, alternativement, maladie de Graves ou de Basedow, est assez souvent associé à la neurasthénie. Ces deux affections peuvent exister simultanément; mais le plus souvent elles viennent l'une après l'autre; toutefois c'est presque toujours la neurasthénie qui apparaît la première; mais elle semble se hâter de céder la suprématie à la maladie de Basedow qui ne tarde pas à occuper sans partage la scène pathologique. Autrefois, la maladie de Basedow était considérée comme une névrose cardiaque et la description avait sa place dans la section des maladies fonctionnelles du cœur. Aujourd'hui, elle occupe un rang plus élevé et se trouve introduite dans le cadre nosologique des grandes névroses non loin des plus intéressantes psychoses. Je parlerai donc de ses relations avec la neurasthénie quand j'examinerai les rapports qui existent entre la maladie de Beard et les principales psycho-névroses. Je n'ai pas besoin de publier de nouveaux types démontrant l'alliance de la neurasthénie avec les névroses cardiaques. Le lecteur en trouvera des spécimens dans l'exposé de la neurasthénie cérébrale et de la neurasthénie cardiaque.

Rapports qui existent entre la neurasthénie et certaines maladies organiques ou fonctionnelles des vaisseaux sanguins. — Les relations de la neurasthénie avec quelques maladies vasculaires ont une forme et une importance très variables qui méritent d'être signalées. Elles sont très fréquentes avec les affections qui intéressent le réseau capillaire, assez rares avec celles des veines, plus communes et surtout plus inquiétantes avec celles qui se manifestent dans le système artériel.

Je vais m'occuper en premier lieu des relations qui semblent enchaîner la neurasthénie avec les perturbations du système vaso-moteur.

Influences réciproques de la neurasthénie sur le système vaso-moteur et du système vaso-moteur sur la neurasthénie.

TYPE XXVIII.

Pour bien saisir l'ensemble des troubles que la neurasthénie est capable d'engendrer dans le système circulatoire tout entier, il est nécessaire de bien connaître les perturbations qu'elle introduit dans le réseau capillaire par l'intermédiaire des nerfs vaso-moteurs. Ces perturbations figurent toutes dans les types que je viens de consacrer à la neurasthénie cérébrale, médullaire et cardiaque ; malheureusement elles sont très souvent le jouet de circonstances fortuites qui défigurent leurs traits et obscurcissent leur généalogie.

La neurasthénie essentielle exerce une influence incontestable sur toutes les sections de l'appareil circulatoire ; elle fait palpiter le cœur irrégulièrement, expose le myocarde à de regrettables défaillances et accélère ou ralentit le cours du sang qui perd ainsi son rythme normal et la régularité de sa marche. En pénétrant à travers le réseau vasculaire, elle trouble toujours le fonctionnement des nerfs vaso-moteurs. Dans certains cas son intervention prend une allure franchement excitante qui a pour effet de déterminer le resserrement ou une contracture des petits tubes sanguins. Cet état spasmodique provoque des phénomènes d'hypertension, engourdit les extrémités, donne naissance à des frissons assez accentués et produit même cette sensation de doigt mort qu'on observe dans le petit brightisme du professeur Dieulafoy. Les mains et les pieds ont quelquefois un aspect violacé qui fait craindre l'explosion plus ou moins prochaine de la maladie de Raynaud. On voit aussi apparaître de petits œdèmes donnant à la peau une teinte d'albâtre légèrement bleutée, œdèmes dont l'étendue est assez restreinte et qui ne provoquent presque jamais d'accidents redoutables.

A côté de ces diverses manifestations morbides qui coïncident presque toujours avec une constriction vasculaire engendrée très probablement par les phénomènes d'irritabilité répandus dans tout le système nerveux se trouvent des troubles circulatoires qui semblent être sous la dépendance de l'épuisement des nerfs chargés de gouverner le fonctionnement du réseau capillaire. Ils se traduisent par une dilatation vasculaire qui amène souvent une grande précipitation dans le cours du sang, des éruptions cutanées parfois accompagnées d'altérations morphologiques, une élévation de la chaleur animale dans certaines régions du corps qui deviennent, sans motif plausible, le siège d'une sécrétion abondante.

En analysant avec soin toutes ces perturbations que l'on observe dans la circonscription périphérique de l'appareil circulatoire, on est forcé de reconnaître qu'elles sont la conséquence d'une vaso-constriction ou d'une vaso-dilatation. Nous devons cette interprétation physiologique aux mémorables expériences de Claude Bernard et de Brown-Séquard sur les fonctions des nerfs vaso-moteurs.

Grâce à elles, on est presque autorisé à croire que ces divers phénomènes d'hypertension et d'hypotension vasculaires résultent, dans un grand nombre de cas, des spasmes ou des relâchements que la neurasthénie cérébro-spinale, et surtout la neurasthénie cardiaque, provoquent dans les tubes sanguins de la périphérie du corps. Je n'ignore pas que quelques médecins attribuent à ces actes de vaso-constriction et de vaso-dilatation le pouvoir de créer de toutes pièces la neurasthénie. C'est en les prenant pour point d'appui que les Drs Lange, Angel, Weber, G. Dumas et d'autres encore ont essayé d'édifier leur théorie *vaso-motrice* de la neurasthénie. Je parlerai de cette théorie en étudiant la pathogénie de cette névrose. Abandonnant ces questions doctrinales pour rester sur un terrain essentiellement pratique, je me plais à affirmer que l'hydrothérapie possède le don d'agir efficacement contre ces manifestations à double face dont l'aspect offre des contrastes irrécusables.

Lorsque les symptômes de constriction vasculaire, conséquences inéluctables d'une excitation du système nerveux semblent dominer la scène morbide, il faut recourir aux douches sédatives. Lorsque ces applications hydrothérapiques auront produit l'action bienfaisante qu'on attend d'elles, on pourra leur substituer de légères douches écossaises, en ayant soin de ne pas brusquer les changements de température de l'eau, et recourir finalement aux douches modérément froides et de courte durée. Ces dernières ont le privilège d'aguerrir les nerfs vaso-moteurs contre les impressions sensitives qui sont capables de pervertir leur fonctionnement.

Lorsque les symptômes d'hypotension sont très caractérisés, on est presque tenté de recourir aux douches froides pour relever la tonalité des tissus affaiblis. Cette conception est logique et la pratique qu'elle autorise peut quelquefois produire des résultats très satisfaisants. Mais avant de prendre cette détermination, il ne faut pas oublier que chez beaucoup de neurasthéniques, les phénomènes d'hypotension sont souvent et subitement remplacés par ceux de l'hypertension qu'il est toujours préférable de ne pas éveiller. J'engage donc à commencer la cure hydrothérapique par des douches peu agressives et de ne recourir aux douches toniques qu'après avoir jaugé exactement la résistance et l'impressionnabilité du malade. Cette intervention réservée est surtout utile quand il faut combattre la surélévation de la chaleur animale, la tachycardie et certaines transpirations dont l'origine nerveuse est incontestable. Sans doute les douches à basse température amènent un rafraîchissement qui procure au patient une sensation agréable. Mais ce bien-être passager est souvent remplacé par une réaction assez vive dont les conséquences peuvent compromettre la valeur curative du traitement. Il faut donc commencer par la douche tempérée qu'on refroidit progressivement quand on a acquis la conviction que le malade est réellement à l'abri de toute excitation névrosique.

Des relations de la neurasthénie avec les maladies du système veineux. — La neurasthénie n'a avec les maladies du système veineux que des points de contact très restreints. Mais il importe de les bien connaître surtout quand il faut appliquer l'hydrothérapie aux neurasthéniques qui sont atteints de ces maladies.

TYPE XXIX. — La neurasthénie développée chez les malades atteints de varices. — Comment convient-il d'appliquer l'hydrothérapie dans ce cas particulier ?

Lorsque la maladie de Beard se développe chez des personnes dont les veines sont visiblement variqueuses, elle peut être sans inconvénient traitée par l'hydrothérapie ; mais à la condition que l'eau employée n'ait pas une température trop élevée. La douche doit être agréablement froide, peu pénétrante et modérément prolongée. Elle agit sur les fibres lisses des vaisseaux trop dilatés dont elle réveille la tonalité, donne au courant sanguin qui se dirige vers le cœur une marche plus soutenue, apporte aux tissus limitrophes une surexcitation qui a pour résultat de favoriser la circulation dans les veinules rapprochées des tubes variqueux. L'existence des varices n'est donc pas une contre-indication à l'emploi méthodique de l'hydrothérapie chez les neurasthéniques qui sont sujets à cette infirmité.

Le varicocèle peut, d'après certains médecins, engendrer la neurasthénie. Cette dilatation variqueuse de la région scrotale exaspère tellement les malades qu'ils sont les premiers à demander au chirurgien de les débarrasser de leur mal. Cette opération guérit rarement la neurasthénie. Pour favoriser son action curative, il est indispensable de soumettre le patient à un traitement hydrothérapique approprié à son état.

Type XXX. — La neurasthénie et le varicocèle.

Le traitement hydrothérapique a, dans certains cas, une influence très salutaire sur le varicocèle; il atténue la gêne que cette infirmité occasionne et calme le plus souvent l'excitation nerveuse qu'elle provoque. Les aspersions froides localisées sur le siège du mal amènent presque toujours une heureuse modification de ces varices spéciales; elles sont en tout cas susceptibles d'améliorer quelques symptomes de la maladie de Beard si l'on joint à ces applications locales une douche généralisée.

Type XXXI. — Neurasthénie. — Hémorrhoïdes.

Les neurasthéniques qui sont indisposés par des poussées hémorrhoïdales sont presque toujours très soulagés par le traitement hydrothérapique. On associe alors la douche anti-neurasthénique au bain de siège et à la douche hémorrhoïdale en ayant soin d'adapter la température de l'eau à la nature de l'accident qu'il faut combattre. Si les hémorrhoïdes sont fluentes et produisent une véritable perte de sang, il faut que l'eau qui alimente ces deux applications locales soit très chaude ou très froide. Avec l'eau chaude, la durée de l'opération ne doit pas être longue; avec l'eau froide, on peut sans inconvénient la prolonger davantage. Lorsque les hémorrhoïdes sont douloureuses et qu'elles provoquent autour de l'ouverture anale des spasmes ou des démangeaisons, il faut que l'eau soit tempérée et reste longtemps en contact avec la région intéressée. S'il existe une procidence des veines hémorrhoïdales et si le gonflement est assez prononcé, on peut avoir recours, par l'intermédiaire du bain de siège et de la douche hémorrhoïdale, à des irrigations alternativement chaudes et froides. Dans ce cas, cette manœuvre ne devra jamais être très longue; il vaut mieux la renouveler plusieurs fois par jour que de lui consacrer une séance quotidienne démesurément prolongée. J'ai vu beaucoup de cas dans lesquels les troubles neurasthéniques ont disparu après l'intervention de ces applications locales exécutées d'après les indications que je viens de formuler.

Type XXXII. — La neurasthénie associée à la phlegmatia alba dolens ou simplement à la phlébite. — Modification que l'affection veineuse impose au traitement hydrothérapique dirigé contre la neurasthénie.

Les divers états morbides qui, sous le nom de *phlegmatia alba dolens*, ou plus simplement de phlébite, se manifestent dans le système veineux, peuvent se trouver associés aux symptômes de la maladie de Beard. Doit-on considérer cette coïncidence comme une contre-indication qui empêche de soumettre les neurasthéniques au traitement hydrothérapique dont ils ont si grand besoin? Je puis, en toute franchise, répondre à cette question essentiellement pratique.

Et d'abord je dois déclarer que l'abstention est nettement commandée quand la phlébite est de date récente. Pour motiver cette défense absolue, qu'il me soit permis de donner quelques explications.

Tous les médecins admettent que la phlébite peut être attribuée à une intoxication, à un état diathésique ou distrophique, à une altération du sang et à un trouble plus ou moins marqué de la circulation, de l'innervation ou de la nutrition.

Quand cette inflammation des veines ne se termine pas par une franche résolution, elle produit un thrombus qui adhère plus ou moins aux parois de ces vaisseaux et qui plus tard se transforme en un tissu fibreux susceptible de diminuer ou d'obturer la lumière de ce tube sanguin. On voit alors les veines voisines se dilater pour suppléer la veine oblitérée. En même temps, les parties environnantes deviennent le siège d'un gonflement œdémateux, de douleurs assez vives accompagnées d'une augmentation de chaleur très appréciable au toucher. Quelquefois, de ce thrombus s'échappe un caillot mou qui, sous le nom d'embolie, vient se précipiter dans le poumon, dans le cœur ou dans le cerveau. Ce parcours de l'embolie est toujours redoutable et peut occasionner les plus grands désastres. S'il est encore menaçant le médecin hydropathe doit impitoyablement s'abstenir s'il ne veut s'exposer à commettre une action coupable et funeste. Il ne doit intervenir que lorsque le départ du caillot n'est plus à craindre. Alors seulement il pourra soumettre le neurasthénique au traitement hydrothérapique. Après l'avoir guéri de sa névrose, il pourra même compléter son œuvre réparatrice, modifier les désordres de toute espèce qui entravent encore le fonctionnement de la région intéressée. Il trouvera dans l'outillage de cette méthode curative des procédés capables de faciliter le cours du sang, de tonifier le tissu veineux, de calmer les douleurs, de dégorger les parties infiltrées. Il pourra aussi aider l'organisme à sortir de ce milieu morbide en modifiant son état diathésique et ses tendances toxi-infectieuses, en régularisant les actes de nutrition et finalement en restituant au sang et aux nerfs les qualités qu'ils ont perdues. Cette intervention mérite d'être tentée. Pour qu'elle réussisse, il faut employer la douche mobile, terminée par une grosse pomme d'arrosoir, mise en jeu par l'appareil hydro-mélangeur qui, seul, permet de varier la température de l'eau en lui donnant instantanément le degré qui convient le mieux à la sensibilité ou à la tolérance de chaque individualité morbide. La douche doit être à percussion légère, toujours courte, doucement localisée sur la région où siégeait la phlébite et terminée invariablement par une aspersion généralisée qui facilitera la réparation des éléments histologiques et permettra au neurasthénique de retrouver l'équilibre de son système nerveux.

Rapports de la neurasthénie avec les maladies des artères.

TYPE XXXIII. — Influence de la neurasthénie sur le fonctionnement des artères. — Influence que les processus morbides localisés dans les vaisseaux artériels exercent sur certaines manifestations de la neurasthénie et sur les actes de la nutrition. — Rapports de ces processus avec les maladies toxi-infectieuses.

Les relations de la neurasthénie avec les maladies des artères sont plus nombreuses que celles qui la rapprochent des maladies du système veineux. Elles ont une apparence plus sombre et affectent généralement une autre forme.

La maladie de Beard exerce sur les artères une influence incontestable; elle peut développer dans leur tissu musculaire des spasmes qui, en rétrécissant le calibre de ces vaisseaux, sont capables de diminuer et même d'entraver la circulation du sang dans les régions du corps que ces artères sont chargées d'irriguer et de nourrir. Ces parties, privées de leur liquide nourricier, blanchissent, s'étiolent ou s'atrophient; et les perturbations que cet incident provoque contribuent à augmenter l'escorte symptomatique de cette névrose.

En revanche, quand les artères sont le siège d'un processus inflammatoire et que ce processus, surtout quand il passe à l'état chronique, atteint les petits vaisseaux des centres nerveux, il prive ces centres nerveux de leurs éléments réparateurs et leur inflige un trouble de nutrition où la neurasthénie peut trouver son origine. Si, par une malheureuse coïncidence, le sang est altéré par une intoxication ou par une infection, il perd ses qualités régénératrices et rend les troubles de nutrition plus sérieux et plus graves. La neurasthénie peut, à la rigueur, être engendrée par ces fâcheuses altérations; mais alors elle n'est plus que l'ombre d'elle-même et ses traits fondamentaux sont défigurés par des manifestations morbides qui ne lui appartiennent pas. Elle perd son caractère essentiel, se trouve reléguée à un rang secondaire et devient un simple symptôme d'une altération des artères et du sang.

Lorsque l'irritation du tissu artériel reste longtemps stationnaire, elle excite les nerfs sensitifs placés dans son entourage. Cette excitation peut être transportée, par la voie des nerfs, jusque dans les centres nerveux où elle provoque de nombreuses actions réflexes au milieu desquelles on découvre les symptômes de la neurasthénie. Dans ce cas spécial, comme dans le précédent, la maladie de Beard ne conserve pas son essentialité ; elle doit être logiquement placée dans le cadre de ces neurasthénies que j'ai décrites sous le nom de neurasthénies d'origine périphérique ou réflexe. Pour lutter contre ces manifestations morbides, on peut avoir recours à l'hydrothérapie.

La neurasthénie et l'artério-sclérose. — Aperçu sommaire sur l'artério-sclérose. — Pour compléter l'examen des relations que la neurasthénie peut avoir avec les maladies cardio-vasculaires, il faut que j'étudie celles qu'elle a avec l'artério-sclérose.

Cette redoutable affection a pour point de départ une irritation presque toujours spécifique de la tunique interne des artères ayant pour effet de diminuer le calibre de ces vaisseaux et de développer en eux des productions fibro-calcaires presque indissolubles.

Le Dr Huchard est celui qui a le mieux étudié ce processus morbide; après nous avoir appris à connaître les signes qui permettent de prévoir son apparition, il a démontré que dans beaucoup de cas le développement de l'artério-sclérose est précédé par des phénomènes douloureux très tenaces et par une série de troubles dont les principaux se traduisent par une vaso-constriction avec hypertension vasculaire très accentuée. Ces troubles vaso-constrictifs entravent le cours de la circulation, rétrécissent la lumière des vaisseaux sanguins et menacent la fonction et la texture des organes qu'ils envahissent. C'est souvent sur le rein et sur le foie, c'est à dire sur, les appareils chargés d'éliminer toutes les impuretés qui encombrent la plupart de nos tissus, que cette affection redoutable exécute ses agressions les plus malfaisantes. Mais elle n'épargne pas non plus le cœur et le cerveau qui sont les victimes habituelles de ses dégâts. Les centres nerveux eux-mêmes ne sont pas à l'abri, et c'est probablement quand elle dirige sur eux ses premières attaques que les symptômes de la neurasthénie font leur apparition.

Sans chercher à surprendre le mystère qui entoure l'évolution de cette dégénérescence spéciale, je crois pouvoir dire que l'on trouve presque toujours dans l'étiologie de cette maladie une infection ou une intoxication chronique. Il semble donc que c'est par le sang que le germe morbide est apporté dans les artères et par voie de suite dans la plupart des organes. On pourrait donc presque admettre que cette altération cardio-vasculaire est une affection secondaire provoquée par la viciation du liquide sanguin.

Dans cet ordre d'idées, on peut signaler l'influence causale de presque toutes les maladies toxi-infectieuses, du rhumatisme, de la goutte, de l'arthritisme ou de l'herpétisme, du diabète, de la syphilis, de l'alcool, du plomb, du tabac et enfin de l'usure histologique qui est l'apanage de la vieillesse réelle ou anticipée.

Parmi les causes de l'artério-sclérose, on peut faire figurer l'auto-intoxication qui résulte d'un régime défectueux ou de troubles digestifs invétérés, le surmenage, la fatigue, les chagrins, les perturbations du système nerveux et les irrégularités qui compromettent l'accomplissement des mutations nutritives.

Si l'on examine avec soin la marche de l'artério-sclérose, il est aisé de constater qu'avant d'atteindre la période des lésions irrémédiables cette maladie alarmante se révèle par des troubles fonctionnels et des processus irritatifs dont on peut amortir ou annihiler l'expression. C'est à ce moment que le Dr Huchard conseille d'intervenir énergiquement. Il recommande d'imposer au malade une vie hygiénique irréprochable, une alimentation bien choisie dans laquelle le régime lacto-végétarien doit avoir la prééminence et enfin une médication qui permette d'aider les fonctions éliminatrices du foie et des reins. Mais avant tout il conseille de lutter contre l'hypertension vasculaire qui, dans cette maladie, est toujours menaçante et dangereuse.

Je puis affirmer à mon tour que lorsque l'artério-sclérose n'a pas dépassé la période des troubles fonctionnels et des processus irritatifs localisés dans la tunique interne des artères, l'hydrothérapie peut offrir aux médecins de précieuses ressources. Elle exerce une action très bienfaisante sur les manifestations qui révèlent un trouble de nutrition, une infection ou une intoxication. Elle est surtout utile pour combattre les phénomènes d'hypertension et d'hypotension vasculaires qui apparaissent à toutes les phases de la maladie. Je n'ai pas besoin d'ajouter que pour produire ces heureux effets il faut que son intervention soit méthodiquement réglée.

Si l'hypertension est nettement accentuée, on ne doit jamais débuter par l'eau froide. Il vaut mieux recourir à l'eau tempérée et surtout faire usage de la douche hypotensive que j'ai plusieurs fois décrite dans le cours de ce fascicule.

Si, au contraire, on constate un affaiblissement de la tension artérielle, des stases sanguines, une circulation capillaire trop languissante, un myocarde affaibli et des troubles nerveux d'une allure dépressive, on peut faire usage de l'eau froide. Mais il me paraît sage de commencer par des applications tièdes qu'on pourra progressivement rafraîchir et même refroidir s'il devient nécessaire de provoquer des effets toniques. En agissant ainsi, on évitera à l'organisme une perturbation inutile et l'on n'exposera pas les viscères à subir un refoulement de sang qui, s'il était trop prononcé, pourrait occasionner de sérieux accidents.

Chez les malades de cette catégorie, il faut donc éviter d'employer l'eau à une basse température et se garder de recourir aux applications excitantes, même atténuées, avant d'être très exactement renseigné sur l'impressionnabilité du patient et sur sa tolérance pour les impressions froides. C'est dans ce but que je conseille de commencer l'opération balnéaire avec une douche à température agréable, jamais très chaude, insensiblement rafraîchie à la fin, toujours courte et à percussion légère. On peut, sans inconvénient, la localiser sur le foie pour décongestionner cette glande qui est souvent engorgée, la diriger sur les lombes et sur la partie inférieure du sternum pour stimuler les reins dont le fonctionnement a toujours besoin d'être surveillé, et enfin la répandre sur toute l'étendue de la peau pour déterminer dans le réseau capillaire du tégument une dérivation salutaire à l'harmonie de la circulation centrale.

Je donne une grande importance à la description de ces manœuvres hydrothérapiques, parce qu'elles peuvent rendre de très grands services aux malades qui présentent dans leur séméiologie les traits de l'artério-sclérose mêlés à ceux de la neurasthénie. Cette association est assez fréquente; elle a été, si je ne me trompe, signalée pour la première fois par le Dr Regis au congrès de neurologie réuni à Bordeaux il y a une douzaine d'années. Plus tard le Dr Darroux a complété l'opinion de l'éminent aliéniste en publiant dans sa thèse inaugurale une série de faits qui lui ont permis de croire que la maladie de Beard peut se développer sous l'influence de l'artério-sclérose.

Entre ces deux états morbides en apparence si différents, il existe des relations incontestables qui méritent d'être attentivement examinées. Elles offrent dans leur aspect de nombreuses nuances qu'on peut grouper en trois variétés fort distinctes.

Dans la première variété la neurasthénie figure dans le prélude de l'artério-sclérose comme dans celui de la paralysie générale. C'est une neurasthénie prodromique.

Dans la seconde variété se trouve la neurasthénie d'origine périphérique ou reflexe. Elle est due à l'excitation développée dans les artères par le processus irritatif qui apparait au début de l'artério-sclérose. Cette excitation est transportée par les nerfs sensitifs dans les centres nerveux où elle détermine des actions réflexes au milieu desquelle se dessinent les traits de la neurasthénie.

Dans la troisième variété la neurasthénie fait son apparition quand l'artério-sclérose a commencé son œuvre de dégénérescence. Elle n'occupe alors qu'un rang secondaire et n'est plus qu'une expression symptomatique. Ses manifestations ressemblent à celles qu'elle présente quand elle est associée à d'autres affections organiques, aux maladies infectieuses, à la syphilis, aux intoxications, aux diathèses ou aux dystrophies, en un mot à tous les états morbides qui ont pour point de départ l'altération du sang ou une usure précoce des éléments histologiques de l'organisme.

En traversant les diverses phases de l'artério-sclérose, la neurasthénie prend des allures dont la forme correspond avec l'étendue, la gravité et surtout la localisation des lésions vasculaires. Les observations suivantes vont me permettre d'en signaler les principaux traits.

TYPE XXXIV. — Le malade dont il est ici question est un grand névropathe amateur de bonne chère. A la suite d'une série d'abus de toute espèce il est devenu neurasthénique. Sa névrose fut considérée comme un prélude de l'artério-sclérose. Elle a promptement disparu, laissant après elle quelques troubles circulatoires. Plus tard, sous l'influence d'une grande frayeur, il a eu un nouvel accès de neurasthénie accompagné, comme le précédent, de perturbations cardio-vasculaires. Les applications sédatives de l'hydrothérapie ont guéri ses nerfs et sensiblement modifié ses troubles circulatoires.

Il s'agit ici d'un homme vigoureux habitué depuis plusieurs années à déjeuner toutes les semaines dans un grand restaurant parisien avec plusieurs amis doués, comme lui, d'un appétit légendaire. Ces agapes hebdomadaires dont les menus peuvent être considérés comme une protestation éclatante contre le régime végétarien, étaient arrosés avec des vins fameux, des liqueurs exquises et duraient presque toujours fort longtemps. Le malade dont je fais l'histoire, en sortant de de ce festin pantagruélique regagnait promptement son domicile, se mettait dans son lit et restait couché pendant près de vingt heures. Le lendemain il éprouvait une grande lassitude physique, avait de la céphalée, ne pouvait se livrer à aucun travail intellectuel et se plaignait de ressentir du côté du cœur des douleurs parfois assez pénibles et des palpitations toujours désagréables. Ces malaises disparaissaient assez vite et se montraient de nouveau après chaque réunion gastronomique.

Le renouvellement de ces accidents qu'on pouvait légitimement attribuer à un grand abus de viandes rouges et de boissons alcooliques inspira quelques inquiétudes à la femme de ce mangeur infatigable et la détermina à soumettre son mari à un examen médical. Les praticiens appelés en consultation découvrirent chez ce malade quelques accidents neurasthéniques et des troubles de circulation dominés par des phénomènes d'hypertension cardio-vasculaire; ils constatèrent en même temps une distension stomacale appréciable et des douleurs lombaires parfois assez vives. Ils trouvèrent aussi dans les dépôts de son urine une grande quantité d'acide urique, de l'indican, des phosphates et des parcelles d'albumine.

Pour calmer l'excitation nerveuse qui avait servi de prélude à cet état pathologique et pour apaiser les manifestations spasmodiques répandues dans tout le système circulatoire, ils conseillèrent l'usage de médicaments nervins, de diurétiques et de légers purgatifs. Ils prescrivirent le repos, une vie sage et une alimentation lacto-végétarienne. Cette cure produisit de très heureux résultats et la santé du malade fut très sensiblement améliorée. Les accidents neurasthéniques que les médecins avaient considérés comme un prodrome de l'artériosclérose disparurent, et les troubles circulatoires furent très amendés.

Un jour, son médecin ordinaire qui depuis quelque temps ne lui faisait que des visites très espacées, vint le voir. Il crut reconnaître, chez son malade, des tendances qui semblaient l'inciter à reprendre sa vie passée. Il lui adressa quelques remontrances, et pour les rendre plus efficaces, il lui fit comprendre que la maladie qui avait failli compromettre son existence était encore menaçante et pourrait, en se manifestant de nouveau, amener un véritable désastre. Terrifié par ce grave avertissement, il promit de se soumettre aveuglément aux conseils qu'on venait de lui donner. Mais ces révélations troublèrent son esprit et le remplirent d'inquiétudes. Découragé dans ses goûts et dans ses actions, il sentit ses forces disparaître et son intelligence s'amoindrir de jour en jour. Un véritable accès de neurasthénie ne tarda pas à se manifester, apportant, avec ses traits distinctifs, la sombre prévision d'une mort prochaine. C'est dans cette triste circonstance que je vis pour la première fois ce malade à qui l'on venait de conseiller l'hydrothérapie. La neurasthénie dont il était atteint, et qui se révélait avec ses caractères essentiels, me parut être plutôt provoquée par la violente émotion qu'il venait d'éprouver que par l'artério-sclérose dont les symptômes n'étaient pas très apparents. Renseigné sur les antécédents du patient, je commençai la cure par un usage méthodique et régulier de la douche hypotensive qui produisit des effets très satisfaisants. Plus tard il put supporter des douches légèrement toniques et s'astreignit à suivre avec une constance admirable, pendant près d'une année entière, cette application hydrothérapique à peine modifiée. La neurasthénie disparut sans laisser aucune trace et les symptômes de l'artério-sclérose, recherchés avec une grande insistance, étaient devenus introuvables. La guérison de cet état pathologique n'a pas été, jusqu'à présent, compromise; mais sa pathogénie reste toujours difficile à analyser. On peut, à la rigueur, croire que le premier accès de neurasthénie a été le prélude de l'artério-sclérose ; mais le second, tout en paraissant lié avec la terrible affection cardio-vasculaire, m'a semblé, en se présentant avec les caractères essentiels de cette névrose, être particulièrement tributaire de la frayeur ressentie par le malade le jour où on lui déclara qu'il était menacé d'une affection mortelle.

Type XXXV. — Homme très nerveux. — Abus de travaux intellectuels et de plaisirs mondains. — Passionné pour le jeu qui absorbe ses soirées et une partie de ses nuits. — Fatigue et énervement consécutifs. — Neurasthénie promptement compliquée des symptômes d'une artério-sclérose à son début. — Amélioration momentanée. — Rechute. — Nouvel accès de neurasthénie prémonitoire. — Quelques traits de neurasthénie d'origine périphérique. — Traitement interrompu. — Marche rapide de l'artério-sclérose. — Terminaison fatale.

Ce type m'est offert par un magistrat d'un grand renom, doué d'une belle intelligence et d'un esprit admirablement cultivé. Plein d'ardeur pour le travail et pour les plaisirs de la table, il avait une passion forcenée pour le jeu qui absorbait toutes ses soirées et une partie de ses nuits. Cette vie agitée produisit dans son système nerveux une perversion assez prononcée qui se traduisit à bref délai par une crise de neurasthénie. Sous son influence, il ressentit un épuisement psychique qui l'obligea à suspendre ses travaux intellectuels, à se priver de ses lectures favorites et à délaisser même les causeries mondaines, toujours attrayantes pour lui. En même temps, il fut surpris par une irritabilité dont il ne parvint pas à expliquer l'origine et qui amena de fâcheuses modifications dans son caractère et dans les facultés de son entendement.

Les médecins qu'il consulta voulant tout d'abord apaiser l'excitation nerveuse dont il donnait des preuves manifestes, l'engagèrent à suivre un traitement hydrothérapique. Il prit pendant quelque temps des douches franchement sédatives qui calmèrent son agitation et atténuèrent ses troubles névropathiques. Cédant à des inspirations insolites, il abandonna brusquement sa cure et alla passer quelques semaines à la campagne. Ce séjour lui fut très favorable. Mais en rentrant à Paris, il eut quelques malaises et les médecins appelés auprès de lui constatèrent, en dehors des troubles nerveux indistinctement accentués, des palpitations tumultueuses, de la dyspnée, de l'angoisse cardiaque, des éblouissements vertigineux, des bourdonnements d'oreilles avec pulsations artérielles, des souffles intermittents à la pointe du cœur, de l'arythmie et tous les signes d'une forte hypertension cardio-vasculaire. Ils conclurent sans hésitation à l'existence d'une artério-sclérose. Ils lui conseillèrent de suivre le traitement classique de cette maladie, et pour le mettre à l'abri des importunités mondaines dont il n'avait pas le courage de s'affranchir, ils l'engagèrent à faire un séjour très prolongé sur les bords du lac de Genève.

Il n'est pas besoin, je crois, d'être un grand clerc en pathogénie pour oser dire que les symptômes de neurasthénie développés au début de la maladie de ce magistrat ont été les prodromes de l'artério-sclérose. Leurs caractères se sont rapprochés de ceux de la neurasthénie d'origine périphérique. Ils ont été assez promptement défigurés et même voilés par ceux qui désignent une altération spéciale du cœur et des vaisseaux. Cette transformation était menaçante. Mais il est permis de supposer que le malade aurait pu l'éviter ou du moins la retarder s'il avait continué la cure de sédation hypotensive qui avait tout d'abord amendé son état. Victime de son infidélité et de son imprévoyance, il n'a pas eu le courage de lutter contre ces accidents implacables qui ont engendré une maladie de cœur à laquelle il a succombé.

TYPE XXXVI. — Histoire pathologique d'un médecin appartenant à la race neuro-arthritique. — Syphilis d'ancienne date négligemment soignée. — Pratique professionnelle. — Neurasthénie consécutive. — Artério-sclérose particulièrement localisée dans les reins. — Amélioration obtenue par le traitement hydrothérapique, le régime lacto-végétarien, le repos et l'usage des eaux de la Preste. — Cette amélioration persista jusqu'au jour où le malade eut la mauvaise chance de contracter un grand refroidissement qui provoqua une néphrite mortelle.

Dans ce type se trouve décrit l'état pathologique développé chez un médecin qui, absorbé par ses nombreuses occupations, n'a jamais songé à surveiller sa santé. Né de parents arthritiques, il a eu dans sa jeunesse de nombreux accès de migraines, une fièvre typhoïde assez grave et une maladie vénérienne négligemment traitée. Vers l'âge de quarante ans il a subi les tristes effets d'un surmenage professionnel qui s'est traduit par une irritabilité générale compliquée d'une grande faiblesse.

Un soir, après avoir assisté une de ses clientes dans un accouchement difficile et prolongé, il rentra chez lui, exténué de fatigue, fortement incommodé par les transes d'un violent frisson. Il se coucha et s'endormit. Le lendemain, en se levant, il éprouva une lassitude extrême qui l'obligea à garder le repos. Son esprit devint inquiet et se laissa absorber par des idées qui lui firent entrevoir un malheureux avenir. Il prit momentanément le parti de vivre dans un complet isolement, se contentant, pour tout remède, d'une alimentation reconstituante. Cette retraite forcée ne lui fut pas très favorable. Il se plaignait souvent d'une céphalée constrictive qui empêchait tout effort intellectuel et de douleurs rachidiennes parfois intolérables. Il était importuné pendant la nuit par ces envies fréquentes d'uriner que le professeur Dieulafoy englobe sous le nom de pollakiurie. Pendant le jour il avait des palpitations de cœur incessantes, des élancements douloureux dans la région thoracique et des spasmes répandus dans les extrémités supérieures, spécialement localisés dans les mains et dans les doigts qui, par moment, devenaient insensibles et exsangues. Il éprouvait aussi dans l'oreille gauche des bourdonnements insupportables qu'un auriste de ses amis attribua à une sclérose du tympan.

Quelques-uns de ses confrères constatèrent d'abord une hypertension cardio-vasculaire très accusée, coïncidant avec un pouls dur et serré, une légère hypertrophie du cœur, de l'œdème sur les paupières et autour des malléoles et un blanchiment appréciable des deux papilles. Le malade avait aussi de la dyspepsie, des gonflements articulaires comme en offrent souvent les arthritiques et des troubles nerveux au milieu desquels on pouvait distinguer les symptômes de la neurasthénie. Les urines, presque toujours peu abondantes, furent examinées avec soin et à plusieurs reprises. Les analyses étaient souvent contradictoires ; mais les dernières permirent de constater de l'albumine, des débris d'épithélium et de cylindres, des mucosités, des phosphates et quelques globules sanguins.

Les médecins, appelés pour examiner la situation de notre confrère furent embarrassés pour préciser et motiver leur diagnostic. Les uns crurent à une artério-sclérose localisée dans les reins; d'autres à une simple néphrite de nature arthritique; et certains d'entr'eux n'hésitèrent pas à attribuer tous ces désordres à une altération du sang engendrée cumulativement par la fièvre typhoïde, par la syphilis et par une auto-intoxication. Le malade écouta avec beaucoup de philosophie ces dissertations un peu discordantes, et finit par déclarer aux docteurs dont il avait sollicité l'avis que ses plus cruelles souffrances étaient dues à ses troubles nerveux. On écouta ses doléances avec une sincère commisération et on lui proposa de suivre un traitement hydrothérapique approprié à son état.

Il accepta ce conseil et me demanda de diriger la cure qu'on venait de lui conseiller. Il me raconta toutes ses misères et m'affirma que les plus difficiles à supporter étaient celles que lui infligeait la neurasthénie. J'étudiai avec soin l'évolution de cette névrose qui était si pénible pour lui et contre laquelle il réclamait un traitement immédiat.

Dans ce cas particulier, il était permis de supposer que la maladie de Beard avait fait partie du prologue de cet ensemble pathologique dont je venais d'entendre le récit très détaillé. Elle ne garda pas longtemps son apparence prodromique et se transforma, à plusieurs reprises, dans le cours de cette évolution morbide en une neurasthénie d'origine périphérique ou réflexe pour devenir ensuite nettement symptomatique des diverses altérations dont l'organisme du malade était saturé.

Je commençai le traitement par des applications sédatives et j'eus recours à la douche hypotensive qui, administrée pendant un certain temps, produisit un très heureux résultat. Notre confrère fut bientôt débarrassé de ce qu'il appelait ses malaises nerveux; il sentit ses forces renaître de jour en jour et eut la satisfaction de constater que l'hypertension vasculaire était notablement amendée. Je dois attribuer une part de cette amélioration au régime lacto-végétarien qu'il suivait avec une scrupuleuse exactitude et aux bienfaits de la vie sage et régulière qu'il s'était imposée.

On lui conseilla, pour compléter sa cure, d'aller boire les eaux de Capvern qui l'excitèrent démesurément. Il se rendit à la station de la Preste où sa santé ne tarda pas à devenir meilleure. Après un séjour assez prolongé dans cet établissement pyrénéen, il rentra à Paris très satisfait de son déplacement et voulut aussitôt reprendre ses travaux professionnels. Mais la fatigue physique, les préoccupations morales et aussi l'abus d'une alimentation trop substantielle pour son organisme, provoquèrent une nouvelle poussée d'artério-sclérose qui se dirigea particulièrement vers les reins. Effrayé par cette attaque inattendue il se retira à la campagne où il vécut paisiblement pendant de longues années durant lesquelles il se soumit scrupuleusement à un régime exemplaire. Malheureusement il eut la malencontreuse chance de contracter un grand refroidissement qui détermina une néphrite mortelle.

TYPE XXXVII. — C'est le type d'un neuro-arthritique passionné pour la vie joyeuse. — Curieuse histoire. — Neurasthénie prodromique et symptomatique d'une artério-sclérose cérébrale. — Fin lamentable de cet homme de plaisir. — Un mot sur les conceptions nouvelles inspirées par l'étude de l'artério-sclérose cérébrale.

Je désire représenter dans ce type un homme que la vieillesse n'a pas encore atteint ; il appartient à la race des arthritiques et porte avec assez d'aisance le fardeau d'un nervosisme de bon aloi. Il a toutes les apparences d'une santé florissante, travaille peu et se livre à toute espèce de spéculation financière. Sa moralité est mal tarifée même par ses meilleurs amis et sa culture intellectuelle reste toujours à un taux dérisoire. Il aime beaucoup la peinture et la musique et avoue avec une certaine désinvolture qu'il ne cherche dans la vie que les jouissances et les plaisirs. Il fréquente volontiers les somnambules et ne croit qu'aux horoscopes heureux. Quand ces diseurs de bonne aventure ne sont pas favorables à ses goûts il les répudie et donne à sa protestation une forme ampoulée qui semble très extraordinaire chez un homme dont le langage est souvent trivial et l'esprit très vulgaire. Il adore faire connaître toutes les péripéties de son existence. Il les raconte simplement quand elles ont peu d'importance ; mais lorsqu'elles prennent des proportions démesurées, il donne à son récit une forme mélo-dramatique qui semble être l'expression d'un état nerveux. J'ai été quelquefois le confident de ses doléances.

Un jour il vint me faire part du violent chagrin que lui avait occasionné le départ inopiné de sa maîtresse favorite, qu'un brillant officier venait de lui ravir. Stupéfait par cette désagréable aventure, il s'indigna contre ce qu'il appelait un attentat fait à sa vie heureuse et déclara qu'il n'aurait pas la force de résister à cette brèche injuste dirigée contre son bonheur. Il resta longtemps sous le coup de ce pénible déboire, négligea volontairement ses distractions journalières, perdit ses forces et devint un véritable neurasthénique.

Il suivit un traitement hydrothérapique approprié à son état et se rétablit assez promptement. Pour compléter sa guérison il alla séjourner aux bords de la mer, ouvrit la chasse dans son domaine seigneurial où il convoqua des invités triés sur le volet, passa l'hiver suivant à Monte-Carlo où il perdit beaucoup d'argent et revint à Paris, en maugréant contre les bizarreries et l'inclémence du sort. Cet homme perdit sa joie coutumière, devint triste, réduisit ses relations mondaines et s'appliqua avec un soin jaloux à éviter les contrariétés et les ennuis. Ce changement d'habitudes développa en lui une grande tristesse et favorisa l'explosion d'une crise de neurasthénie. Il fut assez heureux pour triompher de cette épreuve. Afin de le soustraire aux conséquences d'une nouvelle rechute qui aurait pu compromettre la sécurité de son cerveau déjà peu résistant et de ses nerfs trop impressionnables son médecin lui conseilla d'aller vivre au milieu des champs.

Il obéit scrupuleusement à ces prescriptions tutélaires et s'en trouva bien. Cette vie calme ranima ses forces, rendit l'équilibre à son système nerveux et donna à ses facultés cérébrales la pondération dont elles avaient besoin.

Mais, l'inconstance et la bizarrerie de ses goûts le disposèrent à croire que son exode campagnarde devenait trop prolongée. Il se figura être atteint d'une nostalgie dangereuse, qu'il attribua naturellement à la monotonie champêtre, et, il revint à Paris désireux de reprendre sa vie joyeuse d'autrefois.

Dès son retour, et ne soupçonnant pas la fragilité de son cerveau, il voulut se donner le plaisir de fréquenter les réunions les plus bruyantes et les plus interlopes. Il ne dédaignait pas d'aller assez souvent dans ces maisons mal famées qu'on appelle dans un certain monde, des temples de tolérance. Un jour, ou plutôt un soir, il en sortit fourbu par les dévotions trop fréquemment pratiquées sur l'autel d'une déesse de son choix. On le transporta promptement à son domicile où il éprouva les rudes secousses d'un ictus cérébral très caractérisé. Son médecin parvint à entraver cet avortement apoplectique mais il ne put pas rendre à ses mouvements musculaires leur régularité et leur énergie. Les forces du malade diminuèrent sensiblement de jour en jour, et son esprit qui avait eu toujours la légèreté d'une plume s'envola facilement ne laissant à son hôte abandonné qu'une mémoire très dégradée, une attention très rebelle et une raison presque anéantie.

A peine remis de ce désastre, il eut de nouvelles poussées congestives, de la parésie motrice, une aphasie intermittente, des troubles oculaires et auditifs inconstants dans leur durée et des accidents neurasthéniques qui ressemblaient à quelques-uns de ceux qu'il avait eus au début de son mal.

Ces désordres furent attribués à l'artério-sclérose qui accomplissait fatalement son œuvre néfaste dans le cerveau de cet infortuné. En ne visant que les accidents neurasthéniques qu'il avait eus dans le cours de sa maladie, on peut, je crois, affirmer que les premiers furent les prodromes de l'artério-sclérose et les derniers les symptômes incontestables de cette terrible affection.

Les altérations matérielles qu'elle produit, ressemblent à celles qu'autrefois on plaçait sous la dépendance de l'encéphalite ou du ramollissement du cerveau. Aujourd'hui, on croit qu'elles sont causées par une obstruction complète des artères cérébrales et par une nécrobiose des tissus limitrophes arrosés par elles.

Les leçons des professeurs Grasset et Brissaud, les travaux des docteurs P. Marie et Ferrand jettent une certaine clarté sur cette question qui reste parfois obscure, et confirment en partie la magistrale conception du docteur Huchard sur l'étude des lésions viscérales consécutives à l'artério-sclérose. J'entends bien les protestations des docteurs Bard et Letulle qui ne veulent pas accorder à cette affection vasculaire la prépondérance que lui donne l'éminent médecin de Necker. Mais il faut reconnaître que les scléroses viscérales, d'origine vasculaire, qu'elles constituent la sclérose distrophique de H. Martin, sénile de Demange, vasculaire de Marinesco ou lacunaire de P. Marie et Ferrand, déterminent un état morbide qui, dans bien des cas, a pris la place de l'encéphalite et du ramollissement du cerveau.

Les professeurs Grasset et Brissaud ont admirablement étudié ce processus dégénératif qu'ils attribuent à l'arthritisme, à l'alcoolisme, aux diverses toxi-infections, et à d'autres causes encore dont l'influence est rendue plus funeste quand le foie et les reins ne parviennent pas à délivrer suffisamment le sang et les tissus des substances toxiques qui les détériorent. Ils nous apprennent que les malades dont le cerveau est attaqué par cette redoutable affection ont des troubles moteurs qui les obligent à marcher à petits pas, à traîner les pieds et à manifester dans leurs mouvements une sorte de titubation qui ressemble à celle qu'occasionne une douce et discrète ébriété. Leur parole est souvent embarrassée et les mots qu'ils prononcent correspondent rarement aux idées qu'ils veulent exprimer. Ils sont très émotifs et pleurent ou rient avec une grande facilité. Leur attention ne peut pas être sérieusement captivée; leur mémoire est presque toujours infidèle; leur esprit n'agit que par procuration et se contente de n'être qu'un écho des pensées d'autrui; leur caractère enfin subit des modifications bizarres qui provoquent une irritabilité changeante pouvant aller parfois jusqu'à la cruauté.

Les désordres pathologiques que je viens d'énumérer étaient presque tous accumulés chez le malade qui a motivé cette petite digression. Il avait, en outre, des accidents neurasthéniques qui ont disparu après avoir servi de prodrome à l'artério-sclérose Ils se sont montrés de nouveau quand cette affection a commencé réellement son œuvre destructive; mais alors ils ont perdu leur caractère essentiel et n'ont plus occupé dans cet ensemble symptomatique qu'un rang secondaire très effacé.

On aurait pu peut-être entraver ou du moins ralentir la marche de cet état morbide s'il avait été possible de lutter avec persévérance contre la neurasthénie prémonitoire qu'il fallait considérer comme un précurseur de mauvais augure.

Ce faux neurasthénique vit encore. Il est l'esclave de mercenaires bien stylés, reste indifférent à tout ce qui l'entoure, ne voit plus personne et promène son ombre errante à travers les avenues parisiennes qui furent jadis témoins de ses folies. J'achève le récit de cette triste histoire dont j'aurai l'occasion d'évoquer le souvenir quand j'étudierai les relations de la neurasthénie avec certaines affections organiques du cerveau et de la moëlle épinière.

CHAPITRE VII

NEURASTHÉNIE ESSENTIELLE LOCALISÉE DANS L'APPAREIL DIGESTIF. — NEURASTHÉNIE GASTRO-INTESTINALE ESSENTIELLE.

Les maladies du système nerveux cérébro-spinal et du nerf grand-sympathique ont un grand retentissement sur les fonctions de l'appareil digestif et de ses annexes. Elles provoquent dans presque tous les districts de cet appareil des perturbations portant presque toutes l'empreinte des affections qui leur ont donné naissance.

La neurasthénie, comme la plupart des névroses, a le triste privilège d'apporter dans les principaux actes de la digestion des troubles très variables. Les premiers en date ressemblent à ceux que produisent les émotions vives, la colère et la joie, la tristesse et la peur. Cette coïncidence ne doit pas étonner les médecins qui savent que la maladie de Béard débute par un déraillement psychique plus ou moins accentué. En suivant son cours elle détermine plus tard des perversions sensitives inégalement réparties dans les viscères abdominaux et auxquelles vient s'adjoindre une détresse manifeste de la force neuro-motrice qui, on le sait, a pour fonction principale de réglementer les actions nerveuses et musculaires du tube digestif. La sensibilité gastrique, l'atonie stomacale et la parésie intestinale sont les témoins les plus constants de ce dépérissement fonctionnel qui accompagne ou complique la maladie de Beard au moment où cette névrose envahit les organes de la digestion. Quand les symptômes localisés dans cette région semblent devenir plus importants que ceux qui appartiennent à la neurasthénie encéphalique ou médullaire on donne à cette neurasthénie le surnom de gastro-intestinale.

Afin de bien étudier cette entité morbide et pour la placer dans son véritable cadre nosologique je vais publier quelques types de malades avec lesquels j'essayerai de mettre en relief les particularités de son évolution.

Dans le chapitre VIII je citerai des faits plus complexes qui me permettront de signaler l'alliance intime que cette neurasthénie peut contracter avec la plupart des maladies du tube digestif. Je mentionnerai notamment des cas dans lesquels on voit figurer sur le même plan les signes d'une affection gastrique et ceux de la maladie de Beard. Je montrerai que les meilleurs exemples de cette juxtaposition se trouvent chez les malades qui ont en même temps une dyspepsie nerveuse et une neurasthénie stomacale. Quand ces deux états morbides apparaissent ensemble, ce qui arrive assez fréquemment, ils sont représentés par des symptômes qui ont entr'eux une grande affinité et dont le rapprochement forme à la longue une ensemble pathologique que je tâcherai d'analyser dans le chapitre suivant.

Je m'occuperai aussi de la neurasthénie d'origine périphérique ou réflexe qui a son point de départ dans une irritation fortuitement développée au milieu des tissus de l'estomac ou de l'intestin.

J'examinerai ensuite d'autres cas plus graves dans lesquels la neurasthénie n'est plus qu'un prodrome ou le symptôme effacé d'une affection gastro-intestinale sérieuse assez souvent développée sous l'influence d'un trouble de nutrition ou d'une toxi-infection.

Je vais d'abord m'occuper de la neurasthénie gastro-intestinale essentielle et tracer quelques silhouettes de malades atteints de cette névrose localisée.

Type XXXVIII. — La jeune femme qui figure dans ce type appartient à une race légèrement influencée par l'arthritisme, mais fréquemment meurtrie par le nervosisme. — Sa mentalité s'est montrée incorrecte dès sa naissance. — Son estomac a été quelquefois le siège de troubles nerveux sans importance, sans durée et ne provoquant aucun désordre matériel appréciable. A la suite de vives émotions et d'une déception très cruelle survient une véritable neurasthénie qui, après avoir séjourné dans l'encéphale et dans la moëlle épinière, atteint le nerf Grand-Sympathique et finit par se localiser dans l'appareil digestif. — Enumération des principaux symptômes provoqués par elle. — Leur interprétation. — Heureuse influence de l'hydrothérapie et de la psychothérapie.

La jeune femme dont je vais ici esquisser l'histoire appartient à une famille aristocratique dont les relations mondaines sont extrêmement étendues. Le père et la mère ont une lignée ancestrale dans laquelle l'arthritisme a fait des apparitions discrètes très fréquemment voilées par des accidents névropathiques aussi tenaces que variés. Leurs enfants, au nombre de cinq, — trois garçons et deux filles, —

ont été élevés dans un milieu peu sévère; ils témoignent tous une plus grande prédilection pour les plaisirs que pour l'étude. Ils sont, à des degrés divers, doués d'une impressionnabilité excessive qu'ils ont certainement trouvée dans leur berceau. La jeune fille dont je veux faire le profil a été, sur ce point, plus largement dotée que ses frères et sa sœur. Dès son jeune âge, elle a manifesté une agitation démesurée qui, sans avoir un aspect maladif, imprimait à son caractère une étrange bizarrerie. Elle est aujourd'hui très capricieuse dans ses idées et dans tous les actes de sa vie. Son appétit est souvent fantasque; quelquefois elle mange démesurément; dans d'autres circonstances elle s'impose une diète absolue qu'elle motive par la répugnance que lui inspire la cuisine familiale qui, pourtant, a une réputation généralement très vantée par les habitués de la maison. Ces perturbations, plus fantaisistes que réelles, intermittentes dans leur manifestation, sont les seules qu'on rencontre dans ses antécédents gastriques. On ne peut vraiment pas les considérer comme des signes prémonitoires annonçant la venue prochaine de la neurasthénie gastro-intestinale qui atteignit plus tard cette jeune malade et dont je vais dès à présent exposer les causes principales et les traits essentiels.

Mon intéressante névropathe rencontra, dans une de ces nombreuses réunions mondaines qu'elle fréquentait assidûment, un homme spirituel et charmant qui lui inspira une très vive sympathie. Nos jeunes gens eurent de fréquents entretiens émaillés de déclarations amoureuses; et dans l'un d'eux, plus mouvementé que les autres, ils résolurent d'un commun accord de demander au mariage la consécration de leurs sentiments. La jeune fille, dans un moment d'abandon ou d'exaltation, manifesta ce désir à ses parents. Mais le père, obéissant peut-être à une sorte de pressentiment et désirant d'ailleurs avoir sur cette affaire capitale l'avis de ses meilleurs amis, ajourna sa réponse définitive. Le sursis demandé par lui touchant à sa fin, il se laissa vaincre par la tendre affection qu'il avait pour sa fille; il accorda son consentement. Le mariage eut lieu. Malheureusement la lune de miel fut très courte et les jours de bonheur entrevus dans un rêve délicieux n'eurent qu'une durée éphémère.

La jeune femme, quelques jours après avoir organisé son installation nuptiale, reçut une lettre dans laquelle un bijoutier bien connu lui apprit que son mari s'obstinait à ne pas payer un collier de perles qu'il voulait offrir comme rançon à une ancienne maîtresse avec laquelle il avait longtemps vécu. Elle se rendit chez le joaillier récalcitrant qui, en mercanti fort habile et peu soucieux de respecter son secret professionnel, donna sur cette affaire scandaleuse des renseignements dont la précision plongea la jeune femme dans une profonde stupeur. Ses parents furent aussitôt prévenus; ils entreprirent une enquête sérieuse dont les révélations firent craindre l'intervention désobligeante du parquet. Sur le conseil d'un avoué, ils demandèrent le divorce des deux époux ; il fut prononcé contre le mari.

Ce récit ressemble à un de ces faits divers qu'on lit dans tous les journaux quotidiens et qui figurent fréquemment dans les annales de la médecine ; les praticiens les consultent quelquefois pour découvrir les causes efficientes d'une maladie qu'on n'ose pas leur avouer.

Cette succession d'événements provoqua chez la jeune femme une grande perturbation morale et une détresse physique très accentuée. Elle resta plusieurs jours allongée dans son lit, ne parlant pas, mangeant à peine et paraissant ensevelie dans une profonde tristesse. Rien ne pouvait éveiller son esprit et captiver son attention. Elle se plaignait seulement d'une gène constrictive fixée autour de la nuque, de douleurs rachidiennes particulièrement localisées dans la région sacrée et d'une grande faiblesse musculaire toujours très prononcée dès les premières heures du jour. De temps en temps ses facultés intellectuelles, visiblement engourdies, semblaient sortir de leur torpeur pour laisser le champ libre à des perversions sensitives qui se manifestaient par des troubles nerveux très fugitifs, par une excitabilité sensorielle assez pénible et par des lamentations entrecoupées qui trahissaient vaguement les craintes que lui inspirait sa triste situation.

Les antispasmodiques, les nervins, une alimentation appropriée, des frictions générales et quelques fortifiants bien choisis apaisèrent ces premiers troubles, qui furent considérés avec raison comme l'expression d'une neurasthénie cérébro-spinale à son début.

Le médecin de cette intéressante malade, après avoir reconnu l'heureuse modification de ces désordres nerveux, s'aperçut bientôt que la neurasthénie avait envahi le nerf grand-sympathique et localisé ses effets sur toute l'étendue du tube digestif.

L'appétit était à peu près nul ; la langue avait l'aspect saburral et présentait une teinte blanchâtre très prononcée. L'estomac, assez distendu, atteignait la région ombilicale. Les gaz accumulés dans ce viscère occasionnaient une véritable salve d'éructations; des renvois légèrement acides provoquaient des sensations de chaleur qui, parfois, s'étendaient jusque dans le pharynx.

Le rein droit palpé avec soin paraissait assez éloigné de son point d'attache. Le foie, obéissant à une tendance mobilisatrice, dépassait les fausses côtes de quelques centimètres et révélait les signes d'une congestion indolente. L'intestin, dilaté d'une façon irrégulière recouvrait une partie de la région pubienne; le colon transverse donnait à la palpation ces traces de rigidité par diminution de calibre que Glénard a notées dans l'entéroptose et s'effondrait, pour ainsi dire, vers les parties inférieures de l'abdomen; le cæcum accusait des phénomènes de fermentation aisément découverts par les manœuvres d'un habile doigté; le rectum frappé d'atonie conservait obstinément dans son ampoule les matières excrémentielles et provoquait ainsi une constipation invincible. Les substances expulsées prenaient la forme de scybales et avaient une couleur grisâtre que permettait de soupçonner la teinte sub-ictérique répandue sur la peau de la jeune patiente. Les urines étaient peu abondantes et laissaient au fond du vase un dépôt assez sombre; elles renfermaient de l'urobiline. Dans le sang on constata la présence de pigments biliaires qui fit craindre une insuffisance hépatique et même ce syndrome que les Drs Gilbert et P. Lereboullet ont si bien décrit sous le nom de cholémie. Ces appréhensions eurent une très courte durée et disparurent complètement le jour où de nouvelles analyses chimiques, très rapprochées des premières, permirent de constater que les urines et le sang avaient recouvré toute leur pureté.

La famille de la malade justement préoccupée de cette situation anormale désira une consultation immédiate. Les médecins appelés, après avoir fait toutes les investigations nécessaires, reconnurent qu'ils étaient en présence d'une neurasthénie essentielle manifestement localisée dans les voies gastro-intestinales.

Ils conseillèrent des purgatifs salins à dose presque infinitésimale, des nervins, des toniques, des amers et des alcalins discrètement administrés; ils prescrivirent en même temps un régime alimentaire exclusivement composé de lait, d'œufs, de légumes et de viande blanches; ils complétèrent leur ordonnance en recommandant l'usage quotidien de frictions alcooliques pratiquées sur la colonne vertébrale et le port régulier d'une ceinture abdominale. Plusieurs ceinture confectionnées d'après les indications pratiques les mieux conçue furent essayées en pure perte; aucune d'elles ne put être supportée On les remplaça par des ceintures humides, mouillées d'abord ave de l'eau chaude et finalement trempées dans l'eau froide. Cette substitution produisit des résultats satisfaisants.

On eut ensuite recours aux ablutions générales exécutées très rapidement avec une éponge imprégnée d'eau rafraichie, suivies de frictions méthodiquement pratiquées après lesquelles la malade se mettait dans son lit où elle ne tardait pas à éprouver un très grand bien-être qui l'invitait à dormir.

Après quelques semaines de ce traitement il se produisit une heureuse amélioration ; et pour la compléter on lui conseilla de suivre un traitement hydrothérapique. Je lui administrai tout d'abord quelques douches tempérées afin d'apaiser l'excitation nerveuse de la malade et pour calmer les palpitations cardiaques qui troublaient souvent son sommeil. J'eus recours ensuite aux douches à température variable que je rafraichissais presque toujours à la fin de l'opération. Je parvins peu à peu à lui faire supporter de courtes douches froides qui ranimèrent sa vitalité sans offenser la sensibilité de ses nerfs. Je continuai, bien entendu, l'usage des ceintures humides; et pour amoindrir l'acuité des douleurs abdominales je dirigeai sur la région où elles se trouvaient localisées, des douches écossaises que je complétais toujours par une courte aspersion lancée sur tout le corps. Plus tard, je substituai à la douche écossaise la douche alternative qui, par ses projections rapidement entrecoupées d'eau chaude et d'eau froide, parvint à rendre à l'appareil digestif tout entier, ainsi qu'à ses annexes la tonalité que la neurasthénie avait presque totalement éteinte.

Il fallut plus de cinq mois de ce traitement pour obtenir la guérison de cette intéressante malade qui, pour compléter sa cure et se mettre à l'abri de toute rechute, déploya une énergie morale très méritante.

Débarrassée de toutes ses angoisses neurasthéniques, cette névrosée assurément intéressante, dut songer à son avenir qui lui parut très assombri. Ne voulant pas accepter l'éventualité d'un nouveau mariage, elle cherchait la voie qu'il fallait suivre pour donner à son existence une direction conforme à son caractère, à ses idées et à ses goûts. Elle fit part de ses préoccupations à des amies de sa famille dont l'austérité et la bienveillance lui offraient une garantie rassurante et les pria de l'aider de leurs conseils. Après avoir examiné les particularités de cette situation difficile, elles l'engagèrent à faire une retraite momentanée dans un couvent, en lui faisant espérer que ce refuge aurait le privilège d'augmenter les consolations que le temps apporte toujours à ceux qui ont beaucoup souffert. Notre névropathe déclina cette invite au noviciat et préféra devoir son apaisement à un travail intellectuel bien soutenu et à des occupations quotidiennes sérieusement et sagement réglées. Pour expliquer cette préférence, elle déclarait, en toute sincérité, que, ne voulant pas donner son amour à un particulier quel qu'il soit, elle éprouverait une grande satisfaction en le distribuant à tout le monde. Ce choix convenait à sa nature affectueusement expansive et ne lui semblait pas capable d'amoindrir ou d'étouffer les ressources de son esprit, le rayonnement de ses sentiments de tendresse et les élans de son cœur. Guidée par la moralité de ces principes salutaires elle se décida à consacrer sa vie aux œuvres de charité et se préoccupa surtout de découvrir les infortunes voilées qui ont toujours besoin d'un prompt secours.

Cette nouvelle existence, loyalement acceptée, transforma la jeune femme ; elle donna à son système nerveux un équilibre qu'il n'avait jamais connu, développa son énergie vitale, et lui apporta cette douce pacification que procure toujours l'accomplissement des actions bienfaisantes.

L'observation détaillée que je viens de transcrire est, à tous égards, extrêmement intéressante. Elle met tout d'abord dans une évidence parfaite les traits principaux qui caractérisent la neurasthénie gastro-intestinale essentielle et démontre en même temps l'heureuse influence que l'association de l'hydrothérapie et de la psychothérapie exerce sur les perturbations physiques et morales de cette névropathie.

J'ai déjà fourni ces mêmes indications dans de précédents exemples en étudiant comment la neurasthénie, après avoir manifesté ses effets dans le système nerveux cérébro-spinal, se propage et se localise dans les voies digestives.

A cette place, je ne dois à tous ces faits déjà analysés qu'un simple rappel. Je pourrais citer un très grand nombre de cas de neurasthénie gastro-intestinale essentielle ; mais ils ont entre eux une si grande ressemblance qu'il me semble inutile de les transcrire, à moins de les présenter sous la forme réduite d'un simple raccourci indiquant sans détail les causes et les effets de cette névrose.

Type XXXIX.

Il s'agit ici d'une jeune personne qui, au milieu d'un repas de famille, eut l'immense douleur de voir mourir subitement sa mère, succombant probablement à une embolie cérébrale. Cette affreuse commotion provoqua des crises nerveuses et surtout des troubles psychiques suivis de vomissements dont on ne put facilement se rendre maître. Bientôt tous ces accidents s'apaisèrent ; ils furent remplacés par une atonie gastro-intestinale provoquant de l'inappétence, de la distension stomacale, des fermentations, des borborygmes et finalement une constipation très rebelle. Elle fut obligée de suivre le traitement hydrothérapique pendant plusieurs mois pour faire disparaître tous ces accidents neurasthéniques.

Type XL.

C'est le cas d'une jeune femme très impressionnable qui, à la suite d'un violent accès de colère, fut atteinte d'une neurasthénie cérébrale. Quelques jours après, elle ressentit dans l'appareil digestif des troubles nerveux variés portant presque tous l'empreinte d'un grand affaiblissement. Une palpation minutieusement exécutée sur les parois abdominales permirent de constater une ptose de l'estomac, du foie, du rein droit et de la masse intestinale. En même temps, on reconnut que la peau de la malade avait une teinte sub-ictérique assez prononcée. Cette neurasthénie essentielle, manifestement localisée dans les voies digestives et dans les glandes annexes, fut très avantageusement traitée par les applications sédatives de l'hydrothérapie qui calmèrent les démangeaisons cutanées et l'insomnie dont se plaignait la malade et par des applications reconstituantes qui ranimèrent la vitalité des nerfs et des muscles de l'appareil digestif. Je dois ajouter que dans cette circonstance particulière la ceinture de Glénard rendit de très grands services à la malade.

Type XLI.

Je désire exposer en quelques lignes un cas de neurasthénie intestinale qui mérite une mention spéciale. Il concerne un jeune homme qui, après avoir fait un excellent dîner, voulut, pour le bien digérer, faire une promenade en plein air dans les environs de l'hôtel de son amphitryon. Il s'égara dans une rue déserte et fut promptement assailli par deux apaches qui s'empressèrent de le ligoter et de le dépouiller de son argent. Ils le laissèrent étendu sur le sol et se hâtèrent de fuir. Des passants attirés par les cris de sa voix plaintive vinrent promptement à son secours. Après l'avoir délivré de ses liens, ils le reconduisirent à son domicile où on l'aida à se remettre de la terrible secousse qu'il venait d'éprouver. Quelques jours après cette agression nocturne il devint neurasthénique, offrant tous les signes d'une grande dépression mentale et d'une amyosthénie presque invincible. Puis survinrent des vomissements assez promptement remplacés par une diarrhée profuse qui dura pendant environ quarante-huit heures. Le malade présenta quelques symptômes d'une entérite vulgaire rapidement transformée en une entérite muco-membraneuse qui provoqua des spasmes douloureux et, avec eux, une constipation très tenace.

Cette neurasthénie, dont on ne peut nier le caractère essentiel, fut avantageusement traitée par la douche tempérée dont on parvint à accroître l'action curative en lui adjoignant la douche écossaise à transition progressive légèrement localisée sur la section dolente de l'abdomen. Cette application combinée produisit un effet très salutaire sur l'état nerveux du malade et sur sa constitution arthritique.

J'arrête ici l'énumération des faits que j'ai choisis pour attester les prérogatives de la neurasthénie gastro-intestinale essentielle. Ceux que je vais maintenant transcrire ont une allure compliquée qui parfois déconcerte les praticiens les plus avisés. Ils sont presque tous destinés à faire connaître les nombreux rapports qui existent entre la névrose de Beard et les principales maladies des voies digestives.

CHAPITRE VIII

DES RELATIONS DE LA NEURASTHÉNIE AVEC LES MALADIES DE L'APPAREIL DIGESTIF

Ces maladies peuvent engendrer une neurasthénie symptomatique ou prodromique, une neurasthénie d'origine périphérique ou réflexe, une neurasthénie dont les symptômes sont juxtaposés avec ceux de certaines maladies digestives. Cette juxtaposition est très appréciable chez les malades qui offrent en même temps les traits de la neurasthénie et ceux de la dyspepsie nerveuse. Ces deux états morbides exercent l'un sur l'autre des influences réciproques qu'il importe de bien connaître et d'analyser avec attention.

Je désire consacrer ce chapitre à l'étude des relations de la neurasthénie avec les principales maladies de l'appareil digestif et de ses annexes. J'ai déjà établi par des faits significatifs, que la neurasthénie essentielle, en se localisant dans certaines circonscriptions du nerf grand-sympathique, a la faculté de provoquer dans les fonctions de la digestion des troubles caractéristiques qui portent toujours sa griffe spéciale. Il me reste maintenant pour réaliser complètement mon programme, à examiner les cas dans lesquels la maladie de Beard paraît être subordonnée ou tout au moins alliée à la plupart des maladies gastro-intestinales.

Les troubles fonctionnels qui résident longtemps dans les viscères abdominaux, aussi bien que les lésions histologiques qui détruisent les tissus de ces mêmes viscères ont une répercussion indéniable sur le système nerveux. Tous ces désordres favorisent dans les organes où ils ont fait leur première apparition le développement de dangereuses toxines, altèrent les éléments du sang et les parois de ses vaisseaux conducteurs. Ces mêmes désordres peuvent se propager vers les centres encéphalique et médullaire, jeter un grand désarroi dans leurs mutations nutritives et compromettre leur fonctionnement. Cette profonde perversion donne naissance à des représentations psychiques et matérielles au milieu desquelles se révèlent les symptômes qui forment le cortège habituel de la maladie de Beard. Lorsque ces symptômes apparaissent en suivant la filière que je viens d'indiquer et surtout s'ils affectent une allure proéminente, on peut sans hésitation affirmer que, dans ces cas spéciaux, la neurasthénie se trouve reléguée au second plan et n'est plus qu'une neurasthénie symptomatique. Cet événement pathologique est très apparent quand les affections du tube digestif qui ont déterminé les désordres dont je viens de parler subissent l'influence nocive d'une toxi-infection ou d'une diathèse nettement accentuée, comme celle, par exemple, dont le neuro-arthritique est le plus imposant spécimen. Je reprendrai, du reste, cette question d'étiologie dans le chapitre où j'examinerai les accidents neurasthéniques que peuvent produire les maladies microbiennes, infectieuses ou toxiques.

Les considérations qui précèdent m'invitent d'ores et déjà à reconnaître que la neurasthénie peut être, dans certains cas, symptomatique d'un certain nombre d'affections gastro-intestinales. Pour légitimer cette croyance je vais publier une série de faits qui, je l'espère, porteront dans l'esprit de mes lecteurs la conviction qu'ils ont gravée dans le mien. Parmi ces faits il en est qui exigent une description détaillée sans laquelle il serait difficile de comprendre la transformation que subit la neurasthénie quand elle abandonne son rôle d'entité morbide pour ne devenir qu'un simple symptôme. Je tâcherai de donner les vraies raisons de cette spéciale évolution.

Dans certaines circonstances cette neurasthénie symptomatique apparait sous la forme d'un prodrome. Elle se trouve le plus souvent associée à des troubles nerveux que le nerf pneumo-gastrique provoque dans ses diverses circonscriptions et figure avec eux dans un ensemble pathologique qui est souvent le prélude d'une maladie grave en voie de préparation et notamment d'une ataxie locomotrice.

A côté de la neurasthénie gastro-intestinale essentielle et de la neurasthénie symptomatique ou prodromique causée par certaines affections des voies digestives, je dois en placer une autre qui diffère, par certains points, des précédentes et qui offre dans son évolution des particularités dignes d'être signalées. C'est la neurasthénie d'origine périphérique ou réflexe. J'en parle très volontiers dans ce chapitre, parce que c'est dans les voies digestives qu'elle trouve le plus souvent son point de départ. Je l'ai observée chez des malades dont l'état constitutionnel n'accuse d'autres prédispositions innées ou acquises que celles qui semblent favoriser l'explosion d'accidents purement névropathiques. Elle a pour origine une congestion irritative qui est presque toujours localisée dans les viscères où se trouvent de véritables foyers d'actions réflexes. Parmi ces viscères dont on déplore parfois la trop grande susceptibilité nerveuse, se trouvent l'estomac, l'intestin, le foie, et, d'autres encore dont j'indiquerai les méfaits dans quelques chapitres de ce fascicule.

Lorsque la congestion irritative siège dans l'estomac, dans l'intestin, dans le foie, elle engendre des symptômes qui sont toujours assez significatifs pour permettre au médecin de découvrir facilement le point précis où elle a fixé sa résidence. Quelquefois elle reste latente et ne trahit sa présence par aucune manifestation. Mais, dans certains cas, elle peut prendre une forme plus agressive et causer un ébranlement du système nerveux tout entier. On remarque alors que les nerfs sensitifs situés dans son voisinage éprouvent des impressions morbides qu'ils se hâtent de transporter vers les centres nerveux du cordon spinal et de l'encéphale. En arrivant à leur étape médullaire, ces impressions provoquent une série d'actions réflexes, de nature dynamogène ou inhibitoire, que les nerfs moteurs correspondants distribuent dans toutes les régions qui ont avec ces centres des relations nerveuses régulièrement établies. Après avoir franchi la moëlle épinière, ces mêmes impressions atteignent les centres supérieurs du cerveau, dont elles troublent *l'irritabilité fonctionnelle*, qu'on sait être inhérente à leurs tissus, et *l'irritabilité nutritive*, qui est l'exclusif apanage de leurs cellules formatrices. Cette double attaque pervertit la sensibilité morale et physique, épuise la force neuro-motrice qui préside aux mouvements des nerfs et des muscles et compromet la régularité des échanges qui préparent la régénération des éléments histologiques.

Quand ces centres corticaux ont subi les modifications que je viens d'indiquer, la neurasthénie ne tarde pas à paraître. Les traits qui révèlent sa présence ressemblent plus à ceux de la neurasthénie essentielle qu'à ceux de la neurasthénie franchement symptomatique. Mais elle garde toujours une expression caractéristique qui rappelle son origine périphérique et son accommodation avec les nombreuses actions réflexes au milieu desquelles elle fait son apparition. Je me propose de placer dans le cours de ce chapitre quelques types destinés à mettre dans son vrai relief la silhouette de cette sorte de neurasthénie.

Pour compléter l'exposé des relations de la neurasthénie avec les diverses maladies du tube digestif, je dois signaler celles qui existent entre la névrose de Beard et ce syndrome pathologique bien connu que l'on désigne sous le nom de dyspepsie nerveuse. Elles ont été recherchées avec une grande tenacité par beaucoup de médecins et notamment par Charcot, Bouchard, Hayem, A. Robin, Gilbert Ballet, Bouveret, Mathieu, Linossier, M. de Fleury, etc..., etc... Ces éminents confrères se sont surtout préoccupés de savoir si la neurasthénie doit être considérée comme une cause de la dyspepsie ou s'il convient de l'envisager comme un de ses effets. Cette question de pathogénie a été bien diversement tranchée. Les solutions proposées ne sont pas uniformes; chacune d'elles semble obéir aux tendances de l'esprit qui les a conçues. Le docteur Gilbert Ballet les a jugées avec autant de lucidité que de sagesse.

Il croit volontiers que chez un grand nombre de malades atteints d'épuisement nerveux ou de neurasthénie la dyspepsie n'a que la valeur d'un symptôme, mais d'un symptôme important puisqu'il est susceptible de contribuer pour une large part à l'entretien de l'état névropathique. Il pense aussi que dans quelques cas le trouble des fonctions digestives a été la cause primordiale du développement de la neurasthénie, et c'est contre lui que doit être dirigé le principal effort thérapeutique.

C'est en m'inspirant de cette précieuse appréciation que j'ai pu essayer de fixer la chronologie et d'établir la filiation des manifestations morbides qu'engendre l'alliance de la dyspepsie nerveuse et de la maladie de Beard. J'ai déjà soulevé cette question au commencement du chapitre VII. Ici, quelques lignes vont me suffire pour mieux préciser ma pensée.

La neurasthénie peut, comme la plupart des névroses et comme certaines psychoses, engendrer des troubles digestifs caractérisés le plus souvent par de l'atonie gastro-intestinale, et par des perturbations intéressant les nerfs sensitifs et les glandes de l'appareil digestif. Ces troubles constituent la dyspepsie neurasthénique qui réclame, à peu près, le même traitement hydrothérapique que la névrose dont elle est un important symptôme.

Dans certaines circonstances les désordres gastriques semblent dominer la scène morbide et sont les premiers à faire leur apparition. Cette dyspepsie primitive détermine des accidents névropathiques auxquels viennent se surajouter les perturbations caractéristiques de la maladie de Beard. On admet alors que la neurasthénie est une expression symptomatique de la dyspepsie et que sa guérison est subordonnée à celle de l'affection gastrique qui a provoqué son explosion. C'est surtout le cas lorsque cette affection prend un caractère essentiel ou indépendant qui semble la mettre à l'abri de toute influence causale.

La dyspepsie fonctionnelle ou nerveuse, comme on l'appelle souvent, agit incontestablement sur les centres nerveux encéphaliques et détermine, par des procédés différents, des modifications histologiques qui préparent l'avènement de la neurasthénie. Lorsque la dyspepsie est dominée par des phénomènes d'hypéresthésie gastrique, elle développe dans la muqueuse de l'estomac des impressions sensitives que les nerfs centripètes conduisent par voie directe ou réflexe dans les régions encéphaliques. Quand ces impressions se concentrent dans les centres les plus importants, elles pervertissent l'irritabilité de leurs tissus et engendrent cette forme de neurasthénie que j'ai décrite sous le nom de neurasthénie d'origine périphérique ou réflexe.

Lorsque la dyspepsie résiste longtemps au traitement qu'on dirige contre elle, l'organisme s'affaiblit progressivement et devient le siège de troubles de nutrition qui compromettent sa sécurité. Les centres nerveux succombent à leur tour à cette double influence ; ils perdent leur force sensitivo-motrice, ne peuvent plus régler leurs échanges ou leurs mutations nutritives et finissent par donner naissance à une neurasthénie qu'on peut considérer avec raison comme une neurasthénie symptomatique.

L'évolution de ces diverses formes de la maladie de Beard n'a pas toujours l'apparence simple que je viens de signaler; elle a parfois un aspect très énigmatique qu'on observe surtout quand la dyspepsie est la conséquence d'une affection organique de l'appareil digestif ou des viscères situés dans son voisinage.

Pour résoudre ce difficile problème de pathologie il est indispensable de soumettre le malade à des investigations précises sans lesquelles on ne peut établir qu'un diagnostic incertain. Il devient nécessaire de déterminer, par une palpation et une percussion bien exécutées, la forme, la capacité, la position de l'estomac ou des intestins. On doit aussi pratiquer des sondages habiles, faire des analyses chimiques souvent renouvelées pour connaître la qualité ou la quantité des matières solides et liquides contenues dans les voies digestives, tenter des repas d'épreuves, pratiquer toutes les opérations que réclame le chimisme stomacal, et apprécier exactement la valeur fonctionnelle des muscles et des glandes du tube gastro-intestinal.

Après avoir fait ces délicates recherches, le problème n'est pas encore absolument résolu ; il faut se demander encore si la dyspepsie n'est pas le résultat d'une lésion cachée dans les replis de la muqueuse digestive, comme une tumeur ou un ulcère par exemple que le plus souvent la chirurgie est seule capable de découvrir.

Il faut aussi tâcher de reconnaître si cette même dyspepsie n'est pas due à une maladie du foie, des reins, de la vessie et d'autres organes limitrophes, capable de troubler les fonctions de l'estomac et de participer ainsi au développement de la neurasthénie symptomatique dont je viens de parler.

Il me reste encore à signaler d'autres maladies qui peuvent engendrer la dyspepsie et, par son intermédiaire, déterminer les symtômes de la maladie de Beard. Je citerai notamment celles qui dépendent d'une altération du sang ou de nos humeurs, d'une intoxication venant du dehors ou développée dans nos organes, d'une maladie microbienne ou infectieuse, d'un état diathésique ou distrophique ou simplement d'une prédisposition héréditaire ou acquise profondément ancrée dans notre organisme. Il est indispensable d'être édifié sur les influences nocives que ces affections peuvent exercer sur le développement ou l'entretien de la maladie de Beard pour être en mesure de donner au traitement de cette névrose une direction rationnelle et salutaire.

Il me reste, pour terminer l'exposé des principales relations qui existent entre la dyspepsie et la neurasthénie, à signaler certains cas qui sont dignes de captiver l'attention des médecins. Il arrive parfois que ces maladies apparaissent presque à la même heure et donnent lieu à des phénomènes conjoints dont il n'est pas toujours facile de découvrir l'enchainement. Pour résoudre ce problème, il faut analyser les divers symptômes de cet ensemble pathologique et chercher à savoir la date de leur apparition. Si on parvient à deviner leur ordre de succession et à établir leur véritable chronologie, la question est bien près d'être résolue. Pour donner à ces investigations une grande portée, il faut s'enquérir s'il n'existe pas dans le présent et dans le passé du malade des signes révélateurs capables d'éclairer son histoire pathologique. Si l'on apprend que le patient a manifesté dans son existence des troubles digestifs plus ou moins accentués, il est presque permis de supposer que la dyspepsie forme le premier acte de cette scène morbide et tient sous sa dépendance les désordres variés dont il est atteint. C'est contre elle que le médecin devra spécialement diriger le traitement.

Si, au contraire, on rencontre avant l'explosion du mal présent, des manifestations neurasthéniques ; et si, scrutant l'état moral du sujet on parvient à découvrir qu'il a dévoilé par intervalles une volonté faible, une mémoire infidèle, une attention difficile ou une activité intellectuelle et affective dépourvue d'énergie, on peut attribuer toutes ces défaillances à une neurasthénie en voie de formation. Il est alors logique d'admettre que cette névrose a été le premier chaînon de la maladie actuelle. On doit donc la soumettre à un traitement anti-neurasthénique.

Je ne dois pas oublier de dire que dans certaines circonstances la dyspepsie et la neurasthénie apparaissent simultanément et forment alors un ensemble si compact qu'il est très difficile de savoir auquel de ces états morbides il faut accorder la priorité et la suprématie ; dans ce cas on court le risque de ne pas se tromper en donnant une origine nerveuse à ces deux maladies juxtaposées. Le traitement qui leur convient est celui qui s'adapte le mieux à toutes les perturbations névropathiques. Il faut recourir aux procédés sédatifs quand l'excitation est prédominante et aux procédés reconstituants quand la détresse occupe le premier rang. Toutefois il existe des cas où l'on doit combiner l'action curative de ces procédés différents si l'on veut être en mesure de combattre cet état particulier dans lequel les phénomènes de l'agitation sont intimement associés à ceux de la faiblesse.

J'avais besoin d'entrer dans les considérations qui précèdent pour permettre au lecteur de juger et d'interpréter facilement les faits que je vais publier. Leur ordre de présentation ne paraîtra peut-être pas très logique aux esprits méthodiques. En l'adoptant je me suis surtout préoccupé de placer côte à côte des types offrant par leur voisinage des rapprochements ou des contrastes susceptibles de provoquer des réflexions utiles et pratiques. Dans tous les cas en faisant abstraction de mes interprétations personnelles, je puis affirmer, en toute conscience, que je vais raconter des choses vues.

Neurasthénie associée à certaines affections de l'appareil digestif ou développée sous leur influence.

TYPE XLII. — Accès de neurasthénie survenant à la suite d'un catarrhe de l'estomac et d'une gastrorrhée chez un malade portant les stigmates héréditaires du neuro-arthritisme et ayant eu dans sa jeunesse des péri-arthrites rhumatismales presque toujours accompagnées de troubles gastriques très variés. — Neurasthénie secondaire ou symptomatique d'une diathèse arthritique et d'une affection stomacale. — Auto-intoxications. — Troubles de nutrition. — Affaissement nerveux épisodique. — Traitement hydrothérapique approprié.

Dans ce type je place l'observation d'un malade dont le père est foncièrement arthritique et la mère très névropathe. Dès les premières années de sa vie il a eu, à plusieurs reprises, des fluxions rhumatismales localisées dans les articulations des membres supérieurs provoquant souvent des troubles gastriques très accentués. Le patient se plaignait tantôt de crampes douloureuses de l'estomac, souvent accompagnées de régurgitations acides et de vomissements glaireux; tantôt il ressentait dans la partie supérieure du tube digestif des sensations d'une chaleur presque brûlante qui s'étendait jusqu'à la voûte du pharynx.

Les médecins chargés de veiller sur sa santé constatèrent les signes d'une irritation gastrique avec catarrhe amenant des sécrétions de mucosités et de glaires extrêmement abondantes. Ils modifièrent heureusement cet état morbide et parvinrent à régulariser le fonctionnement des glandes, des muscles et des nerfs de l'estomac.

Quelque temps après, le malade eut une nouvelle poussée rhumatismale qui se localisa d'abord dans les membres inférieurs et qui atteignit plus tard l'estomac où elle détermina des troubles fonctionnels de nature hypersthénique, de la dyspepsie nerveuse, de l'hyperchlorydie, etc. On le soumit à un traitement qui atténua les manifestations de l'arthritisme et fit disparaître les troubles de la digestion. Pour consolider sa santé on l'engagea à faire un voyage en Suisse, à s'installer dans une contrée très salubre et à imposer à son alimentation une grande frugalité. Cette pérégrination thérapeutique ne produisit pas un heureux résultat ; les douleurs rhumatismales firent une nouvelle apparition et avec elle une dyspepsie nerveuse accompagnée de vertiges et de spasmes de l'estomac. Le malade, profondément découragé, se hâta de rentrer à Paris et se rendit aussitôt chez son médecin qui constata l'apparition des symptômes caractérisques de la neurasthénie. Le malade avait tous les signes de l'épuisement nerveux aggravé par une lassitude physique qui l'empêchait de marcher et par une dépression intellectuelle et morale qui faisait de lui un automate vivant incapable de lire et de penser. Son esprit inquiet avait des visions attristées qui lui faisaient craindre l'incurabilité de son mal. On lui conseilla de suivre un traitement hydrothérapique.

Chez ce malade la neurasthénie avait évidemment succédé aux manifestations de l'arthritisme et aux désordres fonctionnels de l'estomac. Sa chronologie ne semblait pas difficile à établir. On pouvait donc légitimement supposer que, dans cette évolution pathologique, la neurasthénie n'avait joué qu'un rôle secondaire et devait être considérée comme un épisode symptomatique rattaché au rhumatisme et à l'affection digestive dont j'ai signalé les principaux traits. A la rigueur on pouvait accuser l'affaissement nerveux dû à l'influence des stigmates héréditaires du patient d'avoir facilité l'apparition de la maladie de Beard. Mais cette part contributive me paraît inférieure à celle qu'on est en droit d'attribuer aux intoxications permanentes et aux troubles de nutrition occasionnés par l'arthritisme et par la maladie de l'appareil digestif. Cette appréciation est certainement discutable ; mais elle me semble conforme aux données de la clinique et mérite, par conséquent, un bienveillant accueil.

J'administrai à ce malade une série de douches tempérées qui apaisèrent l'acuité de sa sensibilité nerveuse exagérée par les accidents neurasthéniques. J'eus recours ensuite aux douches écossaises prudemment refroidies pour contrebalancer l'influence du neuro-arthritisme, aux douches épigastriques à percussion légère et à douce température pour régulariser les fonctions digestives, ainsi qu'aux ceintures humides dont l'application était renouvelée deux ou trois fois par jour.

J'essayai plusieurs fois de relever les forces du malade en faisant intervenir les applications froides. Cette tentative, quoique très méthodiquement exécutée, ne produisit aucun résultat favorable. J'employai aussi les demi-maillots, l'étuve sèche à la lampe, croyant que ces procédés auraient une influence salutaire sur les manifestations rhumatismales de l'appareil digestif. Je n'obtins aucun succès et je dus redonner au traitement sa direction primitive. Cette cure eut, il est vrai, une très longue durée ; mais elle fut très bienfaisante pour le malade qui sentit peu à peu ses forces renaître, ses fonctions digestives se régulariser, et sa constitution rhumatismale s'amender très sensiblement.

TYPE XLIII. — Neuro-arthritisme héréditaire. — Grande impressionnabilité. — Migraine. — Croissance difficile. — Deux atteintes de névralgie sciatique. — Dyspepsie nerveuse. — Accidents névropathiques. — Fermentations. — Stase des aliments dans l'estomac sans distension apparente de cet organe. — Faiblesse générale. — Amaigrissement. — Troubles de nutrition. — Azoturie. — Phosphaturie. — Accès de neurasthénie symptomatique. — Traitement hydrothérapique adapté aux symptômes prédominants. — Réflexions.

Le malade de ce type appartient, comme le précédent, à la race des arthritiques et des névropathes déséquilibrés. Dans le cours de sa croissance, souvent irrégulière, il a eu de fréquents accès de migraine compliqués de vomissements liquides et deux atteintes de névralgies du nerf sciatique toujours améliorées ou guéries par l'intervention de douches écossaises.

Après ces diverses manifestations de l'arthritisme, il eut une série d'indigestions et présenta tous les signes d'une dyspepsie permanente. Son médecin constata que les aliments séjournaient assez longtemps dans l'estomac provoquant une distension des parois de ce viscère et des fermentations acides suivies de régurgitations fort désagréables. Un examen attentif des viscères abdominaux ne révéla aucune lésion histologique capable d'expliquer les désordres dont se plaignait le malade. Le cœur était bon ; la marche du sang régulière n'offrait aucun signe d'hypertension ou d'hypotension vasculaire. Le foie et les reins fonctionnaient convenablement, bien que de temps en temps la peau prit une légère teinte jaune paille et que l'urine contint un dépôt plus ou moins abondant d'urates et de phosphates.

Après avoir fait un long séjour à la campagne où il put suivre correctement un régime approprié à son état il sentit ses forces renaître et ses digestions devenir plus régulières. Il voulut retourner à Paris, qu'il avait quitté avec regret, et reprendre son poste de magistrat, que sa maladie l'avait forcé d'abandonner. Son médecin, désireux de le placer à l'abri de toute rechute, lui conseilla de soumettre son existence aux légitimes prescriptions d'une sage hygiène. Ces avis salutaires furent très scrupuleusement suivis et permirent au malade de vivre pendant plusieurs années sans éprouver ces grands malaises qui avaient tant de fois compromis l'équilibre de sa santé.

Ce bien-être fut interrompu par une imprudence. Après avoir assisté à un repas de corps aussi copieux qu'indigeste, notre malade éprouva quelques troubles gastriques bientôt suivis d'une dyspepsie nerveuse compliquée de crises gastralgiques avec spasmes du pylore, de douleurs dorsales s'irradiant dans les nerfs intercostaux et dans les membres supérieurs, de fermentations stomacales, de borborygmes incommodes, de toux laryngée, de légères palpitations de cœur, de vertiges et de rougeurs subites très apparentes sur le visage et sur les oreilles. Ces accidents s'apaisèrent ; mais le patient en sortant de cette épreuve, sentit que ses forces physiques et morales l'abandonnaient. Son corps maigrit assez rapidement et devint le siège de troubles de nutrition qui malheureusement atteignirent les centres nerveux. Il se plaignit d'une céphalée constrictive qui l'empêcha de travailler et d'une lassitude musculaire qui le condamna à un repos presque absolu. Son caractère parut irascible aux personnes qui vivaient autour de lui ; ses nuits sans sommeil étaient souvent bouleversées par des cauchemars très pénibles. Son esprit autrefois plein d'entrain paraissait littéralement absorbé par des idées hypocondriaques et mélancoliques. Il présenta, en un mot, les principaux caractères de la maladie de Beard. On lui conseilla de suivre un traitement hydrothérapique.

Après avoir étudié attentivement la succession et la chronologie des phénomènes dont le malade me fit une nomenclature très détaillée, je fus tout naturellement disposé à croire que la névrose dont il était atteint pouvait être considérée comme une neurasthénie secondaire ou symptomatique et j'en rendis responsables les intoxications du neuro-arthritisme, les alternatives d'excitabilité et de détresse provoquées par son état nerveux héréditaire, les troubles de nutrition et les perturbations variées de la dyspepsie nerveuses qui, dans ce cas pathologique, a joué un rôle très important. Je ne crois pas utile de développer cette opinion qui me semble parfaitement acceptable pour tous ceux qui savent se soustraire aux exigences d'une idée fixe ou à l'incorrection d'un parti pris. Je désire seulement dire en quelques mots que l'hydrothérapie lui fut très secourable. Comme chez le malade représenté dans le type précédent, j'eus recours aux douches à température variable selon les exigances de l'heure présente, aux douches agréablement chaudes et presque toujours assez courtes, aux douches épigastriques à percussion très légère et aux ceintures humides plusieurs fois renouvelées dans les vingt-quatre heures.

TYPE XLIV. — Neurasthénie survenue à la suite de troubles gastro-intestinaux invétérés et produits par une blâmable intempérance. — Diverses manifestations de gastro-entérite. — Douleurs et actions réflexes ayant leur point de départ dans l'estomac et dans l'intestin. — Leur retentissement sur les centres nerveux. — Neurasthénie consécutive ayant la forme de la neurasthénie secondaire d'origine périphérique ou réflexe. — Neurasthénie symptomatique. — — Traitement hydrothérapique approprié.

Le malade dont je veux ici esquisser l'histoire en quelques lignes appartient à une famille où l'intempérance est presque considérée comme une qualité distinctive exigeant un culte privilégié. Les personnes qui en font partie ont presque toutes un appétit splendide ; mais elles sont, en revanche, affligées de troubles gastro-intestinaux dont la distension stomacale est le plus éclatant témoignage. Dans ce milieu joyeusement consacré à la glorification de l'art culinaire ou plutôt de la gloutonnerie, mon malade était le convive le moins résistant et par conséquent le plus vulnérable. Il devint bientôt dyspepsique et eut le regret de constater que son estomac se transformait en un véritable ballon captif où venaient très probablement à certaines heures s'accumuler les résidus solides, liquides et gazeux de ses étourdissants repas.

Un régime sévère le débarrassa de toutes ses perturbations. Malheureusement, il voulut se réhabiliter aux yeux de ses partenaires qu'il appelait plaisamment les chevaliers de la table ronde et prit de nouveau sa place dans ces festins pantagruéliques qui étaient toujours arrosés largement avec le champagne le plus sec. Il ne tarda pas à être atteint d'une gastro-entérite assez intense qui fut escortée de vives douleurs très probablement engendrées par les reliquats de l'irritation congestive de la muqueuse gastro-intestinale. Ces douleurs eurent une répercussion sur les centres nerveux cérébro-médullaires et provoquèrent une série d'actions réflexes qui se répandirent dans presque toutes les sections de l'organisme. L'encéphale fut atteint à son tour par elles et répondit aux sollicitations dont il était l'objet en donnant naissance aux symptômes somatiques et psychiques de la maladie de Beard.

Cette neurasthénie pouvait, à la rigueur, être due à cette sorte d'altération histologique ou fonctionnelle produite par une alimentation excitante, toujours fertile en élaborations toxiques; elle pouvait aussi provenir de la dilatation de l'estomac et des troubles de la nutrition qu'elle détermine. Il me parut moins compliqué de la considérer comme une neurasthénie d'origine périphérique ou réflexe ayant eu son point de départ dans l'irritation du tube digestif et trouvé un terrain propice à son évolution dans les prédispositions innées et acquises du malade. Ses parents, contrairement à l'avis des médecins, n'hésitèrent pas à croire que cet état nerveux compliqué de manifestations assez complexes était la conséquence du chagrin que lui causait la fragilité de sa résistance organique.

Pour compléter cette observation il me reste à mentionner les heureux effets que le traitement hydrothérapique produisit sur la santé de ce malade.

Il prit tous les jours une douche tempérée générale, à percussion très légère, promenée avec autant de persistance que de douceur sur les côtés de la colonne vertébrale. Cette manœuvre apaisa ses nerfs et calma très visiblement la surexcitabilité réflexe de sa moelle épinière. Il reçut ensuite des douches écossaises spécialement dirigées sur les points sensibles de la région abdominale et fut débarrassé de toutes ses douleurs. On compléta le traitement par des douches générales très courtes tout d'abord rafraichies et progressivement refroidies. Elles eurent sur le malade une très salutaire influence. Sa santé se rétablit ; sa constitution retrouva l'énergie qu'elle avait perdue, et, pour la conserver dans un état florissant il prit la sérieuse détermination d'imposer à son estomac une tempérance exemplaire.

TYPE XLV. — Deux cas intéressants de neurasthénie. — Dans l'un d'eux la maladie de Beard est manifestement associée à une dilatation stomacale après laquelle sont survenus de nombreux troubles névropathiques et les symptômes caractéristiques d'une ataxie locomotrice très probablement fonctionnelle. — Dans l'autre cas, la neurasthénie se trouve associée au nervosisme et à une atonie gastro-intestinale dont on n'a pas pu exactement établir la date d'apparition. — Dans ces deux cas, l'hydrothérapie a pu rendre de grands services.

Dans ce type je réunis intentionnement deux cas ayant entr'eux des connexités qui offrent un aspect intéressant. Le premier est celui d'un malade, névropathe depuis son enfance, et atteint depuis très longtemps d'une dilatation stomacale nettement constatée par un médecin qui, mieux que tout autre, a le don de découvrir l'existence de cette désagréable infirmité. Les amers, la strychnine, les alcalins, les antiseptiques judicieusement combinés améliorèrent l'état de ce malade qui, retrouvant l'espoir qu'il avait perdu, crut un instant qu'il allait être délivré de son mal. Hélas! à peine remis de ses angoisses il eut un accès de neurasthénie dont l'explosion parut inexplicable et qu'on attribua naturellement à sa dilatation stomacale et à l'impressionnabilité exagérée que provoque ce trouble spécial du tube digestif. Par un maléfice imprévu aux symptômes de la névrose de Beard vinrent se joindre tous les phénomènes qui forment le cortège habituel de l'ataxie locomotrice qu'on attribua naturellement aux mêmes causes et à l'exagération de sa sensibilité nerveuse.

A la médication déjà prescrite on adjoignit l'hydrothérapie qui, sous la forme de douches attiédies de courte durée et légèrement rafraichies à la fin de chaque application, améliora l'état du malade et le débarrassa de presque tous les désordres dont il était atteint.

Les médecins qui soignèrent cet infortuné patient n'hésitèrent pas à croire que sa neurasthénie était une neurasthénie secondaire due à la dilatation de son estomac, ainsi qu'à la toxicité qu'engendre cet état morbide, et en même temps à l'irritabilité nerveuse dont ce malade avait donné tant de preuves dans le cours de son existence. La généalogie de ce tabès épisodique fut expliquée de la même façon. Cette opinion peut être discutée, mais elle est très défendable et semble reposer sur un sérieux point d'appui.

Le second cas que j'ai introduit dans ce type est celui d'un malade, doué d'une nature irritable et languissante, qui a eu la mauvaise fortune d'avoir souvent un affaiblissement des fibres musculaires de l'estomac, concordant presque toujours avec un abaissement de cet organe et avec une diminution de la sécrétion de ses glandes. Il avait en même temps une distension gastro-intestinale très marquée après chaque repas, des éructations et des borborygmes incommodes, une constipation opiniâtre et un épuisement manifeste du système nerveux. On lui ordonna des purgatifs, des lavements huileux et des toxiques. On lui conseilla en même temps de porter des ceintures humides et de prendre tous les jours une douche générale froide, très courte et complétée par une douche doucement éparpillée sur l'abdomen. Ce traitement produisit une sensible amélioration et le malade put reprendre sa vie ordinaire sans ressentir aucun malaise. Malheureusement, dans cette période d'accalmie il éprouva une vive contrariété qui favorisa l'explosion d'un accès de neurasthénie. Cet accès serait peut-être resté à l'état latent si le malade n'avait pas été importuné par des impressions morales qui font souvent éclater la maladie de Beard.

Quelques médecins l'attribuèrent sans hésiter à l'atonie gastro-intestinale et à ses légitimes conséquences. D'autres plus réservés lui donnèrent pour cause le nervosisme préexistant, la contrariété qui vint un jour troubler l'esprit du malade et les préoccupations attristées que lui donnait son infirmité. Ces derniers ajoutaient que la grande atonie du tube digestif étaient peut-être due à un épuisement de la force motrice qui préside aux mouvements et aux sécrétions glandulaires de l'appareil gastro-intestinal.

Ces deux thèses sont acceptables; mais il me semble que la dernière est plus conforme aux données de la clinique et de la physiologie. Je laisse au lecteur le soin de juger cette question de pathogénie.

Relations de la neurasthénie avec l'hépatisme, avec les ptoses viscérales (sténose et déplacement des organes de l'abdomen) avec certaines maladies organiques du tube digestif, avec l'entérite muco-membraneuse, la dysenterie chronique, l'appendicite, etc.

TYPE XLVI. — Il s'agit d'une jeune femme très nerveuse atteinte d'une neurasthénie dont la généalogie est difficile à bien établir. Cette malade a eu, à deux reprises différentes, une chute du rectum et un prolapsus utérin. — Elle a mis au monde deux enfants dont l'éducation lui a causé beaucoup de fatigues.

Les couches ont été très laborieuses et les relevailles très lentes. — A la suite d'une de ses premières sorties, qui fut évidemment trop prolongée, elle ressentit des douleurs abdominales attribuées en même temps à une gastro-entéralgie accidentelle et au prolapsus utérin. — Malgré les précautions les plus sévères, l'état de la malade empira et le médecin dut faire des investigations plus complètes. — Ce nouvel examen lui permit de constater dans les cellules du foie, dans ses vaisseaux et dans ses nerfs les troubles variés que F. Glénard groupe autour de l'hépatisme : il remarqua aussi la mobilité du rein droit et les principaux symptômes de l'entéroptose, y compris la dyspepsie avec ses troubles nerveux et la constipation. — Très améliorée par le traitement de Glénard, elle eut, à la fin de sa convalescence, une très vive émotion à la suite de laquelle, survint un accès de neurasthénie qui fut du reste très avantageusement modifié par l'hydrothérapie. — Quelques réflexions sur l'évolution de cette neurasthénie.

La malade qui figure dans ce type est une jeune femme de race arthritique, très impressionnable et mariée, à son gré, avec un charmant homme qui a toute son affection. Elle a payé son tribut à la maternité en mettant au monde deux enfants qu'elle a voulu nourrir et dont l'éducation a surmené ses forces en compromettant sa santé. Ses deux couches ont été très laborieuses; les relevailles lentes et pénibles. Pour activer la convalescence on l'engagea à faire des promenades en plein air. A la suite d'une de ces sorties hygiéniques elle ressentit une grande lassitude et des souffrances abdominales qui l'obligèrent à rentrer chez elle et à se coucher. Son médecin attribua ces douleurs à l'abaissement utérin dont la malade était atteinte depuis longtemps et que la marche avait probablement exagéré... Il lui conseilla, avant toute chose, de rester au lit et de s'allonger pendant quelques heures de la journée sur une chaise longue en évitant de donner à la partie inférieure du corps la moindre déclivité. L'observance de ces précautions calma la malade, mais n'améliora pas son état. Il fallut faire de nouvelles explorations pour se rendre compte de cette situation pathologique assez compliquée. Le médecin constata tout d'abord une grande flaccidité du ventre, restée jusqu'alors inaperçue et masquée de temps en temps par une tension des muscles abdominaux qui empêchait parfois de percuter et de palper convenablement la région malade. Il put, malgré ces obstacles, reconnaître que le foie était le siège d'une sensibilité et d'une légère congestion plus appréciables vers l'épigastre que dans la courbure costale. Ses doigts appuyés fortement et progressivement sur la paroi épigastrique lui firent distinguer les battements de l'aorte, ainsi que l'aplatissement de la section du colon transverse qui passe devant cette grosse artère ; il put découvrir cette fameuse corde colit décrite par Glénard et après lui par plusieurs auteurs et qu'on trouve de préférence chez les personnes affaiblies et chez les névropathes. En poursuivant ses investigations notre confrère reconnut que le cæcum, le colon ascendant et le colon descendant étaient très aplatis. En exerçant une pression digitale sur leurs parois il percevait des bruits de fermentations dont l'étendue semblait indiquer que la glande hépatique avait perdu le pouvoir de détruire la propagation de ces intoxications intestinales. La persistance de ses recherches lui apprit que le rein droit était mobile et que le lobe externe du foie avait subi un certain déplacement sans révéler la configuration de la crête du bord inférieur que le procédé du pouce met en relief lorsqu'elle est accessible aux doigts. En plaçant la malade debout il vit aisément que le ventre formait des replis superposés qui augmentaient d'étendue et de saillie à mesure qu'ils se rapprochaient du bassin. Ayant eu l'idée de soutenir le ventre à l'aide d'un bandage de corps convenablement placé, c'est à dire, de faire l'épreuve de la sangle, il fut étonné du soulagement instantané qu'il produisit. Il crut naturellement que sa cliente avait une ptose viscérale et plus particulièrement une entéroptose. Il reconnut aussi que cet état morbide était dominé par des troubles gastriques très variés appartenant à la dyspepsie flatulente et toxique, par une constipation presque invincible et par une série de désordres nerveux n'offrant aucun aspect systématique et appartenant tous au groupe du nervosisme. Quelques analyses sérieuses et souvent renouvelées des liquides organiques, lui démontrèrent qu'il fallait ajouter l'uricémie, la cholémie et le diabète à cet ensemble pathologique qu'il désigna sous le nom d'hépatisme en donnant à ce mot la grande signification que Glénard lui accorde.

Il lui conseilla de porter une ceinture capable de soutenir tous les viscères abdominaux, de faire usage d'un pessaire pour contrebalancer les effets du prolapsus utérin qui parfois causait une véritable gêne, d'éviter la fatigue que provoquait la marche et la station debout très prolongée. Le régime alimentaire fut bien surveillé et dirigé dans le sens du relèvement des forces. A chaque repas du soir la malade prenait une pilule de Boissy à la rhubarbe anglaise, et, tous les matins on pratiquait sur tout le corps des frictions mouillées après lesquelles elle se remettait dans son lit.

Ce traitement produisit de très heureux effets. Pour les compléter on engagea la malade à se rendre à Vichy où elle suivit, en même temps, une cure alcaline et une cure hydrothérapique appropriée à son état.

En rentrant à Paris, au moment même où sa convalescence touchait à sa fin, elle eut une assez vive émotion à laquelle succéda un accès de neurasthénie très caractérisé. Dès le début de cet accès, la mentalité de la malade parut sérieusement compromise; son activité intellectuelle, physique et morale donna presque subitement les signes d'une grande détresse. Son esprit soucieux était absorbé par une profonde tristesse et ne sortait de son état de torpeur que pour manifester la crainte d'être atteinte d'une maladie mortelle. Elle ne pouvait prononcer aucune parole et rien ne parvenait à captiver son attention; elle se sentait devenir irascible, incapable de faire le moindre effort et ne trouvait de tranquillité qu'en vivant dans une solitude absolue.

On lui conseilla de suivre de nouveau un traitement hydrothérapique. Des douches très légères, très courtes, administrées avec de l'eau attiédie et suivies de frictions énergiques, furent les applications adoptées dans les premières séances. Plus tard, on eut recours à des douches plus froides, répandues sur tout le corps, aussi courtes et légères que les précédentes, afin d'éviter un refoulement trop précipité du sang vers les organes profonds et pour éviter les accès d'une réaction trop violente. A cette douche reconstituante, on adjoignit la douche hypogastrique, qui eut pour effet de combattre l'atonie des viscères abdominaux et de réveiller leur énergie. Il fallut plusieurs mois pour réparer tous les désastres éprouvés par la malade et lui permettre de reprendre sans faiblesse sa vie familiale.

Cette observation est intéressante, malgré les quelques lacunes qu'elle présente. Je ne veux lui dérober que les éléments qui me paraissent capables d'éclairer l'évolution de la neurasthénie finale et de préciser les relations de cette névrose avec les ptoses viscérales.

Si, en étudiant tous les phénomènes qui ont figuré dans cet état morbide si complexe, on prend pour point d'appui leur mode de succession ou leur chronologie, il faut admettre que les perturbations gastriques, les ptoses et les sténoses viscérales ont été les premières à faire leur apparition. La neurasthénie n'est survenue que longtemps après elles et mérite, à ce point de vue, de ne figurer qu'au second rang et de n'être, par conséquent, qu'un symptôme.

Je sais bien que certains neurologistes attribuent à l'épuisement de la force nervo-musculaire et à la perversion de la sensibilité la maladie de Beard et les ptoses viscérales et qu'ils placent ainsi fatalement ces deux maladies sous l'influence de la même cause. Mais je ne puis ignorer que Glénard a souvent protesté contre cette appréciation et qu'il n'hésite pas à déclarer que les ptoses et particulièrement l'entéroptose produisent des troubles nerveux très variés auxquels, je dois le dire, il ne permet pas de dépasser les confins de la neurasthénie. Je l'ai entendu bien souvent, dans un grand nombre de Sociétés savantes, défendre les conceptions qui lui sont chères avec autant d'ardeur que d'éloquence et donner à ses auditeurs l'impression d'une loyauté scientifique inattaquable.

Je puis aller plus loin que lui et, en m'appuyant sur l'observation dont je viens d'exposer les principaux traits, je crois que dans certains cas la maladie de Beard peut être symptomatique de l'entéroptose et de cet ensemble pathologique que le mot hépatisme résume assez judicieusement et dans lequel viennent s'accumuler les ptoses, les sténoses et les dilatations viscérales toujours aggravées par des perturbations gastro-intestinales, des désordres nerveux incessants et des troubles de nutrition qui sont le plus souvent sous la dépendance d'une infection ou d'une intoxication. En résumé, il s'agit, dans ce cas, d'une entéroptose primitive d'origine puerpuérale et d'une forme de l'hépatisme compliquée d'une neurasthénie survenue à la suite d'une commotion. Cette déclaration ne peut déplaire à mon distingué confrère de Vichy; mais je suis obligé de placer à côté d'elle le signalement d'une contre-partie importante où figurent des faits dans lesquels la neurasthénie tient sous sa dépendance certaines dilatations de l'estomac, ainsi que les principaux symptômes de l'insuffisance hépatique et de l'entéroptose.

Type XLVII. — Neurasthénie essentielle déterminant une dilatation de l'estomac, des troubles hépatiques caractérisés par une insuffisance du foie et des irrégularités dans ses fonctions de sécrétion et d'excrétion, un déplacement du rein droit et une enteroptose.

Je vais, en quelques lignes, tracer la silhouette d'un homme qui a eu plusieurs accès de neurasthénie accompagnée parfois d'une dilatation de l'estomac, d'un abaissement du foie et du rein droit et d'une entéroptose.

Il allait souvent en Amérique pour amorcer de nombreuses affaires industrielles et aussi pour se distraire. Dans un de ses derniers voyages, il eut la bonne fortune d'avoir de très utiles relations avec les principaux personnages de la République des États-Unis. Il s'initia aisément à leur genre de vie et, pour participer utilement à leurs travaux et à leurs plaisirs, il prit pour guide l'excellent et charmant livre que mon ami Lazare Weiller a écrit sur *Les grandes idées d'un grand peuple*.

Placé dans ce milieu inconnu, il fut d'abord étonné de voir avec quelle vigueur les hommes de ce nouveau monde conduisent leurs affaires quotidiennes. Mais il eut une admiration plus grande pour les femmes dont quelques-unes lui semblaient être de véritables modèles de distinction et de beauté. Dans ses tournées mondaines, il en rencontra une qui l'impressionna très vivement et avec laquelle il eut un entretien qui dépassa les limites d'un respectueux flirtage. Il fut tout aussitôt très violemment réprimandé par les frères de la jeune femme; ils lui administrèrent une sévère correction qui l'obligea à disparaître.

Rentré en France, il se garda bien de raconter son aventure et, pour laisser naturellement s'éteindre le désagréable souvenir qu'elle lui avait laissé, il prit le parti de ne voir personne. Dans cette solitude volontaire, privé de toutes les distractions, il devint bientôt fort triste et très déprimé. Aucun effort ne parvenait à le soustraire aux obsessions de son esprit troublé. Ses qualités intellectuelles et affectives perdirent leur activité et ses forces physiques s'amoindrirent de jour en jour. Il ressentit en même temps une céphalée fort gênante, des douleurs lombaires assez aiguës et surtout une lassitude générale dont l'intensité lui fit craindre l'éclosion prochaine d'une grave maladie. A tous ces signes de détresse vint s'ajouter, comme cela se voit chez les personnes accidentellement affaiblies et sensibles, une excitation nerveuse très pénible.

Cet ensemble de malaises, dont il connaissait bien la cause, commença à lui inspirer quelques inquiétudes; il désira se soumettre à un examen médical. Le praticien appelé à son secours n'hésita pas à reconnaître que ce malade présentait les symptômes caractéristiques d'une neurasthénie essentielle. Il lui conseilla une cure hydrothérapique qui provoqua une amélioration assez rapide. Plus tard, les symptômes encéphaliques de la névrose furent remplacés par des troubles digestifs particulièrement caractérisés par des renvois et des régurgitations extrêmement désagréables qui semblaient être une manifestation gastrique de la neurasthénie.

Une exploration ultérieure fit découvrir d'autres phénomènes plus complexes et plus importants. Le médecin constata d'abord un gonflement de la partie gauche de l'estomac qui était le siège d'un clapotage que les mouvements de succussion rendaient très appréciable. Il remarqua en même temps des manifestations spasmodiques à forme intermittente dans le pylore; mais il ne put découvrir, malgré l'habileté de ses investigations, aucune modification structurale pouvant faire croire à l'existence d'un néoplasme régional, aucun signe d'ulcère, de gastrite ni de catarrhe stomacal. La région gauche du mésogastre était dilatée; mais la région droite avait une grande souplesse. A l'aide d'une palpation bien exécutée, le médecin put reconnaître que le foie et le rein voisin étaient déplacés et que le colon transverse, détourné de son sillage habituel, paraissait être atteint d'une sténose assez accentuée. Les urines contenaient de l'urobiline, de l'indican, peu d'urée, beaucoup de phosphates, du sucre. Le sang renfermait quelques pigments biliaires dont la présence expliquait le teint légèrement jaunâtre qu'avait la peau du malade et permettait de croire qu'il portait le germe de la cholémie familiale des docteurs Gilbert et Lereboullet.

Le médecin pratiquait le lavage de l'estomac à la première heure du jour et favorisait ainsi l'évacuation d'un liquide gris-clair assez compact contenant des débris épars d'aliments incomplètement digérés et très fermentescibles; cette manipulation presque quotidienne soulageait le malade, mais celui-ci, malgré les soins dont il était entouré, se préoccupait toujours de la persistance de ses désordres abdominaux. Il n'en fut réellement débarrassé que lorsque l'hydrothérapie l'eut guéri de sa neurasthénie qui tenait sous sa dépendance tous les troubles de son appareil digestif.

Ce fait, dans lequel la succession des phénomènes morbides est toujours saisissable, démontre que la neurasthénie peut exercer une action causale sur les ptoses, les dilatations et les sténoses viscérales. Il ne réclame aucun commentaire. Je désire l'associer à un autre fait dans lequel la neurasthénie m'a semblé jouer le rôle de cause déterminante de l'entéroptose: ce sera le pendant obligé de celui qui m'a servi à démontrer que dans certains cas l'entéroptose est capable de provoquer la neurasthénie.

Type XLVIII. — Action de la neurasthénie sur l'entéroptose et sur quelques-unes des manifestations morbides liées à cette affection intestinale. — Réflexions qui permettent de rendre hommage aux prérogatives de la clinique.

Dans le type XLVI, j'ai mentionné le cas d'un malade chez lequel la neurasthénie m'a paru manifestement dépendre de l'entéroptose. Je désire placer ici un simple fait démontrant que la neurasthénie peut, à son tour, provoquer l'entéroptose et l'obliger, en quelque sorte, à suivre avec une grande servilité toutes les phases de son évolution jusqu'au moment même de sa disparition. Ce type ressemble au précédent et pourrait à la rigueur figurer avec lui dans le chapitre consacré à la neurasthénie essentielle. J'ai mieux aimé le placer à côté de ceux qui m'ont permis de reconnaître que la maladie de Beard pouvait être quelquefois l'expression symptomatique d'une ptose abdominale. J'ai vu dans l'agencement de ce contraste l'occasion de grouper autant que possible tous les éléments qui sont capables de contribuer à résoudre cette intéressante question de pathogénie. Par une coïncidence assez étrange, c'est le malade dont j'ai esquissé l'histoire dans le type XLVII qui va ici me servir de modèle et me fournir l'occasion d'ajouter au récit de ses perturbations un post-scriptum qui, dans son originalité, me paraît très instructif.

Ce neurasthénique bénéficia, ainsi que je l'ai déjà dit, d'une cure hydrothérapique longuement et régulièrement suivie. Quelque temps après sa guérison, on lui confia une position difficile dans laquelle il donna des preuves irrécusables de sa valeur intellectuelle et de son énergie. Désireux de donner à sa vie de labeur les charmes d'un milieu agréable, il se maria.

Dans les premiers mois de cette union, qui semblait si bien assortie, la jeune femme qu'il avait choisie pour compagne reçut un grand nombre de lettres anonymes dans lesquelles on lui dévoilait les aventures un peu irrégulières que son mari avait eues pendant son séjour en Amérique. Des explications plutôt bienveillantes qu'acerbes eurent lieu entre les deux époux qui, aidés par les plus fins limiers de la sûreté, finirent par connaître l'auteur de ces fâcheuses lettres. C'était le frère de la jeune personne irrévérencieusement flirtée dont j'ai parlé dans le type XLVII et qui résidait momentanément à Paris. Le mari découvrit sa demeure, eut avec lui un très vif entretien après lequel on décida, d'un commun accord, qu'une rencontre à l'épée était devenue nécessaire. Elle eut lieu ; et dans ce duel les deux adversaires furent légèrement blessés. Cet événement produisit sur l'esprit de mon ancien malade une pénible impression qui eut pour résultat immédiat de faire apparaître tous les désordres nerveux qui avaient figuré dans sa première attaque de neurasthénie.

Il commença aussitôt la cure hydrothérapique avec la même assiduité qu'autrefois et fut assez promptement soulagé, mais non guéri. Quelque temps après cet accident malencontreux, il se plaignit de douleurs abdominales assez vives qui engagèrent son médecin à faire un examen approfondi de la région endolorie dans laquelle il ne découvrit aucune altération appréciable.

La persistance des accidents neurasthéniques et des souffrances abdominales rendit une nouvelle exploration indispensable. Le médecin l'exécuta avec le plus grand soin ; elle lui fit découvrir les principaux symptômes de l'entéroptose que le premier examen n'avait pas dévoilés. Il constata en même temps un certain déplacement de l'estomac. Cet organe semblait former une ligne presque verticale et le pylore occupait une position plus déclive que celle qu'il a ordinairement. Les aliments paraissaient s'accumuler dans cette section de l'estomac et provoquaient des fermentations gazeuses très appréciables. Le lavage de ce viscère ne produisit aucun soulagement et le liquide ramené à l'extérieur ne renfermait aucun corps solide, révélant à peine quelques traces d'acide chlorhydrique mélangé avec du suc gastrique. Le ventre tout entier était déformé et l'intestin grêle avait une tendance à s'enfouir jusque dans les profondeurs du bassin. La palpation méthodique de l'abdomen permit d'apprécier nettement les battements de l'aorte dans la région du mésogastre et de constater la ptose et le rétrécissement du colon ascendant et transverse; elle révéla en même temps un empâtement d'origine incertaine, localisé sur le gros intestin. Dans la dernière partie de ce conduit on sentait glisser sous la main des boules assez dures, probablement constituées par des scybales entravées dans leur marche et provoquant la tenace constipation dont se plaignait le malade. En examinant la région hépatique, il fut possible de reconnaître la flottaison du foie et celle du rein droit.

Cet ensemble de symptômes ne laissait aucun doute sur l'existence de l'entéroptose dont les manifestations devenaient d'autant plus gênantes que les accidents neurasthéniques semblaient plus accentués et qui ne disparut réellement qu'après la guérison de la maladie de Beard. Ce résultat thérapeutique obtenu par l'hydrothérapie vint confirmer la vérité de la fameuse maxime latine bien connue : *Naturam morborum curationes ostendant*.

Je ne crois pas avoir besoin d'interpréter ce fait. Il est par lui-même assez démonstratif et prouve bien que la neurasthénie peut, dans certains cas, produire l'entéroptose et la plupart des ptoses abdominales. Personne n'ignore que lorsque cette névrose se localise dans les organes de la digestion, elle amoindrit leur tonalité et parvient ainsi à modifier les contours de leur forme et à les faire sortir de leur cantonnement respectif. Mais je me hâte d'ajouter que, dans quelques circonstances assez nombreuses du reste, le déplacement des viscères abdominaux peut, par l'intermédiaire des phénomènes dyspeptiques, des troubles de nutrition et des actions nerveuses pathologiques qu'il provoque, engendrer des accidents neurasthéniques et les tenir sous sa dépendance.

En faisant cette double déclaration, je reste fidèle aux enseignements de la clinique et je rends hommage à la suprématie de ses prérogatives.

Je veux signaler encore les relations qui me paraissent exister entre la neurasthénie et quelques autres maladies de l'appareil digestif. Bien que ces rapports ne soient pas très nombreux et que leur constatation n'ait qu'une importance pratique secondaire, il me paraît utile de les mentionner dans cette étude où je recherche les alliances que la maladie de Beard peut contracter avec les affections qui siègent dans le tube gastro-intestinal. Parmi ces dernières, je puis citer le catarrhe de l'estomac et de l'intestin avec ou sans gastro-entérite, les ulcérations de la muqueuse digestive, les altérations organiques localisées dans une section quelconque de l'appareil de la digestion et de ses annexes, la dysenterie chronique. l'entérite muco-membraneuse et l'appendicite.

TYPE XLIX. — Neurasthénie développée à la suite d'une gastro-entérite, d'un catarrhe gastro-intestinal et de troubles de nutrition provoqués par ces maladies de l'appareil digestif.

C'est le cas d'un malade plusieurs fois atteint de gastrite et d'entérite toujours améliorées et même complètement guéries par un doux régime et une médication lénitive. Ceci est de l'histoire ancienne et concerne les antécédents du sujet ; le fait nouveau le voici : un soir, après avoir absorbé un copieux repas, il fit une longue promenade ; la température ambiante était glaciale ; saisi par le froid, il rentra chez lui et quelques heures après il eut tous les accidents d'une indigestion qui provoqua des troubles sensitifs dans toute l'étendue du tube digestif. Quelques jours après, le malade présenta tous les symptômes d'un catarrhe gastro-intestinal qui exigea un assez long traitement. On eut beaucoup de peine à tarir sa gastrorrhée, à supprimer ses vomissements et sa diarrhée dont la persistance amena une grave dénutrition. A peine remis de ces épreuves, il eut un véritable accès de neurasthénie que l'hydrothérapie parvint à faire disparaître et qui fut considérée avec raison comme symptomatique du catarrhe gastro-intestinal et des troubles de nutrition qu'il avait provoqués.

TYPE L. — Neurasthénie survenant chez des malades atteints d'une lésion intéressant les éléments histologiques de l'appareil digestif : ulcère de l'estomac, néoplasme du rectum, altérations diverses de la muqueuse intestinale provoquées par une dysenterie chronique d'origine exotique et infectieuse. — Cette neurasthénie, prise tout d'abord pour une neurasthénie essentielle, a été plus tard reléguée au second plan et considérée, tantôt comme un prodrome, tantôt comme une expression symptomatique de ces maladies.

Dans ce type où se trouvent classés des patients dont l'histoire est assez lamentable, je ne veux retenir que les renseignements qui peuvent me servir à éclairer l'évolution ou plutôt l'aspect de la neurasthénie dont ils ont été atteints.

A. — Un de ces malades eut, à la suite d'une vive émotion, un accès de neurasthénie, très justement considéré comme un véritable accès de neurasthénie essentielle. Quelque temps après survint une hémathémèse que le médecin attribua à un ulcère de l'estomac contre lequel il fallut diriger un sérieux et sévère traitement. Malgré l'intervention de soins très assidus, le malade eut encore des hémorrhagies; mais elles furent moins abondantes que la première, ne se renouvelèrent qu'après de longs intervalles et finirent par disparaître. Le confrère qui conduisit cette cure heureuse me déclara que la neurasthénie qui avait préludé à cette maladie n'était pas une neurasthénie essentielle comme il l'avait cru tout d'abord, mais bien une neurasthénie prémonitoire chargée du simple rôle de prodrome. Cette opinion me semble très rationnelle.

B. — Je tiens à placer dans ce type un malade sujet à des accès de neurasthénie succédant toujours à des douleurs anales qu'il attribuait invariablement à une poussée d'hémorrhoïdes.

Désireux d'être éclairé sur cette désagréable coïncidence, il consulta un chirurgien de ses amis qui, après un examen attentif, lui déclara que ce qu'il prenait pour une tumeur hémorrhoïdale était une tumeur fibreuse dont il fallait sans retard le débarrasser. L'opération fut très habilement exécutée et suivie d'un résultat très favorable. Le malade, délivré de son néoplasme, vit sa santé générale s'améliorer de jour en jour et n'eut plus d'accès de neurasthénie. En examinant attentivement ce cas, on peut légitimement supposer que chacun de ces accès correspondait aux poussées congestives dont la tumeur était le siège, et considérer par conséquent la neurasthénie de ce névropathe surmené comme une manifestation symptomatique d'une lésion du rectum.

Il existe une certaine analogie entre cette neurasthénie et celle qui évolue quelquefois chez des malades atteints d'une altération organique, bénigne ou maligne, localisée dans une section de l'appareil digestif proprement dit ou de ses annexes. Dans ces cas la neurasthénie ne joue qu'un rôle très effacé et ne mérite pas une description spéciale.

C. — Je fais entrer dans ce groupe les malades chez lesquels la neurasthénie se développe dans le cours ou à la suite d'une dysenterie chronique. J'ai vu des cas assez nombreux attestant l'influence causale de cette affection qui, par sa nature infectieuse, est capable, non seulement de désorganiser les diverses tuniques du gros intestin mais encore de troubler les fonctionnement des centres nerveux et de favoriser par conséquent l'explosion de la neurasthénie.

Je puis citer un fait assez curieux concernant un malade atteint depuis longtemps d'une dysenterie chronique compliquée de désordres nerveux présentant tour à tour les signes de la neurasthénie et ceux de l'épilepsie. Ces désordres ont disparu avec l'affection intestinale qui paraissait les avoir engendrés.

L'autre fait auquel je veux faire allusion est peut-être plus difficile à analyser. C'est celui d'une jeune personne qui avait contracté la dysenterie dans une de nos colonies lointaines. Obligée de revenir en France, elle se soumit à un traitement et à un régime sévère qui produisirent des effets très salutaires. A peine entrée en convalescence l'intéressante malade présenta des symptômes de la neurasthénie qui furent attribués à l'épuisement provoqué par la dysenterie, et, aussi, je dois le dire, à un ébranlement nerveux causé par une grande déception. Elle venait d'apprendre qu'un jeune homme dont elle rêvait d'être la femme devait épouser dans un jour prochain une de ses meilleures amies. Blessée dans ses sentiments et dans son amour propre elle résolut de s'enfermer dans un couvent pour y ensevelir ses regrets et oublier, en la pardonnant, la cruelle blessure qu'elle avait reçue.

Avant d'exécuter cette grande retraite, elle voulut consolider sa santé et sollicita les secours de l'hydrothérapie qui lui furent du reste extrêmement utiles. Satisfaite d'avoir obtenu la vigueur physique qu'elle souhaitait, elle suspendit sa cure, et, je n'entendis plus parler d'elle. Je reçus quelque temps après une lettre touchante dans laquelle elle faisait ses adieux au monde et m'apprenait son entrée définitive dans une de nos corporations religieuses les plus cloîtrées et les plus austères. J'eus l'occasion de parler avec elle pendant la période de son noviciat; mais après la prononciation de ses vœux irrévocables, il me fut impossible de la revoir. J'appris par les siens qu'elle quitta, sans verser une seule larme, que mon ancienne neurasthénique soutenue par l'exaltation et la sérénité de son âme avait complètement oublié son passé et ne songeait plus qu'à devenir une créature céleste... .

TYPE LI. — Corrélations de la neurasthénie avec les troubles sensitifs, neuro-moteurs et sécréto-nutritifs qui résident dans l'appareil digestif et ses annexes.

J'ai déjà démontré que la maladie de Beard, en se localisant dans les voies gastro-intestinales, pouvait déterminer de nombreux désordres fonctionnels dans les actes de la digestion. En revanche, ces mêmes désordres, surtout quand il sont très invétérés, ont le don de provoquer les principaux traits de cette névrose. Pour bien distinguer leurs caractères et étudier leur mode d'action on les divise en trois groupes principaux : 1° Désordres sensitifs; 2° désordres neuro-moteurs; 3° désordres sécréto-nutritifs.

Les premiers pervertissent la sensibilité de l'appareil digestif et peuvent se traduire par de simples sensations dolentes, par de l'hyperesthésie et par des névralgies. Les uns et les autres coïncident presque toujours avec une congestion irritable de la muqueuse et peuvent engendrer la neurasthénie d'origine périphérique ou réflexe.

En relisant l'excellent livre de Barras sur la gastralgie, livre qui battit en brèche le fameux ouvrage de Broussais sur la gastro-entérite, on découvre aisément la fâcheuse influence que les souffrances aiguës du tube digestif exercent sur les centres nerveux où se préparent les manifestations de la neurasthénie. Je me suis déjà occupé de ce genre d'évolution de la maladie de Beard ; j'en reparlerai encore en étudiant les rapports qui semblent exister entre l'appendicite et cette névrose.

Les désordres digestifs qui intéressent la force neuro-motrice chargée de réglementer l'action musculaire du tube digestif se traduisent tantôt par des spasmes ou des contractures, tantôt par une baisse de tonalité fibrilaire amenant presque toujours la dilatation ou la distension des viscères abdominaux, leur paresse ou leur atonie. Ces anomalies arrêtent la marche des substances alimentaires qui, forcées de rester stationnaires, se décomposent, fermentent et engendrent des toxines dont les funestes effets se manifestent dans tout l'organisme. Le malade soumis à ces influences nocives éprouve un grand épuisement et se trouve exposé à des troubles de nutrition qui favorisent l'explosion de la neurasthénie.

Les désordres sécréto-nutritifs consistent, comme leur nom l'indique, en une perversion de la sécrétion des glandes du tube digestif et des actes chargés de présider à la nutrition de ces tissus. Ce déréglement fonctionnel provoque des phénomènes d'excitation ou de détresse nerveuse ressemblant à ceux qui précèdent presque toujours l'apparition de la neurasthénie. Il n'est donc pas extraordinaire de voir la maladie de Beard succéder à ces troubles sécréto-nutritifs. Mais je dois ajouter qu'en prenant le rang de simple symptôme elle affecte une forme épisodique qui semble parfois la rendre indépendante des autres malaises.

Je ne puis ici exposer les nombreux faits capables de révéler toutes les affinités qui relient la neurasthénie aux diverses perturbations fonctionnelles de l'appareil digestif. Pour réaliser ce programme, il me faudrait publier un in-quarto formidable qui serait certainement peu attrayant pour le lecteur. Il ferait du reste double emploi avec le résumé des considérations que j'ai déjà développées dans l'alinéa consacré à l'étude des relations de la neurasthénie avec la dyspepsie et que je vais être forcé de reproduire en examinant les rapports qui existent entre la neurasthénie et l'appendicite.

Rapports de la neurasthénie avec l'entérite ou colite muco-membraneuse. Court aperçu sur cette maladie. Neurasthénie survenant avant et après l'entérite muco-membraneuse. — Je vais citer quelques cas qui vont permettre de saisir les principales particularités qu'offre la neurasthénie dans ses relations avec l'entérite muco-membraneuse. Cette maladie, avant de se fixer sur le colon, provoque des troubles gastriques dont il est parfois difficile d'expliquer la généalogie. Lorsqu'elle se localise dans la région inférieure du gros intestin, elle se révèle presque toujours par des phénomènes d'irritation qui évoluent d'une façon spéciale. Les malades qui en sont atteints ont des alternatives de diarrhée et de constipation qui n'obéissent à aucune loi de succession bien établie, des sécrétions muqueuses plus ou moins abondantes au milieu desquelles se logent des matières excrémentielles qui ont une tendance à la concrétion et qui s'échappent du rectum sous forme de lanières blanchâtres ou de rubans de même couleur. A côté des phénomènes caractéristiques de localisation morbide, on distingue des traces de fermentation et de toxi-infection légitimement attribuées au neuro-arthritisme que l'on considère avec raison comme un des principaux générateurs de cette affection intestinale. Les troubles de l'innervation participent toujours à cette manifestation morbide. Le malade se plaint de douleurs assez vives qui s'irradient dans toutes les régions du voisinage, gagnent aisément les centres nerveux où elles provoquent de nombreuses actions réflexes et de grandes irrégularités dans les mutations nutritives des cellules formatrices. Le patient est aussi sujet à des spasmes violents ou à des contractures qui compromettent et parfois épuisent la force neuro-motrice qui gouverne tous les actes musculaires.

On comprend aisément que ces malades qui appartiennent presque tous à la race des névropathes et des arthritiques soient souvent atteints de neurasthénie. Ils offrent un terrain propice au développement de cette névrose qui tantôt précède l'entérite muco-membraneuse en conservant toujours ses traits essentiels, et, qui tantôt apparait après elle pour se ranger dans son cortège symptomatique. On comprend facilement que le professeur Roger et après lui le Dr Trémollières aient classé cette affection intestinale dans le cadre des maladies de la nutrition.

TYPE LII. — Entérite muco-membraneuse succédant à des accès de neurasthénie chez une malade prédisposée aux manifestations névrosiques et aux accidents de l'arthritisme. — Courtes réflexions.

C'est le cas d'une jeune femme, impressionnable, irascible et nerveuse qui, sous l'influence de la plus simple émotion, se voit assaillie par des accès de neurasthénie durant lesquels elle a des défaillances mentales inexplicables, un grand découragement et un véritable engourdissement de ses forces physiques. Elle a de temps en temps des crises douloureuses alternant assez régulièrement avec des malaises gastro-intestinaux qui heureusement sont sans importance.

A la suite d'un accès de neurasthénie provoqué par une contrariété assez vive, elle éprouva quelques douleurs abdominales compliquées d'une diarrhée profuse de courte durée et que remplaça une constipation qui augmenta de jour en jour. Le médecin consulté reconnut l'existence d'une entérite muco-membraneuse qui nécessita un assez long traitement et qui ne disparut qu'après la guérison complète de la neurasthénie.

Cette observation, intentionnellement choisie au milieu de beaucoup d'autres, offre dans tous ses détails une entérite muco-membraneuse placée chronologiquement après la maladie de Beard et pouvant à la rigueur dépendre de cette névrose. Pour rendre cette explication inattaquable il faut ajouter que cette succession de phénomènes pathologiques a eu lieu chez une malade portant dans sa constitution un germe favorable à l'éclosion des névroses et de l'arthritisme.

TYPE LIII. — Neurasthénie développée à la suite d'une entérite muco-membraneuse chez une malade de tempérament neuro-arthritique et sujette aux toxi-infections qu'engendre cet état diathésique.

Dans ce type je place l'observation d'une jeune femme qui est devenue neurasthénique à la suite d'une entérite muco-membraneuse très persistante. Cette malade issue d'une race fréquemment visitée par les névroses et par l'arthritisme a eu dans sa première jeunesse des crises de migraines, des douleurs lombaires et une susceptibilité gastro-intestinale à laquelle ses parents n'accordèrent aucune importance. Plus tard elle fut atteinte d'une véritable colite muco-membraneuse qui provoqua une grande excitabilité de ses nerfs et une manifeste dépression de ses forces. Le médecin appelé auprès d'elle se préoccupa tout d'abord d'amoindrir les effets d'une auto-intoxication qui lui parut trop envahissante. Il conseilla en même temps un repos absolu, l'usage de quelques antispasmodiques, des frictions générales avec de l'eau de Cologne et un régime diététique extrêmement sévère.

Cette médication améliora la santé de la malade, mais ne parvint pas à augmenter ses réserves nerveuses et son énergie. Son médecin, en la voyant languissante, affaiblie et profondément découragée, comprit qu'elle allait verser dans la neurasthénie dont l'explosion paraissait menaçante. Il l'engagea à suivre un traitement hydrothérapique qui modifia assez promptement tous les désordres de son système nerveux.

Chez cette malade la neurasthénie a bien réellement succédé à l'affection intestinale et l'on peut même supposer qu'elle a été la conséquence de la perturbation déterminée dans les centres nerveux par les douleurs que provoque l'entérite, par l'invasion de ses toxines et par l'effondrement nerveux qu'elle produit. A ces causes on peut ajouter l'influence nocive de l'arthritisme qui, en faisant pénétrer par la voie sanguine des substances toxi-infectieuses dans les centres nerveux, trouble les mutations nutritives de ces centres et les dispose à engendrer des accidents neurasthéniques. Dans ces circonstances la maladie de Beard semble perdre son cachet essentiel et devient une simple expression symptomatique. Nous rencontrerons encore cette évolution spéciale en étudiant les effets que produisent sur la neurasthénie les diverses intoxications, les infections et certaines maladies microbiennes.

TYPE LIV. — Le malade classé dans ce type appartient, comme le précédent, à la famille des neuro-arthritiques. — Il a été atteint d'une entérite muco-membraneuse compliquée de vives douleurs abdominales et d'une grande surexcitabilité médullaire et névro-motrice qui ont provoqué de nombreuses actions réflexes pathologiques. — Pendant sa convalescence, ce patient a présenté les symptômes caractéristiques de la neurasthénie. On a pu, dans ce cas, placer cette névrose au second plan, l'attribuer aux désordres nerveux déterminés par l'irritation intestinale, et la considérer comme une neurasthénie d'origine périphérique ou réflexe. — Traitement hydrothérapique approprié à cette forme spéciale de la maladie.

Le malade qui figure dans ce type a été atteint d'une entérite muco-membraneuse nettement compliquée d'accidents névropathiques très caractérisés. Fils d'arthritiques et de névropathes il a eu l'heureuse fortune de pouvoir supporter longtemps sans faiblir le lourd fardeau de son héritage pathologique.

Un jour, saisi à l'improviste par un grand refroidissement il fut pris de douleurs d'entrailles qui l'obligèrent à rester chez lui. Fatigué d'être condamné à une réclusion qu'il trouvait fort désagréable, il voulut faire une promenade en plein air ; mais il ne tarda pas à ressentir de vives souffrances dans le ventre et regagna promptement son domicile. Quelques jours après cette sortie intempestive, il fut atteint d'une entérite muco-membraneuse qui rendit la région abdominale extrêmement sensible et provoqua une douleur très vive dans la fosse iliaque droite. Cette manifestation névralgique fit craindre tout d'abord l'invasion prochaine d'une appendicite. La prévision pessimiste ne se réalisa pas. La maladie suivit un cours régulier; malheureusement elle fut arrêtée dans sa marche vers la guérison par des accidents nerveux auxquels on ne s'attendait pas.

Le malade, dont les fonctions intestinales avaient à peu près retrouvé leur intégrité, ressentit tout à coup des douleurs assez vives dans la région vertébrale et éprouva, sans pouvoir en découvrir la cause, des tremblements, des frissons, des contractions et même une rétention d'urine qui, pendant quelques heures lui occasionna des malaises fort pénibles. Ces désordres dont la nature réflexe paraissait évidente déclinèrent assez vite ; mais ils furent remplacés par des perturbations mentales et physiques qui permirent de constater l'éclosion d'une véritable neurasthénie.

Le médecin conseilla au malade de suivre une cure hydrothérapique. On lui administra tout d'abord une douche agréablement chaude, dirigée sur les points douloureux, promenée très doucement sur les côtés de la colonne vertébrale et répandue à la fin de la séance sur toute l'étendue de la surface cutanée. On attiédit peu à peu l'eau de la douche qu'on put ensuite refroidir progressivement. Le malade supporta toutes ces manœuvres merveilleusement et eut la satisfaction de voir sa santé s'améliorer de jour en jour.

Cette neurasthénie offre dans son évolution des particularités qui me semblent fort intéressantes. On ne peut vraiment pas la considérer comme une neurasthénie essentielle. Il est aussi assez difficile d'admettre qu'elle est un simple symptôme de l'entérite dont on n'a pas pu constater l'influence toxique. Elle me paraît avoir pour point de départ les prédispositions constitutionnelles du malade expressément mises en émoi par l'irritation douloureuse de l'intestin et par l'exagération de l'excitabilité réflexe de la moelle épinière. On peut donc légitimement supposer qu'elle appartient au groupe des neurasthénies d'origine phériphérique ou réflexe.

Des rapports de la neurasthénie avec l'appendicite et avec les opérations qu'exige le traitement chirurgical de cette maladie. — Neurasthénie appendiculaire. — Je désire, pour terminer l'exposé des connexités de la neurasthénie avec les maladies des voies digestives, signaler celles qui me paraissent exister entre la névrose de Beard et l'appendicite. Ce rapprochement est, je crois, une tentative inédite. Je ne puis lui donner un relief convenable qu'en m'imposant une grande attention et une sage réserve.

Les relations de la neurasthénie et de l'appendicite ne sont pas dues à de simples rapports de voisinage; elles offrent des particularités qui attestent une affinité plus intime dont j'ai trouvé le témoignage dans le recueil de mes observations. Ces observations ne sont pas, il est vrai, très nombreuses, et je dois même avouer que quelques-unes d'entre elles ont des lacunes qu'il m'a été impossible de combler. Malgré cette disette regrettable, elles ont été suffisamment significatives pour prouver que la neurasthénie est incapable d'engendrer, par sa seule influence, la maladie appendiculaire. Mais, en revanche, elles m'ont appris que la maladie de Beard voltige assez souvent autour de la terrible affection intestinale, m'indiquant en même temps qu'elle choisit de préférence, pour faire son apparition, tantôt la période prodromique de l'appendicite, tantôt celle qui suit immédiatement sa guérison, que cette guérison soit obtenue par un traitement absolument médical ou par une intervention de la chirurgie.

J'ai soigné beaucoup de neurasthéniques atteints de troubles gastro-intestinaux dont la bénigne évolution n'autorisait pas à prévoir l'arrivée prochaine d'une sérieuse affection abdominale. Lorsqu'une amélioration sensible se produisait dans leur état nerveux, ils abandonnaient la cure hydrothérapique qu'on leur avait conseillée, et je n'entendais plus parler d'eux. Cette absence n'était pas de longue durée; ils ne tardaient pas à revenir me voir et j'apprenais qu'ils avaient subi une opération sanglante nécessitée par le développement rapide d'une appendicite ; quelques-uns étaient débarrassés de leurs accidents morbides ; d'autres, moins favorisés, appartenant presque tous à la race neuro-arthritique, se trouvaient atteints des troubles nerveux qu'ils avaient éprouvés avant l'explosion de l'appendicite et venaient demander à l'hydrothérapie de les aider à combattre cette neurasthénie de retour.

En étudiant avec soin l'histoire de ces malades, il m'a été facile de constater que l'appendicite, soit par elle-même, soit par l'opération exécutée pour obtenir la guérison, est susceptible de jouer un rôle important dans l'explosion de la neurasthénie. Je mets naturellement de côté la neurasthénie essentielle qui conserve toujours sa personnalité, pour n'envisager que la neurasthénie symptomatique et la neurasthénie d'origine périphérique ou réflexe.

Afin de donner à cette affirmation un point d'appui clinique, je vais citer des faits dignes d'être examinés avec une scrupuleuse attention.

TYPE I.V.

Ce type contient le récit pathologique d'une jeune personne très nerveuse n'ayant ni antécédents morbides ni tares héréditaires. A la suite d'une crise de douleurs très vives localisées dans la fosse iliaque, elle éprouva dans la région lombaire et dans les membres inférieurs des contractures musculaires qui l'empêchèrent de marcher. Son cœur devint le siège de palpitations désagréables et manifesta par moments des signes d'arythmie. Les fonctions urinaires paraissaient affaiblies et la miction s'exécutait avec une lenteur désespérante. Bientôt après l'apparition de ces manifestations névralgiques, toutes voisines de la région cæcale et compliquées des troubles réflexes que je viens d'indiquer, la malade ne tarda pas à être atteinte d'une véritable neurasthénie, se plaignant sans relâche de sa faiblesse physique, de ses troubles sensitifs, de l'irritabilité de son caractère, de sa dépression intellectuelle et morale. On lui conseilla de suivre un traitemenent hydrothérapique. Cette jeune névropathe me fit, dans sa première visite, un récit très détaillé de toutes ses souffrances en me priant de remarquer leur ordre de succession. Je n'hésitai pas à attribuer sa neurasthénie aux douleurs et aux actions réflexes morbides qui avaient précédé son explosion. Il n'y avait d'ailleurs aucune autre cause apparente à invoquer.

Je me décidai à lui administrer des douches agréablement chaudes répandues sur toute la surface cutanée, doucement projetées sur les côtés de la colonne vertébrale et discrètement localisées, à la fin de chaque séance, sur la région endolorie de l'abdomen. Quelquefois les derniers jets de cette douche étaient un peu refroidis.

Cette malade, après avoir éprouvé une sensible amélioration de son état, suspendit son traitement. Quelques semaines étaient à peine écoulées qu'elle fut atteinte d'une appendicite grave qui nécessita une intervention chirurgicale immédiate. Je la revis deux mois après cette opération. Elle ne présentait aucun signe de neurasthénie; son système nerveux avait retrouvé son équilibre et sa santé générale me parut très florissante.

En groupant tous ces phénomènes et en étudiant leur mode de succession, j'ai été amené à constater que chez cette jeune malade, dont l'organisme n'accusait aucun signe de prédisposition morbide, la neurasthénie a eu pour point de départ les douleurs intestinales et les actions réflexes qui sont venues à la suite. Ces douleurs étaient probablement la conséquence d'une congestion irritative développée autour de l'appendice cæcal. Cette congestion particulière existe souvent dans la période prodromique de l'appendicite, au moment où cette maladie élabore la grande pullulation microbienne qui menace de s'étendre dans tout l'organisme.

Je suis donc autorisé à croire que cette neurasthénie a eu une origine périphérique ou réflexe qu'elle a précisément trouvée aux portes d'entrée de l'appendicite. Je dois ajouter, pour compléter ce récit, qu'elle n'est plus revenue depuis l'opération nécessitée par la maladie intestinale.

TYPE LVI.

Ce type est celui d'une jeune femme constamment importunée par les accidents du nervosisme et sujette depuis sa naissance à des phénomènes d'auto-intoxication attribués à la fois à un mauvais régime et au tempérament arthritique que ses parents lui ont légué.

Elle fut, sans raison apparente, atteinte d'un accès de neurasthénie qui fut rapidement amélioré et qui disparut sans laisser aucune trace de son passage. Sa santé paraissait excellente. Malheureusement, elle fut bientôt troublée par l'explosion, aussi subite qu'imprévue, d'une appendicite qui nécessita une prompte intervention chirurgicale. Après cette opération, la neurasthénie reparut, ayant une allure identique à celle de la période prodromique. A ce moment la jeune femme n'était pas, hélas! à l'abri de tout mal; elle ressentit de grands malaises que l'on considéra avec raison comme les signes précurseurs d'une toxi-infection menaçante. Une nouvelle laparotomie fut pratiquée; elle compléta l'œuvre libératrice de la première, rendit la santé à l'infortunée malade et la débarrassa pour toujours de sa neurasthénie.

Je n'ai pas besoin d'insister davantage sur les péripéties de ce fait qui, malgré son laconisme, contient des détails très explicites. Il nous apprend que la neurasthénie est susceptible de se manifester dans le prologue comme dans l'épilogue de l'appendicite et peut être, dans les deux cas, symptomatique d'une toxi-infection transportée par la voie sanguine dans les centres nerveux où s'élabore ordinairement la maladie de Beard. Pour appuyer cette conception, je me contente de rappeler que la neurasthénie est restée rebelle à la première opération et n'a été guérie qu'après la seconde qui a vraiment débarrassé la région intestinale des microbes tenaces qui étaient restés obstinément enfoncés dans ce foyer pestilentiel.

Je crois rendre hommage à la vérité en disant que c'est bien la chirurgie qui, malgré les incertitudes de sa première intervention, a remporté cet important succès thérapeutique.

Je pourrais citer d'autres faits ayant de frappantes analogies avec les précédents et m'en servir pour donner plus d'amplitude à la défense de ma thèse; mais je préfère limiter mon choix et me contenter de faire l'esquisse d'un malade dont l'observation offre des détails intéressants qui méritent d'être connus. Ce sera la dernière de la série.

Type LVII.

Le malade dont je veux ici esquisser la silhouette est un homme encore jeune qui a le surprenant mérite de conduire avec une égale maîtrise l'étude de la chimie biologique, la culture des belles-lettres, les plaisirs gastronomiques et même les aventures amoureuses. Sa conversation, toujours captivante, révèle une grande érudition, un sens critique très affiné et un esprit d'analyse toujours en éveil. Il aime beaucoup les sciences médicales et ne craint pas d'aborder les difficiles problèmes de la pathogénie pour lesquels il semble avoir une prédilection irrésistible. Son goût pour la chimie biologique est excessif et il le manifeste avec une certaine complaisance, surtout quand le hasard lui permet d'observer des maladies dont la généalogie est difficile à établir.

Il déclare volontiers, même en s'adressant aux professionnels les plus renommés, que presque toutes nos souffrances ont pour point de départ une oxydation organique incomplète ou avariée. Ceux que ces dissertations transcendantes sur le chimisme vital importunent l'accusent d'avoir une monomanie qu'ils comparent volontiers à celle que montrait Raspail quand il voulait soutenir que les vers intestinaux étaient la cause de tous nos maux.

Ce névropathe distingué dont le front a l'aspect de celui d'un penseur et dont le regard perçant trahit parfois une déconcertante malice, semble posséder une pondération inaltérable. Erreur profonde ! Cet homme est un véritable mélancolique irrésolu et craintif; sa physionomie montre à certaines heures une empreinte de tristesse que la joie et le sourire ne parviennent jamais à effacer.

Il a eu, plusieurs fois dans sa vie, des accès de neurasthénie durant lesquels ses facultés intellectuelles, affectives et motrices, paraissaient complètement affaissées, tandis que sa sensibilité avait des sursauts qui le rendaient très malheureux. Il attribuait tous ces désordres morbides à un trouble nutritif du tissu cérébral occasionnés par des oxydations chimiques défectueuses ou viciées.

J'ai eu l'occasion de l'assister dans ses phases de détresse temporaire; il me demandait surtout d'apaiser ses perversions sensitives qui le désespéraient et qui avaient pour résultat d'augmenter sa faiblesse. Je parvenais à le satisfaire en lui administrant des douches sédatives qui lui inspiraient une grande confiance. Elles lui procuraient toujours du calme et du sommeil.

J'avais autrefois soigné sa mère dont les fonctions digestives furent littéralement ravagées par le neuro-arthritisme et dont le système nerveux eut à subir plusieurs agressions de la neurasthénie. Elle transmit ces prédispositions morbides à son fils qui ne sut pas voir les inconvénients de ce nuisible héritage et en comprendre la gravité.

Malencontreusement éprouvé par une série d'excès de tous genres dont il n'entrevoyait pas la funeste influence, il éprouva un jour des douleurs abdominales assez vives dont la persistance provoqua un grand trouble dans ses fonctions digestives. A peine remis de ces récentes secousses, il eut un nouvel accès de neurasthénie qu'il attribua sans hésitation à une auto-intoxication déterminée par l'absorption d'aliments indigestes. Cet accès ne fut pas très violent; mais, au moment même où il paraissait être à son déclin, le malade ressentit de vives douleurs abdominales qui l'obligèrent à rester au lit. Les nombreux médecins avec lesquels il avait de fréquentes relations vinrent le voir et ne purent lui cacher qu'il était atteint d'appendicite.

Quelques-uns l'engagèrent à se faire opérer sans retard. Cette révélation le terrifia et il n'osa pas suivre immédiatement le conseil radical qu'on venait de lui donner. Il voulut temporiser; mais dans ces tristes jours d'angoisse, il finit par avoir conscience du danger qui le menaçait et se décida à prier un chirurgien de ses amis de venir à son secours. L'opération fut aussitôt pratiquée; elle eut pour résultat immédiat de le débarrasser d'un appendice rempli de pus et enveloppé d'une encombrante flore microbienne. Quelques semaines après il sortit tout joyeux de la maison de santé où il s'était installé et dans laquelle on lui avait prodigué les soins les plus intelligents et les plus dévoués.

A peine rentré chez lui, il fut de nouveau tourmenté par sa neurasthénie qu'il se plaisait à appeler une neurasthénie à répétition. Il attribua son retour offensif à la prolongation de séjour accordée trop facilement aux microbes intestinaux qu'on aurait dû, selon lui, expulser plus sévèrement, à l'ébranlement occasionné par l'opération, aux perturbations morales qu'il avait éprouvées au moment où il dut prendre le parti de faire appel à la chirurgie; il accusa même les inhalations de chloroforme de ne pas être étrangères au développement de ces accidents nerveux. En accumulant tous ces griefs, il oubliait de donner une large place à ses prédispositions morbides et aux incorrections de sa conduite.

Cette observation nous révèle que la neurasthénie peut figurer dans le prélude de l'appendicite, s'éclipser à l'apogée de cette maladie, et reparaître ensuite après l'opération chirurgicale destinée à combattre l'affection intestinale. Elle nous permet aussi d'entrevoir les liaisons qui semblent exister entre ces deux états morbides dont la généalogie n'est pas toujours entourée d'une grande clarté.

Cette question de pathogénie a été sévèrement étudiée par le professeur Dieulafoy, que l'on peut considérer comme le grand éclaireur de l'appendicite. Le très éminent médecin de l'Hôtel-Dieu de Paris, nous apprend que l'appendicite est une maladie toxi-infectieuse par excellence. Il nous fait connaître le rayonnement dangereux qu'elle répand dans son voisinage et nous montre, en les plaçant dans une éclatante lumière, les méfaits souvent obscurs qu'elle commet sur tous nos organes. On peut donc admettre avec lui que dans ses tournées malveillantes, elle est capable de troubler les fonctions de l'innervation et de provoquer dans les centres nerveux les modifications structurales qui préparent l'avènement de la neurasthénie. Ces modifications ressemblent à celles que produisent les perversions de la nutrition et la plupart des maladies toxi-infectieuses.

Il n'est donc pas illogique de supposer que l'appendicite exerce, dans certains cas, une influence réelle sur le développement de la neurasthénie. Il est moins facile d'expliquer pourquoi, chez quelques malades atteints d'appendicite, la neurasthénie se manifeste avant l'explosion de l'infection intestinale, et reparait parfois après l'opération qui a déterminé sa guérison. Ce problème est difficile, mais je ne le crois pas inabordable.

Quand la neurasthénie se montre avant l'explosion de l'appendicite, on peut, je crois, tenter d'expliquer cette apparition prodromique. Deux solutions se présentent à l'esprit de l'observateur. La première repose sur l'existence d'une congestion irritative développée sur l'appendice et dans son entourage. Il peut arriver que cette congestion reste longtemps stationnaire ; elle donne alors naissance à des impressions sensitives qui, par la voie nerveuse directe ou réflexe, finissent par atteindre les centres nerveux et les disposent, en pervertissant leur irritabilité fonctionnelle, à créer les symptômes de la neurasthénie. Dans ce cas, on se trouve en présence de la neurasthénie d'origine périphérique ou réflexe.

Dans la seconde solution, la congestion irritative existe toujours ; mais elle est dominée par des phénomènes morbides dont l'évolution est plus terrifiante que la sienne. Les régions où elle siège se transforment facilement en un champ de culture où viennent éclore confusément de nombreuses toxines et des colonies microbiennes très répandues. C'est là que l'œuvre infectieuse commence. Avant que l'appendicite soit parvenue à son point culminant, les substances avariées que renferme l'intestin parcourent les vaisseaux en irritant leurs parois et arrivent, par la voie sanguine, dans les centres nerveux dont elles altèrent tous les éléments histologiques. Lorsque la toxi-infection est très accentuée, les désordres cérébraux acquièrent, dans leur expression, une intensité si absorbante que les accidents neurasthéniques se trouvent momentanément éclipsés. Dans les cas moins graves les dégâts sont souvent limités à de simples troubles apportés dans les mutations nutritives des cellules formatrices et la maladie de Beard peut devenir plus apparente. Elle perd alors son caractère essentiel et devient symptomatique.

On voit quelquefois la neurasthénie se déclarer après la guérison de l'appendicite ; cette apparition tardive a sa raison d'être. Il arrive, en effet, que, malgré la précision et la pureté des manœuvres opératoires, de nombreux microbes ou des toxines non soupçonnés persistent à séjourner dans la muqueuse intestinale. L'œuvre infectieuse continue à exercer sur les centres nerveux la même influence nocive qu'ils ont subie dans la période prémonitoire et les sollicite à engendrer une neurasthénie symptomatique semblable à celle de la première heure.

Dans ce dernier acte de la maladie intestinale, on voit aussi survenir la neurasthénie d'origine périphérique ou réflexe. Elle est due le plus souvent à l'irritabilité nerveuse produite par les douleurs mal éteintes qui siègent avec persistance dans la section intestinale précédemment attaquée.

En terminant, je dois dire un mot de la neurasthénie post-opératoire.

Quelques médecins accusent le traitement chirurgical de l'appendicite de provoquer la neurasthénie, parce que cette névrose apparaît après elle et ne semble plus avoir de rapports avec l'affection intestinale qui, à ce moment, a complètement disparu. Ce reproche est injuste ou plutôt mal formulé.

Personne n'ignore que les opérations sanglantes ont un très grand retentissement sur les fonctions de l'innervation. Quelquefois elles les troublent profondément, mais dans d'autres circonstances elles les délivrent des perturbations qui détruisent leur équilibre ou compromettent leur activité. Pour accroître les témoignages des bienfaits de la chirurgie, je désire évoquer le souvenir d'un fait depuis longtemps gravé dans ma mémoire. C'est celui d'une malade qui fut débarrassée pour toujours d'une neurasthénie, aussi désespérante que tenace, à la suite d'une opération de hernie crurale pratiquée avec une grande virtuosité par le professeur Berger. Je pourrais citer un grand nombre d'observations analogues. Cette énumération me semble inutile, car je n'ai pas besoin de traiter ici une question pratique qui a été si merveilleusement étudiée par la Société de Chirurgie.

Je rentre immédiatement dans mon sujet, non pour faire un plaidoyer en faveur de mon opinion, mais pour dire simplement ce que j'ai vu.

Beaucoup de malades atteints de neurasthénie avant l'explosion de l'appendicite ont été définitivement débarrassés de leur névrose après l'opération que l'affection intestinale avait rendue nécessaire. Ce fait est indéniable et ne doit soulever aucune controverse.

D'autres malades ont été moins heureux. Chez eux, la neurasthénie s'est immédiatement développée après l'opération. Ces cas, scrupuleusement analysés, semblent démontrer que l'opération n'est pas seule coupable. J'ai notamment remarqué que les malades atteints de cette neurasthénie post-opératoire avaient dans leur constitution les tares héréditaires qui prédisposent aux affections nerveuses et aux maladies humorales. Presque tous étaient des neuro-arthritiques fatalement exposés aux influences nocives des infections et des intoxications. Je dirai même que quelques-uns d'entre eux n'étaient pas encore délivrés des sérieuses angoisses qu'avaient imprimées à leur esprit les émouvants préparatifs d'une opération redoutée.

Quoi qu'il en soit, la neurasthénie d'origine chirurgicale ne peut pas être niée.

Il est temps que je me résume. Je le fais en invitant le lecteur à reconnaître avec moi qu'il existe entre la neurasthénie et l'appendicite des relations incontestables. Je me suis appliqué, pour en signaler la nature, à dessiner toutes les nuances que présente cette neurasthénie spéciale à laquelle j'ai donné le nom de *neurasthénie appendiculaire*.

CHAPITRE IX

NEURASTHÉNIE ESSENTIELLE LOCALISÉE DANS LES VOIES GÉNITO-URINAIRES. — NEURASTHÉNIE SEXUELLE GÉNITALE OU GENITO-URINAIRE. MASCULINE ET FÉMININE. — APERÇU RAPIDE SUR LES CAUSES, LES PRINCIPAUX SYMPTOMES, LA THÉRAPEUTIQUE ET L'HYGIÈNE DE CETTE NEURASTHÉNIE SPÉCIALE.

Quand la neurasthénie essentielle, après avoir manifesté sa présence dans le système nerveux cérébro spinal et dans les principaux départements du nerf grand-sympathique, vient se fixer dans l'appareil génito-urinaire, on lui donne le nom ne neurasthénie génito-urinaire. On l'appelle aussi neurasthénie sexuelle ou génitale; elle prend naturellement la qualification de masculine chez l'homme et de féminine chez la femme. Dans tous les cas elle se révèle toujours par une déchéance des fonctions génitales que masque assez souvent une excitabilité génésique dont il est difficile de découvrir la généalogie.

Je n'ai pas la prétention de faire ici une description dogmatique de cette déconcertante névrose. D'ores et déjà je tiens à dire que les traits qui la caractérisent ne sont pas naturellement les mêmes dans les deux sexes. La neurasthénie féminine a un aspect symptomatique qui ne ressemble pas à celui de la neurasthénie masculine. L'une et l'autre obéissent dans leurs manifestations à des causes multiples dont on ne peut aisément suivre la filiation et dont le principal intéressé n'ose pas faire l'aveu. Les phénomènes qui distinguent chacune d'elles sont presque toujours assez confus lorsqu'ils apparaissent ensemble chez la même personne; et le médecin, chargé de dévoiler leur caractère, d'établir leur mode de succession et d'instituer, par conséquent, le traitement qui leur convient est souvent très embarrassé.

Pour examiner ces difficiles problèmes, je désire rester fidèle à mon programme et me rappeler que ce fascicule est une œuvre essentiellement clinique. Je vais donc, comme je l'ai fait jusqu'à présent, exposer les faits les plus édifiants et les plus démonstratifs. Ils vont me permettre d'étudier les causes de cette neurasthénie spéciale, d'esquisser les traits caractéristiques qu'elle présente chez l'homme et chez la femme sans oublier la thérapeuthique qu'elle réclame et dans laquelle je suis en mesure de délimiter la part qui doit être attribuée à l'hydrothérapie.

Je sais bien qu'en développant toutes ces considérations je m'expose à infliger au lecteur des redites que quelques confrères trouveront peut-être superflues. Tout en regrettant cette forme de procédure, je ne puis m'empêcher de reconnaître que pour élucider les principales questions de la pathologie, les rappels, même souvent renouvelés, offrent des ressources inestimables. J'en userai surtout quand je parlerai de la spermatorrhée et de la frigidité qui sont des symptômes importants de la neurasthénie sexuelle chez l'homme, des troubles de sensibilité génésique ressentis par la femme et enfin de la répercussion que les altérations fonctionnelles ou histologiques de l'appareil génito-urinaire exercent sur le système nerveux cérébro-spinal ou sur le nerf grand-sympathique.

En traversant ce défilé dont le parcours est parfois embarrassant j'espère trouver le moyen de donner le signalement de la neurasthénie génito-urinaire ou sexuelle et établir qu'elle peut, selon les circonstances, être une neurasthénie purement essentielle, une neurasthénie d'origine périphérique et réflexe ou une neurasthénie simplement symptomatique.

Je vais commencer la série des exemples qui vont contribuer à cette démonstration en m'occupant exclusivement tout d'abord de la neurasthénie sexuelle essentielle, féminine et masculine.

TYPE LVIII. — Neurasthénie sexuelle essentielle développée à la suite d'une vive et cruelle émotion chez une jeune femme très impressionnable. — Les manifestations de la neurasthénie, d'abord généralisées, se localisent dans les organes génitaux. — Phénomènes congestifs auxquels succèdent des troubles anesthésiques et une absence complète de désirs génésiques. — Guérison par un traitement hydrothérapique approprié et par un séjour calme et prolongé à la campagne.

La malade dont je veux en quelques lignes tracer une épisode morbide de sa vie est une jeune femme très impressionnable qui a grandi et toujours vécu dans un milieu artistique très mouvementé. Mariée à un homme très riche pour lequel elle n'avait qu'une faible tendresse, elle se lassa bien vite de cette union conjugale mal assortie et devint amoureuse d'un jeune virtuose qui lui inspira une vive passion. Le mari, soupçonnant l'inconduite de sa femme, exerça sur elle une surveillance très active et finit par découvrir qu'elle avait de fréquents rendez-vous avec son amant. Un jour il parvint à pénétrer dans l'appartement où se trouvaient les deux amoureux et fit constater le flagrant délit ou plutôt son prélude par deux de ses amis qui, dans cette triste circonstance, préférèrent agir en alguazil qu'en gentilhomme. S'ils avaient eu dans leur mémoire la magnifique apostrophe que dans le *Ruy Blas* de Victor Hugo, don César de Bazan lance à don Salluste qui voulait le forcer de compromettre l'honneur de Marie de Neubourg, ils n'auraient pas été la cause d'une neurasthénie dont je les rends hardiment responsables (1).

La jeune femme, péniblement surprise par cette visite inattendue, perdit subitement connaissance et ne revint à elle que quelques heures après l'effraction calculée du mari.

La malheureuse créature rentra chez elle moralement meurtrie et ne tarda pas à présenter tous les signes de la neurasthénie cérébrale. Cette névrose se répandit dans presque tout le territoire du nerf grand sympathique et finit par se localiser dans l'appareil génito-urinaire. La malade ressentit des douleurs iléo-lombaires compliquées de spasmes vaginaux et de leucorrhée; elles ne durèrent pas longtemps et furent remplacées par une insensibilité génitale qui frisait presque l'anesthésie. A tous ces troubles physiques de la sensibilité vinrent s'ajouter de perturbations morales fort pénibles dominées par l'absence complète de désirs vénériens.

---

(1) Mais doucement détruire une femme ! et creuser
Sous ses pieds une trappe ! et contre elle abuser,
Qui sait ? de son humeur peut-être hasardeuse !
Prendre ce pauvre oiseau dans quelque glu hideuse.
Oh ! plutôt qu'arriver jusqu'à ce déshonneur,
Plutôt qu'être à ce prix un riche et haut seigneur,
Oui je le dis ici pour Dieu qui voit mon âme —
J'aimerais mieux, plutôt qu'être à ce point infâme,
Vil, odieux, pervers, misérable et flétri,
Qu'un chien rongeât mon crâne au pied du pilori!
Victor Hugo.

Pour modifier cet ensemble pathologique, le médecin conseilla à sa malade de suivre un traitement hydrothérapique. Elle prit tous les jours une douche chaude progressivement refroidie, très courte et précédée d'un bain de siège à eau courante dont la température et la durée furent réglées sur la susceptibilité journalière de la patiente. Plus tard, on lui administra des douches froides générales qui furent fort bien tolérées et qui exercèrent sur tous les accidents névropathiques une salutaire influence. Pour compléter la guérison, la malade alla s'installer à la campagne, tout près d'un collège où ses enfants purent continuer leurs études.

Dans cette retraite, elle parvint à se faire oublier, à éviter des remontrances qu'aurait peut-être provoquées sa triste aventure et à retrouver dans le calme les bienfaits d'une bonne santé.

Dans ce type se trouve la véritable représentation de la neurasthénie sexuelle dans sa forme la plus exacte et la moins compliquée. Je ne crois pas qu'il soit utile de démontrer le caractère essentiel qui distingue sa généalogie et ses manifestations symptomatiques. Il se montre en toute évidence, sans qu'il soit nécessaire de lui accorder des commentaires explicat[illegible], que j'aime mieux réserver pour les cas qui présentent une évolution plus complexe.

TYPE LIX. — Neurasthénie sexuelle développée dans des conditions spéciales chez un jeune névropathe très impressionnable. — Les caractères essentiels de cette névrose ont à peu près tous fait leur apparition en même temps; mais quelques-uns d'entre eux ont été lents à se dévoiler et difficiles à constater. — Les phénomènes de la neurasthénie sexuelle masculine ou féminine ne sont pas toujours très apparents. Pour les découvrir il faut faire de persévérantes recherches sans lesquelles on ne peut pas bien connaître leur importance, préciser leur traitement et indiquer notamment les applications hydrothérapiques favorables. — Motifs qu'on peut invoquer pour expliquer cette tardive constatation.

Ce type représente un cas de neurasthénie sexuelle survenue presque inopinément chez un jeune névropathe dans des circonstances assez étranges. Un rendez-vous depuis longtemps préparé le mit un jour en présence d'une charmante femme qui lui inspirait une grande passion. Il croyait obtenir d'elle les faveurs les plus intimes et son rêve commençait à se réaliser, lorsqu'une piqûre d'épingle tout à fait inopportune et fortuitement dirigée sur un organe très sensible vint arrêter subitement ses amoureux désirs (1). Honteux d'être le

(1) Même accident est arrivé au duc de Choiseul dans un duel d'amour avec la

jouet d'un événement particulièrement grotesque, il se hâta de rentrer chez lui, s'enferma dans sa chambre et garda un mutisme absolu sur cette regrettable aventure. Plus impressionné par le choc moral que par le choc physique dont il venait d'être victime, il ne tarda pas à éprouver une grande dépression psychique, de la céphalée constrictive, une profonde lassitude manifestement influencée par le désespoir et par la tristesse. Le malade perdit l'appétit et le sommeil; son estomac devint le siège d'un gonflement très incommode et son cœur fut tourmenté par des palpitations fort désagréables.

Dans son premier examen, le médecin reconnut tous les signes d'un grand épuisement, masqués, à certains moments, par des manifestations non équivoques d'une grande excitabilité nerveuse; il admit l'existence d'une neurasthénie essentielle inégalement répandue dans les appareils de la digestion et de la circulation et conseilla l'intervention de l'hydrothérapie.

Sous l'influence de ce traitement, les désordres purement somatiques furent sensiblement amendés. Mais l'accablement moral persista encore, inspirant quelques inquiétudes aux parents du malade et à ses amis.

Préoccupé de cette situation pathologique qui semblait parfois assez énigmatique, le médecin, pour avoir des renseignements plus précis, eut des entretiens sérieux avec son client qui lui fit connaître l'exacte vérité sur l'origine de son mal. Engagé dans la voie des aveux, il lui dévoila ses défaillances génitales, l'extrême rareté de ses désirs vénériens, son humiliante frigidité, ses pertes séminales involontaires, et jusqu'à son irritabilité prostatique toujours suivie d'actions réflexes régionales fort importunes.

Tous les phénomènes que je viens d'indiquer forment le syndrome caractéristique de la neurasthénie sexuelle. Quelquefois ils suivent de très près ceux de la neurasthénie essentielle; mais souvent ils se manifestent beaucoup plus tard. Dans tous les cas ils sont assez difficiles à dépister et en général les malades ne les font connaître que lorsqu'ils leur inspirent une désolante appréhension. Ils les considèrent comme les stigmates d'une flétrissure humiliante ou honteuse qu'ils aiment mieux soustraire à tous les yeux. Parfois l'existence de

Dubarry. Louis XV apprit la mésaventure de son ministre; il l'exila dans son domaine de Chanteloup où il eut le loisir de réfléchir longtemps aux vicissitudes humaines. (Histoire d'une épingle publiée vers la fin du XVIIIe siècle.)

ces phénomènes morbides reste longtemps ignorée des malades et même du médecin. Cela tient à ce que les organes génitaux ont des intervalles de repos pendant lesquels ils ne fonctionnent pas et ne peuvent, par conséquent, donner la mesure de leur activité.

Lorsque la neurasthénie réside dans le cerveau, dans la moëlle épinière, dans le nerf grand sympathique, dans les appareils de la digestion ou dans la circulation, elle se révèle par des symptômes éclatants qui ne laissent aucun doute sur leur origine. La neurasthénie sexuelle est plus mystérieuse dans son expression, et, pour la mettre dans son vrai relief, il faut se livrer à des investigations qui parfois sont très embarrassantes.

C'est en poursuivant ces investigations avec une grande perspicacité que le médecin du malade dont je viens de commencer l'histoire put constater que la force virile de son client était foncièrement amoindrie. En apprenant qu'il était atteint de cette pénible déchéance le jeune névropathe fut profondément affligé. Son désespoir n'eut pas une longue durée ; il se résigna à accepter sa désagréable situation avec une certaine philosophie. Il disait même très plaisamment : « Les imbéciles vivent sans esprit, je puis bien vivre sans virilité ». Son médecin ne se laissa pas séduire par cette maxime paradoxale et il engagea son client à faire un voyage d'agrément. Ce déplacement ne produisit qu'un effet restreint. On lui conseilla alors de suivre un nouveau traitement hydrothérapique.

Il prit d'abord une douche tempérée assez courte, puis des douches progressivement rafraîchies et finalement des douches froides que l'on fit précéder par une douche périnéale pour combattre les troubles de la prostate et par des bains de siège à eau courante pour combattre les effets énervants engendrés par les déperditions séminales. Cette double action sédative et reconstituante de l'hydrothérapie améliora la santé du malade, dissipa la tristesse de son esprit et lui rendit son ancienne vigueur.

Je désire citer maintenant l'exemple de quelques malades dont la neurasthénie sexuelle a eu pour point de départ un abus immodéré des plaisirs, soit que cet abus provienne d'une série d'actes de copulation trop souvent renouvelés, bien que normalement accomplis, soit qu'il trouve son origine organique dans la perversion nerveuse qu'engendrent souvent les jouissances charnelles incorrectement provoquées.

Les excès génésiques, surtout ceux qui surviennent après une longue abstinence, la masturbation souvent renouvelée et spécialement celle qui débute dans le jeune âge, les aberrations du tribadisme ou même du sadisme occasionnent presque toujours une dépense exagérée des forces vitales. Ces causes déprimantes amènent une véritable prostration du système nerveux et préparent le développement de la neurasthénie qui, dans ce cas, s'affirme en ajoutant à ses symptômes essentiels un épuisement très accentué de l'activité génésique interrompu à certains moments par des sursauts d'excitation difficiles à éviter. Il existe aussi d'autres troubles génitaux que je signalerai dans un instant. Ils forment quelquefois le cortège habituel de la neurasthénie essentielle. Mais ils peuvent aussi contribuer à engendrer une neurasthénie d'origine périphérique ou réflexe et même une neurasthénie symptomatique. J'examinerai dans le prochain chapitre ces diverses modalités.

Pour donner une base clinique aux diverses particularités de cette neurasthénie, je vais citer quelques faits.

Type LX.

Ce type m'est fourni par deux jeunes mariés, ayant chacun une constitution assez délicate et une impressionnabilité nerveuse très accentuée. Ils se sont livrés, pendant leur voyage de noces, à des abus conjugaux excessifs qui ont compromis leur santé et provoqué chez tous les deux l'apparition d'une véritable neurasthénie. Ils ont fléchi sous l'influence de cet épuisement nerveux dont ils connaissaient la cause et qu'ils auraient accepté avec résignation s'il n'avait pas eu la triste conséquence d'abolir leurs désirs amoureux. Le repos, une abstinence sexuelle immédiate, l'air pur, une alimentation substantielle et des douches reconstituantes purent assez promptement réparer les désastres causés par leur ardeur génésique. Grâce à ce traitement les jeunes époux retrouvèrent leurs forces perdues et obtinrent même une santé florissante, en ayant soin, d'après l'avis de leur médecin, d'espacer très soigneusement leurs dévotions génitales.

Type LXI.

C'est le cas d'un jeune névropathe affligé d'une timidité excessive. Les relations sexuelles avec une femme avaient pour lui moins d'attraits que les jouissances provoquées par le dévergondage de son imagination maladive. Il se livrait sans aucune retenue aux plaisirs solitaires et accroissait souvent les funestes effets de cet onanisme à outrance par des exercices équestres qui déterminaient parfois une excitation uréthrale insupportable.

Sous l'influence de cette passion déprimante, ses forces physiques diminuèrent sensiblement, ses facultés intellectuelles perdirent leur activité. Son esprit devint la proie d'idées fort tristes qui le plongèrent dans une affreuse mélancolie. Plus d'appétit, plus de sommeil, plus d'énergie morale. Il voyait avec effroi la pâleur livide de son visage, l'expression désolée de son regard et pressentait avec émoi l'arrivée prochaine de sa déchéance. Profondément troublé par l'état lamentable de tout son être, il se hâta d'appeler un médecin à son secours.

Dès sa première visite le praticien consulté se rendit compte de la dépression physique et morale du malade. Après avoir constaté tous les phénomènes que je viens de décrire et reçu les confidences qui le renseignèrent sur les antécédents de son client, il conclut à l'existence d'une neurasthénie causée par les manœuvres d'une masturbation abusive. Il lui conseilla de suivre un traitement hydrothérapique approprié à son état. On administra tout d'abord des douches sédatives qui calmèrent l'excitabilité dont le système nerveux, malgré sa torpeur apparente, donnait des signes incontestables et apaisèrent sensiblement les ardeurs génésiques qui n'avaient pas encore complètement disparu.

Un jour il avoua à son médecin qu'il n'avait pas absolument renoncé à l'onanisme et lui annonça avec une certaine tristesse que les manœuvres de la masturbation ne parvenaient plus à projeter au dehors la liqueur spermatique. Cette révélation nécessita une analyse de l'urine qui permit de constater l'existence de la spermatorrhée.

A partir de ce moment on eut recours à des douches courtes progressivement refroidies et on leur adjoignit des bains de siège à eau courante pour réveiller la tonalité de l'appareil séminal. Il fut difficile de savoir à quelle époque remontait cette spermatorrhée. On fut disposé à croire qu'elle s'était manifestée au moment où la neurasthénie générale, en se localisant dans les voies génitales, s'était transformée en une neurasthénie sexuelle. Elle suivit du reste les phases traversées par cette névrose et disparut avec elle.

Dans ce cas spécial les applications locales ont rendu un réel service ; mais il faut attribuer la guérison de ce malade aux applications générales de l'hydrothérapie. C'est elles qui ont ramené l'équilibre dans le système nerveux de ce malade, et, en lui rendant toute son énergie fonctionnelle, lui ont permis d'égaler la vigueur de ses amis les mieux réputés.

Je n'ignore pas que la spermatorrhée peut être quelquefois la seule cause des accidents néfastes que je viens de raconter. Mais je crois que dans ce cas spécial elle n'a été qu'un véritable symptôme de la neurasthénie sexuelle. J'étudierai, du reste, dans un instant, les relations assez confuses qui existent entre la spermatorrhée et la maladie de Beard.

TYPE LXII.

Le malade dont je veux ici esquisser le profil ne ressemble pas à celui du dernier type. Il est bien portant, plein d'entrain, amoureux de toutes les femmes qu'il voudrait, à l'exemple de don Juan, prendre et conserver dans ses filets. Malgré sa gaieté naturelle, il maugrée contre la destinée qui l'expose souvent à de pénibles défaillances au moment même où il aurait besoin de toute sa vigueur. Il attribue avec raison cette détresse passagère à la trop grande excitation qu'il déploie dans le raffinement de ses plaisirs. Pour se consoler de ses hésitations, il se compare volontiers à un chien de grande race qui, tout en conservant la finesse exquise de son odorat, a la faiblesse de perdre par moment le pouvoir de tenir rigouseusement son arrêt. Quand il a été victime de cette déception il vient demander à l'hydrothérapie de le mettre à l'abri de cette défaillance passagère. Il prend des douches sédatives qui calment les ardeurs de sa passion favorite ; elles sont ensuite remplacées par des douches froides dont il apprécie la valeur reconstituante. A peine a-t-il recouvré sa valeur génitale qu'il s'empresse de recommencer ses pérégrinations amoureuses jusqu'au jour où un nouveau trébuchage l'oblige à faire un nouvel appel à l'hydrothérapie qui, en lui donnant à peu près toujours l'énergie dont il a besoin, lui permet de réparer très favorablement les brèches faites à sa virilité.

TYPE LXIII.

Ceci est un cas de neurasthénie dont la généalogie a été un instant difficile à établir, mais qui, en réalité, paraît être la conséquence de l'épuisement nerveux qu'amène l'abus de plaisirs vénériens quand ils sont trop souvent renouvelés ou incomplètement satisfaits.

On observe assez souvent des exemples de ce genre chez la femme. Je puis, entr'autres, en mentionner un très édifiant ; il m'a été fourni par une malade devenue dès son extrême jeunesse un hôte assidu d'une de ces maisons de débauche qui restent obstinément fermées à la lumière du jour. Fatiguée de vivre dans un milieu très énervant, elle résolut de le quitter pour se réfugier chez un maître de danse qui l'aimait beaucoup et qui lui fit un très bon accueil. Il s'intéressa à elle et parvint à la transformer promptement en un sujet chorégraphique de haut parage. Cette nouvelle carrière lui permit d'acquérir une renommée très promptement répandue dans le monde par une légion de jeunes gens qui formaient autour d'elle une cour assidue de galanterie dont elle était la déesse préférée. Quelques-uns d'entr'eux qui avaient conservé le souvenir de la langue latine disaient, en parlant d'elle, que c'était la *notissima fossa* du Jardin des Fleurs.

Cette vie bruyante et passablement dévergondée détruisit ses forces physiques, rendit son esprit inquiet et fit éclater un grand accès de neurasthénie. Presque toujours étendue sur un sopha, elle étalait volontiers cette souplesse nonchalante d'une odalisque que Labadie-Lagrave considère comme un stigmate de la neurasthénie levantine. Ses grands yeux bleus autrefois si expressifs avaient perdu tout leur éclat; ses lèvres, volontairement mi-closes, murmuraient tout bas des paroles qui semblaient révéler l'anéantissement de toutes les impressions sensitives. Elle ne dormait plus, marchait péniblement et se nourrissait à peine.

Les applications reconstituantes de l'hydrothérapie, exécutées deux fois par jour pendant plusieurs mois consécutifs, ranimèrent l'activité physique et morale de la malade, qui eut un instant l'idée de recommencer ses anciennes fredaines. Cette détermination s'évanouit comme un feu de paille, car on ne tarda pas à apprendre qu'elle s'était réfugiée dans un asile religieux dirigé, je crois, par les sœurs de la Sagesse. Ces saintes femmes consentirent à venir à son secours et l'aidèrent à effacer par des actes de contrition sincère le souvenir de sa vie agitée. Je ne puis, à mon grand regret, dire ce qu'est devenue la neurasthénie de cette étrange repentie.

TYPE LXIV.

Je pourrais placer dans ce type des cas innombrables de neurasthénie sexuelle développée chez les jeunes femmes qu'on désigne quelquefois sous le nom poétique de Filles de Lesbos. Les tribades, comme on les appelle plus vulgairement aujourd'hui sont dominées par une perversion sensuelle qui les rend esclaves de la volupté. Sous cette influence passionnelle elles ont pour l'homme une assez grande répulsion et manifestent une particulière tendresse pour la femme qui devient pour elles une source intarissable des véritables plaisirs sensuels. Quand l'excitation génésique qui gouverne tous leurs actes est à son apogée, la neurasthénie ne trouve aucune place dans cet organisme désemparé; elle ne fait son apparition que lorsque les troubles de la perversion sensitive sont remplacés par ceux de l'épuisement. Alors seulement le médecin peut intervenir et soumettre ces pervertiеs à un traitement qui, s'il n'est pas complètement efficace à l'avantage d'être plus humain que celui qu'on leur imposait à Sparte où les Archontes les condamnaient à un ostracisme très rigoureux.

Voici d'ailleurs ce qu'il convient de faire lorsque leur système nerveux est tombé dans une grande prostation. On peut essayer de recourir aux douches reconstituantes dont beaucoup de malades se plaisent à vanter les bienfaits. Mais pour maintenir leur vertu réparatrice il ne faut pas les rendre trop excitantes. On ferait ainsi une fausse manœuvre qui aurait pour conséquence de réveiller une agitation importune et peut-être funeste qu'il est indispensable de laisser profondément sommeiller.

Type LXV.

Je n'ai pas besoin de mettre en pleine lumière le profil des malades que je suis contraint de classer dans ce type. Ce sont des neurasthéniques de contrebande ou, si l'on veut, très étrangement mâtinés chez lesquels les symptômes de la maladie de Beard se trouvent associés par hasard à des troubles génésiques qu'on rencontre très rarement dans cette névrose. C'est ainsi que quelques malades appartenant à cette catégorie ont parfois des traits qui rappelent vaguement ceux du sadisme, du satyriasis, de l'érotomanie, du priapisme et de la nymphomanie.

Lorsque ces perversions génésiques évoluent sous une forme épisodique et n'amènent qu'un dévergondage atténué, la neurasthénie peut accepter ces satellites dans sa représentation. L'hydrothérapie est alors fort utile; à la condition de faire appel à ses applications les plus sédatives. Si, au contraire, les malades manifestent des goûts dépravés ou de ces fureurs érotiques extravagantes qui parfois les excitent à transformer les rendez-vous amoureux en saturnales répugnantes, ils ne sont plus de vrais neurasthéniques; ils doivent être encadrés dans le groupe des psychopathes ou des dégénérés. L'hydrothérapie est tout à fait insuffisante pour la plupart d'entr'eux. Leur traitement exige une autre orientation et un cérémonial thérapeuthique plus rigoureux.

Aperçu rapide sur l'évolution de la neurasthénie sexuelle chez l'homme et chez la femme. — Pour exposer dans toute leur nudité les types de neurasthénie sexuelle dont l'énumération vient d'être faite, je me suis volontairement abstenu de commenter ou d'analyser leur mode d'évolution. Je puis, maintenant que leur liste est close, prendre ma revanche et révéler tous les renseignements cliniques que ces types peuvent fournir aux praticiens. Dans cet aperçu, qui naturellement sera très raccourci, je vais mettre en relief la part qu'on peut attribuer à certaines influences causales dans le développement de la neurasthénie sexuelle, saisir les nuances qu'offre cette névrose dans son expression symptomatique chez la femme comme chez l'homme et indiquer les applications hydrothérapiques qui conviennent aux modalités changeantes de cette affection.

La neurasthénie sexuelle trouve certainement son origine dans les causes banales de la maladie de Beard, dans les altérations histologiques ou fonctionnelles que produisent certaines maladies toxi-infectieuses héréditaires ou acquises. Mais il faut reconnaître que les abus sexuels, l'onanisme, les perversions génésiques ont une grande influence sur son développement et sur l'allure de ses manifestations. Ces causes spéciales amènent des désordres génito-urinaires qui sont naturellement variables dans leurs manifestations chez l'homme et chez la femme, mais qui possèdent le triste privilège de provoquer dans les deux sexes une profonde perturbation du système nerveux.

Chez la femme la neurasthénie sexuelle commence par des troubles idéo ou excito-moteurs ressemblant à ceux qui accompagnent ordinairement la forme essentielle de la maladie de Beard. Mais ces phénomènes initiaux ne tardent pas à être remplacés par un épuisement génital qui a souvent pour résultat d'amoindrir ou d'éteindre les désirs amoureux, d'inspirer par moment une véritable répulsion pour l'acte vénérien et de provoquer dans la région clitoridienne des perversions bizarres qui se rapprochent de l'anesthésie. Il existe en même temps des troubles d'irritation congestive disséminés dans les organes du bassin où se développent des foyers d'actions reflexes qui se répandent presque sans interruption dans toutes les régions du voisinage. Lorsque ces actions reflexes ne s'éloignent pas trop de leur point de départ, elles complètent simplement la symptomatologie de la neurasthénie sexuelle. Mais si elles parviennent jusque dans les centres nerveux, elles peuvent donner naissance à une neurasthénie secondaire d'origine périphérique ou réflexe.

Chez l'homme les accidents neurasthéniques ont un caractère spécial dont il n'est pas toujours facile de surprendre l'évolution et qu'il importe de bien connaître. Beaucoup de névrosés éprouvent des troubles sensitifs et moteurs dans les régions les plus accessibles de l'appareil génito-urinaire. Ils sont sujets à des névralgies ou plutôt à une hyperesthésie qui peut occuper toute la longueur de l'urèthre, se limiter parfois à sa portion spongieuse ou bien s'étendre jusqu'aux testicules. Cet accroissement de la sensibilité est suivi de spasmes douloureux et particulièrement d'une irritation prostatique avec ou sans écoulement qui est le point de départ d'actions réflexes dont les manifestations jettent parfois un grand trouble dans l'esprit du malade. A côté de ces symptômes de neurasthénie sexuelle il en faut placer d'autres qui ont une plus grande importance et parmi eux mettre au premier rang la spermatorrhée et l'affaiblissement de la force virile qui parfois se transforme en impuissance.

La spermatorrhée dont le caractère fondamental consiste en une évacuation involontaire de la liqueur séminale ne se révèle pas toujours de la même façon. Quelquefois elle apparaît nettement ; mais dans d'autres circonstances que favorisent la fausse honte ou l'ignorance du malade, il est assez difficile de découvrir son existence. Il me paraît donc nécessaire d'étudier les attitudes et l'aspect extérieur de ces malades bizarres et rebelles qui ne sont en définitive que des névropathes invétérés ou héréditaires. Cet examen peut donner l'idée d'entreprendre des investigations plus démonstratives et permettre de découvrir la spermatorrhée qui est un des symptômes primordiaux de la neurasthénie sexuelle.

Je n'ignore pas que la spermatorrhée peut exister en dehors de la neurasthénie sexuelle et dépendre de plusieurs causes qui n'ont aucune connexité avec la maladie de Beard. J'indiquerai tout à l'heure qu'elle peut être due à une action mécanique exercée sur les glandes séminales, à l'influence de maladies organiques ou fonctionnelles situées dans leur voisinage, au phimosis, au varicocèle, aux fissures anales, à la présence de vers dans l'intestin. Je citerai même dans le prochain chapitre, des exemples attestant que la spermatorrhée peut provoquer la neurasthénie. Mais à cette place je ne dois avoir en vue que les cas dans lesquels les évacuations séminales involontaires sont sous la dépendance de la neurasthénie sexuelle. Quoique reléguées au second plan elles ont sur les organes génitaux une action nocive qui ne tarde pas à impressionner tout l'organisme.

Sous leur influence l'acte vénérien perd peu à peu son énergie, l'éjaculation devient de plus en plus rapide, la verge reste flasque et toujours humectée, — ce qui faisait dire à un malade que son membre viril ressemblait à un saule pleureur, — les sensations voluptueuses se développent péniblement, et le malade devient frigide, impuissant ou infécond. Cette stérilité qui dépend surtout d'un accouplement avorté ou d'une éjaculation trop prompte n'est que momentanée à moins que les testicules ne soient sérieusement attaqués.

A côté de ces désordres localisés dans les voies génito-urinaires il en existe d'autres qui se manifestent dans d'autres appareils organiques. L'appétit est souvent troublé, les digestions sont pénibles et irrégulières ; la diarrhée survient sans raison justificative et alterne avec la constipation ; les mutations nutritives perdent leur régularité et provoquent parfois un grand amaigrissement dont l'aspect est exagéré par une visible décoloration de la peau. Certains malades tombent dans le marasme ; leur pouls bat lentement et faiblement ; des douleurs passagères mais violentes surviennent dans la région précordiale et sont parfois accompagnées de palpitations, de toux sèche, d'étouffements et même d'une altération de la voix qui semble avoir perdu son volume, son timbre et son éclat. La lassitude éprouvée par le patient s'accentue tous les jours, ses forces s'épuisent et les membres inférieurs semblent privés de leur pouvoir moteur. L'organisme se détériore, et le système nerveux, surpris par l'invasion de cet effondrement, n'a plus l'énergie de conserver sa pondération et sa puissance régulatrice. L'infortuné malade tombe dans une grande prostration et devient aisément paresseux, irritable, mélancolique et hypocondriaque. Il offre bien alors tous les traits de la neurasthénie sexuelle, surtout de celle qui se développe sous l'influence des excès vénériens, des perversions génitales ou de la masturbation. Mais pour que ce délabrement si attristant produise une nocivité très accentuée il faut que l'organisme de cette victime renferme dans toutes ses fibres des prédispositions flagrantes innées ou acquises aux accidents neurasthéniques.

Ces prédispositions apparaissent souvent dès la première jeunesse ; il est indispensable de les connaître. Elles se traduisent par un tempérament délicat et impressionnable, par une imagination exaltée et rêveuse, par une sensibilité physique avide d'émotions et par une irritabilité psychique qui rend presque toujours l'esprit du sujet inquiet, irrésolu et mécontent. Lorsque l'enfant devient homme, il recherche les plaisirs voluptueux avec une véritable frénésie. Ne connaissant pas l'importance et le danger de ces dépenses vitales, il escompte l'avenir, use sans discernement ses forces organiques et favorise sans le savoir le développement de la neurasthénie sexuelle.

A côté de ces prodigues se trouvent des individus dont la timidité insurmontable les empêche de rien oser.

Ce sont deux frères siamois de la neurasthénie sexuelle. Ils sont presque toujours exposés aux misères de la spermatorrhée et à des défaillances génitales qui vont de la simple frigidité à l'impuissance et même à la stérilité. Ces névrosés déchus sont toujours exposés à une agitation factice qui a le triste don d'exalter ou de pervertir leur sensualité et d'augmenter leur faiblesse.

Il est donc rationnel, si l'on veut faire acquérir à l'organisme la résistance dont il a besoin à certaines heures, d'apaiser sérieusement sa sensibilité nerveuse et de régulariser sa tonalité.

Le traitement hydrothérapique est toujours, pour ces malades, extrêmement secourable. Parmi tous les procédés qu'il met à notre disposition pour produire les effets sédatifs, révulsifs, résolutifs et toniques dont tous ces infortunés ont besoin, je choisis de préférence la douche tempérée, à percussion légère, ayant une durée assez longue, répandue très également sur tout le corps et localisée convenablement sur la région du bassin. Il est important, au moment où l'on clôture cette opération apaisante, de rafraîchir, au besoin même de refroidir progressivement l'eau de la douche qui doit être toujours projetée sur le sujet avec une très grande rapidité. L'action de cette douche est très salutaire et les malades savent presque tous en apprécier les bienfaits.

L'un d'eux qui avait, malgré ses défectuosités nerveuses, conservé l'intégrité de ses facultés d'analyste, disait volontiers : « La première partie de cette douche a le pouvoir de calmer l'ardeur et l'irrégularité de mes désirs, la seconde me donne la tentation de réaliser ceux qui me restent. »

Je suis heureux de pouvoir rendre hommage à la valeur curative que montre l'hydrothérapie dans les cas difficiles de neurasthénie sexuelle. Cette louange ne peut soulever dans le corps médical aucune controverse. Mais je me hâte d'ajouter que, pour permettre à ces névrosés spéciaux de bénéficier largement de cette méthode de traitement, il faut en même temps leur faire connaître les prescriptions hygiéniques qui doivent gouverner le fonctionnement régulier de la vie génitale.

Le médecin est quelquefois embarrassé pour donner à chaque consultant un avis qui lui apprenne à réglementer sagement l'exercice de ses actes génitaux. Néanmoins, il me semble que cette thérapeutique toute spéciale peut rendre de grands services, si le praticien qui la dirige a du tact, de la délicatesse et du bon sens. Même en restant confiné dans les préceptes généraux que nous révèle l'étude de cette question médico-sociale, il pourra toujours trouver l'occasion de donner un conseil utile.

En principe comme en fait, on peut dire que la privation des plaisirs sexuels est antinaturelle et contraire aux lois qui président à la réproduction de l'espèce humaine. Dans les milieux humains, on considère la chasteté comme un acte de soumission et d'obédience à certaines obligations sociales ou religieuses. Les médecins l'interprètent autrement et conseillent quelquefois d'en adoucir les rigueurs. On sait que les gens continents, surtout quand ils se trouvent dans cette période de la vie où le sens génital est très développé, ont des perturbations nerveuses et souvent des pertes séminales involontaires précédées ou suivies de désirs lubriques assez prononcés. Ces pollutions anormales sont quelquefois les simples manifestations d'un acte physiologique ; il ne faut vraiment s'en préoccuper que lorsqu'elles se produisent trop fréquemment. Dans ce cas, l'émission spermatique involontaire détermine des troubles nerveux ; et le médecin a le droit de demander si, pour les guérir, il ne convient pas d'interrompre la continence qui semble être la cause de tout le mal produit. Le mariage est quelquefois un moyen de guérison ; mais il n'est pas acceptable par tous les malades et notamment par ceux que des vœux éternels condamnent à un rigoureux célibat. On doit conseiller à ces derniers de vivre à l'abri de toute agitation troublante, leur prescrire une vie diététique aussi uniforme que sévère et les engager à faire des applications hydrothérapiques quotidiennes suivies de frictions et d'exercices en plein air.

A côté des neurasthéniques que trouble la continence, il faut placer ceux dont la névrose semble être fatalement liée à l'onanisme. L'abus des plaisirs solitaires, surtout quand il a commencé dès le jeune âge, produit dans les deux sexes des flétrissures difficiles à réparer. Il déflore les sentiments les plus purs, corrompt l'imagination et jette une grande perturbation dans les habitudes ou dans les mœurs de ceux qui en sont les victimes. Il faut que le médecin accepte la rude tâche de corriger ces dépravations humiliantes. Il pourra l'accomplir avec profit s'il parvient à soumettre ces névropathes étranges à un traitement physique sévère dont l'hydrothérapie lui fournira les meilleurs éléments. Il devra aussi rendre l'esprit de ces blâmables délinquants plus prévoyant en s'efforçant de leur faire comprendre les grands préceptes qui sont au frontispice de la morale et de la dignité humaine.

Je puis aussi signaler à l'attention des médecins moralistes ces neurasthéniques manifestement troublés par le rôle qu'ils attribuent aux pertes séminales involontaires dont ils sont atteints. Leur mentalité est parfois irrégulière et mérite d'être surveillée. Ils vivent volontiers dans une quiétude parfaite et considèrent les pollutions nocturnes — si, bien entendu, elles ne sont pas suivies d'un profond engourdissement, — comme une exagération de leur puissance. Cependant, à la longue, leur opinion se modifie complètement ; ils finissent par croire que cette déperdition séminale irrésistible est dangereuse. Quelques-uns d'entr'eux ont parfois l'idée de la considérer comme une véritable offense à leurs sentiments religieux, à leurs conceptions spiritualistes et à leur chasteté volontaire. Cet état d'âme exige un traitement spécial. On le constate assez souvent chez les neurasthéniques.

D'autres névropathes ont sur leur spermatorrhée des appréciations assez étranges. Pour eux, l'éjaculation séminale ne doit avoir lieu que dans les circonstances naturelles qui la rendent nécessaire. En dehors de ce cas spécial, elle constitue une dépense regrettable qui empêche le sang d'être régulièrement traversé par la liqueur spermatique à laquelle ils attribuent la puissance de faire éclore dans notre cerveau les idées les plus énergiques, les plus élevées et même les plus poétiques. Le médecin doit écouter ces bizarres divagations ; il peut même les souligner d'un sourire ou les amortir par un geste discret, mais à la condition de donner à la raison de ces malades une direction sûre et éclairée.

Il me reste, pour compléter la révélation des faiblesses secrètes qui escortent souvent la neurasthénie génitale, à mentionner celles qui se révèlent dans les deux sexes par l'absence des désirs vénériens et chez l'homme par une brèche plus ou moins réparable faite à sa virilité. J'ai déjà indiqué l'action thérapeutique qu'il faut mettre en jeu pour modifier ces situations délicates. Je n'en reparlerai pas. Mais je dois, pour terminer cette étude de psychothérapie spéciale, donner une appréciation sommaire sur l'influence que l'acte normal de la copulation humaine peut avoir sur le développement de la neurasthénie sexuelle.

Le barème qui règle la faculté génitale varie selon chaque personnalité et ne peut pas servir à préciser la force de résistance de cette faculté humaine. Il est toujours difficile, sans frôler une description presque pornographique, d'indiquer le moment où sa mise en œuvre devient excessive ou nuisible. Les médecins, les philosophes, les moralistes ont étudié avec soin cette sorte de balistique sur laquelle ils ont formulé des renseignements assez curieux. J'engage le lecteur à en prendre connaissance. Je désire me cantonner dans le domaine des généralités et ne citer que des opinions basées sur de sages ou perspicaces réserves. Je mentionnerai tout d'abord celle qui a été bruyamment défendue par un sociologue très connu et j'indiquerai ensuite celle d'un médecin essentiellement compétent. Le sociologue n'est autre que le Père Enfantin ; le médecin est le Dr Civiale. Dans le grand cénacle qu'il dirigeait à Ménilmontant durant les premières années de la monarchie de Juillet, le Père Enfantin, après avoir analysé la capacité intellectuelle de l'homme, voulut analyser sa capacité génésique. Il résuma sa dernière conférence en disant à ses disciples : « A chacun selon sa capacité, à chaque capacité selon ses œuvres. L'homme doit toujours proportionner ses actions à ses forces. » Cet aphorisme m'a été expliqué par la fameuse femme Papesse, à Sainte-Perrine, où elle a passé, je crois, les dernières années de sa vie. Elle se plaisait à dire l'enthousiasme qu'avait produit chez tous les Saints-Simonniens cette formule laconique dans laquelle le grand chef avait tracé le rôle qui convient aux deux sexes dans l'acte de la reproduction.

Civiale a exprimé ce conseil d'une façon moins voilée et plus médicale en disant : « Il en est des organes génitaux comme des autres appareils de l'économie animale ; l'exercice les fortifie, l'inaction les énerve, l'excès les appauvrit et les tue. » Cet axiome est l'œuvre d'un médecin prévoyant et sage ; je le soumets à la méditation de tous les névropathes.

A la fin de cette étude sur la neurasthénie sexuelle dont j'ai essayé d'indiquer les principales causes, d'expliquer la manifestation symptomatique et de préciser le traitement, je tiens à déclarer que cette névrose particulière obéit à de très nombreuses influences. Elle a surtout besoin pour apparaître dans tout son éclat, d'avoir le consentement du système nerveux et le concours des aptitudes constitutionnelles que l'homme doit aux mauvaises tares de son hérédité ou aux désordres de son existence.

CHAPITRE X

RELATIONS DE LA NEURASTHÉNIE AVEC CERTAINES MALADIES ORGANIQUES ET FONCTIONNELLES DE L'APPAREIL GÉNITO-URINAIRE. — NEURASTHÉNIE D'ORIGINE PÉRIPHÉRIQUE OU RÉFLEXE. — NEURASTHÉNIE SECONDAIRE OU SYMPTOMATIQUE. — NEURASTHÉNIE ASSOCIÉE AVEC CERTAINES PERTURBATIONS GÉNITALES.

Dans le chapitre précédent j'ai démontré que la neurasthénie essentielle en envahissant l'appareil génito-urinaire provoque dans les principales sections de cet appareil, des troubles spéciaux qui restent toujours sous sa dépendance et qui ne disparaissent qu'avec elle. Ils se révèlent chez l'homme par une excitation de la prostate ou des glandes séminales et chez la femme par une perturbation des conduits utéro-ovariens. Dans les deux sexes la mentalité cesse d'être normale et trahit, selon les circonstances et selon la nature de la personne atteinte, des irrégularités d'ordre génésique qui peuvent parcourir toutes les gammes de l'excitation et de la faiblesse.

Dans ce chapitre, je vais étudier l'influence que certaines maladies de l'appareil génito-urinaire ont sur le développement de la neurasthénie et montrer même que les phénomènes qui constituent habituellement les symptômes de la neurasthénie sexuelle comme, par exemple, l'irritation prostatique, la spermatorrhée chez l'homme, ou l'irritation utéro-ovarienne chez la femme, peuvent jouer le rôle de cause et donner naissance aux accidents caractéristiques de la neurasthénie sexuelle. Cette inversion, assez fréquente en médecine, me permettra de faire figurer dans ce cadre nosologique relativement restreint la neurasthénie d'origine périphérique ou réflexe qui trouve son point de départ dans une congestion irritative des organes génitaux et la neurasthénie symptomatique survenant à la suite d'un grand épuisement nerveux, d'un trouble de nutrition, ou d'une altération plus sérieuse introduite dans les vaisseaux et les tissus des centres nerveux.

Chez certains malades, on voit apparaître presque en même temps des accidents neurasthéniques et des troubles génitaux qui, en se plaçant pour ainsi dire côte à côte, forment un ensemble symptomatique confus dont il est difficile de préciser la généalogie. Pour résoudre ce problème, il faut étudier le mode de succession de tous ces phénomènes, dégager leur véritable chronologie et rechercher si dans le passé des malades on ne rencontre pas des souvenirs pathologiques ayant une certaine analogie avec les perturbations de l'heure présente. Ces investigations permettent au praticien de distinguer au milieu de ces manifestations celles qu'on peut considérer comme les causes de cet état morbide et celles qui n'en sont que les simples effets. Elles servent aussi à comprendre la pensée maîtresse qui doit gouverner le traitement.

Les exemples suivants pourront, je l'espère, donner une teinte assez voyante à toutes les nuances de ce tableau pathologique.

TYPE LXVI. — La neurasthénie et la néphrite.

Il s'agit ici d'un jeune homme atteint d'une néphrite contractée pendant la convalescence d'une fièvre scarlatine. Ses parents m'apprirent que dans le cours de cette maladie il avait eu une épistaxis de courte durée, des étouffements assez pénibles, des palpitations, du vertige, de la céphalée, des frissons accompagnés de ce phénomène spécial désigné sous le nom de doigt-mort, des bourdonnements d'oreille, des crampes passagèrement fixées tantôt dans les bras, tantôt dans les membres inférieurs. Les urines étaient peu abondantes, quoique leur émission fût très fréquemment sollicitée ; elles contenaient des membranes épithéliales et de l'albumine. Ce malade présentait à peu près tous les phénomènes morbides qui appartiennent à cet état particulier que le professeur Dieulafoy a décrit sous le nom de petit-brightisme. Il fut très amélioré par le régime lacté et par des soins hygiéniques bien conçus. Néanmoins le système nerveux ne bénéficia pas de cette restauration organique incontestable et le malade manifesta des perturbations physiques et morales qui facilitèrent l'explosion d'un véritable accès de neurasthénie. Cet état névropathique que le médecin attribua à l'épuisement causé par le brightisme et même à une ancienne infection scarlatineuse encore mal éteinte fut d'abord traité par les douches tempérées qui ne produisirent aucun résultat satisfaisant. Elles furent promptement remplacées par des douches chaudes très courtes progressivement refroidies à la fin de l'opération. Ce procédé hydrothérapique, qui convient du reste aux albuminuriques, à la condition que l'eau employée ne soit jamais ni trop chaude ni trop froide, produisit de très heureux effets. Le malade put se féliciter de son intervention qui rétablit sa santé et restitua à son système nerveux l'équilibre qu'il avait momentanément perdu.

TYPE LXVII. — La neurasthénie et les reins mobiles.

Dans ce type peuvent figurer les malades chez lesquels la neurasthénie concorde avec l'existence de reins mobiles ou semble se développer sous l'influence de cette infirmité. Dans ce groupe morbide les femmes sont beaucoup plus nombreuses que les hommes. Elles doivent cette prééminence peu enviable aux fatigues d'une vie familiale trop active, aux grandes charges de la maternité, aux épreuves de l'enfantement qui affaiblissent les organes abdominaux et les disposent à de fréquents déplacements.

En étudiant la neurasthénie gastro-intestinale, j'ai montré que cette névrose pouvait provoquer la mobilité des reins qui, le plus souvent, était associée à celle du foie, de l'estomac ou de l'intestin. A cette place, je dois me contenter de dire que le rein mobile occasionne parfois des douleurs intolérables dont la persistance épuise le système nerveux et prépare ainsi l'explosion de la neurasthénie. Souvent l'usage d'un bandage abdominal bien approprié fait disparaître tous ces accidents. Mais lorsque chez ces malades la dépression cérébro-spinale, l'amyosthénie, l'insomnie, les perturbations morales ne sont pas sensiblement amendées, il faut recourir à l'hydrothérapie et faire appel à ses applications reconstituantes, auxquelles on adjoint le port régulier de ceintures humides. Ce traitement a le pouvoir de consolider le rein flottant et de le fixer plus solidement à son point d'attache. Il est aussi capable de restituer la tonalité aux organes qui l'ont perdue, de ranimer les forces vitales et de fortifier le système nerveux.

TYPE LXVIII. — La neurasthénie et la lithiase rénale.

La lithiase rénale peut, par elle-même ou par les coliques qu'elle provoque, favoriser l'explosion de la neurasthénie. Si les crises néphrétiques ne sont pas douloureuses, l'impressionnabilité du malade n'est presque jamais très compromise. Néanmoins, elle peut développer des troubles sensitifs qui retentissent sur plusieurs organes et finissent par atteindre les centres nerveux où ils préparent l'éclosion d'accidents neurasthéniques dont il est facile de découvrir l'origine périphérique ou réflexe. Si, au contraire, la crise néphrétique est très violente, le système nerveux éprouve un fort ébranlement qui déprime les forces physiques du malade, amoindrit sa résistance morale et facilite le développement des principaux symptômes de la maladie de Beard. Cette neurasthénie est attribuée par quelques médecins à un grand épuisement nerveux ou à une espèce de surmenage morbide et par d'autres à une toxi-infection produite par la lithiase rénale que l'on considère avec raison comme une branche spéciale de l'arthritisme. La neurasthénie, du reste, ne joue dans cette scène morbide qu'un rôle secondaire. Sans entrer dans les détails techniques que comporte son traitement, je tiens à dire qu'elle est rarement améliorée par la douche tempérée dont j'ai préconisé les bienfaits dans la plupart des formes de la neurasthénie. Les applications reconstituantes de l'hydrothérapie sont préférables ; mais il faut éviter, surtout au début de la cure, de recourir aux douches à basse température qui ne conviennent pas toujours aux arthritiques. Je conseille de commencer le traitement par une très courte douche chaude, répandue doucement sur les régions qui ont été meurtries par la douleur et projetée ensuite avec une certaine vigueur sur toutes les autres parties du corps. Cette douche qu'on pourra, du reste, progressivement refroidir si cette modification opératoire est jugée nécessaire, produit sur l'organisme une action tonique incontestable.

TYPE LXIX. — La neurasthénie et les catarrhes des voies urinaires.

Il n'est pas rare de constater les véritables symptômes de la neurasthénie chez des malades dont l'appareil génito-urinaire est, depuis longtemps, le siège de sécrétions catarrhales ou muco-purulentes. Ces sécrétions sont presque toujours l'œuvre de bactéries de diverses natures venant du sang, des ganglions, de la lymphe ou introduites accidentellement dans l'organisme. Lorsque la maladie de Beard fait son apparition dans ce milieu pathologique, les traits qui la caractérisent ne se révèlent pas toujours avec une grande netteté, néanmoins ils finissent par se manifester et occupent parfois une importance qui exige un traitement spécial. Je possède un assez grand nombre d'observations pouvant attester cette alliance. Ne voulant pas m'égarer dans une énumération trop touffue, je me contente ici de citer un fait qui offre des particularités dignes d'être signalées.

Il s'agit d'un homme, foncièrement arthritique, névropathe depuis sa naissance, jouissant d'une grande force physique qu'il ébréchait tous les jours par un abus inconscient du travail, des plaisirs et de la bonne chère. A la suite d'une grande débauche amoureuse il fut atteint d'un catarrhe urétho-vésical dont les conséquences furent lamentables. Amélioré par l'usage des balsamiques et d'une médication très appropriée, ce catarrhe se transporta dans l'estomac qui devint tout à coup intolérant pour les remèdes phamaceutiques et pour la plupart des aliments. Les forces du malade s'amoindrirent sensiblement, son sommeil disparut, sa sécurité morale fut atteinte et ses facultés intellectuelles subirent une éclipse qui le troubla profondément. On lui conseilla un traitement hydrothérapique; il ne provoqua qu'une très légère amélioration qui se traduisit par un apaisement relatif des troubles psychiques et par un réveil d'appétit dont il ne tarda pas à bénéficier. Par une coïncidence difficile à expliquer les accidents vésicaux reparurent, et, le malade se hâta d'aller consulter les professeurs Guyon et Albarran qui, tous les deux, lui conseillèrent de faire des lavages quotidiens de la vessie et de continuer l'usage de l'hydrothérapie. Ce malade prit une longue série de douches tempérées, auxquelles succédèrent des douches écossaises à transition mesurée, finalement remplacées par de courtes douches froides qui furent parfaitement supportées.

Après ce traitement suivi avec une grande régularité la santé du patient fut très sensiblement améliorée. Ses fonctions digestives retrouvèrent une réelle activité qui lui permit de regagner son ancien embonpoint. Les reins, la vessie, l'urèthre furent définitivement purifiés. Son énergie morale et physique prit un grand accroissement, et son système nerveux, délivré de ses alternances d'excitation et de détresse, obtint une pondération qu'il n'avait jamais possédée.

Cette observation date d'une époque lointaine. Le malade dont elle reproduit fidèlement l'histoire morbide est aujourd'hui bien portant, soutenu par la récompense qu'il trouve dans un travail quotidien bien conçu et par les agréments d'une vie de famille sagement organisée.

Type LXX. — La neurasthénie et les irritations spécifiques ou autres du canal de l'urèthre.

Je veux donner dans ce type une place à cette neurasthénie secondaire qu'entretiennent ou développent certaines irritations du canal de l'urèthre. Parmi ces irritations, je citerai celles qui sont dues à la blennorrhagie, à la gonorrhée et à la sensibilité exagérée de la prostate avec ou sans engorgement de cette glande.

L'action de la blennorhagie exerce sur le système nerveux une répercussion qui se traduit de préférence par des manifestations qu'on remarque plutôt chez les mélancoliques que chez les neurasthéniques.

Celle que provoque la gonorrhée se révèle par des accidents neurasthéniques compliqués le plus souvent d'un état hypocondriaque assez accentué. Les malades qui sont affligés de ce qu'on appelle vulgairement la goutte militaire deviennent facilement pessimistes. Ils croient volontiers que cette sécrétion anormale, quand elle devient persistante, peut altérer leur santé et compromettre leur avenir. Ces préoccupations les épuisent vite et les disposent à devenir des neurasthéniques. Leur névrose ressemble à celle que produit l'irritation prostatique que je vais étudier. J'ai cité des faits dans lesquels l'irritation prostatique peut être considérée comme un des symptômes habituels de la neurasthénie sexelle. Ceux que j'englobe en masse dans ce type démontrent tous que cette névrose peut dépendre de cette même irritation et se développer sous son influence. Le professeur Lallemand, dans ses lettres sur l'encéphale et sur les pertes séminales, a fait connaître ces relations et ces influences réciproques; pour bien les mettre en relief il a décrit une série de phénomènes qui ressemblent beaucoup à ceux dont Beard s'est servi plus tard pour instituer son entité morbide. Afin d'éviter au lecteur des détails inutiles je vais me servir de certains faits que je peux me contenter de résumer en quelques lignes.

Que l'irritation de la prostate soit due à des exercices violents comme ceux de l'équitation, de la bicyclette, etc.; qu'elle soit la conséquence de l'onanisme, des abus sexuels ou d'une contagion vénérienne, les malades qui en sont atteints commencent par se plaindre de douleurs plus ou moins vives disséminées dans toute l'étendue du canal de l'urèthre; elles sont presque toujours exagérées pendant la miction ou la défécation. Quand ces souffrances augmentent ils consultent leur médecin; c'est par lui qu'ils apprennent que la muqueuse uréthrale est le siège d'une sécrétion maladive qu'il faut se hâter de tarir et que leur prostate est devenue trop sensible, trop congestionnée ou trop grosse.

Lorsque le patient est douée d'une constitution résistante, les premiers soins qu'il reçoit, quand ils sont judicieusement prescrits, le débarrassent assez promptement de tous ses malaises. Mais s'il appartient à la race des arthritiques les fluxions sanguines se renouvelent fréquemment; et, si par surcroît de malheur il porte en lui des prédispositions névropathiques, sa sensibilité génitale s'exalte outre mesure et provoque des désordres extrêmement pénibles.

Sous l'influence de cette irritation la prostate devient un foyer d'actions réflexes toujours en activité, réagit sur la moëlle épinière et trouble le fonctionnement des organes qui ont avec elle des liens sympathiques. Elle finit par envoyer de impressions sensitives dans les centres nerveux qui, surpris par cette agression, sont troublés dans leur fonctionnement et créent de toute pièce les symptômes de la neurasthénie. Le malade ne témoigne tout d'abord que des perturbations psychiques, sensitives ou motrices généralisées; mais il ne tarde pas à révéler les désordres génésiques qui escortent presque toujours la neurasthénie sexuelle.

Il est facile de voir que cet ensemble de symptômes nerveux est bien celui qui appartient à la neurasthénie d'origine périphérique ou réflexe.

Quand l'irritation prostatique est intense, elle peut engendrer une perversion nerveuse au milieu de laquelle on voit surgir, à côté de la maladie de Beard, les phénomènes de l'hystérie et même ceux qu'on sait être sous la domination de psychoses plus graves.

Quand la neurasthénie persiste après cette explosion morbide, on peut croire qu'elle est la véritable expression de l'épuisement subi par l'irritabilité fonctionnelle et par l'irritabilité nutritive des centres nerveux qui servent de laboratoire à cette névrose.

Je n'ai pas besoin de prolonger le récit de ces faits dont il est facile de deviner la portée. J'aime mieux consacrer quelques lignes à la thérapeutique des perturbations qu'ils dévoilent.

Quand un malade atteint de cette neurasthénie secondaire dont je viens d'esquisser les traits fait appel à l'hydrothérapie pour obtenir le soulagement de ses misères il est indispensable de donner à ce traitement une direction méthodique.

Il faut d'abord combattre la sensibilité maladive qui siège dans les organes génitaux. Pour atteindre ce but on pourra recourir aux bains de siège à eau courante et dormante en ayant soin de donner au liquide une température à peu près indifférente et en accordant à l'opération une durée assez longue. On devra renouveler l'application de ce procédé plusieurs fois par jour et lui adjoindre l'usage de la douche périnéale ou hémorrhoïdale surtout si la prostate est manifestement engorgée. On pourra employer aussi la douche ascendante rectale alimentée avec de l'eau agréablement chaude. Il sera également très utile de pratiquer des lavages uréthraux avec de l'eau tempérée ou chaude dans laquelle on pourra introduire, si les circonstances l'exigent, une solution calmante ou antiseptique. Cette manœuvre a pour résultat de calmer l'irritation des organes où le mal a trouvé son origine. Voilà la première indication thérapeutique qu'il importe d'exécuter scrupuleusement.

En second lieu, on doit recourir à la douche tempérée qu'on dirige pendant deux, quatre et six minutes sur les côtés de la colonne vertébrale en ayant soin d'amoindrir sa force de percussion et de renouveler son application deux fois dans la même journée. Cette douche a une action sédative puissante et calme presque toujours l'excitabilité médullaire qui, dans ce cas pathologique, est toujours très exagérée. L'application de ce procédé répond à la seconde indication thérapeutique.

Pour remplir la troisième indication de ce traitement, il faut généraliser la douche tempérée et la répandre sur tout le corps. Cette aspersion complète les effets sédatifs amorcés par la douche spinale et semble rendre les centres nerveux moins accessibles aux actions réflexes qui leur arrivent de toutes les régions irritées.

Plus tard, quand les troubles auront perdu leur acuité et cédé la place aux symptômes de l'épuisement, on pourra augmenter la force de percussion de la douche, raccourcir sa durée et refroidir progressivement la température de son eau.

Voilà les trois étapes que doit traverser le traitement hydrothérapique pour lutter avec succès contre la neurasthénie qui succède à l'irritation uréthrale ou prostatique ; on peut certainement modifier la formule que je viens de donner, et, recourir, s'il le faut, à d'autres applications balnéaires. Mais ces changements que motivent quelquefois des complications imprévues ne peuvent pas contrebalancer l'influence de la valeur curative de l'hydrothérapie.

TYPE LXXI. — La neurasthénie et la frigidité ou l'impuissance.

C'est encore un type consacré aux relations de la frigidité ou de l'impuissance avec la maladie de Beard. J'ai déjà dit que cette perturbation génitale figurait assez fréquemment parmi les symptômes de la neurasthénie sexuelle. Ici je dois, au contraire, laisser entrevoir qu'elle peut être à son tour le point de départ d'accidents neurasthéniques. Je n'ai pas besoin de m'occuper ici du cas dans lesquels son évolution s'accomplit isolément sans avoir de retentissement sur l'organisme.

Quelle que soit du reste la modalité dont son apparition se trouve revêtue, le traitement dont elle a besoin obéit à des indications qui sont à peu près identiques. J'ai dit souvent et je répéterai encore que les applications sédatives de l'hydrothérapie conviennent aux individus chez lesquels la déchéance virile paraît être la conséquence d'une excitation nerveuse désordonnée et les applications reconstituantes à ceux dont la force motrice s'infléchit trop facilement. Entre ces procédés extrêmes, il y a une série de procédés intermédiaires qui conviennent aux diverses formes de la frigidité. Il me semble inutile d'énumérer tous ces cas sur lesquels j'ai déjà fait connaître mon opinion.

Relations de la spermatorrhée avec la plupart des affections organiques du cerveau et de la moëlle épinière, des psychoses et des névroses. — La spermatorrhée peut se développer sans provoquer de retentissement sur le système nerveux. C'est le cas des malades chez lesquels les pertes séminales sont dues à des causes matérielles très appréciables et faciles à modifier. Parfois la spermatorrhée s'associe à la neurasthénie et forme avec elle un ensemble pathologique dans lequel on découvre difficilement quel est celui de ces deux états morbides qui a le premier fait son apparition. Les pertes séminales peuvent être tour à tour le symptôme ou la cause de la neurasthénie. Cette succession est parfois difficile à préciser.

Personne n'ignore les relations particulières qui unissent la spermatorrhée avec certaines maladies du cerveau et de la moëlle épinière, avec les psychoses les plus importantes et avec presque toutes les névroses. Je ne dois m'occuper ici que de ses rapports avec la neurasthénie. J'ai déjà cité des cas dans lesquels la spermatorrhée a pu être classée parmi les symptômes de la neurasthénie sexuelle. Je n'ai pas à revenir sur ce fait. Je désire à cette place montrer que la spermatorrhée peut collaborer au développement des principaux phénomènes de la maladie de Beard et jouer, par conséquent, le rôle de cause génératrice.

Pour bien saisir cette influence il est indispensable d'être exactement renseigné sur l'évolution de cette entité morbide dont les malades ignorent souvent l'existence ou qu'ils n'osent pas avouer. Le médecin se trouve ainsi en présence d'un problème difficile qu'il doit s'appliquer à résoudre ne fût-ce que pour savoir si l'ensemble pathologique qui se déroule devant ses yeux a commencé par la spermatorrhée ou par la neurasthénie.

TYPE LXXII.

Je crois que dès les premières consultations le praticien doit étudier très attentivement toutes les nuances que présente la physionomie de son patient. Cet aspect extérieur est un guide précieux qui pourra lui permettre de soupçonner et même de reconnaître cette affection génitale dont la marche est parfois très insidieuse.

Le malade atteint de cette infirmité que la fausse honte empêche de faire connaître se présente toujours devant son médecin avec une certaine crainte. Sa démarche est chancelante ; son regard mal assuré trahit les troubles d'une âme inquiète et soucieuse. La tête est généralement portée en avant ; le visage, au lieu de présenter ce teint coloré qui atteste une circulation active, est pâle, sans fraîcheur et presque livide ; les yeux sont entourés d'un cercle bleuâtre et les paupières souvent œdémateuses ; les chairs sont molles, flasques et paraissent frappées d'une atonie générale. Ces signes extérieurs, même en se manifestant simultanément sur la même personne ne sont pas suffisants pour donner au diagnostic une base infaillible. En revanche ils peuvent, sous la forme d'une silhouette évocatrice, inspirer au médecin l'idée de rechercher dans l'intérieur des voies génitales l'origine de la maladie du consultant. Ces investigations lui permettront de découvrir que les pertes séminales précèdent souvent la neurasthénie et peuvent par conséquent lui donner naissance.

Il faut savoir, du reste, pour éviter toute erreur préjudiciable, que la spermatorrhée a des manifestations très variables. Tantôt elle survient après un orgasme vénérien très désordonné. Quelquefois elle apparaît sans provoquer d'ébranlement dans l'organisme. Dans quelques circonstances elle observe une si grande réserve qu'il faut recourir au microscope pour dévoiler son existence.

Il est donc important de connaître les diverses phases que traverse cette maladie si l'on veut savoir quand et comment elle peut provoquer l'apparition des symptômes principaux de la maladie de Beard. Le caractère de ces phases est très apparent dans chacune des trois périodes qui servent d'étape à la marche de cette perturbation génitale.

Dans la première période, les pertes séminales surviennent la nuit chez des hommes continents qu'effleurent à peine les excitations génésiques. Elles arrivent brusquement après un orgasme vénérien dont il est difficile de préciser la cause. Au moment où la pollution se produit, les tissus érectiles sont très surexcités ; le sperme s'échappe promptement de ses conduits à la suite d'un rêve lascif et se répand autour de la région pubienne. L'individu vivement impressionné par cette secousse inconsciente se réveille. Si sa constitution est assez résistante, il ne ressent aucun ébranlement nerveux; il éprouve même quelquefois ce particulier bien-être qui accompagne l'exécution régulière d'un acte physiologique normalement accompli.

Si cette scène lubrique ne se renouvelle pas, le système nerveux reste à l'abri de toute offense et n'a besoin d'aucune réparation. Mais si les pollutions deviennent fréquentes elles finissent par exagérer l'impressionnabilité des nerfs et à provoquer une certaine perturbation de l'organisme. Dès ce moment il faut s'appliquer à faire disparaître ces pertes séminales involontaires avant qu'elles aient franchi la première période de la maladie. On pourra obtenir un résultat satisfaisant en conseillant une vie calme, un régime alimentaire peu excitant, des promenades quotidiennes, un travail régulier et des douches sédatives le plus souvent peu prolongées.

Type LXXIII.

En entrant dans la seconde période la maladie ne conserve plus son allure initiale. Les pollutions ont toujours lieu pendant la nuit, mais elles sont moins promptes à se manifester et ne produisent que rarement des sensations voluptueuses.

L'érection est très souvent incomplète, ne réveille presque jamais le malade qui ne s'aperçoit que le lendemain de la nature de son accident. Quelquefois même il parle complaisamment de cette petite aventure qu'il considère comme une satisfaisante expression de sa force virile. Il se trompe. Et, comme il ne fait rien pour modifier une situation dont il ignore la gravité, il ne tarde pas à être le jouet de désordres nerveux qui facilitent l'entrée en scène de la neurasthénie. Il faut alors s'opposer au développement de cette névrose ; on y parviendra en faisant appel au traitement hydrothérapique qui, par ses applications sédatives et ses applications reconstituantes convenablement combinées, peut rendre les plus grands services.

Type LXXIV.

Dans la troisième période de la spermatorrhée les pollutions ont lieu sans provoquer d'érection; elles se produisent sous l'influence du moindre frottement ou de l'excitation la plus légère et sont plus souvent diurnes que nocturnes. Le liquide séminal s'échappe presque passivement pendant la miction ou la défécation et perd la plupart de ses qualités physiques. Il est moins compact et plus aqueux qu'à l'état normal et les animalcules qu'il contient sont petits, déformés, et ressemblent à des corpuscules brillants privés de mouvement. Il faut recourir au microscope pour distinguer leurs éléments histologiques et les différencier de ceux que renferment les autres sécrétions urinaires.

Quand les pertes séminales involontaires sont d'ancienne date et que les malades ne sont pas soumis à un traitement capable d'entraver leur renouvellement, les fonctions génitales se trouvent exposées à subir de grandes perturbations. La plus pénible d'entr'elles se traduit par un affaiblissement progressif de la valeur virile presque toujours associé à une excitation sexuelle factice que le malheureux patient n'est presque jamais en mesure de satisfaire. Chaque tentative est suivie d'un échec humiliant qui est souvent le point de départ d'une obsession cruelle et déshonorante. C'est bien à lui que s'applique ce fameux et implacable vers du poète :

Venus lœta venit ; tistis abire solet.

Il exprime bien, en effet, cet état de frigidité et même d'impuissance que j'ai encadré dans la neurasthénie sexuelle et que je n'ai pas besoin de décrire de nouveau à cette place.

A côté de ces troubles obstinément fixés dans les organes génitaux, il faut en citer d'autres que la spermatorrhée a le triste privilège de répandre dans la plupart des appareils de l'organisme. Sous son influence les digestions cessent d'être régulières, l'appétit devient capricieux et l'estomac perdant sa tonalité se dilate en favorisant toute sorte de fermentations. La constipation se développe très facilement et, par sa persistance, augmente l'émission spermatique. La nutrition générale finit par s'altérer et les malades, ainsi privés de la restauration nécessaire à leurs tissus, ont un aspect lamentable qui provoque des sentiments de commisération.

Placés sous l'influence de cette action désorganisatrice, ces patients ont presque tous le pouls lent et faible, la région prœcordiale souvent endolorie et gênée quelquefois par des phénomènes angoissants très pénibles. Le cœur a des vibrations amoindries malgré les palpitations qui l'oppressent; il fait entendre aussi des bruits de souffle qui ressemblent à ceux que l'on constate chez les chlorotiques. La circulation périphérique est rarement régulière et le malade a des troubles vaso-moteurs qui se manifestent à chaque instant; il éprouve des frissons et des poussées de chaleur souvent suivies de sécrétions désagréables au toucher et à l'odorat.

La voix est aussi modifiée dans son timbre ; Lallemand cite, à cet égard, des faits qui lui permettent d'insister sur cette particulière coïncidence. Les bronches comme le larynx acquièrent une grande impressionnabilité qui provoque des accès de toux et d'oppression difficiles à guérir.

TYPE LXXV.

Quand la spermatorrhée atteint sa troisième période elle provoque dans l'organisme une lassitude dont la cause semble inexplicable. Le système musculaire reste rebelle aux sollicitations qui l'invitent à exécuter les mouvements dont le corps a besoin pour réglementer ses fonctions; il s'affaiblit, s'épuise et donne parfois des signes d'une parésie qui se rapproche de la paralysie.

Dès ce moment le système nerveux éprouve un ébranlement dont les conséquences peuvent être très graves. C'est alors que chez les personnes fatalement prédisposées on voit apparaître des affections organiques du cerveau, de la moëlle épinière et certaines psychoses qui seraient peut-être restées à l'état latent si la spermatorrhée n'était pas intervenue pour faciliter leur explosion. Le professeur A. Fournier l'a bien compris ainsi, en classant les pertes séminales parmi les symptômes prémonitoires chargés d'annoncer l'explosion prochaine d'une ataxie locomotrice en voie de préparation.

Je n'ai pas à m'occuper ici de ces sombres manifestations de la spermatorrhée, et je ne dois signaler à cette place que le développement des phénomènes neurasthéniques qu'elle est capable de provoquer.

Arrivés au dernier degré de leur triste infirmité, les malades éprouvent des impressions qui pervertissent leur sensibilité générale et provoquent dans les sens spéciaux de l'excitation ou de la faiblesse. Ils ne dorment plus que d'un sommeil interrompu, traversé par des rêves et des cauchemars. Le lendemain de ces nuits sans repos ils montrent quelquefois une susceptibilité nerveuse exagérée très promptement remplacée par une prostration intellectuelle et physique qui les rend paresseux, irascibles et craintifs. Leur attention devient difficile, leur mémoire hésitante et les préoccupations qui les absorbent jettent dans leur esprit les menaces d'une déchéance prochaine. Ils fuient le monde, abandonnent leurs meilleurs amis pour se soustraire à leurs railleries et pour les empêcher de découvrir des perturbations qui leur paraissent humiliantes. Ils recherchent la solitude et vivent ainsi dans les tourments que donnent les idées hypocondriaques ou mélancoliques au milieu desquelles se montrent les pressentiments souvent non motivés de la folie ou de la mort.

Telle est la description fidèle des nombreux troubles que la spermatorrhée est capable d'engendrer Il faut reconnaître qu'ils ont une frappante analogie avec ceux qu'entraîne après elle la neurasthénie sexuelle. Il semble donc logique de supposer que cette névrose peut dans certains cas être la conséquence ou le symptôme de la spermatorrhée.

Il n'en est pas toujours ainsi et il existe des cas où les pollutions se manifestent sans grand fracas et ne déterminent que très imparfaitement les désordres fonctionnels que je viens d'esquisser. C'est ce qui arrive lorsqu'elles sont provoquées par des brides fibreuses localisées dans le rectum, dans la vessie ou dans l'urèthre, par des fistules, des fissures, ou des resserrements localisés dans la région anale, par des poussées eczémateuses avec démangeaisons, ou par une simple atonie intéressant les organes qu'abrite la cavité du bassin. Ces effets sont également produits par la présence de vers dans les intestins et surtout par la constipation qui, sous l'influence des efforts qu'elle provoque, exerce sur les vésicules une pression qui facilite l'expulsion du liquide spermatique. L'équitation, le vélocipède, la station assise trop longtemps prolongée peut aussi produire la spermatorrhée. Le phimosis a été considéré avec raison comme une cause de cette infirmité; mais je crois qu'on a accordé à son action nocive une importance trop exagérée. A l'appui de cette affirmation, je puis déclarer avoir vu beaucoup d'individus porteurs d'un phimosis n'avoir aucun indice de pertes séminales et un assez grand nombre de circoncis ayant souvent des pollutions involontaires.

TYPE LXXVI.

J'ai déjà mentionné des cas dans lesquels la neurasthénie s'est développée sous l'influence d'une irritation fixée dans le canal de l'urèthre; j'ai montré notamment que l'irritation prostatique quelle que fût sa nature pouvait donner naissance à la neurasthénie d'origine périphérique ou réflexe et à la neurasthénie provenant de l'épuisement ou d'un trouble de nutrition des centres nerveux. J'ai parlé aussi des effets que la continence, les abus sexuels et les manœuvres ardentes de l'onanisme peuvent exercer sur l'éclosion de la maladie de Beard. Mais j'ai mis de côté dans cette étude, la part qui revient à la spermatorrhée dans l'évolution de cette névrose. A cette place, je dois réparer cette omission en disant que la spermatorrhée est un puissant intermédiaire entre l'irritation uréthrale considérée comme un véritable agent provocateur et les troubles nerveux qui révèlent la neurasthénie.

Je limite ce débat à l'étude de l'action causale que l'irrition produite dans la muqueuse génitale par la blennorrhagie, par les excès sexuels ou par les abus de l'onanisme exerce sur la production de la spermatorrhée. Cette question est extrêmement intéressante. Je lui dois ici une mention spéciale et ne puis m'empêcher d'indiquer les interprétations qu'elle a provoquées.

Beaucoup de médecins pensent que la blennorrhagie en se propageant dans la muqueuse uréthrale irrite les réservoirs spermatiques et les contraint à chasser au dehors le liquide séminal qu'ils contiennent. Ce fait qu'on ne conteste plus aujourd'hui a été parfaitement bien étudié par Lallemand. Mais, tout en rendant justice à la conception de l'illustre professeur de Montpellier, il est permis de douter que la blennorrhagie ait, comme on le croyait, la propriété exclusive de déterminer des pertes séminales involontaires. Bien des faits observés sans parti pris ont démontré l'incorrection de cette théorie, en signalant la persistance de la spermatorrhée chez des malades complètement guéris de leur blennorrhagie qu'on accusait naturellement d'être l'unique cause des pertes séminales. Ces résultats permettent de supposer que ces sécrétions involontaires obéissent à d'autres influences que celles d'une simple phlegmasie transportée par voie de continuité jusqu'aux glandes séminifères. Il faut évoquer l'intervention d'autres éléments pathogéniques pour expliquer l'évolution de tous ces phénomènes morbides. Et je ne suis pas éloigné de croire qu'ils sont fournis par l'excitabilité anormale, héréditaire ou acquise, des centres cérébro-médullaires. Cette perturbation spéciale favorise l'explosion d'une série d'actions réflexes qui trouvent leur point de départ dans la région génitale violemment irritée par la blennorrhagie. Le trouble sensitif né dans la partie enflammée de l'urèthre est facilement transporté dans les centres nerveux qui, sous l'influence de l'excitation qu'ils reçoivent, provoquent par réflexion des contractions dans les glandes séminales et les obligent à expulser leur contenu. Quand la spermatorrhée est ainsi établie on rencontre parfois à côté d'elle des accidents nerveux qu'on peut attribuer à la neurasthénie d'origine périphérique ou réflexe dont il est parfois difficile d'expliquer la véritable généalogie.

C'est dans ces cas spéciaux que Lallemand employait les cautérisations uréthrales au nitrate d'argent qui avaient, selon lui, la propriété de guérir la blennorrhagie, la spermatorrhée et l'état nerveux produit par cette irritation spéciale. Le professeur Guyon a plus tard préconisé ces cautérisations, mais en interprétant plus judicieusement leurs effets thérapeutiques. Son expérimentation, guidée par un sens clinique impeccable, lui a permis de dire que les cautérisations au nitrate d'argent modifient la sensibilité de l'urèthre et tarissent ainsi la source des actions réflexes morbides dont je viens de parler. Il faut avoir recours à elles; mais je ne crains pas de dire que leur action curative est facilitée par l'hydrothérapie qui, dans ces circonstances spéciales, possède le privilège de restituer aux centres nerveux de l'encéphale et de la moelle leur régularité fonctionnelle.

A côté des effets que la blennorrhagie est capable de produire sur la neurasthénie consécutive, je dois parler de ceux qu'on attribue aux excès vénériens et à la masturbation abusive dans la génération de ces deux états morbides.

Pour certains auteurs, l'abus du coït et de l'onanisme suffit pour expliquer l'explosion de pertes séminales involontaires. D'après eux, ces désordres génitaux, en déterminant un afflux de sang dans les parties sexuelles, engendre toujours une congestion plus ou moins durable. Elle disparait lorsque les organes surexcités retrouvent leur calme habituel; mais elle peut devenir permanente quand l'excitation génésique est trop démesurément renouvelée. Il arrive alors que les glandes viriles, trop fréquemment sollicitées, opèrent une sécrétion abondante que les conduits séminifères ne peuvent plus retenir. Ce débordement irrésistible provoque la spermatorrhée et détermine des accidents névropathiques très appréciables.

Telle est la thèse que je rencontre devant moi. Si on veut bien ne lui accorder qu'une importance relative, elle est acceptable et je l'admets très volontiers. Mais quant on veut lui attribuer un caractère absolu et qu'on prétend que la spermatorrhée et la neurasthénie qui la suit sont toujours dues à l'influence pernicieuse des deux grands abus que je viens d'indiquer, elle ne me paraît plus satisfaisante. L'observation des faits autorise le doute et semble me donner gain de cause.

Si parfois, assez rarement du reste, l'acte du coït et celui de la masturbation souvent répétés déterminent des uréthrites, des prostatites, des cystites et même des orchites, il n'est pas démontré que leur premier effet se traduise par une congestion. J'aime mieux croire, avec Cl. Bernard et Brown-Séquard, que ces manœuvres produisent d'abord une suractivité vitale dans les organes génito-urinaires qui ne se congestionnent réellement qu'après avoir été très surexcités.

Cette irritabilité fait naître des impressions sensitives qui, après avoir été perçues et transformées par les centres nerveux, sont renvoyées vers les régions d'où elles sont parties, provoquant des contractions dans les organes du bassin et notamment dans les glandes séminales dont elles exagèrent et expulsent la sécrétion. Ces actions réflexes engendrent la spermatorrhée et, en se propageant dans les centres encéphaliques, facilitent l'apparition de la neurasthénie qui peut trouver son origine dans l'irritation périphérique ou dans l'épuisement général du système nerveux.

En observant avec soin la succession de tous ces phénomènes, on est tout disposé à croire que la spermatorrhée et la neurasthénie qui vient après elle dépendent plutôt de l'impressionnabilité maladive du système nerveux que de la congestion uréthrale attribuée trop gratuitement aux excès vénériens ou à l'onanisme.

Cette hypothèse de la prédisposition constitutionnelle est certainement admissible chez les enfants qui, avant que la sécrétion spermatique soit régulièrement établie, éprouvent à la suite de manœuvres génésiques trop précoces, des troubles neurasthéniques qui ne sont pas précédés par des pollutions. On trouve aussi cette hypothèse acceptable chez certaines femmes qu'une imagination exaltée ou des lectures frivoles entraînent vers des pensées ou des rêves érotiques. Ces personnes, manifestement déséquilibrées, ont souvent des troubles nerveux qui rappellent ceux de l'hystérie ou de la neurasthénie avant qu'une sécrétion des organes génitaux vienne terminer cette scène de volupté. Et pour donner un complément à cette supposition ne puis-je pas ajouter que l'acte de la copulation se termine chez un certain nombre de névropathes par une véritable crise épileptiforme ? S'il en est ainsi, pourquoi ne pas convenir que chez l'homme adolescent les désordres nerveux peuvent avoir dans ces prédispositions naturelles un germe, dans la complexion particulière du sujet une cause impulsive, dans les fureurs du tempérament au jour de la puberté une cause d'explosion, toutes choses, en un mot, qui préexistent aux excès de l'onanisme ou des plaisirs sexuels et presque toujours à l'apparition de la spermatorrhée.

Ainsi donc, tout en faisant une juste part à tous ces excès dans la provocation des pertes séminales et des accidents nerveux consécutifs, je suis obligé de reconnaître que ces excès ne produisent les désordres dont on les rend responsables que chez les personnes dont la constitution possède des prédispositions névropathiques indéniables.

C'est ce que m'ont appris les nombreux malades chez lesquels j'ai pu constater l'association intime de la spermatorrhée et de la neurasthénie. J'aurais voulu donner à ce tableau pathologique des proportions plus restreintes ; malheureusement je n'ai pas su imiter la concision de ces remarquables écrivains qui ont la faculté de dire beaucoup de choses en peu de mots.

Il me reste, pour terminer cette étude, à formuler les indications qui doivent servir de guide à l'application de l'hydrothérapie dans ces états morbides essentiellement complexes.

En étudiant chaque type de malade, je me suis préoccupé d'indiquer les procédés hydrothérapiques auxquels il faut donner la préférence et je me suis efforcé de démontrer que les applications locales, pour être vraiment salutaires, ont besoin du concours des applications générales. Quelques mots vont me suffire pour indiquer la forme qu'il faut donner à chacune d'elles et comment il convient de les adapter aux nombreuses manifestations morbides qu'engendre l'association de la spermatorrhée et de la neurasthénie.

Lorsque les pertes séminales sont dominées par une atonie de l'appareil génital, on peut essayer les applications excitantes locales et recourir au bain de siège à eau courante froide et de courte durée, à la douche périnéale, à la douche hémorroïdale et même à la douche ascendante. Ces procédés rendront de très grands services. Si les organes génitaux sont incommodés par des troubles sensitifs ou s'ils sont le siège d'engorgements de nature irritative, on peut substituer l'eau chaude à l'eau froide jusqu'à ce que la dérivation sanguine soit bien établie. Dans les cas où ces effets thérapeutiques paraissent peu accentués, il faut aussitôt leur adjoindre l'usage d'une douche tonique généralisée. Cette douche ranimera les forces de l'organisme et réveillera l'activité de l'appareil génital.

Quand un malade atteint de spermatorrhée compliquée de neurasthénie manifeste une grande excitation du système nerveux, une acuité exagérée de la susceptibilité réflexe de la moëlle, une appréciable perversion des sens spéciaux et de la sensibilité générale, un accroissement factice du pouvoir moteur se traduisant par des spasmes, de la raideur ou des contractures, etc., c'est aux applications réellement sédatives qu'il faut recourir. On pourra, selon les circonstances, utiliser les ablutions, les affusions, les frictions mouillées, les immersions plus ou moins prolongées dans les piscines, les bains, les demi-bains, les bains de siège, à la condition bien entendu, que l'eau employée dans toutes ces manipulations ne dépasse pas les limites de la zone neutre qui oscille entre le trente-troisième et le trente-septième degré de la thermométrie centigrade. Mais je me hâte d'ajouter que je préfère à tous ces procédés la douche tempérée, paisiblement promenée sur toute l'étendue de la surface cutanée, localisée par instants sur les côtés de la colonne vertébrale et sur la région du bassin. Cette douche qu'on peut toujours administrer avec une grande précision m'a presque toujours paru très bienfaisante, même dans les cas les plus difficiles. On peut à la fin du traitement essayer de la refroidir quand le système nerveux a retrouvé son calme et quand la moëlle épinière a perdu sa susceptibilité morbide.

Si, au contraire, il existe une véritable dépression du système nerveux et si le malade manifeste un grand affaissement intellectuel et moral, une absence évidente de sensibilité et de courage, de la tristesse et de la misanthropie, une parésie motrice liée à la dépression de tous les fonctionnements organiques, on doit mettre en œuvre les diverses applications reconstituantes de l'hydrothérapie et faire notamment un appel quotidien à la douche froide, qui, au début, doit être courte, légère et alimentée avec de l'eau dont la température n'a pas besoin, selon l'heureuse expression du professeur Raymond, de dépasser la température du milieu ambiant. Quelquefois ces malades, tout en étant fort affaiblis, ont conservé une impressionnabilité qu'il ne faut pas trop éprouver. On doit alors les soumettre pendant quelque temps à l'usage de ces douches mixtes à température variable qui permettent de les acclimater progressivement aux douches vraiment reconstituantes.

Telles sont les principales indications qu'il importe de suivre pour rendre l'hydrothérapie favorable aux malades qui sont victimes des méfaits que produit presque toujours l'association de la spermatorrhée et de la neurasthénie.

CHAPITRE XI

RELATIONS DE LA NEURASTHÉNIE AVEC CERTAINES ALTÉRATIONS ORGANIQUES OU FONCTIONNELLES SIÉGEANT DANS L'APPAREIL GENITO-URINAIRE DE LA FEMME.

La connaissance de ces relations est due au progrès accompli par l'intervention combinée de la médecine et de la chirurgie dans l'étude des maladies des organes génitaux de la femme. — Les altérations histologiques ou fonctionnelles du système nerveux provoquent de nombreux désordres dans les organes génitaux de la femme. En revanche, ces mêmes désordres peuvent déterminer des psychoses, des névroses et engendrer par suite la neurasthénie; dans ce cas la neurasthénie perd son essentialité et devient symptomatique ou prend la forme d'une neurasthénie d'origine périphérique ou réflexe.

Exposition des faits venant à l'appui de cette évolution et servant à diriger le traitement hydrothérapique contre les variables complications de cette névrose. — Les maladies qui se développent dans l'appareil génital de la femme ont presque toutes un grand retentissement sur son organisme. Parfois elle concentrent leur évolution autour du bassin sans s'écarter de leur point d'origine. Dans d'autres circonstances elles ont des répercussions lointaines qui troublent les principales fonctions finissant par atteindre les centres nerveux et la plupart des nerfs placés sous leur dépendance.

Les affections des organes génitaux féminins, surtout celles qui débutent par une congestion irritative, infectieuse ou traumatique exercent sur les phénomènes de la circulation et de l'innervation une influence incontestable dont la nature mystérieuse n'a été en partie dévoilée que par les récentes découvertes gynécologiques.

Pendant longtemps la gynécologie a été considérée comme une spécialité exclusivement réservée aux accoucheurs et aux médecins. Aujourd'hui, les chirurgiens ont pénétré hardiment dans cet enclos pathologique ; et les succès qu'ils ont obtenus sur ce terrain incomplètement défriché avant eux leur a donné une imposante suprématie. On a comparé assez judicieusement leur intervention presque toujours armée, à une sorte d'autopsie *in anima vili* capable d'éclairer la pathogénie de ces affections et d'inspirer plus sûrement leur thérapeutique.

En affirmant cette vérité je paye une dette de reconnaissance aux habiles chirurgiens qui ont savamment fertilisé ce vaste champ d'expérience. Néanmoins, malgré les résultats heureux qui ont couronné souvent leurs difficiles tentatives, il me paraît injuste de dépouiller le médecin de son ancienne omnipotence dans la pathologie utérine. C'est lui qui, à la faveur de ses études générales, est plus particulièrement préparé à établir le premier diagnostic du mal, à analyser les causes qui le produisent, à discerner, au milieu de ses manifestations souvent énigmatiques, le rôle qu'il convient d'attribuer aux influences héréditaires ou acquises, aux infections, aux intoxications, aux altérations spéciales du liquide sanguin, et enfin aux multiples désordres nerveux que, dans ces affections complexes, on voit surgir de toute part. Son intervention n'est pas moins utile, pour compléter l'œuvre thérapeutique commencée par une opération sanglante. Il me semble donc que dans les maladies de l'utérus et de ses annexes l'union intime de la médecine et de la chirurgie est rigoureusement nécessaire. Pour la consacrer dignement il faut délimiter, sans aucune prévention, la juste part qui doit appartenir à chacune de ces grandes spécialités de l'art de guérir. Leur action mutuelle a le don de jeter une vive clarté sur les relations qui existent entre la plupart des maladies utéro-ovariennes et un grand nombre d'affections nerveuses.

Les altérations organiques ou fonctionnelles du système nerveux déterminent souvent dans l'appareil génital de la femme de nombreux troubles morbides dont j'ai, à plusieurs reprises, signalé l'importance et le caractère. J'ai cité notamment ceux que peut déterminer la neurasthénie. Mais, en vertu d'une réciprocité qui n'est presque jamais en défaut, je dois reconnaître que ces mêmes troubles, jouant à leur tour le rôle de causes, sont susceptibles d'engendrer dans toutes les circonscriptions du système nerveux les désordres les plus variés. Pour les bien distinguer il faut savoir à quelle classe de nosologie neurologique ils appartiennent.

La première classe est celle des psychoses dans laquelle on voit apparaître des perturbations annonçant l'existence de graves défaillances corporelles et psychiques portant souvent l'empreinte de stigmates qui évoquent ceux de la dégénérescence.

La seconde classe est la plus encombrée; elle donne accès aux accidents nerveux les plus disparates, rebelles à toute association systématique et presque toujours obscurcis par une succession de phénomènes affectant dans leur extériorisation des changements aussi rapides qu'imprévus. Cette classe est celle du nervosisme.

Dans la troisième classe viennent se ranger des désordres nerveux qui semblent être enchaînés par des liens d'une véritable parenté et qui ont une tendance à se mettre en vedette par des démonstrations bizarres, souvent perverses et presque toujours très éclatantes. Ils s'agglomèrent fréquemment et forment en se réunissant un bloc symptomatique qui, pour certains médecins, constitue la véritable hystérie, c'est à dire, celle dont l'origine utérine est rigoureusement démontrée. Ces esprits sévères, volontairement esclaves des préceptes de la déduction pure ne veulent pas, en effet, donner le nom d'hystérie à une névrose dont l'origine ne remontre pas à une perturbation quelconque de la matrice ou de ses annexes. Cette névrose est pour eux une hystérie de contrebande qui n'a avec la leur qu'un aspect similaire. Si vous ne voulez pas offenser leur croyance, n'appelez pas hystériques des hommes dont les troubles nerveux se trouvent associés à une ataxie particulière de l'imagination et de l'esprit. Ne donnez pas la même qualification à ces femmes déséquilibrées que nos aïeux appelaient des gourgandines et chez lesquelles l'abus des plaisirs sexuels a amené des perversions sensitives que domine un profond dégoût pour tous les actes vénériens. Observez la même réserve pour ces jeunes filles parfois incorrectes dans leur conversation qui n'empruntent à la fameuse névrose que quelques-unes de ses bizarreries, des spasmes désordonnés, une sensation d'étouffement ou de boule pharyngienne, des pleurs ou des rires non motivés. Je reviendrai sur ce mode d'interprétation de l'hystérie qui mérite d'être plus équitablement analysée dans le fascicule spécial que je consacrerai à l'étude de cette maladie.

La quatrième classe présente un ensemble pathologique dans lequel figurent les symptômes fondamentaux de la maladie de Beard. Parfois ils sont associés à ceux des autres affections nerveuses que je viens d'indiquer, pouvant occuper tour à tour un rôle prédominant ou un rôle complètement effacé. Dans d'autres circonstances ces symptômes se présentent isolément et permettent d'affirmer l'existence de la neurasthénie. Mais cette neurasthénie qui succède aux désordres génitaux perd son caractère d'essentialité que j'ai souvent décrit et n'est plus qu'une névrose secondaire qui exige un traitement spécial.

Je ne dois m'occuper ici que de cette forme spéciale de la maladie de Beard. Elle commence par une irritation infectieuse ou toxique, dynamique ou traumatique développée dans les organes génitaux. Elle engendre presque toujours des désordres qui restent parfois localisés dans les régions inférieures de l'abdomen, mais qui souvent se répandent dans tous les districts de la circulation et de l'innervation. Ils forment alors un ensemble pathologique si confus dans son expression que le médecin le plus avisé ne peut pas aisément les diagnostiquer d'une façon précise. Les personnes avides de connaître la nature de leur mal, finissent par apprendre qu'elles sont atteintes d'une affection qui, suivant le médecin, porte le nom d'uricémie, de phosphaturie, de diabète, de dyspepsie, d'hypocondrie, de mélancolie, d'épilepsie, de goutte, de rhumatisme, d'une insuffisance hépatique ou rénale, d'une artério-sclérose et même d'une lésion organique le plus souvent développée dans le bassin. Ce luxe d'étiquettes pathologiques me semble tout à fait inutile à employer pour une malade qui, en définitive, est le plus souvent atteinte d'une affection utéro-ovarienne qui a provoqué une neurasthénie cérébro-spinale ou ganglionnaire, escortée, bien entendu, de tous les désordres morbides qu'elle entraîne après elle.

C'est de cette neurasthénie génitale féminine dont je dois dans ce chapitre esquisser l'évolution et les principaux traits.

Elle a, comme je l'ai laissé entrevoir, son point de départ dans une irritation de nature infectieuse ou toxique, dynamique ou traumatique manifestement fixée dans les organes génitaux. Cette irritation peut être transportée par la voie sanguine ou par la voie nerveuse dans tous les organes et atteindre par conséquent les centres nerveux dont elle modifie le fonctionnement et même la structure. Lorsqu'elle est introduite dans ces centres nerveux par les nerfs sensitifs, elle provoque une série d'actions réflexes qui se répandent dans tous les organes placés sur son parcours, trouble l'harmonie des facultés psychiques, porte une sérieuse atteinte à la sensibilité et à la tonalité des tissus et finit par engendrer ces accidents nerveux qui constituent la neurasthénie d'origine périphérique ou réflexe ayant son point de départ dans les organes sexuels.

Lorsque l'irritation génitale est véhiculée par le sang dans les centres nerveux, elle provoque des troubles de nutrition et parfois des altérations histologiques qui compromettent l'intégrité des vaisseaux et du protoplasma de ces centres. La neurasthénie exprime parfois toute seule cette importante perturbation ; mais le plus souvent elle se trouve associée, dans son rôle révélateur, à des symptômes plus graves qui ne sont pas les siens. Dans tous ces cas elle a perdu son essentialité et n'est plus qu'un symptôme d'une affection des organes de la génération.

Je n'ai pas besoin d'ajouter que dans la manifestation de ces accidents neurasthéniques, il faut accorder une grande importance aux prédispositions innées ou acquises, matérielles ou morales qui germent dans l'organisme de la malade.

Pour présenter la véritable silhouette de cette forme de neurasthénie je n'ai qu'à demander aux nombreuses observations que j'ai pu recueillir dans ma carrière de me fournir les preuves de son existence. Elle serviront en même temps à indiquer les applications hydrothérapiques qui conviennent aux particularités spéciales de cet état nerveux.

TYPE LXXVII. — Neurasthénie. — Congestion utéro-ovarienne.

Il s'agit ici d'une jeune femme foncièrement arthritique incommodée à chaque instant par des désordres nerveux de tout genre. Pendant sa période menstruelle cette malade éprouve des douleurs iléo-lombaires insupportables qui l'obligent à observer un grand repos. L'écoulement du sang, sans être très abondant, dure tous les mois pendant une dizaine de jours. Ce mouvement fluxionnaire irrégulier n'a jamais été convenablement surveillé ; il a fini par produire une congestion permanente et un véritable engorgement de la matrice qui ont motivé parfois l'intervention d'un médecin. Le premier praticien appelé attribua tous ces troubles à des excès génésiques commis dans des circonstances irrégulières et trop souvent renouvelés Il conseilla le repos, une chasteté momentanée, des toniques, des bains à une agréable température, des injections vaginales chaudes et une alimentation réconfortante La jeune femme n'éprouva qu'une amélioration insignifiante ; ses douleurs pelviennes persistèrent en se manifestant avec une telle intensité qu'elle crut un instant être atteinte d'un cancer utérin en voie de développement. Elle manifesta ses craintes d'une façon si étrange que ses parents se décidèrent à consulter un de nos plus éminents neurologistes. Dès son premier examen il constata tous les signes d'un épuisement cérébral, une mémoire incorrecte, une attention toujours en défaut, une mentalité troublée par de nombreuses défaillances, un immense découragement aggravé par une profonde tristesse, des phobies insensées, des troubles très appréciables de la vue, de l'audition et du goût, de l'amyosthénie et une insomnie presque invincible. La malade avait en outre de l'inappétence et même une grande répugnance pour la plupart des aliments, de l'atonie stomacale et une constipation très rebelle. Il n'hésita pas à reconnaître tous les symptômes de la neurasthénie qu'il attribua à la nature arthritique de la malade, à son tempérament nerveux et principalement à l'engorgement utérin compliqué de poussées congestives incessantes et de phénomènes douloureux intolérables. On ne put découvrir aucune de ces influences causales traumatiques ou morales qui ont la faculté notoire de provoquer la neurasthénie et l'on donna pour point de départ à cette névrose l'affection utérine que la malade avait depuis fort longtemps. On lui conseilla de suivre un traitement hydrothérapique.

Elle prit d'abord des douches chaudes générales doucement localisées autour du bassin et des bains de siège à eau courante un peu surchauffée. Ces applications faites quotidiennement apaisèrent les phénomènes douloureux et eurent une heureuse influence sur l'atonie du gros intestin. On eut recours ensuite aux douches tempérées qui amoindrirent l'excitabilité nerveuse et l'on termina la cure par une série de douches écossaises générales et locales dont les effets résolutifs produisirent une guérison à peu près complète de l'affection utérine. Sous l'influence de ce traitement la malade ne tarda pas à être débarrassée de ses accidents neurasthéniques et à conquérir un bien être physique et moral qu'elle n'avait jamais connu.

TYPE LXXVIII. — *Neurasthénie. — Déviations et déplacements de l'utérus.*

Dans ce type je puis faire figurer plusieurs malades atteintes presque toutes de la même affection utérine après laquelle on a pu constater le développement des principales manifestations de la neurasthénie. Je me contenterai de ne citer qu'un simple fait qui montre dans toute sa clarté l'évolution de cet ensemble pathologique. C'est celui d'une jeune femme délicate et nerveuse qui, dans une période de dix années, a mis au monde cinq enfants et fait une fausse couche.

Après ces épreuves dont plusieurs ont été assez pénibles, les organes génitaux sont devenus le siège de phénomènes congestifs longtemps rebelles à tous les traitements et de phénomènes douloureux toujours exaspérés par la marche et par les promenades en voiture. Désespérée de se voir condamnée à un repos qui n'avait aucun attrait pour elle, la jeune impotente éprouva un grand découragement, devint tour à tour irascible et languissante, se plaignant constamment d'une céphalée constrictive qui paralysait ses facultés intellectuelles et l'empêchait de maîtriser l'excitabilité de ses nerfs. On lui conseilla de prendre une série de douches tempérées qui calmèrent son agitation sans parvenir à modifier sensiblement les accidents neurasthéniques. Ses parents, désespérés de voir que cette maladie restait à peu près stationnaire dans sa marche, eurent l'heureuse idée de consulter un chirurgien qui constata immédiatement une forte rétro-flexion et un prolapsus de la matrice dont le col était le siège d'une congestion passive montrant sur certains points les traces d'une infiltration de liquides.

Cet habile praticien exécuta avec succès le redressement manuel de ce viscère et parvint, à l'aide de lavages spéciaux, à modifier très avantageusement son état congestif, Sous l'influence de cette amélioration locale, la jeune malade vit s'amender sensiblement les manifestations de la neurasthénie et retrouva une part de son ancienne énergie. Pour compléter la cure, on fit prendre tous les jours à la malade une douche générale froide et très courte qui produisit sur son organisme une action tonique très manifeste. Afin de régulariser la circulation abdominale on adjoignit à cette douche un bain de siège à eau courante froide assez limité dans sa durée et complété plus tard par une douche hypogastrique doucement projetée sur la région pubienne.

Ce traitement fut suivi très régulièrement pendant plusieurs mois ; il eut pour résultat de libérer la matrice de toutes ses perturbations et de lutter avec une certaine efficacité contre les troubles neurasthéniques qui ne disparurent complètement qu'après la guérison de l'affection génitale.

J'ai vu un grand nombre de faits analogues à celui que je viens de transcrire ; il me semble inutile de les énumérer. En revanche, je ne puis m'empêcher de dire que j'en ai observé d'autres dont l'évolution a été moins favorable. Quelques malades de ce dernier groupe n'ont pu obtenir leur guérison. Je ne suis pas éloigné d'attribuer ces insuccès à leur caractère indécis, inconstant ou rebelle, au délabrement de leur constitution, aux mauvaises influences de leur entourage, aux conséquences fâcheuses d'une hygiène mal conçue et peut-être même au découragement du médecin traitant.

TYPE LXXIX. — Neurasthénie. — Métrite. — Prolapsus. — Engorgement utérin.

Il s'agit ici d'une femme très nerveuse qui, à la suite de plusieurs avortements, eut des métrites à répétition dont la fréquence provoqua un prolapsus utérin assez accentué, très gênant et fort douloureux. Les médications les plus variées furent employées sans succès contre cette ptose foncièrement tenace qui finit par déterminer de l'asthénie cérébrale, de l'amyosthénie, un profond affaissement moral, de la tristesse, des phobies, de la céphalée constrictive, de la rachialgie, c'est à dire les principaux symptômes de la neurasthénie. Les applications sédatives et reconstituantes de l'hydrothérapie n'eurent sur eux aucun effet décisif. Il fallut recourir à un traitement capable de modifier l'affection utérine qui devenait tous les jours plus envahissante et que l'on considérait avec raison comme la véritable cause de la neurasthénie. Les pessaires les mieux conçus, l'introduction de la tige intra-utérine, le massage spécial, l'hystérophore, l'électricité ne produisirent que des résultats peu satisfaisants. On essaya sans succès de raccourcir les ligaments ronds qui paraissaient trop relâchés. Pour triompher de ce prolapsus dont la persistance pouvait provoquer des troubles sérieux, il fallut recourir à l'hystéropexie. Elle fut pratiquée par la voie abdominale et produisit des résultats très satisfaisants. La malade débarrassée de sa pénible infirmité put reprendre son traitement hydrothérapique qui apaisa toutes les perturbations de son système nerveux, compléta la restauration de ses fonctions génitales et rendit à son organisme une activité vitale très manifeste.

TYPE LXXX. — Neurasthénie. — Irritation utéro-ovarienne.

Ce type est réservé à l'histoire des femmes nerveuses qui sont devenues neurasthéniques à la suite d'une irritation séjournant plus ou moins longtemps dans une ou plusieurs sections de leur appareil génital.

Tous les mois et même souvent tous les quinze jours le système utéro-ovarien devient le siège d'une fluxion sanguine physiologique qui, en général, disparaît sans laisser de traces appréciables. Si la femme est physiquement et moralement bien équilibrée cet afflux sanguin vers le vagin, la matrice, les trompes ou les ovaires n'occasionne que de légers malaises. Mais lorsque ce mouvement circulatoire dépasse les limites ordinaires ou se renouvelle trop souvent il provoque une congestion qui peut compromettre le fonctionnement des organes envahis. Si la malade appartient à la race des arthritiques cette fluxion prend facilement une allure de chronicité et un caractère toxique qui rendent sa durée interminable. Si la malade est une névropathe avérée, la fluxion morbide exerce une influence nocive sur l'innervation toute entière et imprime aux centres nerveux les modifications structurales ou fonctionnelles qui préparent l'explosion de certaines névroses et notamment de la neurasthénie.

Quand la congestion utéro-ovarienne est de nature toxi-infectieuse, comme on le constate parfois chez les arthritiques, son action sur les centres nerveux se traduit par un trouble dans les mutations nutritives ou dans les opérations chimiques qui s'accomplissent au milieu de leurs cellules. Ces perturbations histologiques légitimement attribuées à l'affection des organes génitaux et aux tendances toxi-infectieuses inhérentes au tempérament de la malade favorisent l'apparition de la neurasthénie qui constitue alors une névrose secondaire ou symptomatique.

Quand la congestion reste simplement irritative, elle donne presque toujours naissance à des impressions sensitives qui, après avoir provoqué de nombreuses actions reflexes dans tout l'organisme, arrivent par les nerfs centripètes dans les centres nerveux cérébraux dont elles troublent l'irritabilité fonctionnelle et où elles préparent l'avène- de la neurasthénie. Dans ce cas particulier on se trouve en présence d'une neurasthénie d'origine périphérique ou réflexe.

Pour démontrer l'évolution et l'enchaînement de ces divers processus morbides, je puis invoquer les témoignages d'observations très nombreuses. Il me semble pourtant inutile d'en présenter l'énumération aux lecteurs qui, je l'espère, seront suffisamment édifiés par les données cliniques que je viens de formuler. Je dois cependant ajouter que dans le traitement de ces états pathologiques dont les manifestations sont si variables, l'hydrothérapie joue un rôle très important. Par ses effets sédatifs généraux et locaux, elle peut apaiser la plupart des phénomènes d'excitation nerveuse; par ses effets analgésiques, calmer les douleurs et l'acuité des troubles sensitifs; par ses effets révulsifs ou résolutifs, dissiper les congestions et les engorgements des organes malades; par ses effets reconstituants, éviter à l'organisme les défaillances dont il est menacé et donner un grand essort à son activité vitale.

Je vais mentionner quelques faits qui attestent que la neurasthénie peut parfois dépendre d'une inflammation des organes génitaux de la femme ou des enveloppes péritonéales qui les recouvrent.

La vaginite, la métrite compliquée d'hémorrhagie, de catarrhe, d'hypertrophie ou d'hyperplasie, l'endométrite ou la paramétrite, la salpingite, l'ovarite, la pelvi-péritonite et même les tumeurs simples ou malignes, les collections sanguines, purulentes ou séreuses fixées dans la cavité du bassin peuvent parfois occasionner la neurasthénie. Mais, dans tous ces cas essentiellement graves, la maladie de Beard ne se révèle qu'au début ou à la période terminale de ces affections et parfois à la suite de l'intervention chirurgicale qu'exige leur traitement curatif.

Cette névrose peut être incontestablement améliorée et même guérie par la cure hydrothérapique, à la condition, toutefois, que l'application de cette méthode obéisse à des indications cliniques bien définies. Je dois d'abord déclarer que l'hydrothérapie, dans ses applications générales, doit être impitoyablement proscrite lorsque les poussées inflammatoires, capables d'engendrer la neurasthénie, sont à la période aiguë de leur évolution. Seuls les bains généraux ou locaux à douce température, associés aux injections vaginales ou utérines, peuvent être mis à contribution. La plupart de ses autres procédés doivent être bannis jusqu'au jour où la poussée inflammatoire a disparu et où les menaces de récidive ne sont plus à redouter. La même interdiction est également nécessaire quand l'inflammation a provoqué des transformations histologiques que la chirurgie est seule capable de modifier.

Quand les phlegmasies de l'appareil génital sont passées à l'état chronique et que le retour à l'état aigu n'est plus à craindre, on peut essayer de combattre par l'hydrothérapie la neurasthénie qui survient à la suite de ces altérations pathologiques et même après les opérations sanglantes qu'elles ont rendues nécessaires. Mais pour que son intervention soit réellement efficace, il faut savoir combiner ses applications anti-neurasthéniques à celles qui peuvent favoriser la disparition des traces souvent toxi-infectieuses, laissées dans les organes génitaux par l'inflammation primitive. Il faut se préoccuper de modifier les dispositions constitutionnelles qui exagèrent toujours l'explosion des phlegmasies, favoriser la résorption des liquides qui restent obstinément blottis dans la trame des tissus et des reliquats pathologiques qui entravent leur fonctionnement ; il faut aussi atténuer les influences diathésiques et notamment celles de l'arthritisme qui est, qu'on me passe cette comparaison, comme un bouillon de culture capable de faire éclore les divers états morbides que je viens de signaler. Il est enfin indispensable de combattre les perturbations qui assiègent le système nerveux et qui se traduisent par des troubles portant la griffe de l'hystérie, par des psycopathies fort troublantes ou par les manifestations moins dramatiques de la neurasthénie.

L'hydrothérapie est en mesure de répondre aux exigences de ce programme thérapeutique. Voilà pourquoi les gynécologistes ont confiance en elle. Je vais citer des faits capables de justifier cette prédilection.

TYPE LXXXI. — Neurasthénie. Irritation spécifique des voies génitales.

Ce type m'est fourni par une jeune femme atteinte d'une blennorrhagie virulente qui provoqua de véritables ravages dans l'urètbre, dans la matrice et dans les ovaires. Il fallut beaucoup de temps et des soins très assidus pour apaiser cette phlogose spécifique qui, avant de disparaître complètement, eut le don d'affaiblir gravement l'organisme de la malade et provoqua des désordres nerveux ayant les véritables traits de la neurasthénie. Dans cette situation, dominée par les manifestations d'une atonie générale, les médecins conseillèrent de mettre en œuvre les applications reconstituantes de l'hydrothérapie qui ranimèrent les forces de la malade. On eut tout d'abord recours aux douches assez chaudes, de courte durée et progressivement refroidies vers la fin de l'opération. Elles furent plus tard remplacées par des douches froides qui produisirent la restauration de toutes les fonctions de l'organisme.

Cette neurasthénie, survenue chez une femme qui n'avait dans ses antécédents morbides qu'une blennorrhagie assez commune, a été attribuée timidement à cette inflammation spéciale. Mais si l'on veut bien tenir compte que cette neurasthénie a succédé au grand épuisement qu'éprouva la malade au moment de son apparition, il n'est pas illogique de la considérer comme une conséquence de cet épuisement.

TYPE LXXXII.

Parmi les nombreuses maladies qui peuvent être groupées dans ce type, j'en choisis une dont le portrait pathologique peut, à la rigueur, représenter celui de toutes les autres. Cette malade est la fille d'une mère névropathe et d'un père sujet depuis longtemps à des accès de goutte. Elle a eu, après un accouchement fort pénible, une inflammation utéro-ovarienne qui, presqu'au début de son apparition, a pris une allure manifeste de chronicité. Cette métro-ovarite eut par sa persistance, une influence désastreuse sur le système nerveux de la jeune femme. Elle détermina une asthénie psychique très prononcée, de la céphalée constrictive, de la rachialgie, de l'amyosthénie, de la misanthropie irascible, de l'insécurité morale, un dégoût de la vie étrangement associé à la crainte de mourir, de l'atonie gastro-intestinale, tous les symptômes, en un mot, de la neurasthénie. Très excitée dans sa détresse, cette jeune neuro-arthritique éprouvait des douleurs iléo-lombaires qui l'empêchaient de marcher, des palpitations, des frissons répandus dans toute l'étendue de la colonne vertébrale, des spasmes localisés dans les membres inférieurs et d'autres perturbations moins apparentes.

On lui conseilla de suivre un traitement hydrothérapique. Les douches tempérées, employés dès le début, apaisèrent son impressionnabilité maladive et donnèrent à son système nerveux la pondération dont il avait besoin. Les douches chaudes qui leur succédèrent furent très favorables à son état arthritique. On employa ensuite les douches écossaises à transition progressive qui firent disparaître toutes les sensations frisonnantes et douloureuses. Ces applications hydrothérapiques délivrèrent la malade de sa neurasthénie due très probablement aux influences combinées de sa métro-ovarite et de ses prédispositions constitutionnelles. Elles complétèrent aussi la cure de l'affection génitale déjà très améliorée par le traitement spécial organisé par le médecin ordinaire de l'intéressante patiente.

TYPE LXXXII. — Neurasthénie. — Métrite fongueuse. — Atrésie du col. — Curetage.

Dans ce type, je place l'observation d'une malade atteinte d'une métrite fongueuse compliquée d'écoulement sanguin intermittent et d'atrésie du col utérin. Le chirurgien, chargée de traiter cet état morbide, pratiqua d'abord la dilatation du col et fit deux fois le curetage du corps. Cette double opération fut complétée par l'introduction de mèches aseptiques et par une série d'injections très chaudes destinées à répandre un grand assainissement dans la région infectée. Sous l'influence de ce traitement, les sécrétions muco-purulentes furent visiblement taries et les hémorrhagies s'arrêtèrent. Mais après ce nettoyage chirurgical, la malade se sentit très affaiblie et devint neurasthénique. On sait que le curetage produit assez souvent une grande dépression physique et morale surtout chez les femmes nerveuses qui deviennent presque toutes plus ou moins neurasthéniques. Elles sont, par ce fait, rendues tributaires de l'hydrothérapie qui, lorsque elle est bien appropriée à leur état, possède la faculté d'équilibrer leurs fonctions nerveuses et de leur rendre les forces qu'elles ont momentanément perdues. Dans ce cas spécial ce sont les douches à température variable, à percussion légère et à durée relativement courte qui furent employées avec succès.

TYPE LXXXIV. — Neurasthénie. — Salpingo-ovarite. — Opération.

La jeune névropathe dont je veux en quelques lignes esquisser la silhouette a eu, à la suite d'une couche très laborieuse, une phlegmatia alba-dolens qui la condamna à un séjour au lit très prolongé. A peine guérie de cette pénible affection veineuse, elle devint enceinte. Cette grossesse peu désirée ne suivit pas un cours régulier et se termina brusquement par un avortement qui provoqua de sérieux désordres. Environ trois mois après cette fausse couche, la malade ressentit dans la région de l'ovaire gauche des douleurs assez vives escortées de mouvements spasmodiques assez étendus que l'on considéra comme l'expression d'une ovarie hystérique.

La persistance de tous ces accidents inspira des craintes à la famille de la malade qui voulut avoir sur ce cas difficile l'avis de plusieurs chirurgiens. Le premier consulté crût à l'existence d'une salpingo-ovarite, le second, appelé au moment même ou la malade venait d'avoir un intense mouvement fébrile précédé par un violent frisson, craignit le développement d'une pelvi-péritonite d'origine annexielle annonçant l'apparition d'une collection purulente maintenue dans le bassin par des adhérences soupçonnées depuis quelque temps.

Après avoir tenté de réparer ces manifestations morbides par tous les procédés thérapeutiques destinés à assainir les organes intéressés, on se décida à pratiquer une large incision vaginale qui permit d'opérer un véritable drainage purificateur à travers la région altérée. Cette opération fut dirigée très méthodiquement et produisit à la longue un résultat très satisfaisant. A peine remise des épreuses qu'elle venait de traverser, la malade devint très impressionnable, et l'excitation nerveuse qu'elle manifesta à ce moment facilita le développement des principaux symptômes de la neurasthénie

C'est alors que je vis cette malade pour la première fois : elle me raconta son odyssée avec une grande animation et me fournit des renseignements qui me permirent de supposer que sa neurasthénie avait eu pour point de départ la grave affection de ses organes génitaux.

Je lui administrai quelques douches tempérées sédatives qui amenèrent assez promptement le calme de ses nerfs. Elles furent remplacées par des douches progressivement refroidies et d'assez courte durée qui fortifièrent la malade. Les dernières douches étaient précédées par des douches écossaises dirigées sur le bassin et plus tard par des douches alternatives qui eurent une action résolutive manifeste sur l'engorgement des organes génitaux. Sous l'influence de ce traitement la santé de la malade fut complètement restaurée.

TYPE LXXXV. — Neurasthénie. — Lésions graves des organes génitaux.

L'histoire de la malade exposée dans ce type est aussi intéressante que mouvementée. Cette jeune femme dont la lignée ancestrale révélait l'existence de nombreuses manifestations névropathiques, goutteuses et rhumatismales, a eu pendant sa nubilité des crises hystériques qui disparurent après un mariage contracté selon son gré. Dans les premières années de cette union tant désirée elle eut deux grossesses pénibles qui ébranlèrent sa santé. Quelque temps après la seconde couche elle ressentit de vives douleurs abdominales provenant d'un congestion ovarienne bientôt transformée en une poussée inflammatoire qui se répandit dans la matrice et dans les annexes de cet organe. Cette fluxion sanguine, malgré l'assaut dirigé contre elle par les agents thérapeutiques les mieux choisis, détermina dans la cavité du bassin de graves altérations histologiques qui provoquèrent des sécrétions muco-purulentes accumulées dans le vagin, un abattement extrême, des souffrances intolérables et des crises hystériques semblables à celles d'autrefois.

Les chirurgiens appelés en consultation pour juger ce cas difficile reconnurent la gravité de la situation et, voulant soustraire la malade à un péril qui leur semblait très menaçant, admirent tous la nécessité d'une intervention chirurgicale immédiate. La laparotomie permit de constater tous les dégâts produits par la maladie. Les sections altérées de la matrice, des ovaires et des tissus du voisinage furent enlevés. L'opérateur, après avoir nettoyé la région infectée, expurgé les scories qui s'y trouvaient accumulées depuis longtemps et organisé un complet drainage, réunit les bords de cette plaie abdominale par une suture appropriée.

La malade qui était encore sous l'influence des inhalations de chloroforme fut immédiatement placée sur un lit de repos où elle s'endormit profondément. Ce sommeil ressemblant par certains aspects à celui de la léthargie ne dura pas longtemps. Il fut brusquement interrompu par une crise d'hystérie qui provoqua des convulsions si violentes que le corps de la malade, ne pouvant résister à leur rudes étreintes, forma tout aussitôt ce fameux arc de cercle qu'on observe dans les attaques classiques de la grande hystérie.

Cette scène tumultueuse disloqua toutes les pièces du pansement et détruisit quelques sutures que le chirurgien se hâta de réparer. La nuit qui suivit cette journée émotionnante fut très calme; et dès le lendemain la jeune opérée annonça aux personnes placées autour de son lit qu'elle venait de voir dans un rêve une image symbolique lui exprimant la prochaine disparition de son mal. Par une coïncidence assurément étrange, la crise qui suivit l'opération fut sa dernière représentation hystérique.

Depuis cette époque, il y a bientôt quinze ans, la jeune femme n'a plus été importunée par son ancienne névrose. Et elle aurait eu une existence relativement heureuse si son esprit avait pu oublier le souvenir de ses souffrances passées. La perte de ses attributs féminins consommée par une horrible mutilation absorbait toutes ses idées et lui causait un chagrin extrême. Elle ne pouvait pas en parler sans éprouver une grande tristesse souvent aggravée par des obsessions qui, en se renouvelant sans cesse, finirent par déprimer ses facultés intellectuelles et morales et par amoindrir les réserves de sa résistance organique. Survint alors un véritable accès de neurasthénie dont la généalogie put être attribuée à son tempérament nerveux et arthritique, à l'altération toxi-infectieuse de ses organes génitaux, et aux meurtrissures physiques et morales subies par son système nerveux. Cette neurasthénie prit la place autrefois occupée par l'hystérie; mais elle eut moins d'éclat et moins de gravité que sa devancière. Les douches tempérées remplacées plus tard par des douches chaudes, courtes et prudemment refroidies la firent disparaitre assez promptement.

Cette jeune névropathe, désireuse de se soustraire aux influences d'un milieu qui n'avait aucun attrait pour elle, s'installa avec tous les siens dans une campagne agréable et salubre. Elle se donna pour distractions la culture des fleurs qu'elle aimait beaucoup et s'imposa la douce tâche de diriger sérieusement l'éducation de ses chers enfants dont la naissance avait infligé à sa vie de bien cruelles épreuves.

Connexité qui existe entre la neurasthénie et les troubles de la menstruation. Nubilité. Ménopause. Aménorrhée. Dysménorrhée. Ménorrhagie. — Tous les médecins reconnaissent que les troubles de la menstruation exercent sur la femme nerveuse une grande influence et peuvent, dans certains cas, favoriser le développement de la maladie de Beard. Quelques neurologistes ont sanctionné l'authenticité de ce fait par des démonstrations absolument parfaites. Néanmoins, ils n'ont pas mis, selon moi, dans son vrai relief le privilège que l'on doit accorder à l'hydrothérapie dans le traitement de cette neurasthénie spéciale. Je vais essayer de réparer cette omission.

Les jeunes filles éprouvent, à l'âge de la puberté, des perturbations fonctionnelles au milieu desquelles figurent les principaux accidents de la neurasthénie. Ces accidents ont, en général, peu d'importance ; ils s'évanouissent même spontanément au moment précis où les règles font leur première apparition. S'ils persistent, on peut en avoir raison en administrant de courtes douches chaudes, tièdes ou convenablement refroidies qui ont le double avantage d'apaiser les troubles nerveux placés sous la dépendance de la nubilité et de favoriser l'irruption du sang menstruel.

Les femmes qui arrivent à l'époque critique de la ménopause deviennent aussi neurasthéniques. Elles ont des troubles circulatoires qui se traduisent par une hypertension vasculaire particulièrement appréciable dans la région supérieure du corps, par de l'amyosthénie, de la céphalée, un engourdissement intellectuel très appréciable, par des troubles stomacaux et par des effluves nerveuses qui semblent presque toujours se diriger vers le cœur ou vers le cerveau. Les douches tempérées ont une action très bienfaisante sur ces phénomènes. Plus tard, on remplace ces douches tempérées par des douches générales progressivement refroidies, dirigées avec une certaine insistance sur les membres inférieurs, à moins que la femme ne soit disposée à perdre une trop grande quantité de sang. Dans ce dernier cas, c'est à la douche froide, répandue sur toute la surface cutanée, qu'il faut avoir recours. On pourra en même temps lui adjoindre les procédés qui servent à combattre la ménorrhagie et que je vais indiquer dans un instant. En résumé, je puis dire que ces diverses applications de l'hydrothérapie, en donnant à la peau une suractivité capable de se substituer, dans une certaine mesure, à la grande fonction qui va disparaître, et en apaisant les troubles nerveux et circulatoires auxquels donne naissance la suppression de cette fonction, permet à la femme de traverser sans accidents cette période critique de son existence.

On voit donc qu'au début, comme à la fin de la vie utérine, l'hydrothérapie peut être employée avec profit pour combattre la neurasthénie qui accompagne la première arrivée ou la disparition définitive des règles.

Dans la période intermédiaire l'hydrothérapie n'est pas moins utile pour combattre la neurasthénie qui survient sous l'influence des troubles de la menstruation. On voit quelquefois la maladie de Beard se développer chez la femme dont les règles sont retardées dans leur arrivée ou absentes, comme cela a lieu quand elle est atteinte d'aménorrhée ; on constate aussi l'éclosion de cette névrose chez celle qui a un écoulement de sang trop abondant provoqué par une ménorrhagie ou bien chez celle dont l'explosion des menstrues est rendue difficile ou douloureuse par l'existence d'une dysménorrhée idiopathique.

Dans ces diverses alternatives la douche tempérée peut rendre de très grands services aux malades atteintes de neurasthénie; mais il est indispensable, pour faire disparaître complètement cette névrose et prévenir ses retours offensifs, d'adjoindre à cette douche les applications hydrothérapiques que l'on sait être notoirement efficaces contre les troubles menstruels qui ont favorisé son explosion.

La femme atteinte d'aménorrhée est, le plus souvent, anémique; elle présente pourtant les signes d'une pléthore qui, foncièrement, est toujours apparente et trompeuse. Il faut absolument chercher à relever ses forces qui sont manifestement amoindries. Pour obtenir ce résultat, on emploiera la douche mobile, courte, froide et convenablement percutante. On aura soin de la répandre rapidement sur toute la surface du corps, en insistant toutefois sur les reins, le siège et les parties inférieures. La douche en pluie verticale est, en général, trop excitante pour les neurasthéniques; elle provoque, en outre, dans les régions supérieures du corps, un vif appel de sang qui peut entraver le retour des règles. L'immersion est un procédé incertain dans ce cas pathologique spécial parce qu'il provoque parfois un refoulement du sang dans les organes internes.

Si la matrice devient un centre d'appel et que le molimen hémorrhagique se produise sans amener d'écoulement sanguin, il faut aider l'action de la douche mobile en administrant avant elle de courts bains de siège chauds et froids, des pédiluves à l'eau surchauffée, des douches de vapeur, des douches vaginales froides mais de très courte durée et enfin la douche chaude. Cette dernière exige une manipulation spéciale; elle devra être dirigée sur la partie interne, antérieure et supérieure des cuisses ; on aura soin d'augmenter progressivement la température de l'eau qui pourra atteindre les plus hauts degrés de tolérance et de prolonger son application qui devra se terminer par une aspersion froide extrêmement courte.

Si le molimen hémorrhagique semble être arrêté dans son évolution par des contractures vasculaires ou des spasmes nerveux trop accentués, il faudra donner des bains de siège très prolongés et recourir sans hésiter à la douche tempérée qui, dans ces circonstances difficiles, apaise les phénomènes convulsifs, fait disparaître les accidents neurasthéniques et favorise souvent le retour des règles.

La ménorrhagie répond à une exagération du flux menstruel à laquelle la femme est exposée pendant toute la durée de l'activité sexuelle, depuis l'âge de la nubilité jusqu'à celui de la ménopause. Dans le cours de cette longue période, la ménorrhagie peut donner naissance à des accidents neurasthéniques dont la manifestation n'est réellement caractéristique que chez les femmes très débilitées constitutionnellement nerveuses ou arthritiques. La névrose de Beard qui succède à la ménorrhagie peut être traitée par la douche antineurasthénique dont j'ai si souvent vanté les heureux effets. Mais pour affermir son action curative, il faut recourir en même temps aux procédés hydrothérapiques que l'on sait être capables d'arrêter la ménorrhagie sans offenser outre mesure la susceptibilité du système nerveux.

L'eau froide est un agent hémostatique de premier ordre ; mais il faut l'employer avec une grande circonspection et ne la faire intervenir pendant la période hémorrhagique que si l'écoulement du sang est assez abondant pour exposer la femme à un véritable danger. Le plus souvent il est préférable d'attendre, pour intervenir, que la perte soit à la fin de son évolution.

On a essayé parfois avec succès l'usage de la douche en pluie verticale. Par la réaction qu'elle produit dans les parties supérieures du corps, elle crée, sur les régions qu'elle frappe, une révulsion qui contrebalance et peut annihiler la fluxion hémorrhagique dont la matrice est le siège. Mais cette douche a une action très excitante qui trouble profondément certaines neurasthéniques. Ces femmes très impressionnables supportent mieux la douche mobile promenée très rapidement sur la partie supérieure du tronc et sur toute l'étendue des bras.

Pour remplacer ces douches, on peut essayer les affusions plus ou moins froides, les frictions avec le drap mouillé auxquelles on donne pour auxiliaires les sacs à eau chaude de Chapman placés sur les côtés de la colonne vertébrale, les injections utérines faites avec de l'eau très chaude et le sac à glace vaginal. Mais je préfère à tous ces procédés la douche plantaire qui, ainsi que je l'ai indiqué depuis longtemps, provoque dans la matrice des contractions réflexes qui ont le pouvoir d'arrêter la plupart des ménorrhagies essentielles. Il faut que cette douche soit administrée avec un appareil spécial ; elle doit être froide et de courte durée et dirigée exclusivement sur la plante des pieds. Appliquée dans ces conditions, elle provoque des actions réflexes qui se traduisent par des contractions musculaires fort appréciables dans les membres inférieurs et par des spasmes utérins qui, en rétrécissant la lumière des vaisseaux, constituent un obstacle à la sortie du sang. Cette douche plantaire a une action hémostatique incontestable ; elle a, de plus, le privilège de pouvoir être associée aux douches générales qui s'adaptent le mieux aux particularités de la neurasthénie que favorise la ménorrhagie.

La dysménorrhée, du moins la dysménorrhée essentiellement fonctionnelle ou idiopathique, est caractérisée par la lenteur et la difficulté avec lesquelles s'établit l'écoulement menstruel, par l'irrégularité de sa marche et par le développement de douleurs dans le système utérin pouvant se propager quelquefois dans les principaux appareils de l'organisme.

Les nosologistes admettent une dysménorrhée nerveuse ou spasmodique et une dysménorrhée sanguine ou congestive. Dans la première, c'est la douleur qui domine ; elle augmente sans cesse et n'est réellement apaisée qu'au moment où le flux sanguin fait son apparition. La congestion l'emporte dans la seconde et provoque presque toujours des troubles circulatoires très pénibles. Lorsque ces deux formes de la dysménorrhée se développent chez une femme nerveuse ou arthritique, elles engendrent des désordres de l'innervation au milieu desquels on découvre aisément des perturbations hystériques et neurasthéniques.

Dans la dysménorrhée, la neurasthénie peut avoir une origine périphérique ou réflexe ou bien se développer simplement comme une névrose symptomatique.

Dans les deux cas, elle est tributaire des douches sédatives qui sont chargées d'apaiser l'excitabilité des nerfs et des douches analgésiques spécialement destinées à calmer les régions douloureuses. Toutefois, chez certaines malades ont est obligé, pour favoriser la sortie du sang, d'employer de légères douches froides précédées par des bains de siège ou des pédiluves à haute température et même par cette douche chaude que j'ai conseillée dans l'aménorrhée lorsqu'il faut aider le molimen hémorrhagique à s'extérioriser.

Il est aisé de voir toutes les ressources qu'offre l'hydrothérapie aux femmes qui deviennent neurasthéniques sous l'influence d'une dysménorrhée. Dans ce cas spécial on doit appliquer ce traitement pendant la période menstruelle, puisqu'il peut apaiser subitement les accidents neurasthéniques, faire disparaître les phénomènes douloureux et favoriser le cours du sang qui est presque toujours entravé dans sa marche.

Il faut continuer longtemps ce traitement si l'on veut conjurer l'explosion des troubles que provoquent ces irrégularités menstruelles.

C'est intentionnellement que je me suis dispensé d'appuyer par des faits les considérations qui précèdent. Il m'a semblé inutile d'ofrir au lecteur une justification dont il n'a pas besoin pour juger cette question clinique que tant de confrères ont si merveilleusement élucidée.

Je ne puis terminer ce chapitre sans indiquer s'il convient de traiter par l'hydrothérapie la neurasthénie qui se développe pendant la grossesse. Je n'hésite pas à répondre par l'affirmative mais à la condition que cette méthode thérapeutique sera appliquée d'une façon rationnelle, prudente et avisée. Il ne faut jamais administrer à une femme enceinte des douches très chaudes ou très froides trop longues et trop énergiques. Mais on peut sans courir le moindre risque lui donner une douche tempérée, attiédie et même rafraichie, en ayant le soin de la répandre légèrement sur tout le corps, à l'exception de la région abdominale, et de ne lui accorder qu'une durée peu prolongée. J'ai toujours vu cette sage manœuvre débarrasser les femmes grosses de leur neurasthénie, mettre leur système nerveux à l'abri des désordres plus ou moins graves auxquels il est exposé et donner à leur organisme la résistance dont il a besoin pour atteindre sans défaillances l'acte de la parturition.

CHAPITRE XII

LA NEURASTHÉNIE ET LES MALADIES DE LA NUTRITION

Je désire, dans ce chapitre, examiner les rapports qui paraissent exister entre la neurasthénie et les principales maladies de la nutrition.

Ces maladies produisent dans l'organisme des perturbations qui sont particulièrement nuisibles et qui exigent une étude toute spéciale. Elles altèrent les substances destinées à la réparation de nos tissus, vicient les oxydations chimiques qui sont chargées de préparer leur transformation et troublent souvent les mutations nutritives en ralentissant leur assimilation ou en rendant leur désassimilation trop rapide.

Ce groupe pathologique comprend la plupart des maladies infectieuses qui peuvent prendre une forme aiguë, comme dans la fièvre typhoïde, la grippe, la diphtérie, etc., ou revêtir une allure chronique comme on le constate dans la tuberculose, la syphilis, l'impaludisme, etc. A côté d'elles figurent les intoxications exogènes et les intoxications endogènes ou auto-intoxications, certaines diathèses au milieu desquelles la diathèse arthritique occupe le premier rang, les dystrophies le plus souvent liées aux irrégularités de la croissance, de la chlorose ou du chloro-brightisme et enfin toutes ces dégradations histologiques ou fonctionnelles que nous devons le plus souvent à nos ascendants ou à notre incurie personnelle. Ces divers états morbides appartiennent presque tous à cet immense domaine scientifique glorieusement conquis par Pasteur et merveilleusement fécondé par le professeur Bouchard. Actuellement catalogués sous le vocable expressif de maladies toxi-infectieuses, ils provoquent souvent des désordres nerveux au milieu desquels apparaissent des manifestations neurasthéniques dont il est parfois difficile de saisir les traits et la véritable généalogie. Lorsqu'on veut essayer d'éclairer les parties obscures de cette question assez ténébreuse il est absolument indispensable de compulser et de méditer les travaux de quelques auteurs contemporains qui, malgré la hardiesse de leurs conceptions doctrinales, veulent rester fidèles aux données traditionnelles de la clinique. Je citerai parmi eux les Drs Chantemesse, Charrin, Roger, Legendre, Metchnikoff, Roux, etc. C'est eux qui vont m'aider à découvrir quelques-unes des alliances qui rendent la neurasthénie tributaire des maladies toxi-infectieuses dont je viens de parler.

D'après ces savants, les bactéries et leurs toxines sont les agents infectieux dont l'action nocive est incontestée. Elles vivent aisément dans le sol, dans l'air et pénètrent dans nos habitations avec une facilité surprenante. Notre corps est pour elles un asile très recherché; elles y pénètrent par un simple contact, par l'eau que nous buvons et par les aliments destinés à notre entretien. Introduites dans l'organisme elles en visitent les replis les plus cachés, s'y blottissent pour pulluler sans relâche, se nichent au sein de toutes les muqueuses et se logent de préférence dans notre tube digestif qu'un auteur distingué, le Dr Boinet, si j'ai bonne mémoire, a très ingénieusement appelé le paradis des microbes.

Dans ce monde des infiniments petits on distingue les microbes pathogènes qui peuvent vivre longtemps en vrais parasites inoffensifs, tout en conservant la faculté d'acquérir, à la moindre alerte, une virulence dangereuse et même mortelle pour l'organisme où le hasard les a conduits.

A côté de ces microbes meurtriers il en existe d'autres connus sous le nom de saprophytes. Ils semblent être chargés de réglementer les actes de fermentation ou de putréfaction dont nos organes sont le siège et favorisent, croit-on, des combinaisons chimiques capables de purifier les éléments malsains qui sont répandus dans notre corps. Beaucoup de médecins les considèrent comme des défenseurs utiles pouvant accroître l'influence salutaire que nous devons à l'oxygène, à la lumière, à la chaleur et même à l'action curative de certaines médications. Ils leur attribuent le précieux privilège de nous protéger contre les microbes homicides et contre leurs sécrétions toxiques qui par leur épandage à travers nos tissus peuvent occasionner les plus grands périls. Ces sécrétions, en se mélangeant avec les substances délétères dont nos organes sont encombrés et particulièrement avec celles qui s'accumulent sans cesse dans les voies gastro-intestinales, acquièrent une terrible nocivité. Leur rôle a été très nettement dévoilé par le professeur Bouchard qui en a fait la base de ses magistrales études sur l'auto-intoxication. Dans ses mémorables écrits il nous a appris que l'auto-intoxication est due à une vicieuse élaboration des aliments introduits dans notre corps, aux productions toxiques des microbes et au suc défectueux de quelques appareils glandulaires. C'est, comme on le voit, un véritable mélange pestilentiel auquel notre corps sert de réceptable.

Ces matériaux incontestablement infectés, après avoir subi quelques transformations et provoqué certains dégats, arrivent par les voies lymphatiques et sanguines jusque dans les cellules formatrices qui, trouvant dans cet apport incessant des éléments trop avariés, ne peuvent plus accomplir sainement leur tâche régénératrice. Dès ce moment les échanges de matières et les combinaisons chimiques s'altèrent, les mutations nutritives, en perdant leur régularité, rendent l'assimilation et la désassimilation incorrectes. C'est ainsi que se développent ces états morbides si variés qu'on désigne sous le nom de maladies de la nutrition.

Ces maladies peuvent dépendre d'une simple perturbation de l'irritabilité nutritive de nos cellules, ou d'une infection, ou bien encore, — et c'est le cas le plus fréquent, — d'une auto-intoxication. Il est difficile de préciser le rôle distinct qui incombe à chacune de ces influences causales; mais, en revanche, nous sommes mieux renseignés sur la nature des méfaits qu'elles sont capables de commettre. La clinique nous apprend que les maladies toxi-infectieuses, pour acquérir une nocivité intensive, doivent évoluer sur un terrain organique fatalement prédisposé et avoir ainsi que l'ont prouvé Pidoux et le professeur Al. Robin le consentement du système nerveux qui est chargé de contrôler et de régulariser le fonctionnement de tous nos organes. Si ce grand système conserve sa puissance dirigeante, il peut, en mobilisant les forces vitales dont il a la surveillance, rétablir l'équilibre dans les régions assaillies même par les maladies les plus graves. S'il succombe à sa tâche l'harmonie fonctionnelle est compromise, et, il faut dès lors faire de grands efforts pour lui restituer son intégrité.

C'est en m'inspirant de ces idées exposées avec une brillante sévérité dans la grande œuvre du professeur Bouchard que je vais essayer d'indiquer les relations de la neurasthénie avec ces multiples maladies de la nutrition et surtout avec les auto-intoxications.

Lorsque, par exemple, le tube digestif est le siège de graves perturbations, les nerfs qui s'épanouissent dans la muqueuse gastro-intestinale sont bientôt victimes d'une excitation dont l'étendue est proportionnée au degré de résistance du système nerveux. Si les nerfs sensitifs sont démesurément ébranlés, dès la première heure ils ne tardent pas à envoyer les impressions qu'ils ont reçues aux centres nerveux avec lesquels ils correspondent ; ils provoquent dans tout leur parcours une série d'actions réflexes plus ou moins retentissantes et préparent, dès leur entrée dans certaines régions de l'encéphale, l'explosion de cette forme de neurasthénie que j'ai décrite sous le nom de neurasthénie d'origine périphérique ou réflexe.

Lorsque les troubles du tube digestif sont constitués par les phénomènes d'une auto-intoxication restreinte, ils atteignent, à la longue, les centres nerveux et provoquent une légère perturbation des mutations nutritives à laquelle succède un véritable accès de neurasthénie. Dans ce cas spécial la maladie de Beard peut se manifester avec les traits qui caractérisent son essentialité surtout si son apparition a été immédiatement précédée d'une violente commotion physique ou morale.

Quand les produits d'une toxi-infection sont répandus en grand nombre dans les principaux appareils de l'organisme, ils sont bientôt transportés par la lymphe et par le sang dans les centres nerveux dont ils détériorent les tissus et troublent le fonctionnement. Les désordres qu'ils déterminent au moment où ils prennent possession de leur résidence cérébrale se révèlent par des signes sinistres qui ne ressemblent pas toujours à ceux de la neurasthénie. Quelquefois cependant cette névrose peut faire son apparition ; mais alors elle se manifeste avec une grande discrétion, et ses traits sont tellement effacés, qu'il est permis de la reléguer au second plan. Elle n'est plus que le symptôme d'une toxi-infection.

Je n'ose pas aller plus avant dans l'étude de ces questions médicales qui ne sont pas encore complètement élucidées. Je ne suis pas en mesure de plaider convenablement en leur faveur ou de combattre avec succès leur envahissante suprématie. J'ambitionne un rôle plus modeste, et je vais me contenter d'exposer des faits que les lecteurs pourront juger et interpréter à leur guise. J'ai déjà cité des exemples qui permettent de saisir les rapports de la neurasthénie avec les maladies toxi-infectieuses, certaines maladies de la nutrition, le neuro-arthritisme et quelques distrophies qu'accompagnent souvent la chlorose, le chloro-brightisme, les croissances défectueuses, sans oublier ces liens qu'elle a avec les altérations histologiques ou fonctionnelles disséminées dans les principaux appareils de l'organisme et surtout avec celles qui intéressent le cœur, le tube digestif ou les voies génito-urinaires. Je vais, à cette place, présenter de nouvelles observations ;

elles viendront accroître ou confirmer le témoignage des premières et me permettront de donner à cette question médicale un relief plus saisissant.

Des relations de la neurasthénie avec les défectuosités de la croissance.

TYPE LXXXVI. — La neurasthénie et les défectuosités de la croissance.

Je vais placer dans ce type un cas de neurasthénie survenue chez un jeune garçon éprouvé par une croissance irrégulière et trop rapide. Cette observation va me permettre de donner un aperçu rapide sur les intéressants phénomènes de la croissance tels qu'ils ont été exposés par le Dr Springer et expliqués par le professeur Chauveau.

L'enfant dont il est ici question appartient à la race neuro-arthritique. A l'âge de 14 ans, il a grandi d'une façon démesurée. Son teint pâle, sa faiblesse corporelle, son regard languissant firent croire qu'il s'adonnait à l'onanisme. Une surveillance assidue dissipa ce soupçon qui parut mal fondé. On appela un médecin qui, après avoir reconnu les traits d'une maladie de la nutrition, eut immédiatement la pensée d'analyser les urines dans lesquelles il constata un copieux dépôt de phosphates. Ce praticien conseilla une alimentation substantielle dans laquelle il fit incorporer de la lécithine et de la potasse. Ce traitement rendit la santé du malade plus satisfaisante. Malheureusement elle fut de nouveau subitement troublée par une vive émotion qui détermina une asthénie cérébrale assez marquée, un affaiblissement intellectuel inquiétant, de l'amyosthénie, de nombreuses perversions sensitives et finalement la plupart des symptômes de la neurasthénie.

Sous l'influence d'un traitement hydrothérapique qui débuta par des douches tempérées destinées à apaiser l'excitation du système nerveux et qui fut complété par des douches reconstituantes ce jeune homme parvint à se fortifier ; il engraissa visiblement et finit par posséder une énergie physique dont ses parents étaient émerveillés. Je dois ajouter que le traitement précédemment prescrit fut continué pendant toute la durée de la cure hydrothérapique.

J'ai attribué cette neurasthénie à l'ébranlement nerveux provoqué chez ce jeune malade par la violente émotion qu'il avait éprouvée et j'ai pensé que sa guérison était due, du moins en partie, au traitement hydrothérapique qu'il avait régulièrement suivi.

Le Dr Springer ne partagea pas cet avis. Il crut que cet état névropathique était la conséquence d'une croissance mal développée et provenait, comme elle, d'une déperdition exagérée des phosphates. Mon distingué confrère dont la compétence est si grande dans toutes les questions qui concernent la croissance, m'affirma, pour défendre son opinion, que les substances phosphorées ont une action prépondérante sur le développement du corps humain. Selon lui, leur grand réservoir se trouve dans les tissus articulaires et dans les os. Lorsqu'une croissance incorrecte ou trop rapide a épuisé ce réservoir naturel la nature qui n'abandonne jamais son droit de surveillance fait des emprunts de phosphore aux organes qui en ont le plus. C'est ainsi que les centres nerveux se trouvent dépouillés de celui qu'ils possèdent. Victimes d'un rapt incessant ces centres perdent une de leurs plus importantes ressources et deviennent le siège d'un épuisement et d'une irritabilité qui déterminent l'avènement de la neurasthénie. Cette explication exclusivement basée sur les échanges chimiques qui ont lieu dans certaines régions de l'encéphale offre beaucoup d'attraits et est soutenue par beaucoup de médecins. Elle admet, conformément aux expériences du professeur Chauveau que tout travail physiologique, ou plus simplement, que le travail nutritif auquel est due la génération de nos tissus a pour point de départ ou pour levier principal l'énergie que les êtres vivants empruntent par leur ingesta au monde extérieur, et, pour origine directe ou immédiate, la force vive développée par les réactions chimiques qui en s'effectuant sans arrêt dans tous les éléments histologiques accomplissent ce travail nutritif.

Partant de ce principe, le Dr Springer indique quelques-unes des substances qu'il croit capables de soutenir l'énergie de la croissance.

Il engage à faire un constant usage des lécithines, surtout de celles qui sont empruntées aux végétaux, parce que le phosphore qu'elles contiennent est plus assimilable que celui qui provient des lécithines d'origine animale.

Il recommande l'emploi de la potasse qui a, dès son entrée dans le corps, la précieuse faculté de transporter facilement dans les cellules les éléments de nutrition puisés dans la lymphe que l'on considère aujourd'hui comme le grand milieu intérieur de l'organisme.

Il conseille aussi les oxydases, sorte de ferments dont la mission est de transformer les substances nutritives renfermées dans les aliments. On sait, en effet, que l'oxygène recueilli dans tous les milieux où il se trouve, surtout quand il est à l'état naissant, joue un rôle considérable ; il préside, pour ainsi dire, à la régénération de la vie.

Il insiste enfin sur la nécessité de boire quotidiennement de l'eau bien purifiée, parce qu'elle a un pouvoir d'imbibition qui ramollit, comme il convient, les substances réparatrices trop solides en leur permettant ainsi de circuler librement dans les vaisseaux. Après les avoir délayées, elle les amène dans les cellules formatrices et rapporte les déchets qu'elles ont produits vers les organes qui sont chargés de les éliminer.

Ce traitement est logiquement conçu ; mais il est incomplet parce qu'il n'accorde pas une assez grande part à l'intervention de l'eau à l'extérieur. Le Dr Springer sait bien que l'hydrothérapie a une très grande influence sur tous les actes de la nutrition qu'elle peut notamment augmenter l'assimilation quand elle est en détresse et ralentir la désassimilation quand elle est trop accélérée. Il n'ignore pas l'action salutaire qu'elle exerce sur la chaleur animale et sur l'accomplissement des oxydations organiques ; il a eu souvent l'occasion d'apprécier ses effets sur toutes les fonctions du corps humain, notamment sur la circulation, sur l'innervation ; il sait bien qu'elle impose à chacune d'elles des modulations qui s'étendent de l'excitation la plus vive à l'apaisement le plus complet.

Je crois donc que cette méthode thérapeutique est applicable à la plupart des accidents de la croissance. Et, j'ajoute qu'elle convient particulièrement aux adolescents qui, dans leur période d'évolution organique, sont atteints de neurasthénie. Le type que je viens de citer m'en fournit une preuve irrécusable.

TYPE LXXXVII. — *Neurasthénie. Accidents nerveux de la croissance.*

Je vais dans ce type esquisser la silhouette d'un petit malade dont la croissance a été troublée par des désordres nerveux assez variés et notamment par une véritable accès de neurasthénie.

Il est venu au monde portant les stigmates d'une hérédité nerveuse déplorable. Durant les premières années de son existence, son corps se développa avec lenteur. il resta longtemps grêle, sans relief musculaire et sans vitalité. Son sang appauvri dans ses éléments et irrégulièrement distribué dans ses vaisseaux semblait être incapable de faire frisonner son visage qui avait presque toujours un aspect blême et flétri. Le médecin crût se trouver en présence d'un dégénéré ou d'un être irrévocablement condamné à l'infantilisme. — Il conseilla un traitement énergique dont les résultats furent très satisfaisants. C'est à la mère de cet enfant que fut confiée l'application de cette cure difficile. Les soins affectueusement obstinés de cette femme énergique eurent un grand succès et développèrent chez le jeune malade des forces physiques et une énergie morale qu'il n'avait jamait connues. Ce résultat inattendu produisit une joie extrême qui fut malheureusement troublée par l'apparition d'une danse de saint Guy due très vraisemblablement à une influence névrosique héréditaire non encore éteinte.

Cette chorée se traduisit par des convulsions très étendues qui intéressèrent tous les groupes musculaires. Elle dura peu de temps; et sa disparition parut être le point de départ d'une croissance qui atteignit de grandes proportions sans provoquer le moindre accident. Ce jeune homme supporta vaillamment ces difficiles épreuves; il devint plus vigoureux, pût reprendre sans difficulté ses travaux intellectuels un instant interrompus et se livrer à tous les exercices corporels qui conviennent aux adolescents de son âge.

Malgré cette réelle amélioration le jeune homme dût payer un nouveau tribut à son hérédité névropathique. Il fut, sans cause appréciable, atteint d'une incontinence d'urine qui se manifestait toutes les nuits. Le père du malade attribua ces fréquentes inondations nocturnes à la mauvaise volonté de son fils; et il essaya de le redresser par de violentes remontrances qu'il accompagnait souvent de corrections matérielles assez vives. Ce traitement paternel aussi défectueux qu'inhumain n'eut d'autre résultat que d'ébranler démesurément le système nerveux du jeune malade et de provoquer l'explosion d'une neurasthénie. Cette névrose, née sous l'influence d'un traumatisme trop souvent renouvelé, et, préparée ou entretenue par les fâcheuses prédispositions organiques dont le patient portait le germe depuis sa naissance, eut une durée fort longue. Elle résista à tous les traitements mis en usage et ne céda qu'à une cure hydrothérapique régulièrement suivie et très prolongée.

Après sa guérison le jeune homme entra dans une maison de banque où il ne tarda pas à donner les preuves d'une grande résistance physique et d'une culture intellectuelle très appréciée. Sa situation sociale est aujourd'hui très enviable: sa santé relativement bonne n'est troublée que par des perturbations nerveuses qui sont toujours fugitives et sans importance.

Neurasthénie développée chez des malades atteints de maladies infectieuses aiguës ou chroniques. — Grippe ou influenza. — Fièvre typhoïde. — Dipthérie. — Tuberculose. — Impuludisme. — Syphilis.

TYPE LXXXVIII. — La neurasthénie et la grippe.

Dans ce type et dans les suivants je vais citer des observations qui démontrent que la neurasthénie peut se développer à la suite ou sous l'influence d'une maladie infectieuse prenant la forme de la grippe ou de l'influenza, de la fièvre typhoïde et de la diphtérie.

Je commence par signaler le cas d'une malade chez laquelle la grippe ou l'influenza, si l'on tient à employer ce joli nom, a paru déterminer l'apparition d'une neurasthénie. Je dois tout d'abord dire que la personne dont il est ici question a toujours été très nerveuse et fort souvent importunée par des manifestations rhumatismales.

Elle a payé son tribut à la grippe en même temps que ses parents chez lesquels cette maladie contagieuse s'est révélée sous des aspects très différents. L'un d'eux avait un coryza compliqué d'otite, l'autre une bronchite avec fièvre, un troisième un véritable catarrhe des voies aériennes qui fut remplacé, au bout de quelques jours, par une vive irritation gastro-intestinale. Chez ma malade la grippe se traduisit par un mouvement fébrile, apparaissant surtout à la fin du jour, auquel vinrent successivement se surajouter de la céphalée, de l'asthénie cérébro-médullaire, une courbature générale, de l'insomnie, quelques étouffements peu accentués et sans toux, de l'inappétence et de la constipation.

Cette collection familiale de grippe mérite d'être signalée à ceux de nos confrères qui recherchent avec un louable zèle la nature de cette maladie épidémique dont le caractère contagieux semble indéniable. Quelques-uns de ces confrères admettent que cette affection est due à plusieurs microbes, mais ils ne sont pas en mesure de nous indiquer quel est celui de ces infiniments petits qui possède le pouvoir exclusif de la produire. Si je le connaissais c'est lui que j'accuserais d'avoir engendré les symptômes neurasthéniques développés chez ma malade dans le cours de son influenza. Je sais bien que certains médecins n'hésitent pas à affirmer que la neurasthénie grippale a toujours une origine microbienne bien déterminée. Mais je dois reconnaitre que cette opinion radicale est encore discutée. Quelques uns de ces confrères dissidents pensent que cette névrose est le résultat du grand ébranlement produit par la grippe dans toutes les fonctions de l'innervation. D'autres admettent volontiers qu'elle est due aux altérations que la maladie épidémique introduit dans la composition du liquide sanguin. D'après ces derniers le sang, ainsi contaminé, pénètre dans les centres nerveux, répand l'infection sur tous les tissus, pervertit leur irritabilité fonctionnelle, trouble leurs mutations nutritives et prépare l'explosion de la neurasthénie.

Je laisse à de plus compétents que moi le soin de désigner quel est, parmi ces agents provocateurs, celui qui semble le mieux favoriser l'explosion du syndrôme de Beard chez les grippés. Je ne suis certes pas éloigné de croire qu'ils ont tous une véritable influence mais je dois avouer que souvent cette influence a besoin d'être aidée par d'autres causes au nombre desquelles figurent les prédispositions constitutionnelles que l'on sait capables d'infliger au système nerveux des défaillances particulières dont les praticiens connaissent la portée. C'est du moins ce qui m'a été révélé par certains faits au nombre desquels se trouve celui de la malade que je fais figurer dans ce type.

Cette malade eut tout d'abord un mouvement fébrile qui s'accentuait particulièrement dans la soirée. Au bout de quelques jours il se produisit une véritable détente qui fut considérée comme le prélude de la guérison. Mais pendant cette accalmie apparente la grippe eut des retours offensifs qui, en se renouvelant assez souvent, déterminèrent un épuisement nerveux, de la céphalée, des phobies, des tristesses inexplicables et cette mentalité spéciale qui caractérise la maladie de Beard.

Ces perturbations furent peu à peu amendées; et la malade put environ six semaines après le début de sa grippe être soumise à un traitement hydrothérapique. Elle prit une série de douches agréablement chaudes qui l'aidèrent à restaurer sa santé.

A côté de ce cas où l'on voit apparaître la neurasthénie pendant la période aiguë de la grippe, je puis en signaler d'autres dans lesquels la neurasthénie se manifeste plus tardivement et ne révèle ses symptômes fondamentaux que lorsque l'affection contagieuse est à son déclin ou a complètement disparu.

Dans ces deux circonstances les phénomènes nerveux ont une allure identique et obéissent probablement aux mêmes influences causales. Ils disparaissent facilement quand on envoie ces malades dans les pays ensoleillés ou qu'on les soumet à un traitement hydrothérapique bien conçu.

TYPE LXXXIX. — Neurasthénie et fièvre typhoïde.

Dans ce type je puis placer des faits qui indiquent les relations que la neurasthénie peut avoir avec la fièvre typhoïde. Cette affection infectieuse essentiellement aiguë que Bretonneau et Trousseau attribuaient à l'influence mystérieuse d'un *génie malfaisant* est considérée, depuis les grandes découvertes de Pasteur, comme une maladie microbienne engendrée par le bacille d'Eberth. Elle exerce sur l'organisme tout entier une terrible action désorganisatrice, altère tous les éléments du sang et produit, surtout quand elle revêt sa forme ataxo-adynamique, un ensemble de symptômes qui attestent nettement l'excitation et l'épuisement du système nerveux. Il n'est donc pas extraordinaire qu'elle puisse favoriser le développement de la neurasthénie. Toutefois je dois ajouter que cette névrose, apparaissant en général pendant la convalescence, se développe surtout chez les typhiques qui ont manifesté à plusieurs reprises de nombreuses perturbations fonctionnelles trahissant une excessive impressionnabilité de leur système nerveux. J'en ai notamment soigné trois qui ont eu une véritable neurasthénie imputable à des émotions extrêmement pénibles et à des prédispositions nerveuses héréditaires ou acquises. Quelques-uns des malades auxquels je fais allusion et dont j'évoque le souvenir pour donner gain de cause à ma déclaration, ont montré cette curieuse particularité d'être débarassés de leur dothiénenthérie le jour où ils sont devenus neurasthéniques.

Bien que cette névrose ne se soit développée qu'au moment où l'on pouvait supposer que le bacille provocateur avait perdu toute sa virulence, quelques médecins n'ont pas hésité à affirmer sa nature infectieuse. Je n'ai aucune répugnance à adopter cette manière de voir, si l'on veut m'accorder, — et les faits justifient mon exigence, — que le grand ébranlement nerveux causé par la dothiénenthérie ainsi que les tares d'une hérédité nerveuse incontestée semblent avoir une grande influence sur le développement de cette neurasthénie.

Du reste, quelle que soit l'interprétation doctrinale qu'on adopte, la formule thérapeutique est à peu près invariable. C'est celle qui a rigoureusement dirigé la cure des malades dont je viens de parler. On les a engagés à vivre à l'air pur dans un pays salubre et à observer rigoureusement un régime lacté modifié, selon les circonstances, par l'adjonction prudente d'aliments de digestion facile. On leur a aussi conseillé de faire usage de diurétiques et de sudorifiques, de pratiquer souvent l'entéroclyse et de se soumettre à un traitement hydrothérapique bien dirigé. Ce traitement doit débuter par de légères douches, courtes et à une température agréable. Elles permettent de bien apprécier le degré de résistance du sujet. Si l'expérience est favorable on a recours à des douches plus énergiques, toujours chaudes au commencement de la séance et progressivement refroidies à la fin de l'application. Plus tard on peut, sans inconvénient, recourir à l'usage de douches froides toujours peu prolongées et répandues convenablement sur toute l'étendue de la surface cutanée.

TYPE LXC. — La neurasthénie et la diphtérie.

Je n'ai jamais vu la neurasthénie se développer pendant la période aiguë de la diphtérie. Elle n'apparait guère qu'à la fin de cette maladie infectieuse qui, du reste, ne me semble avoir qu'une influence restreinte sur l'explosion de cette névrose. La diphtérie a évidemment une action nocive sur le système nerveux et produit quelquefois des phénomènes paralytiques qui ont une certaine durée. Mais elle détermine rarement l'explosion de la véritable neurasthénie. Néanmoins, j'en ai observé quelques cas isolés ressemblant, par certains points, à ceux ceux qu'on rencontre après la grippe ou la fièvre typhoïde.

Les malades qui m'ont fourni ces rares exemples ont à coup sûr conservé dans leur organisme le germe de l'infection qu'ils avaient contractée, et l'on a pu supposer que la neurasthénie survenue après la dipthérie était d'origine microbienne. Mais je dois dire qu'on découvrait dans les antécédents de ces malades et dans l'importance de leur héritage pathologique bien des causes capables d'expliquer l'explosion de cette névrose. Je dois même ajouter que chez quelques malades cette apparition avait été précédée et probablement provoquée par des commotions violentes ou par un surmenage démesuré.

Je n'insiste pas sur cette interprétation que viennent troubler des coïncidences difficiles à expliquer. Je n'en parle que pour attester la valeur curative de l'hydrothérapie contre les accidents neurasthéniques ostensiblement liés à certaines formes de la diphtérie.

Des rapports de la neurasthénie avec certaines maladies infectieuses évoluant sous la forme d'une affection chronique.

TYPE LIXC. — La neurasthénie et la phtisie.

Ce type est destiné à mettre en relief les principaux accidents de neurasthénie qu'on observe chez des phtisiques. J'ai soigné beaucoup de tuberculeux; presque tous étaient au début de leur mal; et certains d'entr'eux n'avaient pas encore franchi cette période prémonitoire où les symptômes expriment moins un état morbide matériellement constitué qu'une menace pour l'avenir. Ils prenaient des douches quotidiennes, courtes, chaudes et presque toujours attiédies ou même rafraichies à la fin de l'application. Mon ami le Dr Lieberman avait recueilli les observations de ces nombreux malades; et, il se disposait à les publier lorsque la mort est venue le surprendre. Je n'ai pas pu me les procurer; et c'est en faisant un grand appel à ma mémoire qu'il m'a été possible de fixer leurs principaux traits. Je me souviens notamment que ces tuberculeux ont présenté très rarement les véritables signes de la neurasthénie et néanmoins ils avaient presque tous des prédispositions constitutionnelles capables de favoriser sa manifestation. Des observations plus récentes m'ont permis de constater des faits analogues.

On rencontre chez les phtisiques, surtout au moment où leur maladie fait son apparition, des désordres nerveux qui se rapprochent plutôt des psychopathies que des névropathies proprement dites. Ces sensitifs, la plupart très raffinés, ont souvent des crises de mélancolie qu'ils ne redoutent guère et dont ils se servent pour voiler les aberrations sentimentales qui troublent leur esprit. Je me contente de signaler en passant cette mentalité des phtisiques ne voulant ici m'occuper que de la neurasthénie qui peut les atteindre.

Cette névrose spéciale ne se développe chez eux que lorsque la tuberculose — probablement par l'intermédiaire de ses bacilles — a déterminé une perversion de l'irritabilité fonctionnelle des centres nerveux, un épuisement de leur force motrice ou un trouble de nutrition dans leurs cellules. Alors seulement elle peut faire son apparition, surtout si l'organisme envahi a préalablement subi les épreuves d'une grande fatigue ou d'une violente commotion.

Parmi les faits pouvant figurer dans cette catégorie je vais en citer un qui, précisément, concerne un de mes confrères. Dans le cours de ses études médicales il eut à plusieurs reprises des bronchites presque toutes compliquées d'hémoptysie. Ses maitres le soignèrent très affectueusement ; mais après avoir procédé à une sérieuse auscultation de sa poitrine, il crurent reconnaitre au sommet du poumon les signes précurseurs d'une phtisie pulmonaire en voie d'évolution. Ils lui conseillèrent de suspendre ses travaux intellectuels et d'aller à la campagne respirer un air plus pur que celui du Quartier Latin où il habitait. Pour obéir à ces prescriptions qui avaient toutes les apparences d'un arrêt implacable, il s'installa à Auteuil où, dès son arrivée, il eut un véritable accès de neurasthénie que les médecins consultés attribuèrent à sa faiblesse organique et à l'émotion causée par les brusques changements imposés à son existence.

Il me demanda de le soumettre au traitement hydrothérapique et de lui administrer des douches chaudes très courtes dont il connaissait l'action reconstituante. Cette cure suivie avec autant de régularité que de confiance eut de très heureux résultats. Elle ranima son énergie physique et remit ses facultés intellectuelles en plein exercice. Ce retour à la santé lui permit de composer sa thèse doctorale, sorte d'auto-biographie dans laquelle il décrivit toutes les phases de sa propre histoire pathologique. Cette tentative personnelle lui valut l'approbation de ses juges qui furent heureux de louer à la fois son talent d'écrivain et sa culture scientifique.

Fier de ce succès il eut aussitôt l'idée d'affronter la lutte des concours ; mais ses amis lui firent comprendre qu'il s'engageait dans une voie périlleuse où le triomphe était souvent précédé et suivi de déceptions fort pénibles qui pourraient nuire à sa santé. Ces remontrances amicales le troublèrent et lui firent payer un léger tribut à la neurasthénie ; mais elles le préparèrent à prendre une détermination décisive qui eut sur son existence une salutaire influence. Il partit pour l'Algérie et trouva dans ce pays hospitalier une résidence salubre et bien ensoleillée où il pût exercer la médecine selon ses forces et selon ses goûts. Aimé de ses clients, estimé par tous ses confrères, il ne tarda pas à acquérir une réputation enviable qui lui permit de vivre confortablement à l'abri de tout souci et de toute fatigue.

Les tuberculeux, surtout ceux dont la mentalité révèle des tendances mélancoliques, ont des accès de neurasthénie qui ressemblent, par certains points, à ceux qu'a présentés le malade du précédent type. Quelques médecins affirment qu'ils ont une origine microbienne et accusent le bacille de Kock de commettre ce petit méfait. Leur démonstration ne semble pas irrécusable. D'autres confrères se contentent d'attribuer la neurasthénie des phtisiques à leur épuisement nerveux et à leur dépression organique ou aux troubles de nutrition que provoque la tuberculose. Certains neurologistes n'hésitent pas à en rendre responsable la persistance de ces perturbations pénibles qui font souvent naître dans l'esprit du malade des illusions éphémères et des rêves presque insensés.

La neurasthénie et l'impaludisme. — L'impaludisme est dû à la présence dans le sang d'un hématozoaire spécial, découvert et décrit par l'éminent professeur Laveran il y a plus d'un quart de siècle. On considère cette affection comme une maladie infectieuse et on donne ce qualificatif à toutes les perturbations qu'on croit être placées sous sa dépendance. C'est ainsi que, pour certains auteurs, la neurasthénie des impaludiques est une névrose infectieuse de nature microbienne. On sait bien, en effet, que l'hématozoaire arrive facilement par la voie sanguine, dans la rate, le foie, les reins, les poumons; mais on sait aussi que ses visites au cerveau sont assez rares. En admettant qu'il pénètre dans les centres nerveux, est-ce en opérant lui-même sur ces centres qu'il les invite à créer la neurasthénie, ou bien est-ce en leur apportant des toxines capables de produire les mêmes désordres? Cette question est difficile à résoudre; et, pour se soustraire à cette obligation, beaucoup de médecins aiment mieux croire que la neurasthénie, dans ce cas, n'a pas un caractère infectieux et parait plutôt se développer sous l'influence de l'immense détérioration organique que provoque l'impaludisme. Cette opinion parait être logique.

Quand la malaria reste en quelque sorte à l'état aigu, se traduisant par les manifestations fébriles que nous connaissons tous, la neurasthénie apparait très rarement. Quand, au contraire, elle suit cette marche chronique qui conduit à la cachexie, ou qu'elle prend cette forme larvée que révèlent souvent des troubles nerveux caractéristiques, comme certaines névralgies, des vomissements, des palpitations, etc., on voit parfois se dessiner les véritables symptômes de la neurasthénie. Pour bien comprendre l'évolution de cette névrose il faut toujours recourir aux données cliniques qui, en offrant au praticien de sérieuses garanties, lui permettent d'apprécier judicieusement les faits soumis à son observation. Dans ma collection personnelle je vais en choisir un qui présente un ensemble de phénomènes intéressants à signaler.

Type LVIII. — Neurasthénie et impaludisme.

Ce type représente un cas de neurasthénie développée chez un malade doué d'un tempérament neuro-arthritique et manifestement atteint d'impaludisme. Il était considéré dans son entourage comme un homme entreprenant et actif possédant toutes les qualités d'un négociant fort habile. Tout jeune encore il se rendit à Java et créa dans cette ville un comptoir dont l'extension rapide lui permit de gagner une assez grande fortune. Ses longues explorations à travers le pays indien, l'exagération de ses efforts intellectuels, les pénibles fatigues qu'il semblait braver impunément compromirent sa santé restée jusqu'alors à l'abri de toute défaillance. Il ne tarda pas à ressentir des douleurs de tête très vives qui l'obligèrent à suspendre ses occupations quotidiennes. A ces premières souffrances succédèrent des crises épileptiformes qui heureusement disparurent assez vite sans laisser dans son organisme aucun reliquat inquiétant. A peine remis de cette rude épreuve, il fut atteint d'un accès de fièvre précédé par un frisson extrêmement violent et suivi d'une transpiration très abondante. C'était la manifestation classique d'un empoisonnement palustre. Il eut une série d'accès de même nature qui, après avoir pris tout d'abord la forme tierce, devinrent quotidiens, apparaissant à peu près aux mêmes heures du jour. On lui conseilla de faire usage du sulfate de quinine qui produisit des effets très salutaires. Pour se soustraire au retour offensif de son mal, il prit l'habitude de boire tous les jours une tasse de café dans laquelle il incorporait une macération de quinquina préparée avec du vin blanc. Il accordait à ce breuvage assez désagréable une vertu anti-fébrile prodigieuse.

Satisfait d'avoir retrouvé sa santé et désireux de se soustraire aux influences d'un climat malsain, il céda son établissement industriel, revint en France et s'installa dans une agréable demeure que son père lui avait léguée et qui se trouve dans une des contrées les plus riantes de la région pyrénéenne. Il embellit ce petit castel où il était né et chercha à renouer les relations que son long séjour en Orient avait naturellement interrompues. Dans ses visites, il fit la connaissance d'une charmante personne qui produisit sur lui une très agréable impression. Quelques semaines après cette sensationnelle rencontre, il se fit présenter au père de la jeune fille et lui demanda de l'agréer pour gendre. Pour des raisons personnelles le père de famille rejeta cette proposition matrimoniale. Le prétendant, surpris par ce refus inattendu et non motivé, quitta sa nouvelle résidence et se décida à faire un voyage d'agrément pour calmer son humiliation et atténuer son chagrin. Ce déplacement ne lui fut pas favorable. Il eut, en arrivant à sa première étape de nouvelles crises épileptiformes qui lui parurent semblables à celles d'autrefois et qui l'obligèrent de rentrer chez lui. Les soins qu'on lui donna améliorèrent sa santé, mais ne parvinrent pas à la rétablir complètement. Toutefois, il éprouva une grande satisfaction qui l'aida à supporter courageusement ses misères, en apprenant que la jeune personne dont il voulait faire sa femme avait, dans maintes circonstances, manifesté pour lui une réelle sympathie. Craignant de voir s'évanouir un espoir qui lui semétait trop fragile, il fit part à des personnes amies de l'inquiétude que lui inspirait sa santé et leur dévoila la passion qui troublait son existence. A travers ce double aveu présenté d'une façon assez étrange, les confidents choisis par le malade crurent deviner que son esprit avait des tendances religieuses effleurant presque la superstition. Ils lui conseillèrent de se soumettre aux pratiques d'une dévotion bien choisie et l'engagèrent, pour commencer sa cure, de se rendre immédiatement à Lourdes. Il obéit sans murmurer, suivit respectueusement les pèlerinages qui s'accomplissent tous les jours dans cette cité célèbre et n'hésita pas à se plonger plusieurs fois dans la piscine miraculeuse. Dans ce milieu spécial où la foi l'avait conduit ses désordres nerveux disparurent ; mais ils furent tout aussitôt remplacés par de véritables accès de fièvre palustre apparaissant tous les jours au coucher du soleil. Le sulfate de quinine et son fameux breuvage dont j'ai précédemment indiqué la formule le débarrassèrent de ses manifestations fébriles.

En rentrant chez lui il apprit que le père de la jeune fille qu'il aimait toujours venait de mourir. Cette mort inattendue, en brisant les obstacles qui avaient empêché la réalisation de ses vœux, lui permit d'espérer un avenir capable d'effacer ses souffrances du temps passé.

Ses prévisions furent justes et l'amour se chargea d'aplanir toutes les difficultés. Grâce à la protectrice influence d'amis très dévoués le mariage qu'il avait si longtemps rêvé put se réaliser et fut célébré dans les conditions les plus favorables.

Mais hélas! cette union si obstinément poursuivie n'eut qu'une très courte durée. Quinze mois environ après cette fête nuptiale considérée comme un éclatant présage de jours heureux, la jeune femme mit au monde une fillette qui mourut le lendemain de sa naissance. Accablée par cette perte imprévue elle fut prise d'une fièvre très intense et succomba presque aussitôt, emportée par les accidents puerpuéraux que provoqua ce pénible enfantement. La mère et l'enfant furent enterrés le même jour. Le malade eut le courage de conduire ce funèbre convoi. Lorsqu'il vit ces deux cercueils déposés dans la même tombe, il sentit ses membres défaillir ; une sueur froide inonda son visage accablé, et, il aurait perdu connaissance si les amis qui l'entouraient à cette heure lugubre n'étaient pas venus promptement à son secours.

Il fut ramené chez lui où l'on essaya d'apaiser sa douleur et de soutenir son énergie presque anéantie. Ces tentatives exécutées avec une activité inlassable n'eurent qu'un effet restreint. Son système nerveux, terrassé par les rudes épreuves qu'il venait de subir, perdit toute sa résistance et manifesta tous les symptômes de la maladie de Beard. Ses facultés intellectuelles et morales témoignaient une dépression excessive qui, à certaines heures du jour, semblaient être enveloppées par une immense tristesse. C'est à peine s'il avait la force d'écouter les paroles de consolation que lui adressaient ses amis fidèles. L'immobilité de ses traits, la pâleur de sa figure, l'inertie de son regard formaient un ensemble terrifiant qui représentait l'image d'une lamentable résignation.

Quelques semaines après le triste événement que je viens de raconter, on lui conseilla de faire un nouveau pélerinage à Lourdes. Il ne voulut pas écouter cet avis. Pour motiver son refus il disait que sa foi religieuse n'était plus aussi ardente qu'autrefois, et, il ajoutait sans montrer la moindre acrimonie, qu'elle avait été très amoindrie par l'implacable rigueur de sa fatale destinée.

Il aima mieux se rendre à Paris pour y suivre une cure hydrothérapique qui lui fut recommandée par ses médecins. J'eus alors l'occasion de faire sa connaissance; et dans notre première entrevue il m'apprit, en s'aidant d'un memorandum qu'il avait soigneusement rédigé, les nombreuses péripéties de sa triste vie. Je n'eus aucune difficulté à reconnaitre que j'étais en présence d'un véritable neurasthénique présentant tous les signes d'une grande dépression également répandue sur toutes ses facultés intellectuelles, morales et physiques. Cet effondrement, malgré son importance, semblait se dissiper quand il évoquait les souvenirs heureux de son bonheur passé; mais cette joie était bien fugitive et elle avait même l'inconvénient d'exciter violemment son système nerveux.

Ce malade suivit le traitement hydrothérapique avec une très grande régularité. Il prit tantôt des douches reconstituantes, tantôt des douches mixtes. Leur application était très sévèrement adaptée à la nature des symptômes prédominants. Ce traitement eut une durée assez prolongée et produisit des effets salutaires.

Depuis cette époque déjà lointaine, sa santé physique est resté satisfaisante. Sa personnalité morale a retrouvé une réelle pondération qu'il attribue à la régularité de son travail intellectuel et à la bienveillante affection des amis qui l'entourent.

Il vient tous les ans à Paris faire, comme il le dit lui-même, une cure de consolidation destinée à lui conserver son courage et à lui permettre de supporter sans faiblesse cette vie d'isolement que la mort lui a infligée.

En résumé, ce malade, névropathe dès sa naissance, a eu pendant son séjour dans l'Inde des crises épileptiformes suivies de très près par des accès de fièvre palustre. On a constaté l'enchaînement qui semblait lier ensemble ces deux états morbides légitimement attribués à l'infection paludéenne. Je suis d'autant plus disposé à adopter cette opinion que j'ai vu plusieurs fois des orientaux atteints de crises épileptiformes guéris de leur maladie convulsive après l'apparition d'une série d'accès de fièvre intermittente dont l'origine paludéenne était incontestable.

La neurasthénie du malade dont je viens de raconter l'émouvante histoire a été subitement provoquée par un choc extrêmement intense. On a pu croire, il est vrai, que l'explosion de cette névrose avait été depuis longtemps préparée par l'infection paludéenne; mais il me semble logique d'admettre qu'elle a été particulièrement déterminée par les terribles secousses qui ont plusieurs fois profondément bouleversé le système nerveux de cet intéressant malade.

TYPE LVIIC. — La neurasthénie et la malaria.

Dans ce type je puis placer des faits prouvant que la neurasthénie peut être exclusivement engendrée par l'impaludisme. J'ai vu, en effet, un certain nombre de malades chez lesquels la névrose de Beard n'a pu être attribuée a aucune influence héréditaire, à aucun antécédent morbide hostile au système nerveux, à aucun choc moral ou physique. Ils étaient simplement atteints d'une malaria de longue date qui, après avoir provoqué des accès fébriles ou des engorgements spléno-hépatiques, avait déterminé un véritable état cachectique. Je ne crois pas avoir besoin de présenter au lecteur les détails de ces observations. Elles m'ont toutes révélé que l'affection palustre, en déterminant une profonde détérioration de l'organisme, est capable de provoquer des perturbations psychiques et de produire la neurasthénie sans avoir besoin du concours d'autres influences causales. Le professeur Laveran dans son excellent livre sur l'impaludisme se montre favorable à cette opinion.

TYPE LVIIC. — Neurasthénie et impaludisme larvé.

La neurasthénie se développe quelquefois chez des malades qui, après avoir subi l'influence de la malaria, ne présentent dans leur existence que ce qu'on a appelé la forme larvée de cette affection. Presque toujours ces malades sont des névropathes et c'est chez eux que la neurasthénie fait de préférence son apparition.

J'ai donné autrefois des soins à un ancien prix de Rome qui avait eu la malchance de contracter un empoisonnement paludéen en séjournant trop longtemps dans les Marais Pontins. Il eut d'abord des accès de fièvre tierce qui disparurent sous l'influence du sulfate de quinine. Rentré à Paris il entreprit de grands travaux artistiques qui le fatiguèrent et le rendirent très nerveux. De temps en temps il avait à la fin de sa journée des mouvements fébriles qui provoquaient des palpitations cardiaques assez vives. Plus tard il n'éprouva plus que quelques soubresauts du cœur auxquels il n'accorda aucune importance. Sa santé était très bonne, mais son système nerveux paraissait toujours très impressionnable ; il avait souvent des névralgies et d'autres désordres nerveux qu'il apaisait toujours en prenant du sulfate de quinine.

Un jour, après avoir subi un échec qui blessa profondément son amour-propre d'artiste, il devint tout à coup neurasthénique. Il présenta tous les phénomènes de la maladie de Beard auxquels vinrent s'ajouter des palpitations insupportables et quelques vertiges parfois très pénibles. Les médecins qui le soignèrent le crurent atteint d'une fièvre larvée et eurent naturellement recours au sulfate de quinine qui ne produisit qu'une très légère amélioration. On lui conseilla l'hydrothérapie. Il prit d'abord des douches sédatives qui calmèrent l'irritabilité de ses nerfs, et, plus tard des douches progressivement reconstituantes qui lui rendirent son ancienne vigueur un instant compromise.

Ce malade avait eu évidemment une fièvre larvée qui s'était manifestée, comme cela arrive assez souvent, par des perturbations du système nerveux. La neurasthénie dont l'explosion pouvait, à la rigueur, être la conséquence du pénible échec dont j'ai parlé me parut subir l'influence de l'impaludisme. Les accès de cette névrose offraient une intermittence curieuse ; ils n'étaient pas d'une longue durée ; mais sans raison appréciable, ils avaient dans la matinée une acuité déconcertante.

Je pourrais citer un autre cas de fièvre larvée se traduisant par des vomissements quotidiens précédés toujours de névralgies faciales plus tard remplacés par de véritables accès de neurasthénie.

La fièvre larvée et la neurasthénie me semblent donc avoir entre elles des relations intéressantes à connaître. Certainement la maladie de Beard n'a pas besoin de l'impaludisme pour se manifester chez les personnes constitutionnellement nerveuses. Mais il faut reconnaître qu'elle peut être quelquefois tributaire de l'infection palustre.

Quelle que soit l'interprétation qu'on adopte pour expliquer l'enchainement de tous ces phénomènes pathologiques, le traitement de cet ensemble morbide est toujours le même. Le plus satisfaisant est celui qui consiste dans l'emploi méthodique du sulfate de quinine, de l'arsenic et de l'hydrothérapie.

Rapports de la neurasthénie avec la syphilis. — Je dois étudier ici une forme de neurasthénie dont la pathogénie soulève et soulèvera peut-être encore longtemps de vives discussions. Je veux parler de cette neurasthénie que certains médecins désignent sous le nom de neurasthénie développée chez un syphilitique et que d'autres appellent sans hésitation une neurasthénie syphilitique ou plutôt parasyphilitique. Cette dernière opinion a l'inappréciable faveur d'avoir pour protagoniste le célèbre professeur A. Fournier qui, à la faveur de puissants pladoyers où brillent la vivacité de son esprit, le charme de son langage, la solidité de sa raison, est parvenu à lui créer une personnalité généralement acceptée. Tout le monde admet aujourd'hui que la syphilis est capable de créer un ensemble pathologique caractérisé par des détériorations qui atteignent tous les éléments constitutifs de notre organisme. Elle altère, par l'intermédiaire de ses toxines ou du spirogète de Staunné qu'on dit être son véritable microbe, la composition du liquide sanguin et la trame de tous nos tissus. Elle désorganise sans merci les fonctions du système nerveux, en provoquant un grand désordre dans les facultés psychiques ou morales de notre être, en pervertissant la plupart de nos actes sensitifs ou moteurs. Elle compromet aussi la régularité des oxydations chimiques et des mutations nutritives qui s'accomplissent dans nos cellules formatrices. Il est donc logique d'admettre qu'une maladie qui a la puissance de faire sombrer notre activité vitale est bien capable d'engendrer tous les symptômes de la neurasthénie.

Cette généalogie, parfaitement établie dans certains cas bien déterminés, n'est pas toujours acceptable. On ne connait pas encore le chemin que parcourt le spirogète pour s'introduire dans les centres de l'écorce cérébrale où s'élabore la véritable neurasthénie. Cette incertitude bien légitimée rend l'esprit de l'observateur flottant et indécis; on sait, d'autre part, qu'il existe des faits bien observés dans lesquels la maladie de Beard paraît être due plutôt à l'ébranlement nerveux que produit la syphilis dans l'organisme qu'elle envahit, qu'à la viciation qu'elle engendre dans la composition de son sang. La vérole n'est certainement pas étrangère à l'explosion de la neurasthénie à laquelle je fais allusion en ce moment, mais on peut bien admettre sans offenser les doctrines orthodoxes que son intervention ne porte pas toujours l'empreinte et la griffe de sa spécifité. Je ne dois pas nier que si, dans certains cas analysés par le professeur Fournier, la syphilis paraît être le seul agent provocateur des désastres accumulés dans le système nerveux, il en existe d'autres qui attestent qu'elle a besoin, pour accomplir son œuvre dévastatrice, du concours et même de la complicité que peuvent lui donner la gravité des tares héréditaires ou des aptitudes morbides de l'organisme contaminé par elle et de l'excessif surmenage qui lui a été imprudemment imposé.

Pour donner un sérieux appui à ces considérations, je dois signaler quelques types qui motivent les réserves que je viens de formuler. J'en mentionnerai ensuite quelques autres dans lesquels on pourra constater l'influence de la syphilis dans toute sa rigueur.

TYPE LVC. — La neurasthénie et le trauma moral causé par la syphilis.

Dans le chapitre consacré à l'exposition de la neurasthénie essentielle j'ai cité des faits démontrant que cette névrose peut éclater le jour même où les malades apprennent qu'ils sont atteints de la syphilis. Je trouve dans mes observations personnelles un assez grand nombre de faits qu'on peut légitimement classer dans cette catégorie et que je pourrais incorporer dans ce type. Mais j'aime mieux, pour donner à ma thèse plus d'originalité et plus de relief, emprunter ceux du professeur A. Fournier et montrer comment ce grand clinicien les interprète. Voici ce qu'on peut lire dans son livre écrit sur les affections para-syphilitiques : « Je possède un grand nombre de faits qui m'ont démontré que la syphilis débilite l'organisme infecté par elle et produit un ébranlement profond dans toutes les fonctions du système nerveux. J'en ai recueilli quelques uns qui attestent la rapidité avec laquelle elle peut agir sur les facultés psychiques et morales d'un sujet fâcheusement prédisposé. J'ai vu plus de vingt fois se présenter dans mon cabinet des consultants à qui j'annonçais (et non sans les ménagements d'usage) qu'ils venaient de contracter la vérole, pâlir, blêmir, perdre connaissance, défaillir, tomber évanouis. J'ai vu cent fois des hommes bien trempés et doués d'un caractère énergique être déprimés, accablés, anéantis, rien que par l'impression morale exercée sur eux le jour où on leur annonçait qu'ils étaient atteints de syphilis.

« Les malades en apprenant cette triste révélation sont devenus subitement neurasthéniques comme ces diabétiques à qui l'on révèle brutalement qu'ils ont du sucre dans leur urine. »

Il existe donc des victimes de ce que le professeur A. Fournier a très pittoresquement appelé le *trauma moral syphilitique*. Certainement la vérole a eu sa part contributive dans l'explosion de leur neurasthénie. Mais je crois que l'on peut, en toute conscience, l'attribuer plus légitimement à l'effroi que ces névropathes ont éprouvé le jour où ils ont appris qu'ils étaient atteints d'une maladie inavouable et mal famée. Par contre, je dois citer des faits formant en quelque sorte une contre-partie de ceux que je viens de mentionner. Ils concernent des syphilitiques chez lesquels les accidents neurasthéniques ont complètement disparu le jour même où ils ont appris que leur maladie infectieuse dont l'invasion remontait à une époque déjà bien lointaine était définitivement guérie. Ces observations peuvent être classées dans la même catégorie. Elles nous apprennent que la neurasthénie peut être due à la fois à l'immense terreur qu'éprouvent des malades nerveusement prédisposés le jour où on leur annonce que leur organisme est envahi par la syphilis, et d'autre part à la vive joie qu'ils ressentent en apprenant que leur affection a complètement disparu.

Je passe maintenant à une autre série de faits qui méritent d'être signalés. En étudiant la neurasthénie sexuelle j'ai montré que cette névrose peut succéder à une blennorrhagie, à une gonorrhée ou à une irritation prostatique provoquées ou entretenues par une vérole invétérée. J'ai transcri des faits prouvant que l'irritation génitale engendrée par la syphilis agit toujours sur les nerfs sensitifs de son voisinage et les sollicite à transmettre les impressions qu'ils ont reçues aux centres nerveux avec lesquels ils correspondent. J'ai montré en même temps que ces impressions provoquaient, en pénétrant dans le protoplasma de ces centres, une série d'actions réflexes auxquelles succèdent les symptômes de la neurasthénie. Dans ce cas spécial, la névrose qu'offrent les sujets syphilitiques est plutôt due à la perversion sensitive de leurs nerfs ou de leurs centres nerveux qu'à l'impureté de leur sang. C'est celle que j'appelle la neurasthénie d'origine périphérique ou réflexe dont on trouvera de nombreux exemples dans le cours de ce fascicule. L'irritation génitale qui donne naissance à cette forme de la neurasthénie est quelquefois de nature vénérienne : mais on est forcé de reconnaître que les irritations génitales entièrement dépourvues de spécifité peuvent produire le même résultat. C'est donc au médecin traitant qu'incombe le devoir d'interpréter les manifestations morbides qui se développent devant lui et de régler la thérapeutique qui leur convient.

Les neurasthénies dont je vais parler dans le type suivant sont bien la conséquence de la syphilis et bénéficient souvent de la cure que réclame cette affection. Tout le monde admet que la syphilis est une maladie essentiellement infectieuse qui peut, par ses toxines ou par son microbe appelé par quelques auteurs du nom de spirogète, altérer notre sang, nos humeurs et tous les tissus de notre organisme. Elle a aussi une influence incontestable sur le cerveau et peut déterminer de nombreuses altérations structurales ou fonctionnelles de cet organe. Dans certains cas relativement bénins elle se contente de produire une simple névrose, en bornant ses méfaits à la perversion de l'irritabilité fonctionnelle des centres nerveux, à l'amoindrissement de leur force neuro-motrice et parfois à l'irrégularité des mutations nutritives, de leurs cellules. Mais alors ces perturbations sont presque toujours éphémères, diffèrent sensiblement de celles qui accompagnent la maladie de Beard et disparaissent même après l'irruption de symptômes encéphaliques plus alarmants. C'est ainsi que la céphalée des neurasthéniques dont la forme est très appréciable atteint parfois une acuité excessive et provoque des exaberbations nocturnes qui permettent de soupçonner l'influence de la syphilis. L'amyosthénie, les troubles psychiques, l'asthénie cérébrale qui escortent ordinairement la maladie de Beard offrent des particularités qu'on ne remarque pas chez les simples névropathes. Quelquefois même la silhouette des neurasthéniques est modifiée par la superposition de certains phénomènes morbides qui n'appartiennent pas à la neurasthénie. Des défectuosités ou plutôt des déformations symptômatiques permettent de soupçonner l'existence de la syphilis alors même que les signes de cette maladie ne sont pas encore nettement accentués. Dans cet ordre d'idées, je ne dois pas laisser dans l'ombre cette neurasthénie d'avant-garde qui permet aux praticiens avisés de prévoir l'arrivée plus ou moins prochaine d'une maladie cérébrale en voie d'évolution. Cette affection encéphalique est parfois améliorée par le traitement spécifique, et l'on voit apparaître à la fin de son évolution les phénomènes neurasthéniques qui avaient formé son prologue. Malheureusement, il n'en est pas toujours ainsi; et nous voyons parfois des malades, que nous avons cru n'être que des simples neurasthéniques, présenter les symptômes d'une psychose redoutable ou d'un tabès cérébral, de la pseudo-paralysie générale et de la paralysie générale elle-même.

Dans une discussion récente le professeur Fournier a cherché à démontrer que la syphilis, en envahissant les tissus cérébraux par la voie du sang, de la lymphe ou des nerfs, ouvre la porte aux entités morbides que je viens d'indiquer. Le professeur Raymond et le Dr Motet, tout en reconnaissant l'influence de la syphilis sur leur évolution, désirent qu'on attribue une part de ces désastres aux tares les plus graves de l'hérédité nerveuse. Le professeur Joffroy et le Dr Lancereaux n'acceptent ces conclusions qu'avec une certaine réserve; ils croient volontiers que le surmenage, les prédispositions innées ou acquises, les aptitudes morbides jouent un rôle très important dans l'explosion des maladies dont je viens de parler. Ils ajoutent même, pour justifier leurs réserves, qu'ils ignorent absolument si c'est par une action directe ou par une action indirecte que la syphilis produit les désastres encéphaliques dont on l'accuse. Les médecins qui ont entendu ou lu tous les discours prononcés dans cette discussion mémorable ne peuvent nier l'influence prépondérante de la syphilis sur ces maladies cérébrales.

En me cantonnant simplement dans l'étude pathogénique de la neurasthénie il me semble que cette névrose n'est pas toujours un véritable symptôme de la syphilis. Elle peut succéder plus souvent qu'on ne croit à un trauma moral; elle peut même prendre son origine dans des congestions irritatives localisées dans les voies génito-urinaires qui ne sont pas toujours dues à l'infection vénérienne. Dans tous les cas, je puis terminer cette digression scientifique en affirmant que la neurasthénie, qu'elle soit privée ou revêtue de l'investiture syphilitique, est toujours tributaire de l'hydrothérapie. Voici les quelques indications qu'il faut suivre pour bien réglementer l'intervention de cette méthode de traitement chez les neurasthéniques dont je viens d'esquisser les mobiles silhouettes. Il faut tout d'abord savoir que leurs troubles névropathiques se révèlent, tantôt par de l'excitation, tantôt par de l'épuisement de la force nerveuse, quelquefois même par un ensemble morbide où les phénomènes de l'agitation et ceux de la faiblesse sont expressément associés. Les applications de l'hydrothérapie qui conviennent à ces diverses manifestations obéissent à des règles qui ne sont pas uniformes et qu'il importe de bien connaître. Voici comment il faut procéder. On administre des douches sédatives à ceux dont le système nerveux est manifestement surexcité, des douches reconstituantes à ceux qui sont victimes d'un grand épuisement et des douches mitigées ou variables dans leur température, dans leur durée ou dans leur force de percussion, à tous ceux dont la faiblesse organique est traversée par des sursauts de sensibilité capables de compromettre la régularité des fonctions du système nerveux. Je n'ai pas besoin d'indiquer ici le mode d'opération qui convient à tous ces cas. Je l'ai déjà plusieurs fois signalé ; mais il faut reconnaitre qu'on se trouve parfois en présence d'une situation plus sérieuse qui impose à la thérapeutique des modifications importantes.

La syphilis, en provoquant de graves fluxions sanguines dans le cerveau, en altérant la texture des vaisseaux artériels de cet organe ou en déterminant des lésions morphologiques spéciales dans ses éléments histologiques, peut quelquefois donner naissance à des accidents qui ressemblent par certains points à ceux de la maladie de Beard. Lorsqu'ils figurent dans cet ensemble pathologique, les accidents neurasthéniques ne jouent qu'un rôle de comparse absolument effacé et ne se révèlent par leurs traits caractéristiques que lorsque le traitement spécifique a modifié ou guéri les vrais symptômes de la syphilis. C'est alors que l'hydrothérapie peut intervenir utilement et être même d'un grand secours — (si elle est appliquée avec mesure) — en aidant les malades contaminés à supporter sans faiblesse le traitement rigoureux auxquels ils sont condamnés. Quelquefois la neurasthénie fait son apparition avant que la maladie vénérienne ait accompli ses désastres dans l'encéphale ; elle est alors un signe avant-coureur chargé d'annoncer l'explosion plus ou moins prochaine des graves méfaits sur lesquels j'ai déjà appelé l'attention du lecteur. On la considère avec raison comme le prodrome ou le prélude d'une grave perturbation cérébrale. Dans ces cas, c'est à dire, quand la neurasthénie devance la scène morbide on peut encore, en toute confiance, avoir recours à l'hydrothérapie qui, ainsi que je l'ai souvent constaté, peut rendre de très grands services. J'ai déjà fait connaitre les indications thérapeutiques auxquelles elle doit obéir. Dans bien des cas elle est certainement capable, en apaisant la sensibilité nerveuse des malades ou en soutenant leur activité vitale, de retarder l'invasion des graves maladies dont ils sont menacés, et au nombre desquelles figurent, presque toujours, le tabès cérébral ou la paralysie générale progressive. J'ai déjà traité cette question pratique en étudiant les connexités qui existent entre la neurasthénie et l'artério-sclérose ; je l'aborderai de nouveau en décrivant les relations de la neurasthénie avec les psychoses et avec les maladies organiques du système cérébro-spinal.

Relations de la neurasthénie avec les intoxications. — Les intoxications auxquelles l'homme est exposé sont très nombreuses. Les unes puisent les éléments destructeurs qui constituent leur essence dans le milieu ambiant où nous vivons. Les autres les trouvent toujours dans notre propre organisme. A la première catégorie appartiennent les intoxications par l'alcool, l'opium, le laudanum, la morphine, la cocaïne, le haschich, l'éther, le chloral, la nicotine, les fluides sulfo-carbonés, auxquelles on peut joindre celles qui sont produites par l'usage abusif du plomb, du mercure, de l'arsenic, de l'iode, du phosphore, etc. A la seconde catégorie se rattachent ces divers états morbides qui constituent les auto-intoxications que certains auteurs considèrent comme de véritables toxi-infections. Elles sont dues à la défectueuse élaboration des aliments introduits dans notre corps, au mauvais choix qui préside à leur qualité ou à leur quantité. On les attribue aussi à la virulence exceptionnelle des toxines que déversent dans les muqueuses les microbes qui sont nos hôtes habituels, à celles qui proviennent de quelques-uns de nos tissus et de la plupart de nos organes sécréteurs.

Ces intoxications, qu'elles soient exogènes ou endogènes, altèrent toujours le sang, excitent ou paralysent les muscles ou les nerfs et déterminent dans l'organisme des perturbations dont l'aspect permet de dépister la nature des agents spéciaux qui les ont produites. En général leurs effets nocifs, quand ils ne résultent pas d'un grand abus, se manifestent tout d'abord dans les voies digestives, se propagent ensuite dans le foie, dans les reins et finissent par se développer dans le cerveau, dans la moëlle épinière et même dans le système vaso-moteur.

Les diverses intoxications dont je viens de spécifier la nature, en provoquant dans les centres cérébro-médullaires et dans les ganglions du nerf grand sympathique des phénomènes d'excitation qui sont bientôt remplacés par ceux d'un grand épuisement, favorisent le développement de l'asthénie nerveuse et ouvrent la porte par où la neurasthénie peut pénétrer dans l'organisme. Mais en parcourant les nombreuses observations que j'ai pu recueillir et en évoquant le souvenir de celles qui sont opiniâtrement restées dans ma mémoire, je crois pouvoir dire que la neurasthénie est assez rare chez les malades éprouvés par une intoxication exogène et notamment par celle que produit l'alcool. On ne la voit réellement apparaître dans sa floraison caractéristique que chez des individus héréditairement nerveux ou chez ceux dont la constitution a été profondément troublée par un surmenage disproportionné, des émotions excessives ou des déceptions déprimantes.

Ces malades offrent un ensemble de symptômes très caractérisés. La neurasthénie vient quelquefois se mêler à ce cortège ; mais le plus souvent elle se contente de le précéder ou de le suivre. Elle apparaît quelquefois au début de l'intoxication si le malade lui offre une disposition nerveuse prête à la recevoir. Dans d'autres circonstances elle ne se montre qu'à la période terminale, quand l'intoxication a pu être entravée dans sa marche progressive et qu'elle n'a laissé sur son passage que des reliquats faciles à déraciner.

Pour compléter cette esquisse de neurasthénies hybrides je dois ajouter que l'on voit quelquefois des malades chez lesquels la maladie de Beard obéit exclusivement à une influence ancestrale provoquée le plus souvent par l'alcoolisme.

J'ai observé beaucoup de malades offrant des accidents neurasthéniques manifestement enchaînés à ceux que provoquent les diverses intoxications exogènes que je viens d'indiquer. Ce sont des hôtes assidus des établissements d'hydrothérapie. J'en ai soigné un très grand nombre. Je vais ébaucher l'histoire de quelques-uns d'entr'eux en m'imposant, bien entendu, toutes les réserves qu'exige le secret professionnel.

Type LIVC. — La neurasthénie et l'alcoolisme.

On trouvera dans ce type l'histoire de deux névropathes qui sont devenus neurasthéniques après avoir fait un abus immodéré de certaines liqueurs alcooliques. Chez tous les deux l'apparition de la maladie de Beard a suivi de très près le début de leur intoxication. Ces deux malades vinrent, à quelques jours d'intervalle, me demander de les aider à combattre un affaiblissement nerveux qu'ils attribuaient l'un et l'autre à une excitation violente tout récemment produite et dont ils ne m'indiquaient pas la nature. Après les avoir questionnés et après avoir écouté attentivement leurs réponses respectives, je m'aperçus qu'ils cherchaient à dissimuler certaines particularités de leur existence et qu'ils semblaient de ne pas vouloir avouer la cause de leurs malaises. Ils se plaignaient d'une céphalée constrictive insupportable, d'une asthénie cérébrale qui empêchait tout travail intellectuel, d'une amyosthénie très appréciable, de troubles visuels assez variés et de quelques autres perturbations m'autorisant à croire à l'existence d'une véritable neurasthénie. L'un d'eux présentait les signes d'un léger embarras gastrique et l'autre ceux d'une congestion hépatique qu'il attribuait à un impaludisme de vieille date.

Quelques jours après cette première visite ils vinrent à tour de rôle me voir dans mon cabinet. Le premier arrivé me déclara, en me demandant le plus grand secret, que son compagnon était un alcoolique. Le second me fit une dénonciation analogue. J'appris ainsi que mes deux clients avaient depuis peu de temps contracté l'habitude de boire plusieurs fois par jour un grand verre d'eau dans lequel ils glissaient furtivement deux ou trois cuillerées d'eau-de-vie. Ils se surveillaient réciproquement avec une rigueur implacable; et, lorsque l'un d'eux se trouvait surpris en flagrant délit alcoolique, l'autre se hâtait de lui adresser de vives remontrances et l'engageait à ne plus boire. Renseigné par cet espionnage mutuel sur les habitudes de mes deux clients, j'essayai de leur en faire comprendre les inconvénients; et mon intervention eut pour résultat de les transformer en buveurs d'eau et de leur inspirer une grande répugnance pour toutes les boissons fermentées.

Ils continuèrent leur cure hydrothérapique pour se débarrasser des accidents neurasthéniques dont la persistance semblait être comme un dernier retentissement de leur éthylisme disparu.

Ces deux patients étaient des névropathes que leur alcoolisme naissant ne tarda pas à transformer en vrais neurasthéniques. Chez eux la névrose de Beard se présenta sous sa forme la plus vulgaire en provoquant autant d'excitation que de faiblesse; elle fut améliorée par l'hydrothérapie, mais elle ne disparut complètement que lorsque les malades renoncèrent à faire usage de toute boisson alcoolique.

Type LIIIC. — La neurasthénie et l'abus des boissons anti-hygiéniques.

Lorsque les symptômes de l'alcoolisme prennent rapidement une allure menaçante, on voit très rarement se placer à côté d'eux les phénomènes caractéristiques de la neurasthénie. Ces derniers font quelquefois une apparition discrète au début de l'intoxication; mais ils sont promptement éclipsés quand la maladie entre dans la période ascendante et ne se montrent en réalité que lorsqu'elle arrive à son déclin.

Je pourrais, pour justifier cette relation, exposer un grand nombre de faits. Mais comme ils se ressemblent presque tous, je me contente d'en citer un que j'ai choisi parmi les plus instructifs. Il concerne un homme âgé d'environ 40 ans, fils d'un névropathe avéré, très nerveux comme son père et habitué dès sa première jeunesse à vivre dans un milieu joyeux où l'on avait un véritable culte pour la bonne chère et les libations enivrantes. Ces excès de table, en se renouvelant trop souvent, provoquèrent un grave ébranlement de ses nerfs et une visible dépression de ses facultés intellectuelles ; il ne s'aperçut des brèches que ses habitudes déréglées faisaient à sa santé que le jour où il constata, à son grand désespoir, les défaillances de sa virilité.

On lui conseilla de suivre une cure hydrothérapique, de renoncer à ses libations quotidiennes et de se soumettre à un régime diététique bien réglementé. Il n'écouta pas ces sages conseils et crût pouvoir relever ses forces amoindries en buvant tous les jours du vin généreux accompagné de quelques petits verres de fine champagne. Cette satisfaction donnée à ses instincts rendit son intoxication alcoolique plus agressive, diminua son énergie physique et finit par troubler la sérénité de son esprit. Ses muscles devinrent le siège de tremblements qui imprimaient à sa démarche une allure titubante très caractérisée. Ses nuits étaient toujours très agitées ; et lorsque l'apaisement accidentel de son excitation nerveuse lui permettait de s'endormir, d'affreux cauchemars venaient troubler son sommeil et lui procuraient souvent la vision d'animaux toujours prêts à l'attaquer. Quelquefois il sortait brusquement de son lit, et par une influence onirique incontestable, il lui semblait voir encore devant ses yeux ouverts la figuration des songes qui l'avaient épouvanté.

De temps en temps il était le jouet de scènes d'impressionnabilité assez étranges au milieu desquelles il prononçait des paroles incohérentes révélant des hallucinations de l'ouïe et exécutait parfois des mouvements bizarres obéissant à des impulsions mal définies.

Ses parents légitimement préoccupés de voir l'intoxication alcoolique prendre une si dangereuse extension placèrent leur malade dans une maison de santé. Cet isolement provisoire dirigé avec autant d'intelligence que de dévouement produisit un effet salutaire qui le débarrassa de tous les désordres provoqués par son éthylisme familial et lui permit de rentrer au milieu des siens.

Sa santé était devenue satisfaisante ; mais il éprouvait encore de temps en temps une légère fatigue cérébrale qui aurait très certainement disparu s'il n'avait pas eu la mauvaise fortune d'être un jour fortement ébranlé par une vive émotion qui, en exagérant son irritabilité nerveuse, provoqua le développement des symptômes primordiaux de la neurasthénie. Cette neurasthénie est bien venue à la suite de la violente secousse morale subie par le malade ; mais il n'est pas illogique d'admettre que l'alcoolisme n'a pas été étranger à son éclosion.

Cette névrose, du reste, n'a pas résisté longtemps aux applications sédatives et reconstituantes de l'hydrothérapie.

TYPE LIIC. — La neurasthénie et l'hérédité alcoolique.

Je présente ici le cas d'un jeune neurasthénique dont le père a succombé à une cirrhose du foie de nature alcoolique. Cet intéressant garçon paraissait avoir une constitution délicate, une intelligence peu développée et une impressionnabilité nerveuse assez vive. Dès l'âge de 10 ans il fut sujet à des incontinences d'urine et plus tard à des terreurs nocturnes que sa mère était arrivée à dissiper en exécutant sur une guitare des morceaux de musique dont le doux rythme parvenait à l'endormir.

Ses études furent dirigées avec une extrême prévoyance; l'on se préoccupa surtout d'éviter à ce garçon un peu débile des efforts intellectuels trop soutenus. Il n'avait aucun goût pour les exercices physiques et la plus courte promenade était presque toujours suivie d'une lassitude générale assez prononcée. Il mangeait peu, dormait difficilement et recherchait volontiers la solitude où sa nature misanthropique pouvait s'épanouir en toute liberté. Malgré son goût pour la retraite il avait des relations assez suivies avec quelques camarades et ne refusait pas de participer à leurs plaisirs. Un jour, il eut avec l'un d'eux une assez vive discussion qui se termina par un pugilat dont il ne fut pas le héros. En rentrant chez lui il se garda bien de raconter son aventure, se retira dans sa chambre et se coucha sans prendre aucune nourriture. Le lendemain il se plaignit de douleurs particulièrement fixées derrière la tête et dans le dos. Il ressentit en même temps sur la région épigastrique des palpitations artérielles qu'il attribua sans hésiter à un grave déraillement de son cœur.

On manda son médecin qui, après un examen très sérieux, reconnut que le malade était atteint d'une neurasthénie dont il paraissait menacé depuis longtemps et qui, après être restée à l'état latent, parut devoir son explosion à la secousse produite par l'émotion assez violente qu'il venait d'éprouver. Ce trauma physique et moral serait peut-être resté sans effet si le jeune malade n'avait pas eu dans son organisme le germe morbide que l'intoxication alcoolique paternelle lui avait léguée. C'est avec raison, qu'en présence de ce cas, quelques médecins ont pu dire que la névrose du fils était une création de l'alcoolisme du père.

Cette sorte de neurasthénie ancestrale est assez rare; elle évolue toujours avec une grande simplicité et provoque, en général, un véritable épuisement des forces vitales qui est rarement entouré des manifestations dégradantes de l'alcoolisme. L'hydrothérapie est pour elle un traitement de choix.

TYPE LIC. — Neurasthénie. — Abus de boissons alcooliques. — Abus de repas copieux.

Le malade que je fais figurer dans ce type adore passionnément les boissons alcooliques. Il a le privilège de pouvoir en abuser sans éprouver d'autres troubles que des accidents neurasthéniques qui ont presque toujours une durée éphémère et qui n'apparaissent qu'après de fortes libations. Il est le principal organisateur d'un déjeûner hebdomadaire où tous les samedis dix convives triés sur le volet viennent participer à une sorte de festin pantagruélique durant lequel chaque assistant doit sabler cinq bouteilles de champagne sans compter les nombreuses liqueurs généreuses qu'on distribue généreusement à la fin du repas. Celui qui ne parvient pas à remplir scrupuleusement les conditions exigées est condamné à payer pour les autres.

Je soigne depuis quatre ans le bout-en-train de cette réunion gastronomique qui rappelle, par certains points, celles de cette fameuse abbaye de Thélème que Rabelais a si bien décrites. Cette homme est le plus résistant et le plus joyeux de tous ses compagnons. Quand la fête est finie, il rentre chez lui et se met dans son lit où il reste jusqu'au lendemain. En se levant, il éprouve une grande courbature et se sent très importuné par des douleurs encéphaliques qui l'empêchent de faire le moindre effort intellectuel et par une rachialgie assez vive qui le condamne au plus grand repos. Pour modifier le surmenage qu'il a imposé à ses fonctions digestives, il a l'habitude de manger le soir une soupe à l'ivrogne, se couche de bonne heure et se lève presqu'à l'aurore pour aller humer l'air du matin ; après cette promenade, il vient prendre une douche écossaise qui lui procure un grand soulagement. Il conserve pendant deux ou trois jours sa céphalée constrictive et sa gêne lombaire ; il lit et travaille péniblement ; son esprit s'irrite et s'attriste ; mais l'appétit finit par revenir et son estomac, tout en conservant une distension appréciable se trouve disposé à fonctionner de nouveau.

Le samedi suivant la fête recommence et se termine par les mêmes accidents nerveux qui, au moment où je puis constater leur présence, me semblent toujours confinés dans le cadre de la neurasthénie. Quelquefois ce joyeux compère a des pertes séminales involontaires et devient de temps en temps victime d'une frigidité accidentelle qui le trouble profondément.

Ce malade que je soigne depuis longtemps offre évidemment les phénomènes d'une neurasthénie intermittente provoquée par les plantureux repas et les copieuses libations qu'il fait toutes les semaines. Restera-t-il neurasthénique ou deviendra-t-il un véritable alcoolique? Je n'ose répondre à cette question. Cet étrange débauché est doué d'une telle résistance qu'il me semble difficile de prédire son avenir pathologique. Nous verrons.

TYPE C. — Neurasthénie et dipsomanie.

La neurasthénie a-t-elle des relations avec la dipsomanie? Je crois qu'elles ne sont pas bien établies. Cependant j'ai vu trois malades qui, avant de devenir dipsomanes, ont présenté les principaux symptômes de la maladie de Beard. L'un d'eux notamment est venu plusieurs fois me demander de calmer ses accidents neurasthéniques qu'il considère comme les symptômes avant-coureurs de sa terrible vésanie. Je dois avouer que mes tentatives ont quelquefois retardé l'explosion de son déraillement mental sans pouvoir cependant supprimer son échéance. Quelques médecins américains considèrent ces malades comme de véritables *chenapans*. En France, nous sommes plus cléments pour eux et nous essayons de les guérir en les confiant avec empressement à l'humanité et aux lumières de nos meilleurs aliénistes.

Des rapports de la neurasthénie avec les intoxications produites par la morphine, la cocaïne, le chloral, l'éther, le chloroforme, le haschich, l'opium et ses dérivés, le laudanum et d'autres substances exerçant une action stupéfiante sur le système nerveux. Phénomènes neurasthéniques que présentent quelquefois les malades intoxiqués par les céréales altérées, les gaz délétères sulfo-carboneux ou autres, le tabac, l'absorption du plomb, du mercure, de l'arsenic, du phosphore, de l'iode, etc. — Les intoxications dont je viens de faire l'énumération ont beaucoup de rapports avec la neurasthénie; mais il me semble difficile de démontrer qu'elles peuvent la créer de toutes pièces. Il faut pourtant en excepter la nicotine et peut-être la morphine quand elle est absorbée dans certaines conditions. Je pourrais appuyer mon affirmation en invoquant le témoignage de nombreux faits très significatifs. Mais il me serait difficile de leur accorder une place suffisante dans le cadre trop étroit de ce fascicule exclusivement consacré à la neurasthénie. Je dois me contenter de les résumer dans un aperçu sommaire me permettant de mettre en relief quelques-uns des liens qui semblent exister entre les symptômes de chacune des intoxications précédentes et ceux de la maladie de Beard.

TYPE CI. — La neurasthénie et le morphinisme.

Dans ce type il va être question de ces malades qui abusent de la morphine pour calmer des douleurs et des spasmes pénibles ou pour se soustraire à des perturbations morales parfois inavouables qui troublent leur esprit. L'empoisonnement causé par cet agent pharmaceutique a une évolution que l'on peut diviser en trois périodes. La première concorde toujours avec une sensation de bien être éprouvée par le malade et que l'on désigne sous le joli nom d'euphorie. La seconde est la période d'intoxication proprement dite. La troisième est représentée par un état cachectique légitimement attribué à l'abus immodéré et persistant de la morphine.

En général la neurasthénie ne fait son apparition qu'au début de la seconde période, à ce moment précis où le malade a encore conscience de son état et peut, si on vient à son aide, éviter l'intoxication qui le guette. Les symptômes qui la caractérisent ne sont pas toujours très accentués et se trouvent parfois associés aux troubles d'excitation ou d'épuisement que l'usage immodéré de la morphine détermine dans les fonctions du système nerveux. Elle est surtout étroitement unie aux perversions que l'emploi intempestif de cet agent pharmaceutique provoque dans la nutrition de l'organisme. Ces neurasthéniques appartiennent presque tous à la catégorie des indécis, des timides ou des névropathes ; ils ont besoin de recourir à l'hydrothérapie pour atténuer leurs défaillances physiques et à une psychothérapie vigilante pour gouverner leurs facultés morales ou diriger leur volonté.

Lorsque, cédant à de bons conseils ou aux sollicitations d'une inspiration heureuse, ces malades consentent à soigner sérieusement leur névrose qui n'est, en définitive, qu'une neurasthénie d'avant-garde gonflée de menaces, ils peuvent éviter les grands dégâts du morphinisme. Les morphinomanes exigent un traitement spécial qui n'a rien de commun avec celui de la neurasthénie.

TYPE CII. — La neurasthénie et l'abus des stupéfiants du système nerveux.

Je puis placer pêle-mêle dans ce type les malades qui font un usage excessif de la cocaïne, du chloral, de l'éther, du chloroforme, du haschich, des opiacés et d'autres stupéfiants du système nerveux. Ils ont recours à ces produits pharmaceutiques dont ils abusent avec une facilité extrême pour calmer des névralgies, apaiser leur agitation et engourdir leur sensibilité. Ils s'en servent aussi pour se procurer un sommeil factice que visitent parfois des rêves agréables.

Quelques-uns de ces dépravés forment un clan spécial et s'appellent volontiers des fumeurs d'opium. Ces malades éprouvent de nombreux troubles nerveux dont quelques-uns ont avec ceux du syndrôme de Beard une certaine ressemblance. Mais en examinant avec attention la nature des perturbations que chacun de ces agents toxiques introduit dans les fonctions cérébrales on est bien vite édifié sur la fragilité de cette analogie. On ne tarde pas à s'apercevoir que ces névrosés sont de faux neurasthéniques ; ils ne doivent pas figurer dans ce fascicule.

TYPE CIII. — La neurasthénie et l'absorption de céréales altérées.

L'absorption de certaines céréales altérées provoque, suivant la nature spéciale du végétal ingéré, les symptômes de l'ergotisme, de l'acrodynie ou de la pellagre. Elle produit en même temps des troubles nerveux qui rappellent parfois ceux de la maladie de Beard. Mais ces désordres ne semblent pas appartenir à cette entité morbide et sont sous la dépendance de causes qui ne sont pas les siennes. Ils constituent plutôt une sorte d'épisode pathologique nettement déterminé que favorise le plus souvent l'hérédité nerveuse et disparaissent presque toujours quand les intoxications sur lesquelles ils se trouvent greffés sont en voie d'amélioration ou de guérison. Ces malades sont encore de faux neurasthéniques.

TYPE CIV. — La neurasthénie et l'absorption de fluides méphitiques.

Les personnes qui séjournent plus ou moins longtemps dans un milieu impur et mal ventilé où s'accumulent l'acide carbonique, les gaz sulfo-carbonés et certains miasmes méphitiques sont toujours victimes d'un véritable empoisonnement. Les désastres que produit cet empoisonnement sont quelquefois foudroyants ; dans d'autres circonstances ils se manifestent avec une certaine lenteur et disparaissent même avec facilité si les intoxiqués peuvent promptement respirer un air frais ou de l'oxygène.

En accomplissant leur œuvre de pénétration les vapeurs délétères dont je viens de parler semblent agir sur le liquide sanguin dont elles détériorent les éléments, sur le système nerveux qu'elles entravent dans son fonctionnement et sur ces régions, pourtant bien protégées, où s'accomplissent les oxydations chimiques et les mutations nutritives qui préparent la rénovation de nos tissus. Les phénomènes produits par ces intoxications ont une expression symptomatique assez obscure dont l'origine est toujours difficile à bien établir.

J'ai été souvent fort embarrassé pour découvrir la cause et le point de départ de certaines neurasthénies soumises à mon observation. Ce n'est qu'après avoir fait de persévérantes investigations que j'ai pu attribuer quelques unes d'entr'elles à une intoxication produite par des vapeurs malfaisantes. Ces recherches m'ont appris notamment que plusieurs de mes clients couchaient dans une chambre où l'oxyde de carbone engendré par un poële du voisinage pénétrait, sans manifestation appréciable, à travers une fissure dont on ignorait l'existence.

Il me semble possible d'admettre que cette intoxication peut figurer dans le rang des générateurs de la neurasthénie.

TYPE CV. — La neurasthénie et l'abus du tabac.

Il existe des relations assez importantes entre la neurasthénie et les intoxications produites par la nicotine ; mais ces relations ne sont réellement appréciables que chez les grands fumeurs.

Les personnes qui n'abusent pas du tabac n'éprouvent en général que de légères perturbations. Certains écrivains — et non des moins réputés — prétendent qu'il stimule leur cerveau et rend leur esprit plus alerte. Je veux bien croire à cette vertu extraordinaire ; mais il me semble que, dans ces cas spéciaux, le tabac fait songer à ces dispensateurs avisés qui ne prêtent qu'aux riches.

Les personnes qui en font un grand abus éprouvent de nombreuses perturbations nerveuses absolument semblables à celles dont la maladie de Beard est habituellement escortée. Elles ressentent un grand épuisement cérébral toujours assombri par des tristesses inexplicables et des craintes mal fondées. Leur mémoire est obstinément infidèle, leur attention irrégulière et leur travail intellectuel difficile. Elles se plaignent de douleurs céphaliques et lombaires, de lassitude musculaire désespérante, de vertiges, de palpitations de cœur exagérées par de l'arythmie de cet organe, des intermittences et des angoisses précordiales qui frisent l'angine de poitrine. Elles ont souvent de l'insomnie, une grande inappétence qui concorde le plus souvent avec une distension de l'estomac ou des fermentations gastro-intestinales et des troubles qui jettent souvent un grand désarroi dans les fonctions de l'ouïe et de la vue.

Tous ces phénomènes constituent le tableau classique des symptômes de la maladie de Beard ; et puisque le grand abus du tabac est capable de les produire, on peut réellement considérer l'intoxication par la nicotine comme une des causes de la neurasthénie; cette supposition devient une certitude lorsqu'on voit ces neurasthéniques débarrassés de leur névrose le jour où ils prennent la ferme résolution de ne plus fumer.

Toutefois cette héroïque abstinence ne les délivre pas complètement de tous les malaises occasionnés par le tabagisme, surtout quand ces malades ont dans leur organisme des prédispositions innées ou acquises aux manifestations névropathiques. Il est nécessaire, pour rétablir leur esprit très troublé, de les soumettre à un sérieux traitement hydrothérapique.

TYPE CVI. — La neurasthénie et l'intoxication par les métaux.

Dans ce type je veux faire figurer les malades chez lesquels on voit se développer des accidents neurasthéniques qui paraissent dépendre d'une intoxication produite par le plomb, le mercure, l'arsenic, le phosphore, l'iode, etc.

Ces intoxications ont des manifestations caractéristiques qui permettent de découvrir la nature de chacune d'elles. Le saturnisme produit notamment la fameuse colique de plomb, des paralysies souvent suivies d'atrophie qui, localisées d'abord dans certains muscles extenseurs, finissent par atteindre le système moteur tout entier. Il agit parfois sur le cerveau, sur la moëlle épinière et sur les centres nerveux et donne naissance à de graves perturbations qui sont parfois compliquées de crises d'hystérie ou d'accès d'éclampsie concordant avec des symptômes d'albuminurie.

Ces malades ont très rarement des accidents neurasthéniques. On ne les constate que lorsque l'intoxication, avant de disparaître, a laissé une empreinte de faiblesse capable d'entraver la nutrition de l'organisme et la régularité fonctionnelle de son système nerveux. J'ai eu l'occasion d'utiliser l'hydrothérapie dans ces cas difficiles où la neurasthénie n'a qu'un rôle très effacé; elle a toujours rendu, par son action dépurative, révulsive et reconstituante, de très grands services aux victimes de cette intoxication.

Le mercure, l'arsenic, le phosphore, l'iode et d'autres agents pharmaceutiques utilisés dans le traitement de certaines maladies produisent quelquefois des altérations qui varient suivant leur mode de pénétration dans l'organisme et suivant l'intensité de leur action délétère. Ils troublent le fonctionnement de la plupart de nos viscères ou modifient leur structure, vicient les éléments constitutifs du liquide sanguin, impriment au système nerveux des désordres difficiles à réparer, pervertissent les oxydations chimiques et jettent une grande perturbation dans les actes de la nutrition.

Ces malades ont très souvent des accidents névropathiques qui sont généralement apaisés par l'hydrothérapie. J'en ai soigné un très grand nombre, et je dois avouer que parmi eux je n'ai presque jamais rencontré de vrais neurasthéniques.

Relations de la neurasthénie avec les auto-intoxications. — Je viens de faire une juste part au rôle des infections et des intoxications exogènes dans le déveveloppement de la neurasthénie. Il me reste à compléter cette étude difficile en indiquant les liens qui semblent unir cette névrose aux auto-intoxications, à certains diathèses ou à quelques dystrophies que les médecins de la génération nouvelle englobent sous le nom très expressif de maladies toxi-infectieuses.

Dans les prolégomènes de ce chapitre j'ai nettement déclaré que c'est le professeur Bouchard qui nous a appris à bien connaître et à traiter rationnellement les auto-intoxications. J'engage le lecteur à parcourir de nouveau les pages consacrées à cette exposition ; néanmoins je vais en extraire quelques lignes dont la reproduction ne me paraît pas inutile.

C'est, du reste, en m'inspirant des idées développées dans le grand œuvre de cet éminent maître que j'ai pu concevoir les relations qui existent entre les auto-intoxications et la neurasthénie. Pour rendre ma tâche plus facile j'ai pris pour guide les phénomènes qui se produisent dans l'appareil gastro-intestinal et dans ses annexes.

Lorsque le tube digestif est le siège de sérieuses perturbations, les nerfs qui s'épanouissent dans sa membrane muqueuse ne tardent pas à être ébranlés par une excitation dont l'étendue et l'intensité sont proportionnées au degré de résistance du système nerveux. Ces nerfs sensitifs subissent une vive impression qu'ils se hâtent de transporter dans leurs centres nerveux correspondants. Ils provoquent à travers leurs parcours anatomiques une série d'actions réflexes plus ou moins retentissantes et préparent les régions rolandiques de l'encéphale à favoriser l'explosion de cette forme de neurasthénie déjà décrite sous le nom de neurasthénie d'origine périphérique ou réflexe.

Lorsque les troubles du tube digestif sont peu accentués et que l'auto-intoxication qui les a produits est relativement restreinte, les centres nerveux ne sont pas toujours vivement impressionnés et les accidents neurasthéniques auxquels ils donnent naissance se développent avec une extrême lenteur. On croit généralement que dans ces cas spéciaux la maladie de Beard est la conséquence d'une légère perturbation introduite dans les mutations nutritives des centres nerveux. Quoiqu'il en soit, cette neurasthénie ne ressemble pas à la précédente et se rapproche de la neurasthénie essentielle surtout si le malade qui en est atteint a préalablement subi les violences d'une commotion physique ou morale.

Quand les produits de l'auto-intoxication ou de la toxi-infection, pour me servir de l'expression actuellement adoptée, sont abondamment répandus dans les principaux appareils de l'organisme les accidents nerveux sont graves.

Ces matériaux incontestablement infectés sont dus à une vicieuse élaboration des aliments introduits dans notre corps, à des productions toxiques d'origine microbienne et à des sécrétions défectueuses de quelques appareils glandulaires. Après avoir subi plusieurs transformations difficiles à préciser et après avoir provoqué certains dégâts plus aisément reconnaissables, ils arrivent, comme je l'ai déjà dit, par les voies lymphatiques et sanguines jusque dans l'encéphale, apportant aux cellules des éléments dont l'impureté contribue à paralyser leur tâche régénératrice. Dès ce moment les échanges de matières et les combinaisons chimiques perdent leur régularité, les vaisseaux subissent une altération progressive, l'irritabilité fonctionnelle des tissus et l'irritabilité nutritive des cellules formatrices se trouvent absolument perverties. C'est alors que ces produits toxi-infectieux, en prenant possession de leur résidence cérébrale, provoquent des désordres qui deviennent très graves si la constitution du malade est vulnérable et si le système nerveux n'a pas la force de lutter contre leur invasion. Dans ces conditions on ne tarde pas à voir surgir des maladies encéphaliques très redoutables dont le prologue est quelquefois constitué par de vulgaires accès de neurasthénie. Mais, hélas! ces manifestations névropathiques sont très fugitives et se trouvent bientôt remplacées par des accents pathologiques plus menaçants. Dans ces cas particuliers la neurasthénie n'a qu'un rôle prémonitoire sans importance. Cependant, après avoir figuré dans le prélude de l'affection cérébrale, elle reparait quelquefois épisodiquement quand les désastres encéphaliques ont pu être amendés; mais ses traits distinctifs sont tellement effacés qu'ils deviennent méconnaissables. On est bien forcé de reléguer la névrose à l'arrière plan de cet état morbide et de lui donner le nom de neurasthénie symptomatique.

Du neuro-arthritisme. — Son influence sur le développement de la neurasthénie. — Les travaux du professeur Bouchard sur les auto-intoxications sont, je le répète, en tout points extrêmement remarquables. Ceux qu'il a consacrés au mode de développement des maladies de la nutrition et en particulier du neuro-arthritisme ont une très grande amplitude et possèdent un rayonnement plus étendu. Il faut lire et relire sans se lasser ce magnifique livre dans lequel il expose le rôle que jouent les accélérations, les ralentissements ou les perversions du mouvement nutritif dans le prélude et la floraison du neuro-arthritisme. On y trouve une ingénieuse étude sur les diathèses en général considérées par lui comme des prédispositions organiques formant la première étape des maladies de la nutrition.

Soutenu par des investigations poursuivies avec autant de persévérance que de perspicacité, il a eu l'idée presque géniale de réunir plusieurs maladies absolument disparates et de former avec elles un bloc pathologique imposant auquel il a donné le nom de neuro-arthritisme. Dans ce groupe morbide qui a presque toujours pour point de départ une nutrition incorrecte ou ralentie figurent la goutte, l'uricémie des Américains, quelques variétés du rhumatisme, la migraine, l'asthme, la gravelle, la lithiase biliaire, le diabète, avec ou sans albuminurie, l'obésité, certaines maladies de la peau, du tube gastro-intestinal ou de ses annexes et des affections du système nerveux.

Ces divers états pathologiques sont tributaires des auto-intoxications et des toxi-infections engendrées par la virulence de certains microbes ou par l'impureté de quelques-unes de nos sécrétions organiques. Sous l'influence de ce double empoisonnement le corps devient le dépositaire de substances dont le séjour prolongé peut être nuisible. Lorsque ces substances sont incorrectement transformées ou élaborées d'une façon languissante, elles retardent les échanges de matières et vicient les oxydations de certains acides qui, n'ayant pas une élimination suffisante, occasionnent par ce retard souvent imprévu les divers états morbides que je viens d'énumérer. Si par exemple l'élimination de l'acide urique ou des matières azotées se trouve entravée, la goutte et la gravelle peuvent faire leur apparition. Si c'est la cholestérine qui se trouve retardée à sa sortie, il faut craindre la lithiase biliaire. La tardive expulsion du sucre amène le diabète, celle de la graisse prépare l'obésité, etc.

Les principes immédiats autres que les précédents peuvent, eux aussi, être transformés avec trop de lenteur et donner lieu à de nombreuses perturbations. C'est ainsi notamment que les névroses sont souvent la conséquence d'un ralentissement de la nutrition qui expose le système nerveux à perdre le phosphore dont il a besoin.

Ces divers états morbides se succèdent parfois avec une ponctualité étonnante; mais dans certaines circonstances ils apparaissent simultanément et offrent dans leur évolution respective les liens d'une parenté indéniable aménagée par une prédisposition organique ou par une diathèse innée ou acquise qui renferme le germe des accidents pathologiques dont je viens de parler.

La légion des neuro-arthritiques compte de nombreux ægrotants plus ou moins éprouvés. Elle est presque toujours encombrée de personnalités nerveuses qui deviennent tôt ou tard des névropathes arthritiques proprement dits ou quelquefois de simples neurasthéniques.

Le neuro-arthritisme, sous l'influence des auto-intoxications ou des toxi-infections qui constituent son essence et des perturbations nerveuses qu'il provoque, est certainement capable de préparer l'avènement de la maladie de Beard.

Quand les centres nerveux reçoivent directement ou par une voie réflexe les impressions excitantes que leur envoient les nerfs sensitifs répandus dans la trame de nos tissus, ils sont manifestement disposés à faire éclore la neurasthénie d'origine périphérique ou réflexe.

Si les centres n'éprouvent, sous l'influence de l'arthritisme, qu'un simple trouble dans leurs mutations nutritives, ils peuvent favoriser l'explosion d'une neurasthénie relativement bénigne dont l'allure rappelle celle de la neurasthénie essentielle.

Si, au contraire, les altérations apportées dans leur structure ont une certaine gravité, les accidents neurasthéniques que l'on voit apparaître sont le plus souvent voilés par des manifestations morbides plus menaçantes et ne jouent plus qu'un rôle très secondaire.

En résumé, et pour rester dans le domaine de la neurologie, on est autorisé à dire que la neurasthénie peut être greffée sur l'arthritisme. Toutefois, il convient d'ajouter qu'elle diffère, par certains points, de la véritable névrose arthritique qui est l'expression féminine de cette diathèse, comme la goutte en est l'expression masculine.

J'abandonne cette digression scientifique dans laquelle j'ai été heureux de rendre hommage aux vastes et admirables conceptions du professeur Bouchard sur les maladies de la nutrition. Il me reste à énumérer quelques faits qui, tout en justifiant les éloges que je viens d'adresser à cet ingénieux novateur, pourront servir à éclairer certains points obscurs de cette importante section des maladies chroniques.

Mais avant de commencer cette exposition, je dois rappeler que dans le chapitre consacré à l'étude de la neurasthénie gastro-intestinale j'ai cité de nombreuses observations prouvant les relations qui enchaînent la maladie de Beard avec la dilatation de l'estomac, la plupart des dyspepsies, le catarrhe gastrique, les gastro-entérites et aussi avec la plupart des affections du tube digestif qu'on sait être sous la dépendance d'une infection, d'une intoxication ou d'un simple trouble des actes de la nutrition. J'ai naturellement profité de cette circonstance pour mettre en relief les nombreuses connexités qui rapprochent la névrose de Beard du neuro-arthritisme. Je ne crois pas avoir besoin de reproduire ici ces observations déjà décrites ; je veux seulement compléter mon inventaire, en mentionnant à cette place quelques faits nouveaux qui m'ont paru assez intéressants.

TYPE CVII. — Neurasthénie et auto-intoxication produite par des aliments avariés.

Il s'agit ici d'un malade qui fut un jour littéralement empoisonné par l'ingestion d'aliments très avariés. Il ne tarda pas avoir des vomissements, de la diarrhée compliquée de douleurs abdominales intolérables qui provoquèrentune prostration presque voisine de la syncope. Les médecins chargés de l'examiner constatèrent l'existence d'un catarrhe gastro-intestinal associé à des fermentations très appréciables au toucher présentant tous les signes d'une véritable intoxication.

Les soins qui lui furent donnés et le régime diététique qu'on lui imposa améliorèrent sa situation. Il resta pendant quelques mois à l'abri de tout accident. Désolé de se voir condamné indéfiniment à suivre des prescriptions hygiéniques qui le privaient de ses plaisirs préférés, il essaya de se soustraire aux exigences de ses médecins et se livra à des excès de table très compromettants pour sa santé.

Il eut d'abord, après chaque repas, des distensions de l'estomac qui provoquèrent dans tout son être un alourdissement très désagréable. Il ressentit presqu'aussitôt des douleurs gastro-intestinales s'irradiant dans le dos et dans le bas-ventre presque toujours exagérées par des spasmes localisés dans les muscles du tronc et des membres. Il éprouvait de temps en temps des frissons, des envies fréquentes d'uriner et des palpitations violentes qui lui causaient un grand émoi. Il eut plus tard des troubles de la vue, des bourdonnements d'oreille et des vertiges après lesquels survint une dépression psychique assez promptement suivie de céphalée constrictive, d'amyosthénie, d'insomnie et de la plupart des symptômes de la neurasthénie.

Pour remédier à cet état nerveux qui avait revêtu la forme d'une neurasthénie d'origine périphérique ou reflexe on lui conseilla de suivre un traitement hydrothérapique.

Il prit tout d'abord des douches écossaises. Elles calmèrent la sensibilité gastro-abdominale qui avait été le point de départ de sa névrose et entravèrent les fermentations dont le tube digestif était le siège.

On lui administra bientôt après des douches tempérées qui firent disparaître les mouvements spasmodiques, les frissons, les palpitations, les vertiges et les sursauts d'excitabilité qui troublaient son repos et son sommeil.

Il prit ensuite des douches modérément rafraîchies puis des douches assez refroidies qui modifièrent sa dépression psychique et qui, en lui rendant sa sécurité morale un instant troublée, parvinrent à ranimer son énergie physique depuis longtemps compromise.

Ce traitement hydrothérapique fut suivi avec une grande régularité, eut une très longue durée et produisit un résultat très satisfaisant. Je n'ai pas besoin de chercher à démontrer que la neurasthénie chez ce malade qui, du reste, n'avait dans ses antécédents personnels et dans son hérédité aucun stigmate névropathique, s'est développée sous l'influence d'une auto-intoxication très caractérisée.

Type CVIII. — *Neurasthénie et neuro-arthritisme.*

Le sujet de cette observation appartient à une race de névropathes. C'est un gourmet émérite; il boit et mange beaucoup, se promène très rarement et se plait volontiers à laisser reposer ses facultés intellectuelles. Ces habitudes incorrectes l'exposent à avoir souvent des embarras gastriques, des catarrhes de l'intestin, des congestions intermittentes du foie et presque toujours des manifestations dispeptiques escortées de désordres nerveux de toute espèce.

Ce malade offre tous les signes d'une véritable au[illegible]viation que son médecin combat depuis longtemps avec une [illegible] ténacité.

Il a de temps en temps des périodes d'accalmie durant lesquelles ses fonctions digestives ne paraissent pas démesurément troublées. Mais comme il n'a pas la volonté de maîtriser ses abus [illegible]onomiques, il commet toujours de nouveaux excès qui ép[illegible] estomac, amoindrissent son appétit et lui font perdre son [illegible]

Cette dénutrition finit peu à peu par atteindre ses centres nerveux qui, privés de leurs éléments réparateurs, subissent à la longue une dépression inquiétante autour de laquelle viennent successivement se ranger tous les symptômes fondamentaux de la maladie de Beard.

Son médecin lui conseille de se soumettre souvent à l'usage des pratiques hydrothérapiques pour combattre cette neurasthénie qu'il attribue à l'hérédité névropathique, à l'auto-intoxication et aux troubles de nutrition localisés dans les centres nerveux.

L'évolution de cette neurasthénie absolument essentielle [illegible] sa forme a été fort lente et exempte de toute complication. Po[illegible] [illegible] sa guérison, il a fallu recourir pendant près d'une année à une douche reconstituante quotidienne qu'on était parfois obligé de varier dans sa durée, dans sa force de projection et dans sa température, pour l'adapter exactement aux exigences journalières de ce névropathe enraciné.

Type CIX. — Neurasthénie et neuro-arthritisme.

Cette observation se distingue par les irrégularités qu'elle présente. Il s'agit ici d'un malade sujet à de nombreux troubles névropathiques et circulatoires et dont l'aspect est celui d'un homme qu'on croit toujours menacé d'une congestion cérébrale.

Ce malade est constamment absorbé par des travaux financiers assez délicats. Il n'a jamais le temps de se promener ; mais en revanche il fait tous les soirs de copieux repas que son médecin l'engage à rendre plus modestes afin d'entraver la marche d'une auto-intoxication dont il a déjà constaté le prélude.

Un jour, sous l'influence d'une violente commotion, il éprouva des accidents nerveux qu'on attribua à un accès de neurasthénie. Il put prendre immédiatement des douches tempérées, très légères qui réparèrent ces désordres nerveux. Le malade ne voulant pas interrompre son travail et ses habitudes gastronomiques, fut surpris un jour par une sorte d'ictus qui donna quelques inquiétudes à son entourage. Un traitement approprié et la rude constitution du patient contribuèrent à améliorer cet état morbide mal défini. Peut-on attribuer cet état à de simples poussées congestives lancées par intervalle vers le cerveau, à un commencement d'artério-sclérose, ou à des altérations irritatives provoquées dans les enveloppes ou dans la substance même de cet organe. Je ne puis le dire. Mais en revanche je puis affirmer que chez cet homme incontestablement blessé qui a presque l'allure d'un sujet bien portant, la neurasthénie s'est montrée quelquefois avant et même pendant l'apparition de symptômes encéphaliques plus redoutables. Il vint spontanément prendre quelques douches tempérées qui apaisèrent l'acuité de cette neurasthénie qu'on eut raison, je crois, de considérer comme une neurasthénie prodomique ou symptomatique.

Type CX. — Neurasthénie et neuro-arthritisme héréditaire.

Dans ce type se trouve l'histoire de deux sœurs issues de parents arthritiques et névropathes, ayant chacune des troubles nerveux se traduisant chez l'une d'elles par des accidents d'hystérie mondaine et chez l'autre par un nervosisme mal accentué qui, sous l'influence d'une pénible émotion, se transforma en une véritable neurasthénie. Elles ont souvent des crises de migraine, de l'acné et des poussées eczémateuses fort désagréables dès que les premières chaleurs font leur apparition.

Elevées dans un milieu austère elles avaient dès leur enfance pris l'habitude de concentrer au fond de leur âme les joyeuses pensées que la jeunesse fait éclore. Docilement soumises aux volontés de leurs parents, elles étaient toujours présentes aux soirées familiales qu'ils offraient à des invités de choix pour qui les charmes de la conservation possédaient plus d'attraits que les jeux d'agrément. Elles assistaient aussi à des réunions plus sévères consacrées à des conférences contradictoires qu'organisait de temps en temps le maître de la maison et dans lesquelles on avait le plaisir d'entendre des personnages très renommés. Ces jeunes filles s'intéressaient, comme tous les assistants, à ces joutes oratoires, mais je crois qu'elles auraient été enchantées de remplacer les beaux discours par un entraînant tour de valse.

On confia leur éducation à une institutrice intelligente et sérieuse qui développa chez elles une culture littéraire et artistique très savamment ornementée.

Ces jeunes personnes avaient un goût passionné pour la musique; la plus impressionnable d'entre elles éprouvait presque toujours un grand trouble en entendant ou en exécutant les œuvres de Gounod; l'autre, moins agitée nerveusement, adorait les douces et suaves mélodies de Massenet. Chacune d'elles accusait ainsi des préférences musicales qui semblaient bien adaptées aux caractères de leur tempérament respectif. Ces coïncidences ne sont pas rares, et, beaucoup de neurologistes trouvent dans les manifestations artistiques de leurs malades des indices qui permettent de dépister la nature et l'étendue de leurs troubles nerveux.

Ces deux névropathes étaient fort casanières, se privaient volontairement d'un exercice corporel qui, conduit avec discernement, aurait pu entraver le développement de leur neuro-arthritisme héréditaire. Pour les distraire leur mère les chargeaient de confectionner des petites friandises très appréciées par la famille et par les amis qui fréquentaient cette maison hospitalière. Ces pâtissières bénévoles remplissaient leurs fonctions avec zèle, et, pour apprécier si leurs sucreries avaient obtenu le degré de délicatesse souhaitée, elles se livraient à des dégustations qui finirent par troubler leurs fonctions digestives. Elles devinrent dyspeptiques, eurent l'une et l'autre des fermentations stomacales incommodes compliquées chez l'aînée d'une hyperesthésie gastrique très accentuée et chez la cadette d'une véritable atonie du tube gastro-intestinal.

On leur prescrivit un régime diététique et on leur conseilla de vivre en plein air. Un jour, dans une promenade en voiture, elles furent victimes d'un sérieux accident qui, sans occasionner des blessures matérielles appréciables, ébranla vivement leur système nerveux. La plus impressionnable des deux eut des phénomènes hystériques faciles à constater; la seconde, à peine rentrée chez elle, éprouva une vive excitation qui ne tarda pas à être remplacée par une dépression psychique très prononcée à laquelle succédèrent les phénomènes caractéristiques de la neurasthénie. Les médecins consultés attribuèrent l'explosion de cette névrose à la grande frayeur que la malade venait de ressentir; mais ils reconnurent qu'elle avait été préparée par son neuro-arthritisme héréditaire, par l'influence fâcheuse d'une ambiance et d'une éducation manifestement contraires aux préceptes d'une saine hygiène et par d'autres causes encore.

On conseilla l'hydrothérapie aux deux malades. L'hystérique fut assez promptement guérie par les douches écossaises associées aux douches froides. La neurasthénique dut être traitée avec plus de diplomatie; il fallut, pour améliorer sa santé, recourir à des douches panachées qui, par leurs variations de température et de pression, parvinrent à la longue à agir favorablement sur les changeantes perturbations de la malade.

TYPE CXI. — Neurasthénie et la lithiase biliaire.

Voici un cas où la neurasthénie s'est développée chez une personne neuro-arthritique atteinte d'une lithiase biliaire ayant en même temps des poussées d'eczéma ou de lichen plan compliquées de démangeaisons insupportables et constitutionnellement disposée aux troubles nerveux les plus variés.

Dès son jeune âge, elle faisait de copieux repas qui se composaient presque toujours de viandes saignantes. Cet abus démesuré d'aliments fermentescibles provoqua une dyspepsie gastro-intestinale et une véritable auto-intoxication facilement constatée. Son ventre devint le siège d'un ballonnement extraordinaire, surtout pendant la période menstruelle qui était presque toujours douloureuse et difficile. Elle eut alors recours, pour corriger la trop grande ampleur de ses formes, à un corset qui, en rendant sa taille plus svelte, détermina dans les viscères soumis à une compression incessante des accidents assez sérieux. Le foie devint très sensible, augmenta de volume dans le sens vertical et se déplaça légèrement. Le rein fut sujet à une flottaison intermittente et les intestins révélèrent quelques signes d'entéroptose. Ces phénomènes pathologiques furent améliorés par le traitement et le régime prescrits par les médecins. Mais à la suite d'une grande fatigue et d'une course en voiture trop mouvementée la malade eut une colique hépatique, rendit quelques graviers et conserva sur sa peau une teinte ictérique qui dura assez longtemps. Le chimiste chargé d'analyser le sang et les urines trouva des traces d'urobiline rappelant celles qu'on découvre dans la cholémie décrite par les Drs Gilbert et Lereboullet.

Une médication bien conçue améliora l'état de la malade. A peine remise des pénibles épreuves qu'elle venait de subir, elle eut la malheureuse chance de faire une chute qui ébranla son système nerveux et provoqua une entorse du cou-de-pied droit.

Pendant le repos forcé qu'exigea cette foulure intempestive, la malade manifesta une excitation nerveuse assez prononcée à laquelle succéda une grande dépression psychique qui l'empêcha de lire, de converser avec les siens et qui compromit à certains moments les facultés de sa mémoire et de son attention. Elle devint triste, irritable et fut même obsédée par des idées hypocondriaques qui semblaient altérer sa raison. Elle perdit le sommeil, éprouva une grande lassitude physique, de la céphalée constrictive avec exaltation de l'ouïe et de la vue, des douleurs rachialgiques provoquant autour de son corps la sensation d'une ceinture trop serrée, une atonie gastro-intestinale manifeste et une insuffisance rénale facile à constater.

Les médecins consultés reconnurent tous les symptômes de la

neurasthénie et proposèrent d'un commun accord l'usage de l'hydrothérapie. La malade prit d'abord des douches tempérées qui calmèrent son excitation nerveuse, et, plus tard, des douches écossaises progressivement refroidies qui aidèrent l'organisme à retrouver la régularité de son fonctionnement.

Cette amélioration dura assez longtemps; mais la jeune personne, lasse d'être soumise indéfiniment à un régime alimentaire qui n'avait pour elle aucun attrait, voulut reprendre ses anciennes habitudes gastronomiques. Cette infraction anti-hygiénique produisit des effets fort désagréables et détermina une poussée eczémateuse dans les bras et une éruption de lichen plan disséminée sur toute la surface du tronc accompagnée de démangeaisons insupportables.

On conseilla de nouveau l'usage des douches tempérées relativement assez longues et à percussion très légère, en imposant à la jeune personne un régime diététique très sévère. Ce traitement calma le prurit, apaisa la dermato-névrose et produisit des effets très bienfaisants.

Pendant cette période d'accalmie qui eut une durée assez prolongée la jeune fille se maria avec un jeune homme qu'elle aimait beaucoup et qui la rendit fort heureuse. Elle eut trois enfants dont l'éducation lui occasionna de grandes fatigues et fit développer quelques symptômes d'un nervosisme peu caractérisé. Elle eut ensuite des accidents dyspeptiques rappelant ceux des anciens jours et fut après tourmentée par des douleurs utéro-ovariennes bientôt suivies de troubles hystériques qui remplacèrent ceux du nervosisme et au milieu desquels on ne vit jamais apparaître les accidents de sa précédente neurasthénie.

Cette malade offre un ensemble de désordres nerveux qu'on remarque souvent chez les neuro-arthritiques sujets aux phénomènes dyspeptiques et aux troubles de nutrition qui sont la conséquence d'une auto-intoxication. Placée sous la domination des causes qui ébranlent notoirement les fonctions de l'innervation, elle est devenue, suivant la nature de l'influence subie, une névropathe vulgaire, une hystérique ou une neurasthénique. En tenant compte de l'extrême mobilité qui semble être le trait caractéristique des représentations nerveuses que provoque l'arthritisme, on peut supposer que la jeune femme dont je viens de tracer rapidement l'observation, a été atteinte d'une névrose arthritique.

Cette névrose est très fréquente chez les femmes qui possèdent une prédisposition innée ou acquise à cette diathèse. Et l'on peut dire, sans offenser les données de la clinique, qu'elle est, comme je l'ai déjà dit, l'expression essentiellement féminine du neuro-arthritisme, comme la goutte aux pieds en est l'expression masculine par excellence.

OBS. CXII. — Neurasthénie. — Excès d'alimentation. — Accès de goutte.

Il s'agit ici d'un homme vigoureux qui a la réputation bien méritée d'être un joyeux convive et un grand ami de tous les plaisirs.

En analysant l'histoire pathologique de ce patient, on constate dans son lot héréditaire les stigmates du neuro-arthritisme et dans ses antécédents personnels des manifestations rhumatismales extrêmement fréquentes. Il a eu, en outre, des calculs vésicaux qui ont nécessité, à plusieurs reprises, l'opération de la lithotritie.

Grace à l'observance rigoureuse d'un régime et d'un genre de vie exigés par son tempérament, son existence ne fut pas troublée. Mais, à la suite d'un surmenage mental accompli sous l'influence de préoccupations assez vives, il se sentit envahi par des désordres nerveux qui le rendirent très irritable, lui enlevèrent son appétit et occasionnèrent une dépression psychique qui précéda l'avènement des principaux symptômes de la neurasthénie.

Le traitement hydrothérapique qu'il suivit à ce moment le débarrassa de tous ses malaises nerveux et lui rendit son appétit. Ce réveil si désiré des fonctions digestives lui permit d'assister à d'excellents dîners. Après un agréable festin qui fut, selon lui, plus savoureux que les autres, il se coucha enchanté d'avoir retrouvé l'énergie de sa tolérance stomacale et dormit très paisiblement; mais dès le lendemain, en essayant de sortir de son lit il constata l'apparition d'un accès de goutte qui dura près de trois mois. A la fin de cette manifestation aiguë de l'arthritisme, il éprouva une grande faiblesse musculaire et vint spontanément me demander de lui administrer des douches écossaises qui lui rendirent toute sa souplesse et lui permirent de reprendre ses promenades habituelles.

Dans le cours de son traitement il m'affirma avec une très grande sincérité qu'il devait son accès de goutte à la disparition de sa neurasthénie. Il essaya vainement d'en provoquer le retour sans cesser de continuer la cure hydrothérapique dont il est encore aujourd'hui un des plus fervents adeptes. Sa détermination a été très favorable. Grâce à elle et au régime hygiénique qu'il s'est imposé, il jouit d'une excellente santé et peut même se permettre quelques légers écarts qui n'ont pas de suites fâcheuses.

Type CXIII. — Neurasthénie. — Asthme. — Chorée. — Tics de la face.

Ce type renferme l'histoire pathologique d'une malade qui mérite d'être contée. Cette malade est la fille d'un de mes anciens clients qui a suivi pendant longtemps la cure hydrothérapique pour se débarrasser de troubles neuro-musculaires (spasmes, contractures, épuisement) survenus à la suite de quelques accès de goutte.

Elle a eu dans son enfance des crises d'asthme se terminant presque toujours par une hypersécrétion pulmonaire d'aspect mousseux ou par une émission d'urine abondante et très claire. A la suite d'une de ces crises, alors que la poitrine semblait complètement libérée de son agression, la jeune malade devint très nerveuse. Moralement impressionnée par de vives contrariétés dont il fut impossible d'apprécier la nature, elle fut subitement atteinte de spasmes fonctionnels qui, en se localisant sur les paupières et sur les joues, troublèrent la parfaite régularité de ses traits. Ces tics, non douloureux du reste, disparurent assez promptement et furent presque aussitôt remplacés par des accidents choréiques particulièrement accentués dans les membres supérieurs. Ces mouvements désordonnés l'attristèrent et la rendirent inquiète. Sous l'influence de ce chagrin elle éprouva une dépression psychique très intense bientôt accompagnée d'une céphalée constrictive, de douleurs lombaires assez vives et d'une atonie stomacale très manifeste à laquelle s'ajoutèrent les symptômes d'une véritable auto-intoxication. La jeune fille devint irritable et rechercha la solitude avec un empressement qui affligea tous les siens. Un jour, à son grand étonnement, les mouvements choréiques cessèrent. Mais après leur disparition elle se sentit physiquement et moralement anéantie. Par intervalle elle avait une excitabilité nerveuse dont il était difficile de connaître la portée et le caractère.

Les médecins consultés admirent, sans hésitation, l'existence d'une vraie neurasthénie. Ils l'attribuèrent à la fois, à l'héritage arthritique de la jeune malade, au chagrin profond qu'elle avait éprouvé en voyant ses traits déformés par les spasmes fonctionnels dont son visage était le siège, à ses troubles dyspeptiques et à l'auto-intoxication consécutive, et, peut-être aussi à la vive émotion qu'elle avait ressentie sans se plaindre et dont les médecins ne purent jamais bien préciser l'origine.

On lui conseilla de suivre un traitement hydrothérapique. Elle prit dès le début une série de douches sédatives auxquelles succédèrent bientôt des douches écossaises et des douches reconstituantes courtes et appliquées avec douceur.

La jeune malade fut complètement débarrassée de toutes ses souffrances. Depuis cette époque déjà assez lointaine elle a pu, malgré les modifications introduites dans son existence, conserver une santé parfaite qui est restée à l'abri de toute atteinte.

TYPE CXIV. — Neurasthénie. — Asthme annuel ou fièvre des foins.

Dans ce type je puis grouper des observations dans lesquelles la neurasthénie a succédé à un accès de cet asthme spécial bien décrit par Herbert sous le nom de fièvre des foins ou Hay Fever, que Gueneau de Mussy considère comme une rhinite spasmodique et que le professeur Dieulafoy appelle un asthme annuel.

On sait que cette singulière affection débute le plus souvent par des éternuements éclatants, détermine des accès de suffocation plus ou moins accentués et se traduit organiquement par une irritation congestive des muqueuses nasales, oculaires, pharyngiennes et bronchiques. Elle survient à peu près tous les ans au commencement ou à la fin de l'été et semble se développer sous l'influence d'un rayonnement solaire trop persistant ou d'une évaporation engendrée par des substances végétales ou animales; elle choisit de préférence ses victimes parmi les névropathes et parmi les arthritiques.

Cet asthme spécial qui a certainement une grande parenté avec l'asthme nerveux disparait assez facilement après un changement d'air, des lotions nasales quotidiennes et un traitement hydrothérapique dans lequel la douche tempérée et la douche écossaise particulièrement localisée sur les membres inférieurs jouent un rôle prépondérant. Parfois, son évolution est entravée par l'apparition imprévue des principaux symptômes de la neurasthénie. Cette complication, assez rare du reste, retarde sa guérison mais ne la compromet jamais. Dans ces conditions particulières l'hydrothérapie rationnellement appliquée à une action également favorable sur les désordres localisés dans les voies aériennes et sur les troubles neurasthéniques. Je ne suis pas embarrassé de citer des faits capables de prouver l'exactitude de cette affirmation. Je veux me contenter d'en indiquer un qui offre le double avantage d'être à la fois curieux et consolant.

Il s'agit d'un malade qui pendant trois années consécutives a eu, au mois de juin, un accès de fièvre des foins compliquée d'une véritable neurasthénie. On a accusé son tempérament arthritique d'être le générateur principal de ces diverses manifestations morbides; on l'a même soupçonné de leur servir de trait d'union pour rendre leur rapprochement et leur association plus faciles.

Ce malade est un fanatique de l'hydrothérapie ; c'est à elle qu'il a recours pour se débarrasser de tous ces accidents. C'est aussi par son intervention qu'il a pu se mettre à l'abri de toute rechute. Il a eu en effet l'heureuse idée, inspirée d'ailleurs par son médecin, de commencer tous les ans dès les premiers jours du printemps une cure hydrothérapique régulièrement suivie jusqu'à la fin de juillet. Grâce à ce traitement qui a exercé une action préventive manifeste, ce malade n'a plus eu depuis cette époque aucune crise asthmatique, aucun accès de neurasthénie. Il est même parvenu à modifier favorablement sa constitution arthritique en atténuant très sensiblement l'acuité de ses tendances morbides. Ce fait auquel j'en pourrais adjoindre bien d'autres démontre l'action préservatrice et curative que l'hydrothérapie peut exercer sur la neurasthénie qui semble être foncièrement et parfois énigmatiquement liée à l'asthme annuel.

Type CXV. — Neurasthénie. — Névro-myopathie péri-articulaire. — Rhumatisme.

Ce type m'est fourni par le fils d'un homme qu'un rhumatisme noueux fixé dans presque toutes ses articulations condamnait à passer ses journées entières sur un fauteuil roulant. C'était un véritable cul-de-jatte qui se comparait volontiers à Scarron dont il lisait scrupuleusement le roman comique avec l'espoir de trouver dans quelques-unes de ses pages le moyen de remédier à ses maux. Le fils de cet infortuné rhumatisant avait l'apparence d'une bonne santé ; mais il éprouvait sans cesse dans les muscles et dans les nerfs des douleurs superficielles que, sur l'avis de son médecin, il parvenait à faire disparaître en les promenant. Il faisait tous les jours des exercices réguliers, espérant ainsi se soustraire aux accidents paternels dont il se croyait menacé.

Un jour il voulut faire une promenade équestre. On lui prêta un cheval assez fringant dont il ne parvint pas à régler l'allure. Subitement désarçonné il fit une chute sur la hanche ; on le transporta immédiatement à son domicile. Son médecin appelé en toute hâte constata que la région meurtrie était le siège d'un gonflement manifeste accompagné de douleurs assez vives qui s'étendaient dans le nerf sciatique et dans quelques filets du plexus iléo-lombaire. Quand l'acuité des souffrances fut amoindrie et que les signes de la contusion eurent disparu, le médecin découvrit que les muscles offensés étaient le siège d'une myosite et que quelques nerfs du voisinage offraient des signes de névrite. En examinant la masse musculaire atteinte par la chute, il constata que quelques-unes de ses fibres étaient atrophiées, tandis que d'autres paraissaient hypertrophiées. Les mouvements spontanés ou volontairement provoqués, tout en déterminant des douleurs assez vives, permirent de supposer que l'articulation coxo-fémorale se trouvait indemne de toute lésion. On ne découvrit également aucun signe autorisant à soupçonner l'existence d'une altération quelconque de l'axe cérébro-spinal.

Toutes ces perturbations fonctionnelles et structurales restèrent obstinément groupées autour de l'articulation coxo-fémorale et constituèrent ce syndrome particulier que j'ai décrit autrefois, sous le nom de névro-myopathie péri-articulaire, dans un mémoire dont j'ai communiqué le résumé en 1873 à la Société de Médecine de Paris.

En rappelant ici cette œuvre personnelle, j'ai voulu surtout dire au lecteur que la névro-myopathie péri-articulaire peut être parfois suivie d'un accès de neurasthénie. Cette succession se comprend aisément; car l'affection péri-articulaire dont je viens d'indiquer les principaux traits se développe presque toujours sous la double influence de la diathèse rhumatismale et d'un état nerveux bien caractérisé.

Quelquefois, il est vrai, elle est engendrée par le froid ou par une action traumatique. Elle cède alors assez rapidement à l'intervention des douches chaudes, des douches écossaises, des douches alternatives et même des douches froides. Mais lorsque le terrain constitutionnel où le hasard l'a fait naître est favorable à son développement, elle prend alors de grandes proportions, devient pour le patient une cause d'épuisement et d'irritabilité et peut favoriser l'explosion de la neurasthénie. C'est ce que j'ai observé chez le malade dont je viens d'esquisser la silhouette.

Ce malade a eu une névro-myopathie péri-articulaire occasionnée par une chute de cheval et bien évidemment entretenue par la nature arthritique et nerveuse du blessé. A peine remis des suites de son accident, le malade ressentit une lassitude générale qui l'obligea à immobiliser ses facultés morales et physiques. Plus de travail intellectuel possible, plus de repos. Une céphalée constrictive compliquée de vertiges et de troubles sensitifs variés le rendit irritable, très attristé et démesurément inquiet.

Il fut atteint d'un véritable accès de neurasthénie que l'on attribua au traumatisme dont il avait été victime, tout en reconnaissant avec raison qu'on devait aussi rendre responsables de son explosion l'arthritisme du patient, son état nerveux et l'épuisement causé par la persistance de sa névro-myopathie péri-articulaire. Il fallut, pour le guérir, adjoindre aux douches dont j'ai précédemment indiqué la forme, des douches sédatives qui, en apaisant l'irritabilité dépressive de son système nerveux, lui permirent de retrouver ses forces et son énergie.

TYPE CXVI. — Neurasthénie. — Localisation de la goutte ou du rhumatisme dans les viscères.

J'ai vu quelques malades chez lesquels la neurasthénie a précédé l'invasion du rhumatisme et de la goutte dans le cerveau et dans l'estomac. Les faits de ce genre soumis à mon observation sont très incomplets et ne me permettent pas de préciser les relations qui peuvent exister entre la maladie de Beard et les manifestations viscérales de ces maladies diathésiques. Je dois me borner à dire que certains malades débarrassés de leur neurasthénie ont eu plus tard, après un intervalle d'accalmie plus ou moins long, de sérieux troubles cérébraux et gastriques attribués à la goutte ou au rhumathisme. Je n'ai appris l'explosion de ces accidents que par un simple reportage dont la caution m'a paru trop insuffisante pour me croire autorisé à entreprendre une interprétation scientifique de ces faits. Tout au plus puis-je supposer, — et cela avec une grande réserve — que si les malades avaient continué de prendre longtemps les douches sédatives employées favorablement contre leur neurasthénie, ils auraient retardé et peut être évité l'apparition de leur affection cérébrale ou gastrique. Je n'ai pas besoin de développer cette conception purement hypothétique.

La neurasthénie et le diabète. — Les types que je vais faire connaître sont destinés à mettre en relief les relations qui existent entre la neurasthénie et le diabète.

Il n'est pas besoin de s'occuper ici du diabète qui figure dans la symptomatologie d'une de ces lésions organiques qu'on rencontre parfois dans le cerveau, le pancréas, le foie et dans d'autres viscères. Son évolution ne peut guère servir à éclairer la question que je veux étudier. Il joue fatalement un rôle secondaire, puisqu'il est toujours subordonné à un état morbide grave qui absorbe exclusivement l'attention du médecin et les efforts de sa thérapeuthique. Je ne puis trouver les renseignements dont j'ai besoin que dans l'examen des diverses phases du diabète classique.

Mon observation personnelle m'a appris que les diabétiques sont presque tous des névropathes chez lesquels on découvre une altération plus ou moins accentuée du liquide sanguin et une perversion de leurs fonctions nutritives. Ils appartiennent à l'importante région des neuro-arthritiques dont les principaux affiliés peuvent être considérés comme des victimes inconscientes d'une hérédité spéciale, d'un genre de vie incorrect et anti-hygiénique, d'un surmenage excessif ou d'une perturbation sensitive déprimante. Je tiens à ajouter qu'on trouve toujours ces influences causales dans le prélude de la neurasthénie.

Il n'est donc pas extraordinaire que la glycosurie et la maladie de Beard, subissant les effets d'une généalogie homologue, aient entre elles une grande affinité. On la constate très aisément; mais, en revanche, il est assez difficile de bien saisir l'exacte filiation des phénomènes qui en dépendent.

Ces deux états morbides peuvent se manifester chez la même personne simultanément ou bien paraître, au contraire, l'une après l'autre. Dans ce dernier cas, il me semble que leur mode de succession n'est pas introuvable.

La neurasthénie, comme la plupart des maladies du système nerveux, peut avoir au milieu de ses symptômes le diabète qui parfois débute presqu'en même temps qu'elle.

On sait d'autre part que le diabète, agissant comme principale maladie de la nutrition, est, de son côté, capable de préparer et même de faire éclore la neurasthénie. Dans ces circonstances le syndrome de Beard évolue avec une assez grande lenteur et bien que ses traits, à peine ébauchés, se trouvent fortuitement associés à des troubles nerveux qui ne sont pas les siens, on est en droit de se demander si la neurasthénie n'est pas due à la glycosurie.

Ces deux états morbides ont certainement entre eux des relations incontestables; malheureusement, il n'est pas toujours facile d'en préciser la nature.

Sans doute quand les débuts de la neurasthénie sont contemporains de ceux de la glycosurie, il paraît logique d'admettre que ces deux états morbides obéissent à des influences univoques qui expliquent leurs connexités. On sait en effet qu'une émotion vive, qu'un surmenage immodéré, qu'une flagrante violation des lois de l'hygiène peuvent produire en même temps la neurasthénie et le diabète. Mais quand ces deux manifestations pathologiques se montrent séparément on est bien contraint de se demander qu'elle est celle des deux qui a commencé la scène morbide et de rechercher les influences qui président à leur apparition respective. On dit bien que, lorsque la neurasthénie arrive la première, elle provoque dans les fonctions organiques un grand épuisement et une notoire perversion sensitive qui amènent une modification dans toutes nos secrétions. C'est, croit-on, par ce procédé qu'elle favorise un épandage anormal du sucre dans le sang, dans nos humeurs, dans nos tissus, et qu'elle engendre par conséquent le diabète. Cette généalogie satisfait quelques médecins.

D'autre part, quand le diabète est le premier en date, il peut, à son tour, créer la neurasthénie. On croit qu'il agit alors comme un agent toxi-infectieux qui, en pénétrant dans les centres nerveux encéphaliques, impressionne en même temps leur irritabilité fonctionnelle et leur irritabilité nutritive et les dispose à faire éclore les symptômes fondamentaux de la neurasthénie. Cette explication a ses partisans.

Si je voulais étudier toutes les interprétations que soulève cette question de pathogénie, je serais obligé de me livrer à des considérations qui deviendraient trop encombrantes à cette place. J'aime mieux les présenter au lecteur dans le dernier chapitre de ce livre où je tâcherai de résumer les opinions des principaux auteurs qui ont écrit sur l'évolution de la neurasthénie.

Je dois ici me contenter d'exposer des faits et m'appliquer à en extraire des enseignements capables d'éclairer la genèse des deux maladies dont je m'occupe en ce moment.

TYPE CXVII. — Neurasthénie. — Diabète.

Le malade classé dans ce type est atteint de cette neurasthénie d'avant-garde que l'on considère, suivant les circonstances, ou comme le prélude du diabète, ou comme son véritable générateur. Il appartient naturellement à cette race des neuro-arthritiques si accessibles aux maladies de la nutrition et aux névropathies.

C'est un grand industriel, fort intelligent, aussi ardent dans l'exécution de ses travaux professionnels que dans la recherche des plaisirs mondains. Son histoire pathologique présente des particularités qui méritent d'être signalées.

Chargé de diriger des entreprises financières considérables il se livra à des spéculations hasardeuses dont l'échec compromit sa réputation et sa fortune. Pour réparer ce désastre il fit des efforts surhumains qui développèrent chez lui un véritable accès de neurasthénie. Son médecin ayant constaté que les symptômes d'affaiblissement prenaient des proportions considérables, eut l'idée d'examiner ses urines. Cette analyse ne révéla aucune trace de sucre et montra seulement que le coefficient de l'urée était très amoindri. Il conseilla un traitement tonique et calmant qui ne produisit qu'une très faible amélioration.

La neurasthénie entourée de tous ses symptômes prit une marche ascendante qui nécessita une consultation. On fit une nouvelle analyse, et cette fois on put constater la présence d'une assez forte dose de sucre.

Les médecins imposèrent un régime sévère. Les médicaments appropriés comme l'arsenic, le carbonate de lithine, l'antipyrine, etc., furent prescrits et on conseilla une cure hydrothérapique.

Le malade prit d'abord des douches sédatives qui apaisèrent sa sensibilité nerveuse; on eut recours ensuite aux douches écossaises progressivement refroidies qui produisirent des effets reconstituants très appréciables.

Sous l'influence des médicaments ordonnés, du régime prescrit et de l'hydrothérapie, la neurasthénie et le diabète disparurent. Le malade retrouvant son ancienne vigueur se hâta de reprendre ses anciennes occupations.

Dans ce cas particulier, je crois que le diabète a trouvé son origine dans la neurasthénie. Mais je suis forcé de reconnaître que son explosion a aussi été très favorisée par le tempérament arthritique du malade et par les irrégularités de sa vie.

TYPE CXVIII. — Neurasthénie. — Diabète conjugal.

Dans ce type je vais citer des cas qui attestent l'influence que le diabète peut avoir sur le développement de la neurasthénie. Je les trouve réunis dans une même famille dont l'histoire pathologique précédemment esquissée mérite à cette place une mention complémentaire.

J'ai soigné autrefois une homme et une femme, mariés depuis longtemps et atteints l'un et l'autre de ce qu'on appelle aujourd'hui le diabète conjugal. Leur fils alors âgé de 12 ans, présentait aussi les signes caractéristiques de la glycosurie. Ce fait pathologique ressemble à ceux qui ont été très bien décrits par les Drs Debove, P. Marie, Rendu, Legendre, Teissier (de Lyon), Charrin, etc.

Ces auteurs, en signalant cette singulière coïncidence, ont cherché à expliquer sa mystérieuse origine. Quelques-uns d'entr'eux ne sont pas éloignés d'admettre que le diabète conjugal peut être attribué à la grande uniformité qui existe dans le régime alimentaire, le genre de vie, les habitudes et même les goûts des conjoints. D'autres — et ils sont assez nombreux — croient que la contagion n'est pas étrangère au développement de cette glycosurie qui se manifeste presque en même temps chez l'homme et la femme rivés à une existence semblable. Les bactériologistes recherchent et espèrent trouver l'agent infectieux capable de produire une pareille perturbation. Il faut attendre que leurs découvertes soient suffisamment démonstratives pour avoir le droit de prendre parti.

Pour l'instant je reste exclusivement dans le domaine des faits et je continue le récit de celui qui a motivé ma courte digression.

Les époux diabétiques dont il est ici question comptent dans leur lignée ancestrale un certain nombre de névropathes, de goutteux, de rhumatisants et d'eczémateux. Ils adorent les plaisirs de la table et consacrent leur soirée à des distractions paisibles qu'ils demandent aux jeux ou à la lecture. Ils ont une assez grande répugnance pour les exercices du corps, et, les promenades en plein air ne les tentent pas. Cette constante échappée aux préceptes élémentaires de l'hygiène finit par provoquer chez eux une série de malaises qui, sans être inquiétants, les engagèrent à consulter leur médecin.

Le mari se plaignit d'avoir très souvent des sueurs abondantes très désagréables, une grande sécheresse de la langue et des défaillances génitales inexplicables à son âge. La femme, de son côté, lui demanda de la débarrasser aussi promptement que possible d'une éruption cutanée qui, née dans la partie postérieure du tronc semblait vouloir se propager sur sa figure. Elle déclara en même temps qu'elle avait des crampes insupportables dans les mollets et révéla timidement l'existence d'un prurit vulvaire qui provoquait d'incessantes démangeaisons. Quant au fils, il accusa des douleurs lombaires qui s'irradiaient à travers le trajet des deux nerfs sciatiques et affirma très nettement que la plus petite promenade était presque toujours suivie d'une grande lassitude.

Le médecin ne voulut pas formuler son triple diagnostic avant d'avoir analysé les urines de chacun de ses clients. Cet examen lui permit de constater que tous les trois étaient diabétiques et il crût être fort habile en leur annonçant brusquement qu'ils avaient une grande quantité de sucre dans les urines. Cette révélation inattendue faite sans le moindre ménagement ne troubla pas, bien entendu, le jeune garçon, mais elle produisit une pénible impression sur l'esprit des deux époux. Ils furent tous soumis à un régime sévère et à un traitement approprié à leur état.

L'analyse du liquide urinaire, souvent renouvelée, permit de constater des fluctuations, peu importantes du reste, ressemblant à celles que l'on rencontre assez souvent chez les malades atteints du diabète à répétition.

La cure prescrite produisit de très heureux résultats et chez les trois malades le dosage du sucre devint, grâce à elle, à peu près insignifiant. Le petit adolescent guérit le premier; mais les parents, bien que leur santé fut devenue meilleure, restèrent sous l'influence de désordres nerveux qui se traduisirent à la longue par les véritables symptômes de la neurasthénie. La névrose du mari portait les stigmates d'une grande excitabilité nerveuse, celle de la femme était dominée par des idées mélancoliques qui frisaient l'anxiété.

On leur conseilla de suivre un traitement hydrothérapique. Ils prirent l'un et l'autre des douches sédatives attentivement réglées sur leur susceptibilité nerveuse respective; elles furent remplacées plus tard par des douches progressivement reconstituantes dont on adapta l'application au degré de résistance de leur organisme.

Cette cure eut une durée très longue et produisit des effets thérapeutiques très salutaires. Elle développa chez ces malades une vigueur fonctionnelle qui leur permit de suivre les prescriptions hygiéniques qu'ils avaient toujours méconnues. La glycosurie disparut et avec elle toutes les manifestations de la maladie de Beard.

On peut, dans ce cas, attribuer la neurasthénie au diabète; toutefois, il me semble équitable d'accorder une part, si minime soit-elle, au trauma moral qui bouleversa ces malades le jour où on leur apprit brusquement qu'ils étaient atteints de glycosurie. La neurasthénie a, en effet, besoin pour se manifester avec éclat de subir l'influence d'un choc matériel ou psychique.

Les relations de la neurasthénie et du diabète ne sont pas toujours très apparentes; elles sont souvent obscurcies par des désordres mal définis dont il est difficile de préciser l'origine et qui se dérobent même au regard des investigateurs les mieux dressés. Je voulais incorporer dans ce type des faits capables de rendre cette vision plus facile et plus claire; mais, déconcerté par leur nombre, j'ai renoncé à les cataloguer dans une énumération dont l'étendue aurait été trop fastidieuse pour le lecteur. J'ai mieux aimé en extraire les notions favorables à ma thèse et les présenter dans un court aperçu presque synthétique facile à apprécier.

La réalisation de ce petit plan exige que je fasse une digression sur quelques particularités qu'offrent les deux états morbides dont je veux essayer de faire connaître les rapports de voisinage et les affinités.

Le diabète sucré est une maladie constitutionnelle caractérisée par une glycosurie plus ou moins persistante, par une augmentation exagérée de la sécrétion urinaire, de la soif et de l'appétit concordant avec un amaigrissement plus ou moins rapide de l'organisme.

Quelques diabétiques conservent un teint frais, un embonpoint enviable jusqu'à l'extrême vieillesse ; ils mangent beaucoup et supportent vaillamment toutes les épreuves engendrées par leur affection. D'autres sont obligés pour vivre de recourir à leur propre substance, perdent beaucoup de phosphore ou d'urée et maigrissent parfois d'une façon désastreuse.

Chez tous ces malades le diabète peut se manifester franchement ; mais souvent il s'installe d'une manière insidieuse et ne révèle son existence ou plutôt ne la fait soupçonner qu'en produisant dans l'organisme des phénomènes qu'il faut étudier avec soin si l'on veut être en mesure de dépister convenablement leur origine.

Dans ce groupe de perturbations mal dessinées il faut signaler la fatigue musculaire survenant sans motif appréciable, l'horreur de la marche, l'engourdissement des jambes et des bras, des crampes insolites, des convulsions inexplicables, des tremblements désordonnés, la parésie et parfois la pseudo-paralysie des extrémités, une insensibilité flagrante disséminée sur certaines sections de la surface cutanée, des abaissements imprévus ou une augmentation relative de la température du corps, des sueurs irrégulières, la sécheresse de la bouche, des démangeaisons et des troubles trophiques de la peau, du prurit vulvaire, un affaiblissement plus ou moins marqué du sens génital, des névralgies variées, localisées dans les nerfs dentaires et surtout dans les nerfs sciatiques parfois attaqués en même temps, une grande irascibilité, de l'asthénie cérébro-médullaire, des phobies passagères, de la tristesse, de la mélancolie, de l'insomnie et une série de désordres fugitifs qu'on retrouve dans la plupart des névroses.

Ce tableau symptomatique permet de soupçonner l'existence du diabète ; mais il autorise aussi à croire au développement de la maladie de Beard. Ces deux affections peuvent exister simultanément, et, dès lors il devient très difficile de savoir quelle est celle qui a commencé la scène morbide. Il faut, pour établir leur véritable chronologie, préciser leur mode de succession et découvrir les liens qui les unissent se livrer à de sérieuses et patientes recherches.

Les phénomènes dont je viens de parler, joints à d'autres manifestations pathologiques observées fréquemment chez les neuro arthritiques, font partie du cortège prémonitoire qui annonce l'arrivée du diabète ou autorisent à redouter sa présence. Ils ne sont pas tous, bien entendu, agglomérés sur le même patient qui, malheureusement, — et mon observation personnelle m'autorise à le dire, — en possède souvent un assez grand nombre. Ils forment alors un ensemble pathologique qui exige sans retard un examen sévère du liquide sanguin, des urines et de toutes nos humeurs. Cette analyse a une importance capitale. C'est elle qui révèle au médecin que son malade a de l'uricémie, de la phosphaturie, de l'oxalurie, de l'azoturie, de l'albuminurie ou tout simplement le diabète.

Cette découverte a une importance irrécusable. Mais pour que le médecin soit complètement édifié sur la nature du mal dont son client est atteint, il faut qu'il recherche avec une persévérance inlassable les causes qui l'ont provoqué. Il semble, au premier abord, qu'on puisse attribuer le trouble de secrétion qui constitue le diabète à une opération incorrecte accomplie dans les o[illegible]es où s'élaborent les matériaux qui servent aux échanges nutritit., et l'on accuse souvent le foie et le pancréas, ces deux glandes conjuguées, de produire cette aberration des actes d'assimilation et de désassimilation.

Cette conception du diabète a pour point d'appui les données scientifiques magistralement exposées dans les théories que l'évolution de cette maladie de la nutrition a inspirées à Cl. Bernard, à Rolle et à de Procet, à Bouchardat, à Mialhe, à Lecorché, à Jaccoud, à Bouchard, à Chauveau et aux nombreux médecins de l'époque actuelle qui ont voulu résoudre ce problème pathologique.

De ces multiples théories il semble résulter que la glycosurie est constituée par une altération générale de l'organisme placée sous la dépendance d'une prédisposition héréditaire ou acquise, correspondant à une viciation du sang probablement produite par un ferment et à une perturbation nerveuse pouvant, selon les circonstances, accélérer, ralentir ou simplement pervertir les fonctions de la nutrition.

Les immenses travaux du professeur Bouchard ont démontré que le diabète appartient à la grande famille des maladies arthritiques qui renferme les goutteux, les rhumatisants, les calculeux, les eczémateux, les obèses, les migraineux, les asthmatiques, etc. Ce n'est pas à une coïncidence fortuite qu'il faut attribuer chez les arthritiques l'agglomération de ces divers états morbides qui ont les uns sur les autres une influence réciproque parce qu'ils trouvent tous leur origine dans un trouble de la nutrition. Si l'aberration des échanges porte exclusivement sur l'élaboration de la matière sucrée, elle donne naissance au diabète.

On voit le rôle que j'attribue à l'influence humorale dans la production de la glycosurie ; mais je me hâte d'ajouter que le système nerveux exerce sur le développement de cette maladie une action génératrice très puissante en jetant un grand désarroi dans les mutations nutritives. Quelquefois les anomalies qu'il produit sont passagères et nous savons tous qu'une simple perturbation psychique peut provoquer très rapidement l'émission d'une urine sucrée chez des personnes qui ont une bonne santé et exagérer momentanément la proportion du sucre dans le liquide rénal des glycosuriques de vieille date.

Les neurasthéniques ont parfois dans le cours de leur névrose un diabète de hasard qui permet d'entrevoir les relations incontestables de cette maladie de la nutrition avec le syndrôme de Beard. Il n'est pas rare, en effet, de voir des malades chez lesquels les symptômes de ces deux états morbides paraissent avoir les uns sur les autres une action causale nettement accentuée.

Ce diabète neurasthénique qui peut n'être qu'une neurasthénie diabétique est assez fréquent. Il est le résultat d'un vice constitutionnel, presque toujours d'origine arthritique, d'une tare héréditaire spéciale ou d'une imprévoyance personnelle et surtout d'une perturbation nerveuse dont la neurasthénie est la plus éclatante expression.

Je dois placer à côté de ce diabète essentiel, celui qui est le symptôme d'une lésion des centres nerveux ou celui qui dépend d'une altération organique du foie et du pancréas. Ce dernier figure dans les cadres de notre nosologie grâce aux travaux des professeurs Lancereaux, Lépine et Renaut (de Lyon), et surtout de l'inspecteur général Chauveau qui a dernièrement résumé ses nouvelles recherches dont les premières datent de cinquante ans. Il dit : « L'hyperglycémie diabétique, qu'elle provienne d'une maladie organique ou du pancréas, d'une lésion des centres cérébro-médullaires ou de tout autre perturbation, reconnait toujours pour cause un excès de production glycosique et non un arrêt ou un ralentissement de la dépense du sucre dans les vaisseaux capillaires. »

Cette manière de voir n'altère pas la doctrine du professeur Bouchard pour qui le diabète sucré est une maladie générale de la nutrition caractérisée primitivement et essentiellement par une insuffisance des actes de l'assimilation, et en particulier, par un défaut de la consommation du sucre dans les éléments anatomiques. C'est en se basant sur la diminution de l'acide carbonique exhalé par les diabétiques, et, principalement sur les affinités morbides du diabète que l'éminent professeur de la Faculté de Paris a rangé cette affection dans la classe des maladies dues à un ralentissement de la nutrition. Bien que ce ralentissement ne concorde pas avec la phosphaturie et l'azoturie qui épuisent parfois les glycosuriques dont quelques-uns accusent une très grande excitation fonctionnelle, il faut reconnaître que la diminution des mouvements respiratoires, la faible quantité d'acide carbonique expiré et l'abaissement de la température normale du corps sont des phénomènes qui semblent révéler une nutrition amoindrie.

Quelle que soit la théorie adoptée et quelle que soit la figuration du diabète, on doit admettre que le foie qui est l'organe glycogène et que le pancréas qui est le co-associé de la glande hépatique peuvent être excités ou amoindris dans leur activité spéciale et se trouvent par ce fait entravés dans leur mission d'emmagasiner le sucre destiné aux besoins de l'organisme. Cette perturbation qui, sans le concours d'autres causes, est capable d'inonder les urines de sucre, dérive souvent d'une lésion ou d'un trouble fonctionnel du système nerveux. Cette même perturbation, si funeste aux actes de la nutrition est causée par les altérations spéciales que les maladies infectieuses et les intoxications infligent aux éléments du liquide sanguin et à la constitution même de nos cellules organiques.

On peut donc dire que l'action morbide du diabète se concentre dans les organes où s'accomplit la transformation du sucre. Elle se répand ensuite dans tout l'organisme en prenant pour agent de propagande le système nerveux et le système sanguin.

Je demande pardon à mes lecteurs de les avoir entraînés dans ce domaine spécial où les théories du diabète règnent en souveraines maîtresses. J'avais besoin d'y pénétrer pour bien étudier les affinités de la glycosurie et de la neurasthénie et pour demander à ces doctrines germinatrices les indications capables de guider la thérapeutique de ces deux affections.

C'est là que j'ai pu récolter tous les renseignements dont j'avais besoin pour formuler le traitement hydrothérapique qui convient à chacune d'elles. Je dois une description à cette cure spéciale dans un un fascicule qui est, en définitive, consacré à l'action de l'hydrothérapie sur les diverses formes de la neurasthénie.

Les considérations qui précèdent m'ont permis d'indiquer le rôle important que joue le système nerveux dans la production du sucre et dans son défaut d'assimilation par les tissus. Bien que je ne le rende pas responsable de tous les désastres occasionnés par cette aberration organique, je puis affirmer qu'il exerce sur la marche du diabète une influence considérable, surtout quand son pouvoir contrôleur est ébranlé par la neurasthénie. J'ai montré, d'autre part, que la maladie de Beard était quelquefois sous la dépendance de la glycosurie et pouvait être aggravée par elle. Dans ces cas qui sont toujours difficiles à analyser, l'hydrothérapie peut rendre les plus grands services. Mais pour que sa valeur curative conserve sa puissance, il faut que le choix des procédés mis en œuvre corresponde à la nature des manifestations morbides développées chez les malades. Je vais essayer d'être plus explicite.

Lorsque les diabétiques ont une grande excitabilité nerveuse et que la transformation du sucre se montre chez eux trop rapide ou trop exagérée, il faut recourir à la douche sédative. On l'administre de préférence, ainsi que je l'ai déjà dit plusieurs fois, avec un conduit mobile terminé par une grande pomme d'arrosoir très régulièrement trouée. Dans ce cas spécial la douche avec la pomme d'arrosoir est préférable à la douche en jet proprement dite qui s'épanouit avec moins de régularité et qui a parfois l'inconvénient de provoquer un grand refoulement du sang vers les régions intérieures. On donne à l'eau une température qui varie, selon la susceptibilité des malades, entre le trente-troisième et le trente-septième degré de la thermométrie centigrade; dans ces limites elle ne provoque aucune sensation troublante de chaud ou de froid. Il importe que cette douche n'ait pas une grande force de projection et soit très également et très doucement répandue sur toute la surface du corps. Sa durée est basée sur la nature des effets thérapeuthiques qu'on veut produire, courte si le patient est très affaibli, et assez longue (trois minutes environ) s'il possède une résistance suffisante. On peut toujours la prolonger davantage et même la localiser sur les côtés de la colonne vertébrale quand le malade atteint de neurasthénie diabétique est importuné par des actions réflexes morbides trop nombreuses, trop vives ou trop désordonnées.

Bien que le patient éprouve quelquefois, après l'application de ce procédé hydrothérapique, un léger refroidissement, il ne me semble pas nécessaire de ramener la chaleur à la peau par des frictions énergiques. Ce ralentissement dans l'arrivée de la réaction est souvent salutaire; et on ne doit s'en préoccuper que chez les diabétiques qui sont disposés à se refroidir trop facilement. Dans ce cas spécial, il est utile de faire précéder la douche sédative par une douche chaude générale qui est préférable pour eux aux autres agents du calorique et surtout aux procédés de sudation.

Telle est la douche sédative vraiment classique qu'on peut employer en toute sécurité contre l'excitabilté nerveuse qui accompagne souvent la neurasthénie diabétique. Quelquefois il est nécessaire de la modifier dans ses applications, de la rafraîchir ou de la réchauffer, de la prolonger ou de la raccourcir, de la rendre plus vigoureuse ou plus caressante pour l'adapter à la susceptibilité ou aux bizarreries du patient. Ces changements sont faciles quand on a à sa disposition un appareil hydro-mélangeur bien organisé. Grâce à cet instrument on peut toujours, séance tenante, trouver la température et la force de projection de la douche qui répond le mieux aux exigences de ces malades récalcitrants.

Parfois on se trouve en présence de diabétiques qui, tout en ayant l'aspect d'une santé très florissante, offrent les caractères de la neurasthénie dépressive. Pour combattre cette faiblesse fonctionnelle qui concorde toujours avec un véritable ralentissement de tous les actes de la nutrition, on devra se hâter de substituer à la douche sédative la douche froide qui, dans ce cas spécial, doit obéir à des règles d'application très précises. On aura recours à la douche mobile en arrosoir ou en jet bien préférables à la pluie verticale souvent trop excitante pour le malade et parfois indocile à la volonté du médecin. On projettera l'eau très rapidement sur tout le corps, en ne mouillant la tête qu'avec une certaine réserve et en terminant l'opération par une vigoureuse aspersion lancée sur les membres et sur les régions inférieures. Cette douche froide doit être très courte, doucement et également répartie sur la surface cutanée afin de ne pas refouler trop brusquement le sang vers les organes profonds. On peut dans beaucoup de cas, surtout au début du traitement, se contenter d'une douche de cinq à six secondes, qu'il est du reste aisé de prolonger d'avantage si le malade réagit facilement contre l'attaque du froid. C'est bien la douche qui convient aux neurasthéniques affaiblis par le diabète.

Cette application doit être complétée par des frictions et par un exercice musculaire. Il faut que les frictions soit douces pour ne pas trop irriter la peau et que l'exercice soit toujours modéré afin d'éviter à l'organisme une accumulation de déchets souvent difficiles à éliminer. Ces manœuvres sagement exécutées n'affaiblissent jamais les malades; elles les fortifient.

Si la clinique n'avait à présenter à notre observation que les neuro-diabétiques dont je viens d'indiquer la silhouette, la besogne du médecin traitant, quoique délicate à certaines heures, serait relativement facile. Malheureusement les neurasthéniques de cette catégorie n'ont pas toujours une expression symptomatique très nettement dessinée; ils sont tour à tour très excités ou foncièrement abattus et les désordres morbides dont ils sont atteints paraissent être rattachés non seulement au diabète, mais aussi à la goutte, au rhumathisme abarticulaire, à la gravelle, à la lithiase biliaire, à la migraine, à l'obésité, à quelques affections de la peau ou des nerfs. Ces malades si diversement touchés offrent un tableau pathologique où se dessinent les phénomènes morbides les plus variés et les plus discordants. Cette sorte d'association clandestine si bien dévoilée par le professeur Bouchard est souvent observée dans les établissements hydrothérapiques. Elle peut être dispersée par ce que j'appelle la douche à température variable, mixte ou combinée. C'est, en effet, ce procédé qui convient le mieux à cette cohorte d'œgrotants chez lesquels les désordres neurasthéniques sont toujours associés à des aberrations, aussi bizarres que changeantes, de tous les actes de la nutrition; c'est une douche qu'on administre avec l'appareil hydro-mélangeur et dont la température et la force de percussion doivent pouvoir varier instantanément au gré de l'opérateur. Fidèle à ces données thérapeutiques, je commence toujours le traitement par une douche agréablement chaude que je modifie, séance tenante, afin de trouver même dans cette première séance l'application hydrothérapique qui s'adapte le mieux à la susceptibilité des malades ou à leur exigence et surtout à l'allure des symptômes prédominants.

Aux malades qui ont besoin d'être à la fois calmés et tonifiés j'administre une douche tempérée plus ou moins longue immédiatement suivie d'une douche rafraîchie ou même froide qui doit être toujours de très courte durée.

A quelques neuro-diabétiques je donne parfois dès le début de la cure une douche froide. Certains d'entr'eux la supportent merveilleusement, d'autres ne possèdent pas la même tolérance. Pour éviter à ces derniers un ébranlement nerveux qui peut devenir nuisible et même augmenter la quantité de sucre dans les urines, je leur donne une douche chaude assez courte. Plus tard je rafraîchis progressivement cette douche qui, ainsi modifiée, acquiert le privilège d'apaiser les accidents neurasthéniques, d'entraver la marche du diabète et de régulariser les actes de la nutrition.

Quelques neurasthéniques éprouvés par le diabète sont sujets à des sensations de refroidissement qui disparaissent facilement sous l'influence de douches chaudes générales. D'autres sont, au contraire, incommodés par une sensation de chaleur qui se répand dans presque toute l'étendue de la peau et qui est souvent suivie d'une transpiration assez abondante. On parvient à les apaiser en les arrosant avec une douche plus ou moins rafraîchie qu'ils reçoivent avec grand plaisir.

Dans le cas où ces neuro-diabétiques se trouvent importunés par des douleurs localisées dans les faisceaux musculaires ou dans les plexus nerveux, c'est à la douche chaude et à la douche écossaise à changement brusque ou progressif qu'il faut avoir recours.

Si ces malades ont des démangeaisons cutanées, des prurits, des dermites, ou des poussées de lichen, d'urticaire ou d'eczéma, s'ils présentent en un mot des signes de dermato-névrose, il faut sans hésiter employer la douche sédative en observant, bien entendu, les préceptes techniques qui règlent son application.

Telles sont les principales douches qu'on peut appliquer aux malades chez lesquels on constate l'association des principaux symptômes du diabète et de la neurasthénie. On peut aisément les combiner aux médications et au régime qu'exigent ces deux maladies et contribuer par cette alliance à constituer un traitement toujours salutaire.

Influence des dystrophies sur la neurasthénie. Manifestations neurasthéniques associées à la chlorose et au chloro-brightisme. — Personne n'ignore que les dystrophies, en altérant les éléments histologiques de nos tissus et de nos humeurs ou en compromettant leur énergie fonctionnelle, impriment au système nerveux des dispositions fâcheuses qui facilitent l'explosion de la neurasthénie. Cette influence est surtout appréciable dans la chlorose et même dans cet état morbide spécial que le professeur Dieulafoy a fort bien décrit sous le nom de chloro-brightisme.

La chlorose est une maladie de la puberté que l'on considère comme l'apanage exclusif du sexe féminin. La peau des personnes atteintes de cette affection a l'aspect de la cire vierge reflétant presque toujours une teinte verdâtre assez prononcée. Cependant, il existe quelques jeunes filles qui présentent les signes de ce qu'on appelle la chlorose rouge ; elles ont des joues empourprées, mais leurs lèvres restent complètement décolorées. Presque toutes les chlorotiques ont des palpitations, des souffles cardiaques très accusés et de la dyspnée. Elles ont aussi de l'inappétence, de l'atonie stomacale, de la dyspepsie, de la constipation ; et il n'est pas rare qu'à ces troubles digestifs viennent se joindre une congestion ou une insuffisance du foie, de la rate et des reins.

Ces malades présentent assez fréquemment des perturbations génitales très variées qui peuvent se traduire, selon les circonstances, par de l'aménorrhée, de la dysménorrhée et de la ménorrhagie.

Dans la chlorose la composition du liquide sanguin est manifestement altérée, mais les recherches hématologiques sont incertaines dans leurs résultats; elles ne permettent d'affirmer que l'absence ou plutôt la diminution de l'hémoglobine.

En revanche on peut déclarer, sans crainte d'être contredit, que les chlorotiques sont à peu près toutes des névropathes. Les unes appartiennent au clan des hystériques; les autres à celui des neurasthéniques. Je ne dois ici m'occuper que de ces dernières. Je pourrais en inventorier un très grand nombre, mais j'ai préféré limiter mon choix et choisir notamment parmi mes observations celle qui m'a semblé la plus intéressante et la plus digne d'être publiée.

Type CXIX. — Neurasthénie et chlorose.

C'est celui d'une jeune fille qui, après avoir été démesurément surprise par une violente émotion, ressentit tout à coup des douleurs céphaliques et lombaires insupportables et fut presque terrassée par une lassitude invincible. Cette secousse inattendue obnubila ses facultés intellectuelles et rendit sa mémoire complètement rebelle. Son esprit fut promptement importuné par des idées mélancoliques et hypocondriaques; son caractère, ordinairement doux et facile, devint assez rapidement irascible. L'appareil digestif perdit son activité fonctionnelle, son cœur fut troublé par des palpitations épouvantables et son pouls eut des battements accélérés semblables à ceux qui accompagnent la tachycardie.

Elle perdit le sommeil, vit ses forces diminuer progressivement et tomba finalement dans une prostration digne de pitié.

Le médecin envoya sa malade à la campagne et la soumit à un traitement à la fois sédatif et reconstituant qui produisit un sérieux rétablissement. Quelque temps après sa rentrée à Paris, elle reprit ses habitudes mondaines et put même en toute sécurité contracter un mariage selon son cœur.

Elle eut plusieurs enfants dont la venue ne provoqua aucun accident et son existence fut très heureuse. Mais hélas! son bonheur fut bientôt interrompu; son fils aîné tomba très gravement malade. Elle le soigna avec le plus grand dévouement; malheureusement, sa sollicitude maternelle, soumise à de cruelles épreuves, épuisa ses forces et provoqua l'explosion d'un état chlorotique très caractérisé après lequel survinrent les accidents neurasthéniques qui l'avaient autrefois si fortement éprouvée.

C'est à ce moment que je vis cette malade pour la première fois et que j'appris son histoire pathologique. Elle suivit pendant plus de trois mois et avec une régularité exemplaire le traitement hydrothérapique qui lui fut ordonné. Les douches sédatives employées tout d'abord furent bientôt remplacées par des douches progressivement refroidies et plus tard par des douches franchement reconstituantes. Cette série d'applications eut un très heureux résultat.

Cette observation renferme des enseignements cliniques très intéressants. Elle confirme la valeur curative de l'hydrothérapie dans la chlorose et dans la neurasthénie, et, démontre surtout qu'il existe entre ces deux états morbides des relations incontestables qu'il faut bien connaître si l'on veut donner à la thérapeutique une direction rationnelle.

Que voit-on, en effet, en examinant avec soin l'évolution des nombreux phénomènes pathologiques développés chez la malade dont il est ici question ? On constate d'abord l'apparition d'une véritable neurasthénie provoquée par une émotion s'abattant brutalement sur un organisme compromis par de fâcheuses influences héréditaires. Cette névrose, accompagnée de ses traits fondamentaux, suit tout d'abord un cours régulier ; mais elle ne tarde pas à perdre son indépendance qui, à un moment donné est manifestement troublée par l'invasion progressive des véritables symptômes de la chlorose. Dans ce cas spécial, il est indéniable que la chlorose a succédé à la neurasthénie et s'est alliée avec elle. La névrose a-t-elle ici joué le rôle de cause et peut-on l'accuser d'avoir déterminé l'explosion de la maladie dystrophique ? On peut certainement l'admettre ; et, bien qu'il me semble difficile de fournir les preuves matérielles de cette genèse spéciale, il est légitimement permis de croire que la neurasthénie n'a pas été étrangère à l'avènement de la chlorose.

D'autre part, on voit la même malade atteinte, après plusieurs années d'accalmie, d'une chlorose évoluant isolément et remplacée plus tard par un véritable accès de neurasthénie. Faut-il voir dans cette succession chronologique une simple coïncidence ou bien supposer qu'il existe entre ces deux maladies une affinité obéissant à une cause univoque capable de se manifester par des symptômes presque analogues? Cette dernière hypothèse est probable. C'est, je crois, celle que visait Trousseau, lorsque, dans une de ses mémorables leçons faites à une époque où la neurasthénie n'avait pas encore pris sa place dans le cadre nosologique, il nous disait : « Bien que la chlorose ait pour caractère essentiel une altération du sang et un appauvrissement des principaux organes, je crois qu'on peut considérer cette maladie comme une affection d'origine nerveuse. » .

Les nombreux cas de chlorose que j'ai pu observer viennent à l'appui de cette affirmation magistrale. Il me paraît inutile d'en faire ici l'énumération qui, je le crois, n'agrandirait pas la portée de l'aphorisme du célèbre professeur de l'Hôtel-Dieu de Paris.

TYPE CXX. — Neurasthénie. — Chloro-brightisme.

Je veux citer dans ce type l'exemple d'une malade atteinte de cet état morbide que le professeur Dieulafoy a le premier signalé à l'attention des médecins et auquel il a donné le nom de chloro-brightisme. Cette jeune femme présentait les signes de la chlorose; elle avait en même temps des accidents neurasthéniques manifestement associés à des symptômes que le professeur Dieulafoy attribue avec raison au chloro-brightisme. Elle était éprouvée à chaque instant par des accès de dyspnée, souvent compliqués d'une défaillance cardiaque qui frisait parfois l'évanouissement. Elle avait pendant la nuit de fréquentes envies d'uriner, ne pouvait jamais se réchauffer les genoux et les pieds et présentait de temps en temps les phénomènes du doigt mort. On voyait sur ses paupières et sur ses malléoles des gonflements œdémateux très nettement appréciables. Les urines très scrupuleusement analysées au lieu de révéler une diminution dans le coefficient des phosphates et de l'urée telle qu'on la constate presque toujours chez les chlorotiques atteintes de la maladie de Beard, dévoilèrent l'existence d'une petite dose d'albumine.

Cette jeune malade présentait évidemment la symptomatologie du chloro-brightisme. Mais en même temps elle avait des accidents neurasthéniques qui avaient précédé, accompagné et suivi l'évolution de cette maladie. Cette association de phénomènes autorise-t-elle à supposer que la neurasthénie est sous la dépendance du chloro-brightisme et réciproquement que le chloro-brightisme peut subir celle de la neurasthénie? Les faits ne sont pas assez probants pour formuler sur ce point une opinion catégorique; mais ils me paraissent assez démonstratifs pour constater qu'il y a entre ces deux états morbides des accointances et même des affinités qui peuvent éclairer la thérapeutique de ces deux affections.

Pour venir à l'appui de cette thèse je n'ai qu'à compléter l'observation de la malade qui figure dans ce type et à mentionner notamment le traitement qui lui fut ordonné.

On lui conseilla, en effet, le régime lacté dont l'usage longtemps prolongé modifia profondément ses fonctions nutritives et on lui prescrivit en même temps l'hydrothérapie qui, sous la forme d'une douche générale agréablement chaude et assez courte, l'aida à retrouver son activité vitale et à developper l'énergie de son système nerveux. Cette douche qui est celle, du reste, qu'on utilise avec succès chez les malades atteints d'albuminurie produit par sa température bien choisie une action apaisante sur les nerfs et par sa brièveté une douce stimulation de l'organisme tout entier.

CHAPITRE XIII

RELATIONS DE LA NEURASTHÉNIE AVEC QUELQUES MALADIES ORGANIQUES OU FONCTIONNELLES DU SYSTÈME CÉRÉBRO-SPINAL ET AVEC CERTAINES PSYCHOSES.

Je vais maintenant essayer de mettre en relief les traits d'union qui existent entre la neurasthénie et les principales maladies organiques ou fonctionnelles du grand système cérébro-spinal. Les affections du cerveau, celles de la moëlle épinière et la plupart des psychoses dont je veux m'occuper se développent souvent sous l'influence d'une infection ou d'une intoxication. Elles débutent presque toujours par une altération du liquide sanguin, un trouble de nutrition ou un ébranlement plus ou moins accentué du système nerveux. Elles exercent une répercussion incontestable sur les centres nerveux et sur les nerfs qui en dépendent. On peut donc logiquement les croire capables de préparer l'éclosion de la maladie de Beard et même de procurer un accès facile aux trois principales formes par lesquelles cette névrose se révèle à notre observation. Quand, en effet, l'intervention de ces divers désordres morbides est limitée dans sa nocivité, la neurasthénie conserve quelquefois son allure essentielle; dans les cas plus graves, elle ne joue plus qu'un rôle de symptôme ou de prodrome. Lorsque les congestions irritatives viscérales figurent dans la symptomatologie de ces affections, il n'est pas rare de voir apparaître la neurasthénie d'origine périphérique ou réflexe.

J'ai longuement étudié l'évolution de la neurasthénie chez les syphilitiques, chez les neuro-arthritiques et chez les malades influencés par la plupart des toxi-infections. J'ai dit aussi que la neurasthénie faisait quelquefois son apparition dans la période prodomique de cet état morbide qu'on attribue à l'invasion de la goutte et du rhumatisme à travers les tissus de l'encéphale.

J'ai également indiqué les relations de la neurasthénie avec un grand nombre de perturbations mentales qui escortent certaines affections génitales.

J'ai même particulièrement insisté sur les rapports de la maladie de Beard avec l'artério-sclérose, depuis le moment où la maladie vasculaire pénètre dans le cerveau jusqu'au jour où, brisant les digues qu'on oppose à sa marche envahissante, elle parvient à provoquer cette désorganisation cérébrale à laquelle on a laissé longtemps le nom d'encéphalite ou de ramolissement du cerveau.

Il me semble inutile de soulever de nouveau toutes ces questions intéressantes qui ont été déjà longuement traitées. Je ne leur dois qu'un simple rappel, voulant consacrer ce chapitre à l'étude des liens qui rapprochent la neurasthénie de certaines formes du tabès, de la paralysie générale progressive et de quelques psychoses. J'ai eu plusieurs fois l'occasion de signaler ces alliances, mais je tiens à leur accorder ici une mention toute spéciale en leur donnant pour point d'appui une série de faits attentivement observés.

La neurasthénie et le tabès. — Avant de se manifester par l'apparition des signes de Romberg ou d'Argyll, par l'abolition des réflexes, par les douleurs fulgurantes et par l'incoordination motrice qui lui est propre, la maladie de Duchenne peut commencer son évolution par des troubles sensitifs et moteurs, au milieu desquels on rencontre quelquefois les phénomènes caractéristiques de la neurasthénie. Ces phénomènes occupent pendant un certain temps une place prépondérante qui permet à la rigueur de supposer qu'on se trouve en présence d'un malade atteint d'une simple névrose. Mais cette manifestation, purement névropathique en apparence et rebelle à toute médication nervine, se désagrège peu à peu et cède la place à des accidents que le médecin est autorisé à attribuer à une maladie toxi-infectieuse qui presque toujours est de nature syphilitique. L'intervention immédiate d'un traitement spécifique améliore parfois la situation du malade ; mais elle n'a pas souvent le privilège d'arrêter l'apparition de certains symptômes qui sortent du cadre neurasthénique et dont l'apparition donne au médecin le droit de craindre l'évolution plus ou moins prochaine de la maladie de Duchenne. Chez certains individus le syndrome de Beard apparait sans présenter aucune complication ; mais il s'efface peu à peu et se trouve progressivement remplacé par une manifestation symptomatique dont l'allure spéciale est assez alarmante. Quelques-uns de ces malades éprouvent des perturbations qui semblent siéger dans le domaine du nerf pneumo-gastrique et qui se traduisent par des vertiges, des étouffements, des spasmes laryngés, des suffocations, des quintes de toux, des douleurs stomacales intolérables compliquées de nombreux troubles fonctionnels obstinément fixés dans le tube digestif.

D'autres sont sujets à des perversions de la sensibilité générale ou de nos sens spéciaux dont la cœnesthésie nous révèle l'existence. Ils ont presque toujours des défaillances motrices qui ne ressemblent pas à cette lassitude matutinale dont la maladie de Beard est ordinairement escortée.

On constate aussi chez certains malades des troubles localisés dans l'appareil génito-urinaire et notamment de la spermatorrhée, une miction difficile, des symptômes d'anesthésie accusant parfois l'abolition des désirs vénériens et des signes manifestes de frigidité ou d'impuissance. Ces phénomènes appartiennent à la neurasthénie sexuelle mais je dois ajouter que dans quelques circonstances ils peuvent constituer le prélude de l'ataxie locomotrice.

Pour élucider ces questions embarrassantes et donner au diagnostic une base sérieuse, le médecin doit sans relâche se livrer à des investigations très étendues. Elles lui seront particulièrement utiles pour instituer un traitement rationnel qui le plus souvent se compose d'une médication anti-syphilitique et d'une intervention raisonnée des agents physiques au milieu desquels figurent avec honneur les applications méthodiques de l'hydrothérapie.

TYPE CXXI. — Neurasthénie et Tabès.

Voici un fait qui va me permettre de justifier les considérations dans lesquelles je viens d'entrer.

Le malade sur lequel j'appelle l'attention du lecteur est d'un certain âge ; il a eu dans le cours de son existence plusieurs accès de neurasthénie qu'il attribuait volontiers à de violentes émotions et à un surmenage exagéré. Dans tous ces accès le patient, — qui était un médecin — avait remarqué que sa neurasthénie présentait tous les signes attribués à la neurasthénie essentielle cérébro-médullaire. Le traitement hydrothérapique dont il était un zélé partisan le débarrassait assez rapidement de tous ses malaises nerveux. Toutefois sa dernière crise fut plus longue que les autres et localisa ses effets dans les voies génito-urinaires. Il éprouva autour du bassin des spasmes musculaires insupportables et constata dans la région périnéale et sous les fesses une insensibilité manifeste qui se montrait aussi de temps en temps à la plante des pieds. Pendant la nuit il avait des érections interminables parfois assez douloureuses n'éveillant en lui aucun désir vénérien. Elles étaient remplacées durant toute la journée par des flaccidités péniennes qui le désolaient profondément. Un examen microscopique de ses urines lui apprit qu'elles contenaient un grand nombre de spermatozoaires complètement déformés. Il alla consulter le Dr Brown-Séquard avec lequel il avait des relations assez suivies. Après avoir étudié longuement ce cas qui lui parut d'abord compliqué, le célèbre professeur n'hésita pas à déclarer que notre confrère était atteint d'une ataxie locomotrice au début de son évolution. Il conseilla de continuer l'hydrothérapie, de prendre tous les jours des pilules de nitrate d'argent et une forte dose d'iodure de potassium. Il proposa même un traitement mercuriel que le malade repoussa énergiquement en affirmant qu'il n'avait à signaler dans ses antécédents qu'une simple blennorrhagie éphémère qui fut guérie en quelques jours. Quelques semaines après, la neurasthénie disparut et les troubles de la région génitale furent très sensiblement améliorés. Mais, ils ne tardèrent pas à être remplacés par des vertiges, de la dyspnée, des quintes de toux et des douleurs stomacales qui rendaient l'alimentation impossible. Ces accidents n'eurent heureusement qu'une courte durée; mais hélas! on vit bientôt apparaître les signes non équivoques de l'ataxie locomotrice. Les membres inférieurs devinrent le siège d'une incoordination motrice caractéristique; on constata successivement l'incertitude de la marche dans l'obscurité ou sur un parquet sans tapis, le signe de Romberg, celui d'Argyll-Robertson, l'absence des réflexes tendineux, des mouvements incohérents répandus dans les paupières et dans les globes oculaires, l'apparition de douleurs fulgurantes localisées dans la partie antérieure des cuisses, et d'autres troubles nerveux à peu près insignifiants. Toutes ces manifestations constituent, comme on le sait, le véritable faisceau symptomatique du tabès.

Notre malheureux confrère assista à l'évolution de son mal avec une impassibité et un courage dignes des plus grands éloges. Il suivit la cure prescrite très régulièrement sans montrer aucune défaillance. Il fut récompensé de sa tenacité. Deux ans après ce traitement persévérant il eut la satisfaction de voir s'atténuer les uns après les autres tous les accidents qui avaient infligé à son organisme une dure et cruelle épreuve.

Je n'ai pas besoin d'expliquer la généalogie de ce fait assurément bien significatif dans lequel on voit la neurasthénie servir de prodrome à ce tabès, laisser survivre ses symptômes à côté de ceux qui ont fait une apparition passagère et probablement prémonitoire dans les voies génitales et dans le domaine du nerf pneumo-gastrique, et s'évanouir ensuite pour laisser la place libre à l'évolution des symptômes caractérisques du tabès.

Je regrette de n'avoir pas pu savoir si le tabétique dont je viens de conter l'histoire était un syphilitique. Cette ignorance me condamne à réserver mon opinion sur la nature de cette maladie. Quoique privé de tous les éléments qui pourraient éclairer sa véritable pathogénie, je suis obligé de dire que dans ce cas particulier le tabès a eu besoin de deux préludes pour préparer son apparition et je ne puis m'empêcher de reconnaître qu'il a été heureusement combattu par une médication dont le mercure avait été intentionnellement proscrit.

TYPE CXXII. — Neurasthénie et Tabès. — Syphilis.

Il s'agit ici d'un malade qui, dans sa jeunesse, a éprouvé des perturbations morales et physiques que son médecin attribua aux nombreuses défaillances de sa constitution débile, aux funestes influences d'un onanisme précoce, aux déraillements de son imagination maladive et aux sursauts instinctifs d'une sensibilité déréglée. Il essaya de modifier les allures de son tempérament mal équilibré en conseillant un régime réconfortant, une cure hydrothérapique et des exercices corporels méthodiquement réglés. Il engagea son malade à rompre ses habitudes de solitaire et à rechercher de douces et agréables distractions. Ce patient obéit à toutes ces prescriptions; mais un jour, probablement pour dompter sa timidité native, il s'égara dans une maison mal famée et il eut la malchance d'y contracter la vérole. Un traitement anti-syphilitique aussitôt institué produisit un très heureux résultat. Néanmoins ce malade, inopinément surpris par une violente émotion, ressentit un grand ébranlement nerveux qui détermina l'explosion d'une neurasthénie essentielle. Cette névrose se localisa assez promptement dans les voies génito-urinaires et détermina des accidents inquiétants parmi lesquels le médecin put constater l'apparition de douleurs périnéales assez vives, des plaques d'anesthésie fixées irrégulièrement autour du bassin, de fréquentes pertes séminales involontaires et les manifestations non équivoques d'une réelle frigidité. Il remarqua en même temps que le malade avait perdu la netteté de sa vision et que l'action musculaire de ses membres inférieurs était sensiblement amoindrie.

Le professeur A. Fournier appelé en consultation déclara, après avoir examiné le malade et écouté le récit de son histoire pathologique, qu'on se trouvait en présence d'une ataxie locomotrice au début de son évolution engendrée par la syphilis. L'exactitude de ce diagnostic fut nettement confirmée ; on put voir, en effet, en quelques semaines, se développer successivement tous les symptômes du tabès.

Le malade continua sa cure hydrothérapique avec une grande constance et fut soumis, bien entendu, à un traitement mercuriel sévère et de longue durée. Il fallut plus d'une année pour améliorer son état pathologique et lui permettre de reprendre sans inconvénient ses occupations professionnelles.

Je n'ai pas besoin d'avoir recours à de longs commentaires pour dégager les enseignements que renferme cette observation. Elle nous montre dans toute sa simplicité l'histoire d'un névropathe très déséquilibré chez lequel la neurasthénie a servi de prologue à un tabès incontestablement engendré par la syphilis.

En parcourant les travaux publiés par les professeurs Vulpian, Charcot, Fournier, Grasset, Raymond, Brissaud, Déjerine, G. Ballet, etc., on trouve des faits démontrant que la neurasthénie peut souvent précéder l'explosion de l'ataxie locomotrice et même figurer dans la séméiologie de cette maladie que l'on attribue aujourd'hui à une toxi-infection.

TYPE CXXIII. — Neurasthénie et Tabès.

Je veux consacrer quelques lignes à l'exposition d'un fait que j'ai observé en 1864 à l'établissement hydrothérapique de Bellevue où je venais de remplacer Fleury. C'est celui d'un homme qui, à cette époque déjà lointaine, était dans la force de l'âge ; il possédait la réputation d'un coureur d'aventures et se vantait volontiers d'avoir pour le coït debout une passion irrésistible. Il fut arrêté dans ce qu'il appelait ses exploits par l'apparition de troubles nerveux qu'on aurait aujourd'hui considérés comme des accidents neurasthéniques. Quelque temps après il fut atteint d'ataxie locomotrice. Il constata avec tristesse l'incoordination de ses mouvements musculaires qui donnait à sa démarche une allure chancelante dont il était presque honteux et ressentit en même temps des douleurs fulgurantes qui parfois lui arrachaient des cris déchirants. Mais, — et ce fut une grande humiliation pour lui — il s'aperçut que ses désirs vénériens n'existaient plus et que sa virilité génitale était presque éteinte. Il prit la détermination de s'installer dans l'établissement de Bellevue afin de rompre subitement avec les exigences de ses relations mondaines et pour y suivre la cure hydrothérapique qu'on venait de lui conseiller. Il subit pendant environ deux ans cet internement volontaire qui fut très salutaire à sa santé et après lequel il eut la joie de constater que ses facultés vitales avaient à peu près retrouvé l'intégrité de leur fonctionnement.

Je restai fort longtemps sans avoir des nouvelles de ce malade et j'ignorais ce qu'il était devenu lorsqu'un un jour je le rencontrai sur le boulevard. C'était en 1900, c'est à dire, trente-six ans après sa sortie de l'établissement de Bellevue. Je m'approchai de lui, et il m'apprit que depuis l'époque où je lui administrais deux fois par jour les douches dont il avait besoin, il était à peu près complètement débarrassé de tous ses désordres nerveux. Il marchait bien, allait assez souvent à la chasse sans éprouver la moindre fatigue et m'avoua très sincèrement que son existence, quoique plus assagie qu'autrefois, lui paraissait fort agréable.

Je n'ai pas besoin de commenter cette observation qui, malgré les lacunes qu'elle présente, offre des traits capables d'intéresser la curiosité du lecteur.

— Je ne crois pas nécessaire de mentionner ici les quelques troubles neurasthéniques que l'on voit apparaître chez les malades atteints de certaines affections organiques du cerveau, de la moëlle épinière et des nerfs et notamment de celles qui provoquent une altération des éléments histologiques ou qui projettent des produits hétéromorphes à travers la trame de nos tissus. Dans tous ces cas lés manifestations de la neurasthénie ont une durée éphémère, apparaissent presque furtivement dans la période prémonitoire de ces états morbides et n'offrent à l'examen de l'observateur qu'une vision fugitive sans valeur clinique et sans portée. Je ne fais d'exception que pour les névrites et les polynévrites qui sont quelquefois précédées et même accompagnées d'accès de neurasthénie. —

Relations de la neurasthénie avec certaines psychoses. Paralysie générale. Mélancolie. Hypocondrie. Troubles psychiques qui peuvent être attribués à la dégénérescence ou à la psychasthénie autonome. — Tous les aliénistes reconnaissent que les psychoses ont des relations incontestables avec quelques névroses et notamment avec la neurasthénie. On trouve dans les travaux récents des Drs Fournier, Raymond, Joffroy, Brissaud. G. Ballet, Babinski, etc., des considérations importantes qui précisent avec une grande clarté les attributions qu'il faut accorder à ces alliances pathologiques. Elles nous apprennent notamment que la maladie de Beard figure assez souvent dans le prologue de la paralysie générale progressive. Elles nous indiquent aussi que les symptômes de cette névrose se confondent souvent avec ceux de la psychasthénie et sont quelquefois associés à certaines formes de la mélancolie, de l'hyponcondrie. Elles nous montrent même qu'ils peuvent se dissimuler, quoique très rarement, au milieu des perturbations vésaniques qui ont une grande analogie avec la confusion mentale ou la démence précoce, la mythomanie et les troubles psychiques qui se manifestent chez certains dégénérés.

Je vais commencer tout d'abord par étudier les relations que la neurasthénie semble avoir avec la paralysie générale ou la pseudo-paralysie générale. Pour étayer convenablement cet examen je m'empresse de lui donner pour point d'appui le récit de quelques faits empruntés à mon recueil d'observation.

La neurasthénie et la paralysie générale progressive. — Les accidents nerveux qui surviennent avant l'apparition de cette grave affection et même au moment où elle commence à signaler sa présence doivent être analysés avec soin. Quelquefois ils constituent un ensemble confus dans lequel on distingue des manifestations qui paraissent appartenir à la mélancolie, à l'hypocondrie ou à un état mental le plus souvent mal déterminé. Mais dans d'autres circonstances ils semblent n'être que l'expression pure et simple de la maladie de Beard. Cette névrose peut, il est vrai. conserver pendant un certain temps ses caractères essentiels, mais le plus souvent elle disparait chassée en quelque sorte par l'entrée en scène des perturbations spéciales que l'on considère avec raison comme les signes précurseurs de la paralysie générale ou de la pseudo-paralysie générale.

La pseudo-paralysie générale est un nom nouveau servant aujourd'hui d'étiquette à cette forme de la paralysie générale qui reste longtemps stationnaire et qui peut même être, provisoirement du moins, améliorée d'une façon très saisissante. Il est très difficile d'en tracer les véritables limites. Considérée par quelques médecins comme le résultat d'une artério-sclérose cérébrale, elle est pour un très grand nombre de confrères à la tête desquels il convient de placer le professeur Fournier, une manifestation non équivoque de la syphilis. S'il en est ainsi, il n'est pas illogique de croire que la neurasthénie sur le développement de laquelle les maladies toxi-infectieuses ont une influence dont j'ai indiqué précédemment les diverses modalités, puisse se manifester au moment même où le virus vénérien commence son invasion dans les tissus encéphaliques.

La pseudo-paralysie générale, quelle que soit l'origine qu'on lui attribue, se traduit par des signes spéciaux qui révèlent un grand épuisement des forces de l'organisme et une détresse très accentuée des facultés intellectuelles et morales. Elle ressemble tellement à la vraie paralysie générale qu'il est parfois impossible de distinguer les différences qui existent entre ces deux états morbides. Dans tous les cas on est disposé à admettre qu'ils ont l'un et l'autre des alliances avec la neurasthénie qui, selon les dates de son apparition, figurent dans les prodromes de ces maladies ou se montrent sous une forme épisodique momentanément associée aux symptômes initiaux qui annoncent l'invasion de la psychose.

J'ai eu l'heureuse fortune d'être l'interne du professeur Delaye à l'époque où il dirigeait, en collaboration avec le Dr Marchand, le père de notre regretté confrère Gérard Marchand, le service des aliénés à l'hospice de la Grave à Toulouse. C'est à ce remarquable professeur que l'on doit la découverte des symptômes caractéristiques de cette psychose. C'est lui qui m'a appris à les connaître.

Il était en 1822 l'interne du grand Pinel et se trouvait, à ce titre, chargé de surveiller un grand nombre de malades internés dans son hôpital.

Vivant pour ainsi dire au milieu d'eux, il étudia avec soin les manifestations extérieures de leur déchéance et finit par découvrir que certains aliénés avaient un embarras de parole coïncidant avec un tremblement de la langue et des lèvres qui rendait l'articulation des mots difficile et parfois même impossible. Il remarqua en même temps que ces infortunés avaient une démarche incertaine, s'affaiblissaient de jour en jour et aboutissaient, après avoir eu quelquefois des accès convulsifs, à une paralysie qui finissait par anéantir progressivement la force motrice de leur organisme. Il constata que cette paralysie atteignait également leurs facultés intellectuelles et morales. en laissant deviner que leur esprit manifestement égaré était sous l'influence de conceptions délirantes au milieu desquelles on pouvait dépister des pensées hypocondriaques traversées par les idées d'une folle grandeur ou d'une trop généreuse toute puissance. Il avait observé que cette maladie qu'il désigna sous le nom de paralysie générale progressive dégradait impitoyablement toutes ses victimes et finissait toujours par la mort.

Il admettait volontiers que cette impitoyable affection était fort souvent précédée par de nombreux désordres nerveux qu'il croyait être la conséquence d'une hérédité névropathique malheureuse, d'une blâmable intempérance ou d'un extravagant surmenage. Il ajoutait aussi que ces infortunés, avant de présenter les symptômes caractéristiques de cette affection, avaient maintes fois prouvé une grande défaillance de mémoire et un manque absolu de sens moral. A cette époque trop lointaine on ne connaissait pas encore le rôle qu'on attribue aujourd'hui à la syphilis dans la genèse de cette maladie.

Le professeur Delaye qui avait suivi avec attention les conférences de Gall dont il admirait les travaux, voulut savoir si, en déployant avec soin les circonvolutions cérébrales, il ne trouverait pas dans un de leurs replis la source du mal qu'il venait de découvrir. Les autopsies qu'il pratiqua chez les aliénés qui avaient succombé à cette maladie lui apprirent que le cerveau et leurs enveloppes étaient injectés de sang. Cette constatation faite concurremment avec ses compagnons d'étude et particulièrement avec Cruveilhier ne lui parut pas suffisante et il lui répugnait de les considérer comme les véritables causes de la maladie qu'il avait si patiemment étudiée.

Plus tard ses condisciples à peu près tous élèves de Pinel, Bayle, Georget, Esquirol, Trélat, Calmeil, Parchappe et plus tard Baillarger publièrent des travaux sur cette affection qui fut dès lors anatomiquement nosographiée et à laquelle on donna le nom de méningo-encéphalite, chronique, interstitielle et diffuse.

Après avoir lu les admirables leçons que Baillarger publia, en 1852 je crois, sur la paralysie générale, on ne peut nier les liens qui unissent cette affection avec la méningo-encéphalite diffuse. Et Lasègue lui-même, guidé par son impeccable eclectisme, écrivit un mémoire sur la paralysie générale dans lequel il chercha à établir que les troubles de l'âme sont souvent associés à des désordres somatiques et que, dans bien des cas, le seul moyen d'action est encore la médecine corporelle. Plus tard, ayant étudié les remarquables ouvrages de Heinroth, il n'hésita pas à déclarer, dans un langage où brillent tour à tour la fécondité de son esprit, l'ampleur de son intelligence et l'originalité de ses idées, que le médecin chargé de réparer la déchéance imprimée à l'homme par la folie ne doit pas se contenter d'être un simple anatomiste ; il faut qu'il résume en lui le rôle du prêtre, du philosophe et de l'éducateur. Et il ajoutait avec une éloquence pénétrante : « Quand on met d'un côté l'esprit qui cherche les molécules pathologiques et, de l'autre, l'esprit qui croît avoir le droit de commander à la force première, on sait ce que valent de pareils enseignements... Ce n'est pas à dire qu'il faille se cloitrer dans ces vastes conceptions et délaisser les moyens d'investigations qui sont entre nos mains. L'observation siège aujourd'hui à l'entrée de toute science ; mais elle peut devenir inutile si elle n'est pas couronnée par des réflexions perspicaces et profondes. » Ce qui veut dire, en employant des termes plus vulgaires, que la biologie est une science indivisible et que le médecin ne peut étudier l'ébranlement des fonctions humaines sans tenir compte du terrain où il a puisé son origine.

Combien il est regrettable que la mort nous ait si promptement enlevé ce grand neurologiste. Nous aurions eu peut-être le vif plaisir de l'entendre dans cette mémorable discussion provoquée par le professeur Fournier à l'Académie de Médecine sur le rôle de la syphilis dans la paralysie générale. S'il avait pris la parole il aurait certainement essayé de démontrer, en tenant compte bien entendu des faits nouvellement affirmés, que la paralysie générale, tout en représentant un type parfaitement défini, était entourée d'affections cérébrales qui, en conservant avec elle des points de contact ou de ressemblance assez nombreux, avaient parfois une évolution différente.

C'est en m'inspirant de ces idées qu'il m'a été possible d'entrevoir les relations de la neurasthénie avec la paralysie générale. J'espère que les faits suivants pourront contribuer à expliquer la nature de ces relations.

TYPE CXXIV. — Neurasthénie et Paralysie générale.

Le malade dont je veux dans ce type esquisser la silhouette est né dans le midi de la France. Il appartient à une famille mal famée au point de vue des facultés cérébrales. Exubérant comme beaucoup de ses compatriotes, il aimait donner à l'expression de ses pensées, même les plus vulgaires, une allure presque toujours fort exagérée. Tous ses actes portaient une empreinte de bizarrerie qui révélait un inexplicable accouplement d'excitation et de faiblesse. Violemment préoccupé de conquérir une position sociale enviable, il fit de grands efforts pour l'obtenir. Malheureusement il ne put réaliser son rêve ; et l'insuccès de ses louables tentatives lui causa un grand chagrin. Fortement éprouvé par des déceptions inattendues, il eut quelques accès d'agitation auxquelles succédèrent les manifestations d'une grande détresse. Ses facultés intellectuelles perdirent leur activité ordinaire; il dut renoncer à tout travail de l'esprit et même se priver du plaisir que lui procuraient précédemment la lecture et la conversation de ses amis. Irrité contre les personnes de son entourage il se condamna à vivre dans une solitude qui eut pour conséquence de faire naître dans son esprit des idées pleines de tristesse. Il manda son médecin et se plaignit à lui d'une gêne douloureuse intéressant la nuque et toute l'étendue de la colonne vertébrale jusqu'à la région sacrée. Il lui apprit qu'il avait perdu l'appétit et le sommeil, que ses forces physiques étaient fort amoindries et que la promenade la plus réduite provoquait presque toujours une assez grande fatigue. Ceci se passait en 1868 et l'on déclara que le malade était un simple névropathe présentant tous les symptômes de l'état nerveux décrit par Saudras. Aujourd'hui il eut été incontestablement placé dans le groupe des neurasthéniques.

On lui conseilla de faire une cure hydrothérapique. Ce traitement, suivi avec beaucoup d'assiduité, apaisa ses nerfs, développa son énergie et lui permit de reprendre ses anciennes occupations. Mais les efforts qu'il fut obligé de faire pour triompher des obstacles qui semblaient à chaque instant s'accumuler autour de lui finirent par ébranler son système nerveux et déterminèrent à la longue un surmenage très accentué. Les accidents neurasthéniques de jadis se manifestèrent de nouveau, entourés cette fois de troubles psychiques assez inquiétants.

Le professeur Lasègue appelé en consultation examina attentivement ce malade, recueillit tous les renseignements qu'on put lui donner sur ses antécédents personnels et sur son hérédité nerveuse et reconnut assez vite qu'il avait devant lui un individu dont la mentalité accusait des tendances assez bizarres. Dans cet entretien j'eus la satisfaction d'entendre Lasègue parler ingénieusement des diverses branches de l'entendement humain et provoquer l'avis du malade sur les questions qui s'y rattachent. Cette discussion qu'il conduisit avec une habileté incomparable lui permit d'être édifié sur un état morbide dont on l'avait prié de dépister la nature.

Il constata que le sujet mis sur la sellette émettait ses idées avec une certaine incohérence, que son esprit avait de facheuses hésitations, sa mémoire de nombreuses défaillances et son amour-propre un développement excessif. Les opinions du malade sur la science, la religion et les beaux-arts n'offrirent, au point de vue de sa mentalité, qu'une importance secondaire. Celles qu'il développa sur la musique et sur l'art du chant furent plus significatives. « Monsieur le docteur, dit-il, en s'adressant à Lasègue, je possède une très belle voix de ténor ; et mes amis m'ont souvent engagé à faire des démarches pour entrer à l'Opéra de Paris. En écoutant leurs conseils, je crois que j'aurais eu de très grands succès, car je me sentais capable de perfectionner l'art lyrique. Je suis un élève du grand Duprez et j'ai été son plus grand admirateur (il ne l'avait jamais vu ni entendu). Et bien, je puis vous affirmer qu'il a commis de grandes fautes dans la conception et dans l'interprétation de ses rôles. Je vais vous les signaler. » Il se mit alors à chanter le grand air du quatrième acte de *Guillaume Tell*, celui-là même qui établit la grande réputation de Duprez, en s'arrêtant de temps en temps pour signaler les incorrections supposées du célèbre ténor qu'il remplaçait par des phrases musicales fort étranges.

Après cette bizarre représentation, Lasègue dit aux médecins qui avaient assisté à cet entretien : « Ce malade est aujourd'hui un simple névropathe ; il sera demain un paralytique. »

Cette prévision se réalisa.

Le malade conserva encore pendant trois ou quatre années la faculté de pouvoir s'occuper et se distraire. Mais, sous l'influence d'une émotion causée par une grande perte d'argent qu'il venait de faire, il eut une série de syncopes et de crises éclamptiques qui furent promptement suivies d'une dépression cérébrale très accentuée.

Son médecin qui l'observait avec attention vit successivement apparaître les traits caractéristiques de la paralysie générale. Toutes les fonctions organiques du malade s'amoindrissaient visiblement. Sa démarche était devenue incertaine et presque titubante ; tous ses muscles avaient des tremblements sans relâche ; sa langue constamment emprisonnée dans les arcades dentaires ne fonctionnait plus ; ses lèvres perpétuellement agitées ne pouvaient articuler aucune parole. Sa mémoire avait à peu près disparu ; il ne s'intéressait plus à rien et ne prononçait que des mots entrecoupés qui trahissaient des conceptions délirantes alimentées par de vagues idées de grandeur ou de toute-puissance. En quelques semaines, ce malheureux fut transformé en un véritable automate portant sur son visage une étrange béatitude plus paradoxale que réelle. De temps en temps, des attaques épileptiformes réveillaient l'immobilité de son corps. Sa déchéance augmenta d'heure en heure ; et il mourut dans une convulsion.

Dans ce cas spécial, nous avons d'abord constaté l'apparition des symptômes de la neurasthénie qui, après avoir subi dans leurs traits de nombreuses déformations, ont été finalement remplacés par ceux de la paralysie générale. Ce mode de succession, assez fréquemment observé du reste, n'est pas le résultat d'une coïncidence chronologique ; il semble surtout dépendre des relations qui existent entre ces deux maladies.

La neurasthénie et la paralysie générale ont, dans leurs manifestations respectives, une allure reconnaissable qui est ordinairement très dessinée. Toutefois, on observe des cas où les caractères de ces affections deviennent moins apparents et semblent même se confondre. Cette confusion qui est, du reste, transitoire dépend, je crois, de l'origine presque commune de ces entités morbides. Les névroses et les psychoses se développent sous l'influences de causes prédisposantes et occasionnelles qui offrent une certaine parenté. Les premières sont constituées par des modifications matérielles ou mentales que l'hérédité ou notre imprévoyance personnelle distribue dans les régions encéphaliques qui servent de laboratoire à ces deux états pathologiques. Les secondes sont de véritables agents provocateurs toujours prêts à favoriser leur explosion. On compte parmi ces dernières les ébranlements nerveux produits par un choc moral ou physique, par des congestions organiques dont la durée trop prolongée provoque des troubles sensitifs souvent funestes pour un cerveau mal équilibré et enfin par l'altération du liquide sanguin qui, en pénétrant dans les centres nerveux, irrite leurs tissus, trouble leurs mutations nutritives et finit ainsi par désorganiser leur fonctionnement. Quelques neurologistes ne sont pas éloignés de croire que la syphilis peut figurer dans la catégorie des causes accasionnelles.

En résumé, l'étiologie de ces affections a pour point de départ l'influence des prédispositions morbides emprisonnées dans le cerveau et celle que de terribles occasions fortuites exercent sur ces malencontreuses prédispositions. Ces influences sont de même nature et ne diffèrent que par leur degré d'intensité. Lorsque leur action nocive est peu accentuée, ces causes ne produisent que des accidents névropathiques relativement bénins au milieu desquels on voit figurer la neurasthénie. Quand, au contraire, ces interventions étiologiques ont une sérieuse importance, elles donnent naissance à de terribles psychoses et notamment à la paralysie générale. Si les effets, produits par cette généalogie en partie double, restent stationnaires pendant un certain temps, il n'est pas rare de constater un rapprochement plus ou moins durable des symptômes névropathiques et des symptômes psychiques. C'est ainsi qu'on peut expliquer l'alliance signalée dans l'observation que je viens d'exposer entre la neurasthénie et la paralysie générale.

TYPE CXXV. — Neurasthénie et Paralysie générale.

Le malade dont je veux ici esquisser en quelques lignes l'histoire pathologique a été successivement examiné et soigné par nos plus éminents neurologistes, par mon ami le Dr Motet et par les professeurs Joffroy, Raymond, Brissaud et G. Ballet. Tous ont reconnu que ce malade qui avait eu la syphilis dans sa jeunesse était atteint d'une paralysie générale dont le début fut marqué par le développement d'une véritable neurasthénie. Il portait en lui les stigmates d'un nervosisme héréditaire et d'une usure corporelle anticipée.

Après avoir consacré les premières années de son existence à la gestion de nombreuses affaires financières qui lui procura une grande fortune, il prit le parti d'abandonner ses occupations qu'il trouvait trop absorbantes pour se donner le plaisir de vivre paisiblement avec sa femme et ses enfants dans un milieu capable de lui procurer le calme et le repos. Tout fut organisé selon ses goûts, et il se trouvait heureux de pouvoir consacrer au bien-être des siens et à la réalisation de ses vœux ce qui restait en lui de bon vouloir et d'énergie. Ce changement de vie lui procura une grande satisfaction, ce bonheur, qu'il croyait durable, fut brisé par un triste événement. Il eut le malheur de perdre une fille charmante qu'il adorait. Rien ne put atténuer cette perte irréparable. Vaincu par l'immensité de ses regrets, il devint triste, abattu, inaccessible à toute consolation et s'immobilisa dans sa douleur.

Il fut bientôt surpris par une excitation très vive promptement remplacée par les symptômes fondamentaux de la neurasthénie. Il éprouva un grand épuisement de ses facultés cérébrales, de l'amyosthénie particulièrement marquée dans les premières heures du jour, de la céphalée, de la rachialgie lombaire, des troubles de la vue, quelques vertiges, de l'insomnie et une inappétence invincible qui l'empêchait parfois de s'alimenter.

On lui conseilla alors de suivre un traitement hydrothérapique qui parvint à apaiser ses souffrances et à rendre ses fonctions organiques plus régulières. Satisfait de voir sa santé améliorée, il voulut rentrer chez lui où il put vivre quelque temps dans une tranquillité que les siens trouvèrent plus apparente que réelle.

Sous l'influence d'une émotion assurément fort légère, ses anciens accidents neurasthéniques reparurent, accompagnés cette fois de troubles hypocondriaques assez nettement dessinés et de conceptions incohérentes difficiles à analyser. Son visage exprimait une certaine satisfaction que rendait très étrange l'apparition renouvelée d'un sourire sans expression qui semblait figé sur ses lèvres comme un rictus.

La famille justement alarmée, désireuse d'avoir l'avis de médecins habitués à juger et à traiter ces difficultés, consulta les neurologistes compétents dont j'ai tout à l'heure indiqué les noms. Ils furent tous d'avis que le malade était atteint d'une neurasthénie d'avant-garde qui — pour me servir de l'expression de l'un d'eux — allait sombrer dans le goufre de la paralysie générale. Ils conseillèrent naturellement l'intervention d'une médication rationnelle. Ce sévère pronostic fut confirmé par les évènements ultérieurs. Ce malade, avant de perdre complètement ses facultés, sortait quelquefois tout seul malgré les affectueuses insistances de sa famille. Il profitait de cette liberté, bien rarement concédée, pour voler des objets placés à sa portée ou pour acheter des bijoux de valeur qu'il s'empressait d'offrir aux personnes qui avaient vécu dans son opulente intimité.

On fut obligé de placer autour de lui des surveillants bien dressés dont l'office devint peu à peu inutile. Le malade tomba dans une déchéance profonde et mourut sans pouvoir prononcer une parole et sans avoir la force de projeter un regard significatif autour de lui.

— Je pourrais citer d'autres faits analogues à ceux que je viens de transcrire. Cette exposition, forcément revêtue d'estampages mortuaires ressemblant à ceux qui figurent sur les murs d'un Campo-Santo, n'apporterait pas de nouvelles preuves à la démonstration des relations de la neurasthénie avec la paralysie générale. Pour toutes ces raisons il me semble inutile de continuer ce triste inventaire.

Les médecins aliénistes déclarent dans la plupart de leurs écrits que la neurasthénie a de très importantes relations avec les principales manifestations de la folie. Ces relations, si je m'en rapporte aux faits que j'ai observés, ne sont vraiment apparentes que chez les malades que le professeur Grasset appelle des demi-fous, chez certains mélancoliques ou hypocondriaques et enfin chez tous les névropathes qui portent les stigmates de cette psychose, décrite par le Dr Janet sous le nom de psychasthénie et dont le professeur Raymond vient de préciser la nature et d'établir l'autonomie. —

Neurasthénie et Psychasthénie. — Je vais dire quelques mots des relations que j'ai souvent constatées entre la neurasthénie et cet état morbide qui a été, il y a quelques semaines à peine, merveilleusement exposé par Raymond et qui portera peut-être un jour le nom de ce savant professeur.

Les perturbations de la psychasthénie figurent dans des cadres vésaniques assez dissemblables et présentent dans leur évolution une allure tout à fait spéciale. Je puis citer parmi elles ce phénomène du doute qui impose à l'esprit de désagréables hésitations, les scrupules exagérés que le hasard transforme facilement en pénibles remords, les soupçons illégitimes à travers lesquels les malades croient reconnaître les trames d'une conjuration dirigée contre leurs personnes, les appréhensions, les craintes, les phobies placées le plus souvent au seuil de l'hypocondrie et que fait naître la frayeur qu'ont les malades d'être atteints d'une affection grave ou incurable. A ces troubles, viennent s'ajouter les impressions de tristesse souvent voisines de l'anxiété qui forment parfois le prélude d'un état mélancolique. On peut aussi leur adjoindre ces déraillements affectifs et intellectuels qui dénaturent le sens moral, font éclore dans l'esprit de pénibles obsessions ou des impulsions insolites, faussent le jugement, rendent la raison chancelante et finalement engendrent des idées bizarres ou incohérentes.

Les désordres psychiques que je viens d'énumérer peuvent évoluer isolément ou former entre eux de petits groupes ayant l'apparence d'un syndrome indépendant et limité. Mais on les voit figurer dans les névroses et contracter même une alliance assez intime avec leurs symptômes. Les neurologistes ont plusieurs fois constaté cette union dans la neurasthénie qui, à la suite de ce rapprochement, revêt une forme exceptionnelle dans laquelle on remarque des irrégularités mentales assez étranges. Quelques-uns de ces confrères, tenant compte sans doute des relations que je viens d'indiquer, n'ont pas hésité à considérer la maladie de Beard comme une psychose qui, après avoir débuté avec une allure bénigne, peut, sous l'influence d'une action nocive inattendue, devenir une psychose assez inquiétante. Cette transformation a été mise en pleine lumière dans les remarquables leçons que vient de faire dernièrement le professeur Raymond sur la psychasthénie. Entre la neurasthénie et la psychasthénie il existe des relations incontestables dont la réalité est frappante. On peut considérer ces deux états morbides comme deux psychoses jumelles appartenant à la même famille, toujours disposées à s'associer intimement l'une à l'autre. Elles ne diffèrent entre elles que par les degrés de gravité qui accompagnent leurs manifestations respectives. La psychasthénie se révèle toujours par des phénomènes plus alarmants que la neurasthénie cérébrale dont les traits ont presque toujours une figuration assez modeste et peu inquiétante. Pour bien délimiter l'allure de chacune d'elles il me faudrait entrer dans des considérations théoriques qui seraient ici beaucoup trop encombrantes. J'espère éviter cette peine au lecteur en publiant des faits significatifs et en ayant soin de mettre en marge de leur transcription des commentaires adaptés aux particularités de ce problème pathogénique.

Je reproduis ici une observation qui a été publiée dans les archives hydrologiques du Dr Rodet en 1898. En la parcourant, le lecteur pourra reconnaître les relations qui existent entre la psychasthénie et la neurasthénie cérébrale.

Histoire et profils de névropathes. — Influence de la voix sur le système nerveux. — Ceci est une histoire ancienne que je puis raconter aujourd'hui sans être accusé de commettre une indiscrétion. Je l'aurais volontiers laissée dans mes souvenirs, si je n'avais pas cru en la publiant intéresser mes confrères et leur présenter un très curieux exemple d'une névrosée entourée de névropathes exerçant sur elle une influence incontestable.

Lorsque je vis pour la première fois cette malade je remarquai aussitôt son allure franche, intelligente et distinguée. Elle me dépeignit, avec une grande précision, les désordres nerveux qu'elle éprouvait, dévoila les secrets de sa sensibilité avec le calme d'une âme saine et la loyauté d'une conscience tranquille. Elle me déclara, en donnant à son aveu l'accent d'une réelle tristesse, que depuis quelques mois la voix de son mari qui l'avait toujours charmée produisait en elle une impression très désagréable et des perturbations étranges que sa discrétion de bon aloi ne lui permit de dévoiler qu'avec une grande réserve.

J'avais bien déjà constaté, à plusieurs reprises, que le chant et la parole ont le don de produire chez l'homme et surtout chez la femme des troubles momentanés presque toujours enveloppés de sensations agréables. Mais je n'avais jamais vu de malades apporter un témoignage aussi complet du désordre que, dans certaines circonstances, la voix humaine est capable de déterminer.

J'ai observé, depuis cette époque, un assez grand nombre de faits analogues démontrant d'une façon indéniable l'action de la voix sur le système nerveux. En compulsant mes notes et en faisant appel à ma mémoire, j'ai compris qu'il valait mieux les laisser dans l'ombre et me contenter de celui que je vais raconter.

Il a le grand avantage d'être d'une simplicité parfaite, de ne présenter aucune de ces complications capables de dérouter l'analyste le plus consommé et d'offrir au lecteur à titre d'encouragement l'exemple d'une guérison définitive qui date d'un quart de siècle.

Les médecins qui ont, comme moi, observé cette névrose spéciale, se sont demandé avec raison si les manifestations qui révèlent son existence ont des signes particuliers permettant de reconnaitre par où et comment elle peut pénétrer dans l'organisme et dans quelle région cérébrale il est permis de fixer sa résidence habituelle.

Les symptômes qui la caractérisent forment le patrimoine commun de quelques névroses, notamment, de celle qu'on désigne aujourd'hui sous le nom de neurasthénie. Ils trahissent dans le système nerveux matériel de l'excitation, de la faiblesse et parfois de la perversion accompagnée presque toujours de désordres psychiques capables d'altérer et d'ébranler sérieusement la personnalité morale des malades. Les phénomènes extérieurs de ces névropathies ont entr'eux une grande analogie ; mais en étudiant leur première apparition, leur enchainement et surtout leur évolution, on découvre leur origine différente ou leur caractère particulier. La lecture de l'observation que j'ai choisie fournira à cet égard d'utiles renseignements.

La perturbation qui donne naissance à ce trouble nerveux spécial commence dans l'appareil récepteur de la voix, c'est à dire dans l'oreille et principalement dans les diverses parties de l'oreille interne destinées à recevoir l'expansion du nerf auditif. C'est dans l'épanouissement terminal de ce nerf que se trouve la porte d'entrée des sensations auditives; et, comme le sens de l'ouïe est pair, il y a deux ouvertures pour la propagation des sons. Les deux nerfs acoustiques pénètrent dans le cerveau, atteignent le bulbe près du corps restiforme et des racines ascendantes du trijumeau. Ce voisinage explique les troubles que présente la face quand il existe certaines anomalies dans l'appareil auditif.

Arrivés au carrefour bulbaire les deux nerfs conducteurs atteignent la substance grise du premier ventricule, plongent dans les tubercules quadri-jumeaux où, d'après quelques auteurs, les impressions se transforment en véritable sensation, s'entre-croisent dans le mésocéphale, et, tandis que le nerf acoustique droit se rend dans l'hémisphère gauche, le nerf acoustique gauche va dans celui du côté droit. Bien que le chemin que parcourt chacun de ces conducteurs, en s'engageant dans l'écorce cérébrale, ne soit pas très nettement tracé, quelques anatomistes pensent qu'il vient aboutir à la partie postérieure des premières et deuxièmes circonvolutions temporo-sphénoïdales. C'est, d'après eux dans cette région encéphalique bien délimitée que doivent être les centres nerveux chargés de recevoir, d'élaborer et de conserver les sensations auditives. Les cellules ou les neurones qui constituent ces centres nerveux perçoivent toutes les impressions que leur apportent les nerfs acoustiques. Si les impressions sont agréables, la zone cérébrale n'est pas sérieusement troublée; si, au contraire, elles sont pénibles, les centres reçoivent un ébranlement d'une autre nature et peuvent devenir le siège d'une névrose, surtout quand l'accumulation des sons est trop accentuée.

C'est l'hypothèse qu'adoptent les partisans de la doctrine des localisations cérébrales.

Au commencement de ce siècle cette doctrine fut défendue par Gall dont le système incorrect et légèrement fantaisiste ne résista pas longtemps aux critiques sévères des physiologistes. La question, malgré les attaques dont elle fut l'objet, a été étudiée de nouveau, et, Ferrier qui s'est fait le véritable protagoniste de cette nouvelle campagne scientifique a eu la satisfaction de voir ses idées soutenues par les médecins les plus renommés.

Entre temps, Flourens et plus tard Brown-Sequard voulant démontrer l'homogénéité et l'unité des fonctions cérébrales, combattirent la doctrine des localisations. Ils admirent, il est vrai, l'autonomie des centres nerveux comme leurs adversaires, mais ils n'accordèrent à ces districts encéphaliques limités aucune indépendance et les placèrent sous la suprématie d'un *sensorium commune* peuplé de cellules spéciales chargées de solidariser toutes les fonctions cérébrales, de préparer les principaux phénomènes de la vie et de les accomplir à l'aide d'actions inhibitoires (arrêts) ou dynamogènes (mouvements) répandues sur toute l'étendue de l'organisme.

Ce quartier général d'où semblent partir les ordres chargés de réglementer les relations humaines, Voltaire l'avait soupçonné et le croyait pourvu de cinq sens psychiques qu'il considérait comme le complément nécessaire de nos sens matériels. Voici l'énumération de ces sens : l'esprit, l'invention (imagination), le savoir (talent), le sentiment et le goût.

Cette région supérieure où certains psychologues semblent vouloir placer la personnalité humaine entourée de tous ses attributs peut, si l'on accepte cette hypothèse, éprouver des troubles de toute espèce et être envahie notamment par une névrose dans le genre de celle qui a servi de prétexte à cette digression.

Les anatomo-pathologistes ne reconnaissent pas l'hégémonie de cette zone cérébrale privilégiée qu'ils considèrent comme un terrain vague où leur scalpel n'a jamais pu opérer qu'un défrichement incomplet. Ils se contentent d'admettre l'existence de centres multiples, essentiellement autonomes, quoiqu'ayant entre eux des liens directs ou indirects disséminés dans toute l'étendue de l'encéphale et chargés de fonctions parfaitement déterminées. Dans cette hypothèse, car c'est aussi une hypothèse, la névrose dont je viens de parler doit être placée dans le centre auditif et avoir son siège dans la partie postérieure des premières et des deuxièmes circonvolutions temporo-sphénoïdales.

Il est certainement fort intéressant de rechercher quel peut être le véritable siège de cette névrose; et les efforts que je viens de faire en soulevant cette immense question des localisations cérébrales peuvent attester le désir que j'ai de le connaître. Mais je suis forcé d'avouer que, dans l'espèce, l'étude des causes, l'examen, l'analyse et l'évolution des phénomènes qui la caractérisent ont, surtout au point de vue du traitement, une importance plus considérable. Je vais donner la preuve de cette préférence en racontant une observation médicale qui me paraît fort curieuse.

L'héroïne de cette histoire était, à l'époque où je la vis pour la première fois, âgée de 32 ans. Elle était mariée à un très galant homme qu'elle aimait beaucoup et dont elle avait eu trois enfants bien portants.

A peine entrée dans mon cabinet elle me dit qu'il lui était impossible d'entendre la voix de son mari sans ressentir une excitation nerveuse qui provoquait en elle une grande tristesse et une véritable angoisse l'obligeant à rechercher la solitude. Elle m'apprit aussi que cette voix qui, par le chant ou la parole, lui avait jadis donné de si douces impressions, n'éveillait plus dans tout son être que des sensations extrêmement pénibles. Actuellement, sitôt que les premiers sons frappaient son oreille, elle commençait par entendre des bruissements incessants bientôt remplacés par une sorte de trémulation irrégulièrement disséminée dans toutes les parties du corps. Sa physionomie, ordinairement calme, manifestait des signes d'agacement qu'elle avait beaucoup de peine à maîtriser; sa parole saccadée trahissait une émotion vive; ses yeux se remplissaient de larmes, et lorsque son énergie ne pouvait pas vaincre cette pénible agitation, elle se retirait dans sa chambre, triste et profondément désespérée. Dans cette solitude forcée une détente salutaire se produisait assez vite et il ne restait de cette perturbation nerveuse qu'une légère douleur de tête et un grand abattement.

Quelquefois l'impression redoutée se traduisait tantôt par des mouvements involontaires dont la malade triomphait facilement, tantôt par des douleurs aiguës n'ayant pas de siège fixe et d'une durée éphémère, ou encore par des palpitations de cœur déterminant dans la région faciale des alternatives de pâleur et de rougeur très caractérisée.

Dans d'autres circonstances, rares il est vrai, la malade ne trahissait d'autres troubles apparents qu'une concentration mentale qui semblait suspendre momentanément toutes ses sensations et la soustraire à tous les sons de voix importuns.

Dans les premières semaines de cette épreuve énervante et cruelle, les tentatives faites pour lutter contre le mal furent couronnées de succès; mais bientôt ces tentatives souvent renouvelées amenèrent un épuisement nerveux considérable et une grande dépression des facultés psychiques; notre intéressante malade absolument désespérée se déclara vaincue et appela à son secours (1).

Les médecins convoqués conseillèrent au mari un voyage prolongé et à la femme une vie tranquille et retirée. Cette séparation thérapeutique qui dura deux mois n'eut qu'un résultat peu satisfaisant. C'est alors que les deux époux, troublés par les ennuis d'une situation si extraordinaire et si incertaine, vinrent à Auteuil pour soumettre la malade à un traitement hydrothérapique indiqué par son médecin.

Elle me fit le récit que je viens d'esquisser avec une animation si touchante, une sensibilité si vive et une précision si remarquable que je pus, sans aucune hésitation, attribuer les troubles nerveux et le chagrin de cette honnête femme à une perturbation morbide de son système émotif.

Les allusions voilées et discrètes relatives à l'exercice des fonctions génitales ne m'autorisaient pas à admettre l'influence de la véritable hystérie dont les signes révélateurs et les stigmates caractéristiques faisaient complètement défaut.

Les appareils de la vision et de l'audition examinés avec grand soin et à plusieurs reprises par les Drs de Wecker, Bonnafont et Duplay furent trouvés dans une intégrité parfaite.

Les sens de l'olfaction, du toucher et du goût fonctionnaient en général d'une façon normale, quoique ayant, dans une sphère limitée,

(1) Il est aisé de constater ici l'angoisse, les obsessions et les troubles de la volonté qui se manifestent dans la psychasthénie.

une réceptivité irrégulière. Ainsi, la malade éprouvait, en sentant l'odeur du musc, un malaise inexprimable qui disparaissait, du reste. après quelques aspirations de l'air extérieur ; elle ne pouvait pas toucher le velours sans avoir un sentiment de répugnance, et, à certains moments, il lui était impossible, quand on mettait du sel ou du sucre sur la base de sa langue, de distinguer la substance mise en contact avec les nerfs du goût; elle prenait volontiers du sel pour du sucre ou du sucre pour du sel. Ces anomalies qui sont plus fréquentes qu'on ne le croit et qui d'ailleurs n'ont qu'une importance relative, révèlent presque toujours une certaine irrégularité dans les sphères de la sensibilité et des actions émotives.

Après avoir constaté que cet organisme examiné avec attention ne présentait ni troubles fonctionnels sérieux ni lésions appréciables il me restait, pour compléter mes renseignements sur l'apparition et l'évolution de cet état névropathique, à rechercher la part qu'on pouvait légitimement attribuer à l'hérédité et à l'influence du milieu. Les investigations que je fis me parurent intéressantes. Qu'il me soit permis de ne mentionner ici que celles qui concernent exclusivement mon sujet.

La jeune femme était de race bourgeoise et appartenait à une très honorable famille installée dans une petite ville du centre de la France. Son père était un industriel intelligent, riche et généralement estimé. Sa mère d'un caractère doux et sérieux à la fois avait la réputation, bien motivée du reste, d'une digne et excellente maîtresse de maison. Elle donna à ses enfants une éducation parfaite dans laquelle elle avait pu mélanger avec un tact inouï les agréments d'une vie mondaine convenable, les principes d'une religion bien comprise et les devoirs d'une charité soigneusement conçue.

La jeune malade soumise à mon observation était spirituelle et d'une impressionnabilité très vive que dominaient son éducation et sa volonté. Elle aimait beaucoup la lecture, jouait du piano avec un certain charme et avait pour la musique un véritable culte. Le choix des morceaux harmoniques qu'elle exécutait ne laissait aucun doute sur la nature de ses sentiments et la sûreté de son goût. Elle éprouvait un plaisir extrême à jouer la musique de Haydn, de Bach, de Haendel. de Rameau et de Palestrina; elle aimait à la fois Glück et Piccini, adorait Mozart surtout dans ses sonates, était profondément et sainement émue par les symphonies de Beethoven. Elle appréciait nos auteurs modernes avec un grand discernement qui permettait d'entrevoir ses préférences; mais elle ne pouvait entendre jouer du

Schumann sans éprouvoir une grande angoisse, ni exécuter du Chopin sans ressentir une impression extrêmement pénible. Cette appréciation absolument remarquable des œuvres musicales indiquait un jugement sûr et une élévation de sentiments dignes d'éloge; mais la façon dont elle exprimait ses idées sur l'art musical trahissait une émotivité qui devait tôt ou tard, à la faveur de circonstances spéciales, préparer l'explosion d'une névrose inquiétante.

Sa sœur, plus jeune qu'elle, avait un caractère enjoué qui présentait un certain contraste avec le sien; et au milieu de ses expansions joyeuses, on distinguait un grand penchant pour la rêverie que venaient assombrir par moment des idées de tristesse. Elle aimait beaucoup la peinture, préférait traduire l'impression reçue que tracer des lignes correctes et passait des journéees entières à dessiner des arbres agités par le vent ou des nuages à forme changeante. Elle n'avait pas une grande prédilection pour la musique, mais elle éprouvait un plaisir extrême à écouter la voix de certains oiseaux, surtout celle du rossignol. Elle allait souvent le soir entendre le chant de cet oiseau qui avait le don d'exercer sur ses rêveries une très douce influence; quand dans les dernières soirées printanières elle venait s'asseoir sous les arbres où l'agréable roucouleur était perché, elle disait avec un certain plaisir qu'elle faisait auprès de lui sa *cure de mai*. Je dois ajouter qu'elle engagea sa sœur, quand elle était au début de sa maladie, à suivre cette cure spéciale qui n'eut du reste qu'un succès très éphémère.

Ce profil de jeune fille, auquel je n'ai pu donner assez de relief, représente une mystique de nature élevée, d'une sensibilité très vive et d'une émotivité très redoutable. Grande admiratrice de Lamartine dont elle déclamait volontiers les vers harmonieux, elle aimait se réfugier dans les régions poétiques et célestes; elle y aurait certainement longtemps séjourné si un jour, sous les traits d'un médecin charmant et instruit, l'amour ne fut venu lui offrir un domicile terrestre convenable. Elle se maria avec notre heureux confrère qui eut le mérite et l'habileté de transformer cette pseudo névrosée en une mère de famille accomplie. Si j'insiste sur ces petits détails qui ont plutôt une allure mondaine que médicale, c'est pour tracer une silhouette névropathique qui a certainement exercé sur l'impressionnabilité de la malade dont je raconte l'histoire une réelle et fâcheuse influence.

Dans cette famille, étudiée par moi avec le plus grand soin, je n'ai pu trouver aucune tare héréditaire à invoquer, aucune faute imputable à l'éducation et au genre de vie. Seul le voisinage de sa sœur avec laquelle elle vivait d'une façon intime m'a paru responsable de l'ébranlement de ses nerfs, de son agitation psychique et de ses désordres émotifs.

Je continue l'histoire de ma malade. Non loin de la petite ville où vivait la famille dont je viens de parler s'elevait un joli château habité par une noble dame, veuve depuis plusieurs années, ayant auprès d'elle ses deux enfants, une jeune fille et un fils. Mariée à un homme qu'elle n'aimait pas et d'un âge supérieur au sien, elle avait consenti à cette union spirituelle en ayant la pensée de la rendre plaisante. Privée du plaisir de connaître l'amour, elle attendait, disait-elle, que le mariage de son fils lui donnât la facilité de le voir de près sans être forcée de lui payer aucun tribut. Pleine d'admiration pour les grandes dames du XVIIIe siècle et pour leurs écrits, elle leur empruntait aisément leur perspicacité et surtout leur esprit d'analyse pour bien apprécier, chez les autres, les bizarreries d'une sensibilité mal équilibrée. Cette recherche avait beaucoup d'attrait pour elle et les explorations faites dans son entourage lui procuraient à cet égard de grandes satisfactions. Malheureusement elle eut bientôt l'occasion d'exercer ses facultés investigatrices dans sa propre famille et les découvertes qu'elle fit eurent la triste conséquence de la rendre hésitante et inquiète.

Sa fille qui était une charmante personne discourait spirituellement sur toutes choses ; elle ne dédaignait pas les relations mondaines, faisait ses exercices religieux avec une ferveur exemplaire, et, pour des raisons que je n'ai pas connues, avait renoncé à se marier. Elle éprouvait parfois des accès de mélancolie que sa mère avait fini par adoucir en lui ordonnant ce qu'elle appelait le traitement de sainte Thérèse, c'est à dire, en lui imposant sans pitié les durs travaux du ménage et en la forçant, selon l'expression de la fameuse abbesse, à tenir la queue de la poêle.

Le fils de la châtelaine avait reçu une brillante éducation ; on appréciait autour de lui son esprit cultivé, charmant et facile ; sa réputation d'homme aimable était justement établie et sa belle voix, qu'il conduisait du reste avec beaucoup d'art, lui procurait des succès très flatteurs pour son amour-propre. Il possédait malheureusement une timidité excessive, et, pour la dissimuler aux regards importuns il se condamnait à vivre dans une retraite qui paraissait mystérieuse. Sa mère, voulant aguerrir son caractère hésitant, lui conseilla, en se servant d'une expression qui lui était familière, d'aller au feu souvent et sans crainte, c'est à dire de rechercher des relations nouvelles, de parader dans le monde où il trouverait grâce à ses dons naturels, les succès dont il avait besoin pour raffermir sa volonté.

Un jour, guidé par ces conseils maternels, il accepta de dîner et de passer la soirée chez notre industriel. On lui fit un gracieux accueil et pour témoigner toute sa reconnaissance et sa satisfaction il déploya un talent de chanteur merveilleux. Tout le monde fut subjugué et la jeune fille de la maison, absolument charmée par les sons de cette voix mélodieuse, ressentit une impression suave d'où naquit un amour profond. Cet amour que la musique fit éclore fut partagé par le jeune homme : et les pourparlers nécessaires ayant abouti, le mariage de nos deux amoureux fut décidé et accompli.

Après le voyage de noce obligatoire, le jeune couple revint au château où il fut reçu avec un plaisir extrême. Je passerai rapidement sur les douze premières années de cette période de joie et de bonheur qui ne furent troublées que par quelques réflexions malicieuses faites par la maîtresse de céans sur l'excessive impressionnabilité de sa bru.

A cette période de félicité, durant laquelle la jeune épouse mit au monde trois magnifiques enfants, succédèrent des moments de tristesse que cette famille si heureusement privilégiée n'avait presque jamais connus. Voici la cause de ce changement.

Le mari, au retour d'une chasse aux canards très pénible, fut atteint d'une laryngite grave qui détermina une altération sérieuse des cordes vocales. Lorsque l'acuité de cette irritation fut apaisée, il essaya de chanter, mais il constata, à son grand désespoir, que sa voix était devenue chevrotante, rude et éraillée. Sa femme plus affectée que lui de ce changement, provoqua de nombreuses consultations et lui prodigua les soins les plus tenaces et les plus affectueux. Tous ces efforts furent inutiles, le chant dût être proscrit. Hélas! notre jeune femme, si heureuse jusqu'alors, se sentit cruellement atteinte et découragée. Elle découvrit aussi que la parole de son mari qu'elle avait toujours entendue et écoutée avec plaisir produisait sur elle une sensation désagréable dont elle parvint tout d'abord à maîtriser l'intensité, mais qui, à la longue, provoqua des accidents spasmodiques se traduisant par des contractions involontaires, des alternatives de pâleur et de rougeur principalement appréciables dans la région faciale. Ces accidents de la première heure devinrent plus complexes et plus accentués ; la malade se mit à pleurer souvent en regrettant le bonheur passé; elle eut des moments de tristesse qu'aucune distraction ne pouvait calmer et, finalement, tout en conservant pour les siens une affection sans limite, elle sentit naître dans son esprit le désir ardent de la solitude.

Son mari essaya en lui parlant de donner à sa voix des accents moins rudes; sa belle-mère entreprit de la guérir en faisant des lectures et surtout des conversations destinées à raffermir sa volonté contre les écarts d'une sensibilité physique et morale trop démesurée; sa sœur proposa, sans succès, la fameuse *cure de mai* sous le patronage du rossignol, et sa belle-sœur, tout en prêchant la résignation, l'engageait à se consacrer à la musique religieuse. Cette consultation médico-familiale dans laquelle on accumulait des moyens aussi étranges qu'affectueux, ne produisit pas naturellement les effets salutaires qu'on attendait.

La persévérance de tous ces accidents nerveux obligea la famille à provoquer une véritable consultation. J'ai déjà dit que les médecins appelés à donner leurs avis proposèrent l'intervention des médications les plus variées et les plus rationnelles et finalement conseillèrent à la malade de venir s'installer à Auteuil pour y suivre une cure d'hydrothérapie.

Je n'ai pas à revenir sur cette première entrevue dans laquelle j'appris tous les détails de l'histoire pathologique que je viens de raconter. Il ne me reste plus qu'à présenter mes conclusions.

Et d'abord, je puis dire que mon intéressante malade était absolument affranchie de tout vice héréditaire, ne présentait aucun signe pouvant faire supposer l'existence d'une lésion organique, d'un trouble fonctionnel quelconque et même d'une névrose systématisée, comme l'hystérie par exemple. Son éducation avait été parfaite, son genre de vie très sagement choisi et ses facultés intellectuelles fort judicieusement développées. De ce côté aussi je ne pus découvrir aucune cause capable de favoriser le développement de ce mal.

En revanche, je pus compléter mes recherches et m'éclairer sur les diverses causes qu'on pouvait rendre responsables de cet état nerveux spécial, en étudiant l'entourage dans lequel ma névrosée a presque toujours vécu.

Dans sa jeunesse elle subit l'influence de sa sœur, une mystique étrange, qui dut à un mariage heureux la délivrance de ses incorrections nerveuses.

Plus tard, elle ne trouva en son mari qu'un homme hésitant et presque toujours timide, incapable de soutenir sa volonté vacillante. Elle eut aussi à supporter les railleries de sa belle-mère qui étouffaient les élans de son cœur et les acrimonies de sa belle-sœur qui paralysaient son initiative.

Voilà le milieu dans lequel a vécu ma malade. Il était défectueux et lui a été funeste. Néanmoins je crois qu'il n'eût produit aucun effet désastreux si elle n'avait porté en elle le germe d'un mal trop disposé à éclore à la moindre occasion.

Comme médecin, je fus amené à constater chez l'héroïne de mon observation une impressionnabilité physique et morale qui la rendait aisément victime des émotions qu'elle éprouvait. Son esprit, ordinairement alerte, devenait parfois nuageux et indécis dans ses manifestations ; son caractère, souvent hésitant et sombre, révélait par moment une tristesse effleurant la mélancolie. Son appareil auditif, matériellement intact était depuis les épanouissements du nerf acoustique dans le labyrinthe de l'oreille interne jusqu'à sa distribution cérébrale vers les centres nerveux correspondants, dans un état de sensibilité déplorable. Il ne faut pas oublier que c'est lui qui a ouvert la porte à deux battants à l'amour et à la douleur et qui a occasionné par son incorrection sensitive l'affection dont ma malade était atteinte.

Je me trouvais donc en présence d'une névro-psychose, d'origine sensorielle, ayant fait explosion dans un milieu favorable à son développement, et caractérisée par ces alternances de dépression et d'irritabilité que présentent les neurasthéniques cérébraux.

Je demandai aussitôt la séparation du mari et de la femme. Je prescrivis un isolement sévère et un traitement hydrothérapique rigoureusement suivi. Je réservai pour une époque ultérieure mes tentatives thérapeutiques sur l'appareil auditif.

Je commençai d'abord la cure en administrant des douches légères et tempérées que je remplaçai bientôt par des douches froides assez énergiques auxquelles je substituais de temps en temps des piscines froides plus ou moins prolongées.

La malade un peu désorientée par ce changement de vie eut des moments d'abattement et de faiblesse ; puis elle noua quelques relations avec les personnes qui vivaient autour d'elle dans l'établissement et parvint à se distraire, soit en exécutant des travaux manuels, soit en faisant des lectures intéressantes.

Après trois mois de ce traitement qui fut suivi avec une grande ponctualité et, je dois le dire, avec une réelle confiance, la malade sentit renaître ses forces nerveuses et son énergie. Elle me demanda naturellement de revoir son mari, désireuse de savoir si elle pouvait entendre sa voix sans éprouver les secousses qui lui avaient causé tant de chagrin.

Je consentis à cette entrevue. Le mari vint et pendant trois jours elle put entendre sa voix sans ressentir aucune impression pénible; elle affirma toutefois quelle se sentait agacée par certaines dissonances désagréables qui me semblèrent de mauvais augure. J'interrompis le séjour du mari; j'engageai la malade à rentrer dans son isolement et à recommencer sa cure, en lui laissant entrevoir la possibilité d'une confrontation prochaine.

Mais, avant de provoquer cette seconde entrevue, je désirai avoir l'avis du professeur Brown-Sequard qui me conseilla d'ajouter au traitement prescrit l'éducation de l'oreille par une audition bien calculée de sons agréables aux nerfs de la malade. On pouvait, dans cet ordre d'idées, supposer que les impressions auditives nouvelles étoufferaient les anciennes, ou qu'elles donneraient aux cellules chargées de les recueillir une résistance plus grande.

J'essayai les lectures à haute voix, le chant, la musique symphonique, les représentations lyriques, les discours politiques prononcés par nos plus grands orateurs et les mélodies religieuses. La malade m'apprit qu'elle n'avait eu de sensations vraiment agréables qu'en entendant les chants pieux et les orateurs qui défendaient à la tribune des idées conformes à ses croyances et à ses opinions.

Tenant compte de cette appréciation personnelle, je lui conseillai de suivre une mission qui, à ce moment, était prêchée dans une église de Paris par un orateur très éloquent doué d'un talent de parole remarquable et d'une voix très harmonieuse. Je connaissais depuis longtemps ce prédicateur justement renommé par le choix de ses conférences, la lucidité de son esprit et la générosité de ses sentiments. Il avait, en outre, un certain dédain pour le genre déclamatoire auquel il préférait l'art descriptif dont il possédait tous les secrets, aimant mieux convaincre ses auditeurs en leur présentant d'agréables images et des tableaux saisissants que de troubler leur sentiment par de violentes objurgations ou des discours enflammés.

Cet orateur chrétien eut sur mon intéressante malade une influence très heureuse; l'équilibre nerveux devint de plus en plus stable, et son appareil auditif put entendre des bruits discordants sans ressentir la moindre offense.

Quand la mission fut terminée, je priai le mari de se rendre à

Auteuil ; cette nouvelle entrevue qui eut lieu environ trois mois après la première nous donna une entière satisfaction. La malade me parut guérie ; je l'engageai à rentrer chez elle, ce qu'elle fit avec une grande joie ; j'appris bientôt qu'elle avait pu reprendre, sans éprouver le moindre trouble, la vie familiale et mondaine des premières années de son mariage.

Depuis cette époque j'ai eu l'occasion de la voir plusieurs fois et j'ai pu acquérir ainsi la certitude que la guérison était parfaitement consolidée.

Cette guérison qui, à l'heure où j'écris ces lignes, a vingt cinq ans de durée, peut être attribuée à l'influence combinée d'un changement de milieu, d'un isolement dirigé avec attention, d'un traitement hydrothérapique suivi très régulièrement pendant six mois et enfin d'une éducation spéciale du sens auditif.

Il me serait difficile de dire, même aujourd'hui, quel a été le principal facteur de cette guérison. Je crois que chacun d'eux mérite d'avoir une juste part dans ce succès, et je me fais un plaisir de la leur accorder ; mais je dois reconnaître que la combinaison de leurs actions thérapeutiques a été le principal artisan de cette œuvre réparatrice.

Quelque temps après le départ de ma névropathie, je reçus la visite d'Alexandre Dumas fils qui, à cette époque, venait souvent à Auteuil prendre des douches et disserter sur le nervosisme.

Dans une de ces conversations étincelantes et toujours instructives il cherchait à démontrer que, pour pénétrer dans le cœur d'une femme, l'amour fait une brèche plus grande et plus complète que la maladie. Je n'étais pas de son avis et je cherchais à établir mes préférences en lui citant plusieurs cas parmi lesquels je pus placer celui qui a fait le sujet de cette causerie. Dumas écouta mon récit avec attention et me dit en lançant sur moi son regard limpide et pénétrant : « Je suis le premier qui ai décrit l'influence qu'exerce la voix humaine sur les nerfs de la femme. Lisez, pour vous en convaincre, une nouvelle publiée il y a dix ans environ et intitulée : *La Maison du Vent* ». En parcourant le livre qu'il m'avait adressé et dans lequel se trouvait cette nouvelle, je m'aperçus immédiatement que l'héroïne de son petit roman n'était pas une malade, mais une amoureuse d'une nature spéciale à la recherche de toutes les voluptés. Elle épousa son mari après avoir été subjuguée par les charmes de sa douce parole ; elle le quitta bientôt pour se jeter dans les bras d'un ténor cosmopolite dont la voix avait troublé son cœur. Après d'autres aventures du même genre elle rentra au domicile conjugal pour obtenir de son mari le pardon de ses fautes; elle mourut accablée par ses remords.

Ce récit dramatique, tout en donnant à A. Dumas le certificat de priorité qu'il ambitionnait en faveur de sa découverte, me démontra que la passion de cette femme irrégulière avait mis en pleine lumière les faiblesses de son âme. Mais je ne pus lui cacher que son histoire, où l'amour assassin est substitué à l'amour médecin ne méritait pas de servir d'exemple et ne m'empêchait pas de croire que, pour pénétrer au fond de la conscience humaine, la maladie est un flambeau plus lumineux et un guide plus sûr que l'amour.

« Je vous apporterai, dit-il en me quittant, des observations plus probantes. » Il n'a pas eu le temps de me les donner. Il est mort sans avoir pu tenir sa promesse.

En écrivant ces dernières lignes je ne puis m'empêcher d'évoquer les incomparables séductions de ce grand esprit et de lui envoyer à travers l'espace l'écho de mes souvenirs.

La malade dont je viens de décrire l'histoire pathologique était atteinte d'une neurasthénie compliquée de troubles psychiques attestant une réelle perturbation des fonctions du cerveau. En dehors des symptômes de la maladie de Beard, cette névropathe avait des obsessions assez pénibles, des particularités émotives fréquentes, des impulsions et des mouvements musculaires difficiles à maîtriser, des pensées incorrectes, des phobies non motivées, de l'angoisse, de la tristesse, de la dépression intellectuelle, de l'aboulie, des manies extraordinaires. En un mot, elle présentait la plupart des phénomènes qu'on rencontre dans la cérébrasthénie de Beard, dans les formes adoucies de la dégénérescence, dans l'hypocondrie, dans la mélancolie et surtout dans la psychasthénie telle que le professeur Raymond vient de la décrire. Si mon éminent confrère avait connu cette malade, il aurait bien sûrement affirmé qu'elle était atteinte de psychasthénie. Il aurait peut-être eu raison. Cet acquiescement de ma part m'autorise à dire qu'il existe entre la psychasthénie et la neurasthénie cérébrale des liens indissolubles. Ces deux psychoses appartiennent à la même famille et obéissent à des influences causales identiques. Elles ne diffèrent que par leur représentation symptomatique qui, dans la psychasthénie, est toujours sévère et souvent alarmante, tandis que, dans la neurasthénie, elle prend une allure plus mondaine et moins inquiétante. J'aurai l'occasion de m'occuper de ces deux psychoses lorsque j'étudierai les relations de la neurasthénie avec les troubles psychiques que certains auteurs attribuent à la dégénérescence de bon aloi. Je vais tout d'abord examiner les alliances de la neurasthénie avec la mélancolie consciente et l'hypocondrie névropathique.

TYPE CXXVI. — La neurasthénie associée à la mélancolie.

Le cas signalé dans ce type est celui d'un homme jeune encore dont le père a succombé à une paralysie générale et dont la mère a eu dans le cours de son existence une série d'accidents névropathiques compliqués d'une légère glycosurie. A ces influences héréditaires il faut joindre celles qu'ont eu sur la personnalité du malade un milieu mal choisi, une éducation incorrecte et une conduite aussi irrégulière que désordonnée. On n'a jamais pu savoir si le patient avait contracté la syphilis.

Dès les premières années de sa vie il fut atteint, à plusieurs reprises, de troubles nerveux mal définis se traduisant tantôt par des accès d'agitation, tantôt par les manifestations d'un grand épuisement. On le plaça pensionnaire dans un lycée. Il travailla peu, vécut dans un certain isolement et n'eut jamais l'idée de nouer avec des camarades les relations amicales que les jeunes gens recherchent toujours avec un grand empressement.

A la fin de ses études, on le fit entrer dans un régiment dont le colonel était affectueusement lié avec ses parents. Bien qu'ayant reçu un agréable accueil des officiers de sa compagnie, il eut un accès de nostalgie qui engagea le médecin major à le renvoyer dans sa famille.

Après être rentré chez lui, il vécut pendant un certain temps dans une oisiveté qui fut désastreuse pour sa sensibilité morale. Sur ces entrefaites, il devint subitement amoureux d'une charmante jeune fille. Malgré sa timidité native il se décida à dévoiler à sa mère les sentiments dont son cœur était épris et la pria de supplier son père de demander en mariage la personne qu'il aimait. Cette démarche fut solennellement faite, mais elle eut un résultat déplorable qui se traduisit par un refus non motivé. Cet insuccès attrista la famille du prétendant ; le père, profondément impressionné eut une commotion cérébrale assez forte après laquelle survinrent les signes prémonitoires de la terrible maladie qui devait l'emporter ; la mère éprouva, de son côté une secousse morale qui engendra un véritable accès d'hystérie. Le fils fut à son tour atteint de neurasthénie. Après avoir ressenti une excitation dont il pouvait à peine amortir la violence, il tomba dans une épouvantable prostration. Céphalée constrictive, douleurs rachidiennes, troubles sensitifs et sensoriels de toute espèce, amyosthénie très développée surtout au réveil, sommeil agité, engourdissement intellectuel, irascibilité, misanthropie, tels furent les troubles morbides que le malade éprouva dans la première semaine qui suivit son échec matrimonial. A ces symptômes vinrent s'ajouter une grande inappétence, de l'atonie gastro-intestinale, des palpitations cardiaques, de la tachycardie intermittente, et une perturbation dans les fonctions urinaires caractérisée par de la spermatorrhée et par une diminution du coefficient des phosphates et de l'urée.

Ce jeune homme présentait donc tous les symptômes de la neurasthénie essentielle qu'on attribua légitimement à ses prédispositions constitutionnelles et aux violentes secousses qu'il venait d'éprouver. On lui conseilla un traitement hydrothérapique qu'il suivit très régulièrement pendant fort longtemps. L'amélioration produite par cette cure fut incomplète; quelques symptômes de la neurasthénie disparurent, mais la mentalité du malade resta toujours précaire et l'on vit, au bout d'un certain temps, surgir des idées mélancoliques qui tourmentèrent son entourage. En examinant attentivement ce patient, son médecin constata que sa physionomie portait toutes les empreintes d'un immense chagrin. Les traits de son visage étaient, pour ainsi dire, immobilisés dans l'expression de la tristesse; son regard obscur fuyait obstinément les personnes placées à sa portée; ses lèvres crispées ne laissaient échapper que des paroles incohérentes ou désespérées. Accablé de remords à peu près tous enfantés par son imagination maladive, il s'accusait d'avoir profondément troublé son existence et compromis la sécurité de ses parents. On l'entendait souvent maudire ses défaillances passées et même appeler la mort à son secours pour l'aider à mettre un terme à ses souffrances.

L'apparition de tous les désordres psychiques que je viens de décrire donna aux médecins consultés une vive inquiétude et inspira à l'un d'eux un pronostic lugubre qui heureusement ne se réalisa pas. Sous l'influence d'une cure physique bien appropriée et d'une psychothérapie attentive, le malade obtint une réelle amélioration qui se transforma peu à peu en une guérison définitive.

Cette observation nous permet de constater les liens qui enchainent la neurasthénie avec cette forme de mélancolie que certains auteurs désignent sous le nom de mélancolie consciente pour la distinguer de celle où l'on constate des hallucinations, des obsessions, de terribles anxiétés et des conceptions délirantes toujours prêtes à ouvrir la porte aux idées de persécution et aux possessions diaboliques. Cette dernière est une véritable vésanie qui doit rester confinée dans le domaine des aliénistes.

La première est plus accommodante; c'est celle dont notre malade a présenté les principaux traits et qui, chez lui, s'est nettement manifestée après la neurasthénie. Ces deux états morbides ont trouvé dans les prédispositions héréditaires et acquises du patient un terrain fertile en perturbations nerveuses de toute sorte. Il n'est donc pas extraordinaire qu'ils aient pu se développer l'un et l'autre et former entre eux une intime association. Dans ce type c'est la neurasthénie qui a paru la première. Cette faveur chronologique peut-elle permettre de croire que c'est elle qui a préparé l'avènement de la mélancolie? Ou, en se plaçant à un autre point de vue, est-il logique de supposer que la maladie de Beard n'a été qu'un prologue occupant la scène morbide à titre de prodrome, en attendant que la mélancolie ait eu le temps d'accentuer son apparition? Cette double supposition est très aléatoire. Hypothèse pour hypothèse, je préfère celle des neurologistes qui croient que ces deux états morbides sont des personnalités conjointes dont la succession et l'alliance dépendent de la nature des causes qui ont produit leur explosion. Ces auteurs dont je me plais à citer l'opinion pensent que, dans les régions encéphaliques que l'on suppose être le laboratoire des névroses et des psychoses, il s'accomplit une série d'actes physiques, chimiques, énergétiques et dynamiques qui sont chargés de préparer l'évolution de ces diverses maladie du système nerveux. En quoi consiste les modifications presque toutes inconnues que subissent les sections du cerveau où ces affections trouvent leur origine? Nous l'ignorons. Nous savons seulement qu'elles peuvent être provoquées par une impression sensitive, physique ou psychique capable de troubler l'irritabilité fonctionnelle dont les tissus des centres nerveux sont doués et l'irritabilité nutritive qui est la propriété exclusive des cellules formatrices appartenant à ces mêmes centres. Ce travail d'enfantement n'est pas seulement la conséquence de la perversion sensitive dont je viens de parler. Il est particulièrement facilité par les toxi-infections, par les maladies qui ont le pouvoir d'altérer la composition du liquide sanguin et de provoquer directement ou indirectement une perturbation fonctionnelle ou structurale de centres nerveux intéressés.

En tenant compte de ces considérations qui sont, du reste, discutables, on peut supposer que le malade dont je viens d'esquisser la silhouette a été atteint d'une neurasthénie qui, sous l'influence de causes dont la nature a été suffisamment qualifiée, s'est transformée en une mélancolie consciente. Je crois pouvoir ajouter que cette psycho-névrose, qu'on avait cru tout d'abord incurable, a été guérie par la double intervention d'un traitement hydrothérapique longtemps prolongé et d'une psychothérapie conduite avec une grande persévérance.

Type CXXVII. — Neurasthénie et Mélancolie.

Il s'agit, dans ce type, d'un jeune homme de vingt-six ans né de parents neuro-arthritiques et petit-fils d'un aliéné. Attaché comme secrétaire à un grand personnage, il devait partir prochainement avec son chef pour l'Extrême-Orient. Malheureusement, il contracta une blennorrhagie compliquée, dès les premiers jours, d'une arthrite rhumatismale localisée dans les genoux qui l'obligea à garder un repos absolu. Ces manifestations arthritiques et l'irritation uréthrale furent assez promptement améliorées; mais avant de disparaître elles provoquèrent une série de perturbations nerveuses dont le mode de succession mérite d'être signalé.

Complètement absorbé par une excessive tristesse il répondait à peine aux questions qu'on lui adressait, se contentant de prononcer quelques paroles mal articulées qui presque toujours avaient l'accent d'une véritable lamentation. Il se plaignait sans cesse, maugréant contre sa destinée dont l'inclémence avait compromis sa carrière diplomatique si brillamment commencée. Il croyait sincèrement que son incartade accidentelle avait été la première cause de ce désastre; mais dans ces heures d'égarement, il ne pouvait s'empêcher d'accuser certaines personnes de son entourage qu'il savait avoir la triste réputation d'accomplir des maléfices et de jeter un mauvais sort. Ces idées incohérentes rendaient sa vie insupportable et l'invitaient à considérer la mort comme une délivrance. Un jour, tourmenté par ces conceptions presque délirantes, il se rendit chez un armurier et acheta un revolver pour se suicider. Ce projet sinistre put être déjoué; et ce pauvre malade, soustrait à son égarement, se soumit avec la plus grande docilité aux conseils de son médecin qui parvint à lui rendre le calme et la santé.

Se sentant très amélioré le jeune secrétaire voulut aller rejoindre son poste; mais ses parents s'opposèrent à son départ. Il fut exaspéré par ce contre temps inattendu qui provoqua un accès de colère formidable après lequel survinrent les symptômes fondamentaux de la neurasthénie.

On l'engagea de nouveau à suivre un traitement hydrothérapique qui, à la faveur de douches sédatives et de douches reconstituantes, parvint à fortifier ses nerfs et à développer en lui une énergie physique qu'il n'avait jamais montrée. Heureux d'avoir obtenu ce résultat, il s'empressa de partir pour l'Orient où l'attendait son protecteur et où il put, pendant plus de deux ans, déployer une grande activité dans l'exercice de ses fonctions sans être obligé de payer le moindre tribut à la maladie et à la fatigue.

Dans l'observation actuelle la mélancolie a très visiblement précédé la neurasthénie. On peut même noter que cette dernière n'a fait son apparition qu'à la suite d'un violent accès de colère. L'explosion de la maladie de Beard a-t-elle été la conséquence de l'épuisement nerveux provoqué par la mélancolie? Ou doit-on l'attribuer à la pénible discussion que le malade a eue avec ses parents le jour où ils ont empêché son départ? Ces deux hypothèses sont assez admissibles. Mais il est impossible de ne pas reconnaître que les perturbations mélancoliques et neurasthéniques, manifestement associées chez ce malade, n'aient subi l'influence de ces causes particulièrement nocives. Il faut, je crois, accorder une large part aux dispositions morbides, héréditaires ou acquises, accumulées dans l'organisme de ce patient, et, tenir compte en même temps des effets fâcheux qu'a pu produire sur lui la blennorrhagie qu'il a contractée.

A ce propos, je me plais à rappeler que le professeur Debove, mis en présence d'un cas à peu près analogue à celui qui figure dans ce type, en a expliqué l'évolution d'une façon très ingénieuse. Son malade a été atteint d'une blennorrhagie après laquelle il a eu une arthrite assez promptement compliquée de nombreuses perturbations nerveuses. Il a supposé que l'irritation uréthrale avait troublé la sensibilité de la plupart des filets nerveux qui pénètrent dans l'encéphale et fait pénétrer en même temps par la voie du sang ou de la lymphe ses éléments infectieux dans certaines articulations et dans les centres nerveux les plus accessibles.

Je puis appliquer ces données à mon malade et supposer que chez lui la mélancolie et la neurasthénie ont pu facilement associer leurs traits fondamentaux et former un ensemble de manifestations morbides dont il est possible de signaler les principaux agents provocateurs. C'est intentionnellement que dans cette énumération de causes j'ai donné une place à la blennorrhagie. Tout le monde sait qu'en provoquant la sensibilité des nerfs et en altérant les qualités du sang, elle provoque souvent une grande perturbation dans les fonctions cérébrales. Dernièrement, le professeur Fournier m'a cité une boutade de Ricord qui confirme d'une façon très originale cette appréciation. Le célèbre chirurgien de l'hôpital du Midi voulant indiquer à ses élèves la funeste influence que la blennorhagie exerce sur le cerveau leur dit : — Si j'étais chargé de vous faire un cours de nosographie, je n'hésiterais pas à vous dire que la chaude-pisse est une maladie mentale. —

La neurasthénie et l'hypocondrie. — J'ai vu beaucoup de neurasthéniques devenir hypocondriaques, et, un certain nombre d'hypocondriaques présenter dans le cours de leur maladies les symptômes principaux de la neurasthénie. Cette constatation, faite d'ailleurs par tous les neurologistes, démontre qu'il existe de nombreuses connexités entre ces deux états morbides et qu'ils ont l'un pour l'autre des affinités très nettement caractérisées. En associant leurs symptômes respectifs ils constituent un tableau pathologique qui forme le pendant de celui dans lequel j'ai dépeint l'union intime de la mélancolie et de la neurasthénie. C'est ce tableau que je vais maintenant essayer d'esquisser, en l'entourant de quelques données doctrinales et en lui offrant pour support des faits scrupuleusement observés.

Afin de donner à cette exposition une suffisante clarté, il faut classer les hypocondriaques en groupes distincts et indiquer les principaux traits qui caractérisent les malades de ces différents groupes. Je citerai tout d'abord les hypocondriaques dont l'état psychique se révèle par des conceptions délirantes, des hallucinations insensées et de graves perturbations mentales. Ce sont des vésaniques avérés que l'on doit confier aux aliénistes et interner dans une maison de santé réservée au traitement de la folie.

A côté d'eux figurent ceux qui sont absolument dominés par la peur d'une maladie incurable. D'autres ont des conceptions très étranges sur le fonctionnement de leurs organes ; ils expriment sur toutes choses des doutes que rien ne motive et manifestent parfois des croyances bizarres toujours difficiles à déraciner. Ces malheureux dont la mentalité est très compromise ont besoin d'être humainement traités et doivent vivre dans un complet isolement.

Après ces hypocondriaques je vais en citer d'autres dont l'aspect est moins alarmant. Chez eux le jugement est, il est vrai, un peu faussé, mais leur raison conserve le plus souvent une lucidité convenable. Ils se préoccupent sans cesse de leur santé matérielle et se croient menacés d'une maladie inconnue ou fatale. La moindre sensation anormale leur inspire des craintes auxquelles ils n'ont pas la force de se soustraire. On les voit constamment tourmentés par de nombreuses phobies qui troublent leur sécurité et les désespèrent. Esclaves d'un égotisme qu'on peut opposer à l'altruisme de certains mélancoliques, ils pensent toujours à eux et demandent des conseils à tout le monde, s'adressant même aux personnes les moins qualifiées pour en donner.

Ces infortunés n'appartiennent pas aux groupes des aliénés ; ce sont des déséquilibrés qui ont parfois des éclipses partielles de la raison et dont la maladie évolue dans un cycle névrosique qu'elle n'abandonne jamais.

Les médecins n'expliquent pas tous de la même façon la personnalité de l'hypocondrie. Les uns pensent que cette entité morbide est toujours de nature psychique et lui donnent pour résidence les zones corticales de l'encéphale. Les autres croient, au contraire, qu'elle commence par des points irritatifs disséminés dans les plexus abdominaux du nerf grand-sympathique qui sont chargés de contrôler les fonctions de l'estomac, de l'intestin, du foie et de la plupart des organes splanchniques. Cette irritabilité morbide dont la cœnesthésie nous fait soupçonner l'existence constitue le premier acte, l'acte fondamental de cette maladie. Le second se déroule dans le cerveau et se traduit par les phénomènes psychiques que nous savons être l'apanage de l'hypocondrie. Ces conceptions dualistes, assurément très contradictoires, sont l'une et l'autre légitimées par des faits dont le témoignage ne peut être suspecté. Il faut les accepter et reconnaître par conséquent qu'il existe deux formes d'hypocondrie ; la première essentiellement psychique ou d'origine cérébrale ; la seconde cœnesthésique ou d'origine viscérale.

Cette sélection n'est pas exclusivement destinée à rendre plus saisissante l'exposition des questions doctrinales que je viens de soulever. Elle a surtout le précieux avantage de signaler aux médecins les indications thérapeutiques qu'ils doivent observer pour lutter honorablement contre les diverses modalités de l'hypocondrie. C'est elle notamment qui nous permet de choisir quels sont les procédés hydrothérapiques qu'il faut employer pour améliorer l'état général du malade et modifier les troubles viscéraux que l'on croit être le point de départ de l'hypocondrie.

Je tiens à compléter ces données générales en mentionnant de nouveau les nombreuses relations de la neurasthénie avec l'hypocondrie. C'est, je crois, à la fréquence de ces alliances constatées d'ailleurs par tous les neurologistes, que le professeur Brissaud a voulu faire allusion quand il a dit au congrès de Rennes que la neurasthénie est une névrose qui, sous l'influence des causes les plus banales, se transforme souvent en une véritable psychose. Les observations suivantes vont être favorables à cette thèse.

TYPE CXXVIII. — Neurasthénie et Hypocondrie.

Ce type contient un court aperçu consacré à l'histoire pathologique d'une jeune femme atteinte d'une neurasthénie sur laquelle sont venus se greffer les principaux symptômes de l'hypocondrie. Cette malade avait un héritage névropathique qui se manifesta, dès son jeune âge, par des troubles nerveux très variés. Son éducation fut mal dirigée et lui donna le goût des relations mondaines qui lui permirent de prodiguer les ressources de son esprit et les charmes de sa personne. Elle se maria, selon son gré, et eut plusieurs couches qui furent extrêmement pénibles.

Douée d'une voix magnifique elle éprouvait un plaisir extrême à se faire entendre dans les soirées les plus renommées. Un jour, elle conçut l'idée de chanter devant un public d'élite la fameuse romance du saule que Rossini avait composée pour la grande Malibran. Elle eut l'heureuse fortune de l'étudier en se servant des pages de musique sur lesquelles la célèbre cantatrice avait marqué les effets vocaux que lui avait indiqués l'incomparable compositeur. Elle croyait remporter un éclatant triomphe ; malheureusement elle n'eut qu'un succès d'estime que son esprit déconcerté transforma en un véritable échec.

Profondément découragée, elle se cloîtra dans sa demeure, ne voulant voir personne ; elle perdit l'appétit, le sommeil et ne tarda pas à devenir neurasthénique. A la céphalée qui arrêtait ses efforts intellectuels et à l'amyosthénie qui paralysait ses forces physiques vinrent s'ajouter des palpitations cardiaques qui lui firent craindre l'explosion prochaine d'une grave maladie du cœur. Ces troubles furent assez promptement remplacés par des désordres gastro-intestinaux compliqués de douleurs intolérables. Dans ses nuits sans sommeil cette jeune malade, suprise par cette série d'accidents, crut être menacée d'une affection cancéreuse du tube digestif. Ayant plus tard constaté que l'apparition de ses règles n'était pas survenue à l'époque normale, elle s'imagina être atteinte d'une lésion utérine et prévoyait déjà l'urgence d'une intervention chirurgale.

Accablée par ses innombrables phobies, la jeune malade tomba dans un découragement qui lui fit perdre ses forces et son embonpoint. Cet épuisement physique ne l'empêchait pas d'avoir de temps en temps des sursauts de sensibilité pendant lesquels elle évoquait sans cesse son insuccès de cantatrice que son dépit attribuait à une sorte de conjuration organisée contre elle par des envieux dont il lui était impossible de citer les noms.

C'est à ce moment que j'eus l'occasion de voir cette malade pour la première fois. Ses médecins venaient de lui conseiller de suivre un traitement hydrothérapique. Cette cure produisit une action sédative et reconstituante manifeste La santé de la jeune névropathe fut très sensiblement améliorée.

Il est, je crois, facile de dégager les renseignements que contient cette observation. On peut reconnaître aisément que la malade qui en est l'objet a porté les marques de prédispositions constitutionnelles favorables à l'explosion d'accidents nerveux de toutes sortes. Sous l'influence d'une pénible émotion elle a eu un accès de neurasthénie qui, après s'être localisé dans tous les organes, a été promptement marqué par les principaux phénomènes de l'hypocondrie. Parmi les médecins qui ont assisté cette jeune femme, les uns sont disposés à croire que chez elle les troubles viscéraux sont les véritables générateurs des symptômes de l'hypocondrie; d'autres paraissent disposés à reconnaître que les troubles viscéraux et les phénomènes hypocondriaques qui sont venus après eux doivent être tous attribués à la neurasthénie. Quelle que soit l'hypothèse qu'on adopte, il est incontestable que la neurasthénie et l'hypocondrie ont de très nombreux points de contact.

TYPE CXXIX. — Neurasthénie et Hypocondrie.

Voici encore une observation qui permet de constater les réelles affinités qui semblent exister entre la neurasthénie et l'hypocondrie. Dans ce cas particulier l'apparition de l'hypocondrie a précédé celle de la neurasthénie. Il s'agit ici d'un jeune homme né de parents névropathes, doté par la nature d'une grande impressionnabilité et d'une sensualité excessive. Son caractère timide et craintif l'empêchait de tenter la moindre aventure frivole. Ses camarades voulurent l'aguerrir et pour atteindre leur but ils l'invitèrent à une fête où devaient se rendre quelques-unes de leurs amies qu'ils appelaient les prêtresses des unions éphémères. On lui donna pour voisine de table une femme charmante dont le vocable lui parut assez dévergondé et qu'il prit tout d'abord pour une diseuse de bonne aventure. Elle avait beaucoup d'entrain; mais son teint pâle et sa figure amaigrie lui donnaient un aspect maladif A ce festin composé de mets exquis arrosés constamment par un vin de champagne de haute marque, succéda une sarabande effrénée. Notre jeune homme fit un tour de valse avec sa voisine, et pendant qu'il la tenait enlacée dans ses bras, elle déposa sur ses lèvres un baiser très significatif. Il fut plus effrayé que charmé de cette embrassade inattendue et ne songea plus qu'à quitter ses compagnons de fête. En rentrant chez lui, il se hâta de laver son visage avec une solution antiseptique. Dès le lendemain il découvrit sur ses lèvres une petite érosion dont les bords avaient une couleur rouge très accentuée. Cette constatation le troubla profondément et lui fit craindre d'avoir contracté la syphilis. Il se hâta d'aller trouver son médecin qui, après l'avoir débarrassé de sa pustule, comprit qu'il devait surtout dissiper les appréhensions morales de son malade et le guérir de son hypocondrie. Ces craintes morbides eurent pour effet d'épuiser son système nerveux et de provoquer un accès de neurasthénie caractérisé par de la céphalée constrictive, de l'insomnie, de l'amyosthénie matutinale, d'un affaiblissement assez accentué des facultés intellectuelles et affectives.

Le traitement hydrothérapique qu'on lui conseilla produisit un très bon résultat qui fut complété et consolidé par un voyage d'agrément organisé dans les conditions les plus favorables. Ce malade, chez lequel les phénomènes de la neurasthénie ont succédé à ceux de de l'hypocondrie, nous fournit un nouveau témoignage des rapports qui existent entre ces deux états morbides.

TYPE CXXX. — Neurasthénie et Hypocondrie.

C'est encore un type dans lequel les relations de la neurasthénie et de l'hypocondrie sont très apparentes. Il concerne un jeune homme, névropathe dès sa naissance, émotif au suprême degré et sollicité par des penchants à l'onanisme qu'on a pu heureusement modifier dès leur apparition. Il fut un jour très impressionné par une discussion très vive qui ébranla profondément son système nerveux. Il rentra chez lui brisé par l'émotion qu'il venait d'éprouver. Dès le lendemain il ressentit une grande fatigue, de la céphalée et des douleurs rachidiennes s'irradiant vers les organes génito-urinaires. Ses facultés intellectuelles et morales subirent une extrême secousse et lui parurent complètement altérées Il crut un instant qu'il allait perdre la raison. Son médecin vint le voir et constata l'éclosion d'un accès de neurasthénie. Dans le cours d'un entretien ultérieur le malade se plaignit d'une irritation uréthrale fort désagréable qui, survenant de préférence la nuit, troublait presque toujours son sommeil et amenait sur le méat quelques gouttes de sang. Ces perturbations lui firent croire un instant qu'il avait un calcul dans la vessie. Un sondage sérieusement pratiqué permit au médecin de dissiper ses craintes. Quelques semaines plus tard l'analyse de l'urine révéla l'existence de la spermatorrhée et une grande déperdition de phosphates. Le malade fut sérieusemsnt surveillé et soumis naturellement à une médication appropriée à son état. Questionné sur la valeur de ses fonctions génitales, il finit par avouer qu'il avait des éjaculations trop rapides, des érections incomplètes et parfois des manifestations d'impuissance.

Pour triompher de cette neurasthénie qui, après avoir conservé pendant un certain temps la forme encéphalique s'était transformée en une neurasthénie génitale, on prescrivit un traitement hydrothérapique. Ce malade fit sa cure d'une façon très irrégulière. Pour motiver son indocilité il me dit être atteint d'un varicocèle qu'il considérait comme l'unique cause de tous ses maux. Il se fit opérer. Cette intervention chirurgicale ne produisit aucun effet favorable sur le système nerveux de ce malade qui, tout en restant neurasthénique, devint un malheureux hypocondriaque tourmenté sans cesse par de pénibles phobies. Il eut de nouveau recours au traitement hydrothérapique qui, suivi cette fois avec autant de zèle que de confiance, produisit des résultats très salutaires.

Les faits que je viens de citer démontrent qu'il existe de très nombreuses connexités entre la neurasthénie, la psychasthénie, la mélancolie et l'hypocondrie. Ces états morbides ont des représentations symptomatiques distinctes. Mais ils obéissent à des causes d'origine à peu près similaires et produisent des effets qui ne sont modifiés dans leur allure que par les prédispositions constitutionnelles de chaque malade.

Il n'est donc pas extraordinaire que ces psycho-névroses, soit qu'elles se manifestent sous leur forme essentielle, soit que leur développement dépende d'une irritation localisée à la périphérie du corps, puissent évoluer simultanément sur le même patient. Mais le plus souvent on les voit apparaître les unes après les autres. En général, c'est la neurasthénie qui commence la scène morbide ; mais, si des influences spéciales viennent troubler sa marche, les phénomènes psychiques qui la caractérisent se modifient visiblement et on la voit alors prendre l'allure de la psychasthénie, de la mélancolie ou de l'hypocondrie. Ces transformations n'existent réellement que chez les malades qui sont à l'abri des vraies hallucinations et des conceptions délirantes ; elles peuvent donc à la rigueur figurer dans le cadre des troubles psycho-névropathiques. —

Relations de la neurasthénie avec certaines perturbations psychiques qui forment le cortège de la psychasthénie et que quelques auteurs attribuent encore à la dégénérescence. La neurasthénie chez les dégénérés supérieurs. Un mot sur la nature et sur les diverses formes de la dégénérescence humaine. — Les malades chez lesquels on constate les révélations d'une confusion mentale ou d'une démence précoce, chez ceux où l'on découvre cette tendance pathologique plus ou moins volontaire au mensonge et à la création de fables imaginaires que le Dr Ernest Dupré a si admirablement décrite sous le nom de mythomanie, ou bien encore chez ceux qui présentent certaines formes de la dégénérescence, et, en général, chez la plupart de ceux qui ont des vésanies engendrées par une toxi-infection, ces malades, dis-je, offrent presque tous des désordres névropathiques très variés. Mais ces désordres ne ressemblent pas à ceux qui forment le cortège habituel de la neurasthénie. Il me paraît donc téméraire d'affirmer que les psychoses dont je viens d'indiquer le nom aient de véritables liens avec la maladie de Beard. Ce n'est pas une alliance, c'est une simple juxtaposition. Si ces liens existent, comme certains médecins semblent le croire, je dois avouer humblement qu'il m'a été très difficile de les distinguer. Il est vrai que j'ai eu très rarement l'occasion d'observer des faits de cette catégorie ; ce qui explique mon embarras et motive mon incertitude.

Quelques aliénistes, pour défendre la thèse à laquelle je n'ose pas me rallier et pour justifier l'agglomération de phénomènes psychiques et névropathiques chez le même malade, n'hésitent pas à affirmer que ce malade est un dégénéré. Je l'accorde ; mais je me hâte d'ajouter que ce dégénéré est un faux neurasthénique.

C'est Morel qui a le premier attiré l'attention des savants sur ce vaste problème de la dégénérescence humaine. Inspiré par une conception théologique qu'il a trouvée inscrite dans les livres sacrés et dont je n'ai pas besoin d'apprécier ici le mobile, il a formellement déclaré que la dégénérescence de notre espèce pouvait être considérée comme le résultat d'une déviation maladive du type primitif qui, d'après lui, devait être un type parfait.

En transportant ces croyances dans le domaine médical il parvint à reconnaître que nous devons notre dégénérescence à nos ancêtres ou à nos vices personnels. Après avoir étudié avec une grande attention les difficiles problèmes qui se rattachent à la genèse des êtres organisés, il publia ses remarquables travaux sur la folie héréditaire, sur la folie morale dans laquelle l'intelligence peut conserver toute sa lucidité, sur la folie provoquée par les infections, les intoxications ou par des maladies d'une autre nature, par l'insalubrité de certains climats et finalement par l'amoindrissement ou la déchéance des facultés de l'esprit.

Magnan et quelques aliénistes furent subjugués par l'œuvre de Morel. Ils l'adoptèrent très ouvertement, mais ils s'empressèrent de substituer à sa forme théologique une allure plus moderne. En s'affranchissant de toute question de doctrine ils essayèrent de présenter à leur façon un ensemble de toutes les irrégularités et de toutes les perversions qui peuvent atteindre les fonctions physiques et mentales de notre corps. Malheureusement le tableau qu'ils ont tracé renferme un si grand nombre de stigmates que chacun de nous, en le contemplant, a peur d'y découvrir le sien. On peut croire, comme le dit Dubois, qu'on est toujours le dégénéré de quelqu'un. Ces auteurs un peu déconcertants ont eu la précaution de nous faire savoir qu'ils reconnaissaient deux séries de dégénérés, les uns de race inférieure à peu près incurables, les autres de race supérieure ayant l'heureuse fortune de pouvoir amoindrir leur déchéance. Ce dernier groupe se compose d'une infinité de névropathies dont la dégénérescence, tout en restant dans des limites rassurantes, offre dans son évolution des aspects extrêmement variés. On découvre parmi eux un grand nombre de neurasthéniques chez lesquels les symptômes de la maladie de Beard se trouvent fortuitement associés à des perturbations mentales qu'on rencontre assez rarement dans cette névrose. Bien qu'ils n'appartiennent pas à la classe des véritables neurasthéniques, je crois devoir ici leur consacrer une mention spéciale. Ce sont des neurasthéniques mâtinés par des troubles psychiques qu'on rencontre dans la famille des dégénérés supérieurs. Pour signaler les nuances qu'offre leur expression pathologique, je vais citer quelques faits qui m'ont semblé très intéressants.

TYPE CXXXI. — Neurasthénie compliquée d'illusions et d'hallucinations que l'on constate chez beaucoup de psychasthéniques et chez quelques dégénérés.

Il s'agit ici d'un jeune homme dont le père et la mère avaient eu dans le cours de leur existence des troubles névropathiques très accentués. Dès les premières années de sa vie on constata chez lui des emportements d'une extrême violence auxquels succédaient souvent des tendances à une rêverie dont on ne pouvait pas analyser la nature. Il adorait la solitude et s'enfermait dans sa chambre où il ne voulait recevoir personne. Ses parents se décidèrent à rompre cette claustration volontaire et pour atteindre leur but ils lui firent des remontrances extrêmement violentes. Le jeune homme exaspéré par des reproches qu'il ne croyait pas mériter éprouva un grand ébranlement nerveux qui provoqua un véritable accès de neurasthénie. Sous l'influence du traitement hydrothérapique qu'on lui conseilla, les symptômes de cette névrose furent sensiblement amendés. Mais la mentalité de ce malade ne semblait pas améliorée. Dans ses moments d'abandon il disait volontiers que les impressions d'origine extérieure n'éveillaient en lui aucune sensation bien définie et que les objets qu'il avait devant les yeux lui apparaissaient tout autres qu'ils étaient réellement. C'est ainsi, ajoutait-il, qu'une feuille d'arbre représentée sur un rideau de sa fenêtre lui donnait l'image d'une tête de chien, image qui disparaissait dès qu'il s'approchait d'elle. C'était évidemment une illusion et il reconnaissait volontiers qu'une perspective plus complète finissait par la dissiper.

Plus tard, le jeune malade eut de véritables hallucinations de la vue et de l'ouïe. Il croyait voir à chaque instant des objets qui n'existaient pas réellement ou entendre des voix railleuses ayant le triste pouvoir de faire naître le soupçon dans son esprit toujours alarmé. Il est vrai qu'il n'entendait jamais des voix impératives lui commandant d'accomplir un acte répréhensif comme celui qu'on peut imposer au cerveau d'un malade atteint du délire de la persécution.

Ce jeune névrosé chez lequel on a vu succéder à la neurasthénie des illusions et des hallucinations rattachées à une dégénérescence bénigne fut soigné avec une grande et persévérante affection qui parvint à rétablir l'équilibre de toutes ses facultés.

Je crois que le professeur Raymond aurait considéré ce malade comme un psychasthénique.

Il y a longtemps que je n'ai pas eu de ses nouvelles. J'ai presque le droit de supposer que sa neurasthénie et que ses troubles psychiques n'ont pas fait une nouvelle apparition. —

Relations de la neurasthénie avec des troubles psychiques qui semblent appartenir plutôt à la psychasthénie qu'à la dégénérescence.

TYPE CXXXII. — Troubles mentaux survenant chez les neurasthéniques.

Je ne puis ici détailler et encore moins analyser les aberrations mentales que j'ai vu se développer chez les neurasthéniques confiés à mes soins. Je préfère prendre dans mes observations personnelles les particularités les plus intéressantes et les offrir au lecteur sous la forme d'un résumé qui sera pour lui plus facile à parcourir.

La neurasthénie peut se développer quelquefois à côté et même sous l'influence d'une psychopathie héréditaire ou acquise. Autour de ses symptômes habituels viennent se placer des phénomènes spéciaux attestant une perturbation de la conscience de ces névrosés. Ils ne se rendent pas un compte exact de la situation dans laquelle ils se trouvent. Ce sont des *désorientés* qui perdent la notion que les hommes bien équilibrés possèdent sur leur propre personnalité et sur le milieu où s'écoule leur existence. Etant presque toujours dépourvus d'attention, ils sentent que leur mémoire s'affaiblit progressivement et ne leur permet plus de conserver le souvenir des événements récents. Parfois cette amnésie se localise ; on peut dès lors aisément constater que ces déshérités temporaires oublient le nom d'une personne connue ou d'un objet vulgaire et ne peuvent même plus procéder à une simple opération d'arithmétique sans éprouver de très grandes difficultés.

J'ai connu des neurasthéniques cérébralement affaiblis ressentir une peine extrême à associer leurs idées, ne pas avoir la force de prendre une détermination et paraître indifférents aux actes qui se déroulent devant eux. La persistance de ces phénomènes compromet la sûreté de leur jugement et laisse pénétrer dans leur esprit des idées erronées sur toute chose souvent difficiles à déraciner.

J'ai vu un certain nombre de neurasthéniques perdre l'harmonie qui doit gouverner les sentiments affectifs ou le sens moral et devenir des émotifs parfois dangereux, incapables de supporter aucune secousse. On rencontre parmi eux des malades qui cessent d'aimer les personnes qu'ils adoraient ou des malheureux qui se laissent dominer par des accès de colère ou de jalousie. J'ai soigné autrefois une jeune fille qui eut dans les premières années de sa maladie des crises de neurasthénie très pénibles. Pendant une période d'accalmie, elle s'aperçut que sa mère était enceinte. Déjà jalouse de l'enfant qui allait naître, elle eut un accès de colère qui effraya tout son entourage. Un jour, elle a l'idée d'aller trouver sa mère qui était seule dans sa chambre et lui lance sur le ventre des coups de pieds d'une violence épouvantable, voulant, disait-elle, mutiler avant sa naissance l'être dont elle se montrait étrangement jalouse. Le médecin, appelé en toute hâte, parvint à calmer cette forcenée qui, cédant aux sages exhortations qu'on venait de lui faire, se précipita aux genoux de sa mère, lui demanda pardon en donnant à son repentir une accentuation aussi affectueuse que touchante. L'accouchement eut lieu dans les conditions les plus favorables; et c'est notre névropathe qui fut chargée de soigner et d'élever l'enfant dont elle avait redouté la naissance. J'ai eu depuis cette époque l'occasion de revoir à plusieurs reprises ma malade et j'ai pu constater qu'elle était complètement délivrée de ses anciennes aberrations. Depuis lors elle s'est mariée et a eu même plusieurs enfants dont elle a fort bien dirigé l'éducation. »

Rapports de la neurasthénie avec certaines perturbations mentales qui semblent avoir leur point de départ dans les divers districts du nerf grand sympathique. — Les troubles sensitifs et les troubles vaso-moteurs qui siègent dans le grand sympathique et dans les viscères peuvent, ainsi que je l'ai dit plusieurs fois, provoquer la neurasthénie. Mais il arrive parfois que ces perturbations sensitives ou vaso-motrices produisent des désordres psychiques qui se placent à côté des désordres neurasthéniques dont ils modifient l'allure habituelle. Ces désordres sont dus aux impressions maladives qu'envoient vers les centres nerveux des agents provocateurs qui résident à la périphérie de notre corps. Tous ces agents atteignent leur but en prenant pour véhicule tantôt les nerfs qui se dirigent vers le cerveau, tantôt le liquide sanguin qui est chargé d'apporter à cet organe les éléments destinés à son entretien et à sa réparation. Lorsque ce double courant est modifié dans sa marche, les actions physiques, énergétiques, dynamiques et chimiques des centres nerveux sont troublées; dans ces cas spéciaux la mentalité du malade présente des aberrations plus ou moins accentuées. On constate parfois un grand affaiblissement de la volonté qui empêche le patient de répondre aux sollicitations dont il est l'objet. Sa force musculaire donne des signes de défaillance, les efforts physiques deviennent difficiles et ses facultés psychiques paraissent engourdies. On trouve tous ces phénomènes chez les neurasthéniques; mais si la dépression de la volonté s'accentue davantage, la scène morbide prend aussitôt un tout autre aspect. L'aboulie s'empare du malade qui, privé par ce fait de son pouvoir de contrôle, se transforme en un véritable automate cheminant sans boussole, pouvant devenir peu à peu un suggestif extravagant ou un impulsif redoutable. Cet infortuné dont la mentalité est toujours compromise n'a plus la force de résister aux impressions qui naissent en lui et qu'il reçoit des autres ; il obéit avec une déplorable servilité à toute espèce d'influence.

Les faibles d'esprit deviennent facilement des suggestifs ; quelques-uns se laissent facilement conduire ; d'autres, au contraire, se montrent rebelles aux exhortations qu'on leur adresse. Ils appartiennent presque tous à la catégorie des suggestifs passionnels qui ne sont vraiment dangereux que lorsque leur conscience est très amoindrie. On peut placer dans leur voisinage ceux qui sont hypnotisés par les anomalies sexuelles et qui commettent assez souvent des attentats à la pudeur. Ces détraqués parlent avec une certaine complaisance du sadisme, du tribadisme, du fétichisme, du masochisme, etc., et prononcent machinalement les paroles les plus obscènes. Ils se laissent volontiers envahir par des obsessions ou des idées fixes et ressemblent à ces mélancoliques qui ont peur de devenir des kleptomanes ou des criminels. Ces malheureux malades ont toujours sur les lèvres des menaces qu'ils n'exécutent jamais.

On rencontre aussi quelques psychopathes chez lesquels les symptômes de la neurasthénie se trouvent accidentellement associés à des aberrations psychiques très rarement observées dans la maladie de Beard. Ce sont des obsédés que l'événement le plus ordinaire impressionne et dont l'esprit est presque toujours hanté par des idées bizarres ou par des scrupules inexplicables. Les incorrections de leur personnalité morale provoquent chez eux des inquiétudes qu'ils n'aiment pas dévoiler. Ils répondent incomplètement aux médecins qui les interrogent et redoutent la perspicacité de praticiens habitués à établir un diagnostic. Ils prennent même vis à vis d'eux une attitude de sceptique jusqu'au jour où leurs malaises, en devenant plus pénibles, les obligent à demander secours. Dans ces moments de détresse on les entend se plaindre de troubles de l'ouïe ou de la vue ; ils accusent en même temps une perversion très marquée de l'odorat, du toucher ou du goût et scrutent toujours avec une cruelle angoisse le fonctionnement de tous leurs organes. On les voit souvent se placer devant une glace pour regarder si la peau de leur visage ne pâlit pas trop facilement ou ne se recouvre pas de rougeurs désagréables ou malsaines. Ils n'osent rien toucher et évitent tout contact avec certaines étoffes ou avec des objets qu'ils croient contaminés. Ils se lavent les mains à chaque instant, se baignent plusieurs fois par jour espérant, à l'aide d'ablutions souvent renouvelées, se débarrasser de tous les microbes qu'ils croient blottis dans les anfractuosités de la surface cutanée. Ils font des injections nasales et pharyngiennes pour propager l'antisepsie dans ces régions qui sont considérées par eux comme un nid de microbes très dangereux pour leur santé. On les voit rester très longtemps dans leur cabinet de toilette qui est pour eux un sanctuaire où ils espèrent pouvoir purifier leurs chimériques souillures. Dans certaines circonstances leurs craintes prennent une autre direction. Quelques-uns d'entre eux n'osent pas marcher ou se tenir debout et présentent tous les phénomènes de l'astaso-abasie qui n'est autre chose, dans ce cas, qu'une phobie semblable à l'agoraphobie, à la claustrophobie, en un mot à toutes les phobies que j'ai souvent signalées chez les neurasthéniques atteints d'hypocondrie.

Tous ces troubles psychiques, fréquents chez quelques dégénérés mais plus fréquents encore chez les psychasthéniques, ont certainement une allure vésanique ; mais leur évolution a plutôt lieu dans le domaine du nervosisme que dans celui de la folie. Les malades chez lesquels on les constate ne doivent pas être classés parmi les aliénés. Ce sont des névrosés qui deviennent des psychopathes. On rencontre parmi eux un certain nombre de neurasthéniques qu'une hérédité spéciale ou une toxi-infection transforme, après avoir perverti leur mentalité, en psychasthéniques, en mélancoliques ou le plus souvent en hypocondriaques difficiles à diriger.

Sans doute, les malades dont je viens d'esquisser les traits ont une grande accointance avec les dégénérés. Mais ils ont des relations plus intimes avec la mélancolie et avec l'hypocondrie. J'ai été longtemps embarrassé de donner un cadre convenable à ces troubles psychiques si souvent observés par moi chez les neurasthéniques soumis à ma direction. Aujourd'hui cette difficulté me paraît définitivement tranchée et je n'hésite pas à les considérer comme les symptômes de cette nouvelle psychose que le professeur Raymond vient de décrire sous le nom de psychasthénie. Ces malades ont commencé par être des neurasthéniques que des circonstances graves ont transformé en psychasthéniques. Voilà pourquoi je leur ai accordé une place dans ce livre consacré à l'étude de la maladie de Beard. En leur offrant cet asile j'ai surtout voulu attester qu'on pouvait les guérir. Si l'on veut obtenir ce résultat il faut tout d'abord modifier leur sensibilité physique et relever leurs forces vitales en les soumettant à l'action curative d'une physicothérapie convenablement choisie et à un traitement moral bien conçu. Dans la première partie de cette cure, je n'hésite pas à dire que l'hydrothérapie peut, à l'aide de ses applications variées, rendre de très grands services. La seconde partie de cette thérapeutique est plus délicate à conduire. Pour la rendre efficace il faut que le médecin chargé de la mettre en œuvre ait la faculté de trouver les ressources dont il a besoin dans la fertilité de son esprit et dans les généreux élans de son cœur.

CHAPITRE XIV

RELATIONS DE LA NEURASTHÉNIE AVEC LES NÉVROSES ET AVEC DIVERS ÉTATS NERVEUX QU'ON DÉSIGNE SOUS LE NOM DE PSEUDO-NÉVROSES. CES PSEUDO-NÉVROSES OFFRENT, COMME LES NÉVROSES PROPREMENT DITES, DES PERTURBATIONS QUI INTÉRESSENT LA MENTALITÉ DU MALADE ET SA SENSIBILITÉ; MAIS ELLES ONT SURTOUT DANS LEUR SYMPTOMATOLOGIE DES TROUBLES MOTEURS SPÉCIAUX DONT LES MANIFESTATIONS INDIQUENT LES CARACTÈRES DISTINCTIFS DE CHACUNE D'ELLES.

Les relations de la neurasthénie avec les névroses sont aussi nombreuses que variées. En général, elles se révèlent avec une netteté remarquable; mais dans certaines circonstances elles se trouvent voilées par l'advention imprévue de quelques phénomènes morbides dont il est difficile de préciser la nature. Je crois néanmoins qu'un médecin habitué à diagnostiquer les maladies nerveuses doit pouvoir, en donnant à ses investigations biologiques une grande étendue, dissiper cette confusion qui me paraît être accidentelle C'est en prenant pour base et pour point d'appui les impeccables enseignements de la clinique qu'on arrive à découvrir les liens importants qui unissent parfois la neurasthénie avec les véritables névroses, c'est-à-dire, avec le nervosisme proprement dit, avec l'hystérie et avec la maladie de Graves ou de Basedow. Je suis obligé d'ajouter à ce groupe les formes bénignes de l'épilepsie.

La neurasthénie a aussi de fréquents rapprochements avec certains états pathologiques qui, sans être de pures névroses, offrent un ensemble de symptômes attestant une perturbation fonctionnelle de la mentalité du malade, de sa sensibilité et particulièrement de ses mouvements volontaires. Dans ce groupe on peut se permettre, sans trop offenser les règles de la nosologie contemporaine, de faire figurer la chorée, les tics, les spasmes, les contractures qui troublent la force neuro-musculaire, les crampes professionnelles, le paramyoclonus, la tétanie, la maladie de Thomsen ou de Little, la plupart des tremblements, la paralysie agitante de Parkinson et quelques désordres intéressant la coordination, l'équilibre et même la puissance des mouvements. —

Pour ne pas encombrer mon exposé de détails inutiles je vais le diviser en deux parties. Dans la première j'étudierai les relations de la neurasthénie avec les névroses proprement dites. Dans la seconde j'examinerai celle qu'elle paraît avoir avec les divers états morbides dont je viens de faire l'énumération.

Relations de la neurasthénie avec le nervosisme ou l'état nerveux proprement dit. — Les malades chez lesquels la neurasthénie et le nervosisme se développent simultanément offrent un ensemble de perturbations nerveuses au milieu desquelles il est difficile de bien distinguer les traits caractéristiques de chacune de ces névroses.

Cette représentation confuse où leurs symptômes respectifs se mélangent intimement, en montrant les uns pour les autres une très grande affinité, est réglée par un mécanisme assez facile à justifier. Ces entités morbides appartiennent à la même famille ; elles sont restées fort longtemps dans le même cadre nosologique et ont été désignées par le même vocable. Il existe donc entr'elles d'anciens liens de parenté qui expliquent leurs relations. J'en reparlerai tout à l'heure ; mais avant je tiens à montrer que dans ces associations névrosiques le rôle des influences causales est assez important. Ces influences trouvent leur point d'élection chez les malades qui sont marqués par les stigmates d'une hérédité trop tarée, chez ceux dont la constitution est délabrée ou malsaine et dont le système nerveux ne peut supporter vaillamment les secousses d'un grand choc moral ou physique, d'une violente émotion ou d'un trop déprimant surmenage. Ces actions nocives sont aussi imputables aux altérations histologiques ou simplement fonctionnelles localisées avec une certaine persistance dans les appareils circulatoire, digestif ou génito-urinaire. Ces troubles ont sur le cerveau une répercussion assez retentissante, engendrent de nombreuses actions réflexes et provoquent des perturbations névropathiques très variées. Ils se traduisent presque toujours par des phénomènes d'excitation plus ou moins durables auxquels succède un épuisement qui commence par de la simple nonchalance et se termine souvent par une parésie assez prononcée. Ces désordres nerveux offensent la mentalité des malades, pervertissent leur sensibilité et compromettent la sûreté de leurs mouvements. Ils ont presque le privilège d'escorter toutes les névroses, tout en ayant dans leur figuration des signes particuliers qui permettent de reconnaître leur individualité et leur provenance.

En terminant, je dois mentionner l'agissement d'autres causes qui ont la particularité d'associer avec plus d'intimité que les précédentes les perturbations nerveuses qu'elles engendrent. Les unes proviennent d'une altération du liquide sanguin qui en faisant pénétrer ses microbes ou ses toxines dans les centres encéphaliques provoque le développement de troubles extrêmement variés. Les autres tiennent aux modifications fâcheuses que déterminent dans les cellules cérébrales les irrégularités imposées à leurs mutations nutritives.

Après avoir essayé de préciser le rôle que jouent les influences causales dont je viens de parler sur les tendances de rapprochement qui existent entre la neurasthénie et le nervosisme, il me reste à indiquer que ces deux entités morbides doivent cette affinité à des liens dont la parenté ne peut être mise en doute.

Les médecins n'ont pas oublié que dans *l'état nerveux* imaginé par Sandras, l'auteur lui avait consacré une description extrêmement touffue dans laquelle se trouvaient enserrés comme dans une gangue incassable tous les symptômes de la plupart des névroses.

Les neurologistes de cette époque trouvèrent ce tableau pathologique trop confus et s'efforcèrent de l'éclaircir. Bouchut essaya de remplacer l'état nerveux par son *nervosisme* auquel il donna un certain reflet et qu'on accueillit avec une grande faveur.

Précédemment, le Dr Cerise nous avait édifié sur la *faiblesse irritable* qu'il se proposa d'individualiser dans un mémoire qui nous permit d'admirer les brillantes qualités personnelles de ce médecin-philosophe.

Plus tard le Dr Leven publia une série de travaux dans lesquels il prépara l'avènement de sa névrose du tronc cœliaque dans laquelle il est facile de constater les principaux traits de cet état particulier qu'on appelle aujourd'hui la neurasthénie gastro-intestinale.

Emporté par ce mouvement séparatiste, je voulus traduire l'ouvrage que le Dr H. Jones venait de publier et substituer à son titre *d'exhaustion nervous* celui de parésie cérébro-spinale qui me semblait plus accessible au public français. On trouvera dans mon

Traité théorique et pratique de l'hydrothérapie, paru en 1874, la description de cet état névropathique que je considérai comme une branche isolée de l'état nerveux. Elle renferme l'histoire de plusieurs malades chez lesquels j'avais constaté un grand affaiblissement des facultés intellectuelles, affectives et physiques, des phénomènes vertigineux intermittents, des troubles sensitifs auxquels venaient s'ajouter des signes se rapprochant de ceux du tabès et de l'irritation spinale et des troubles viscéraux indéterminés. Je fis à ce sujet, en 1869, une communication à la Société de médecine pratique. Le nom de parésie cérébrale ou de parésie cérébro-médullaire que j'attribuai dans mon mémoire à ce groupement symptomatique parut trop sévère à mes collègues. Ils firent à mon travail un accueil plein de réserve et ne lui accordèrent qu'un succès d'estime très effacé.

Krishaber fut plus heureux avec sa névropathie cérébro-cardiaque qui a une certaine ressemblance avec la neurasthénie cérébro-cardio-vasculaire. Ces tentatives de séparation ne furent pas inutiles. Elles ouvrirent la route que devaient suivre plus tard des praticiens plus hardis et plus avisés.

C'est à Beard qu'il faut attribuer le mérite d'avoir su extraire de l'état nerveux de Sandras que Bouchut avait remplacé par son nervosisme, une entité morbide bien définie, entourée de ses symptômes caractéristiques. Il lui donna le nom très euphonique de neurasthénie qui eut l'heureuse fortune d'être favorablement accueilli par les médecins et par les gens du mo·de.

Ce syndrome névropathique fut immédiatement étudié et accepté par Charcot qui lui accorda une place importante dans la nosographie des névroses. Quelques médecins n'acceptèrent pas tout d'abord l'état civil de cette nouvelle névrose qu'ils semblaient considérer comme une légende ; mais ils furent bientôt convaincus de sa réalité quand ils virent le maître de la Salpêtrière dessiner devant eux la courbe de son développement. On admira avec quelle fermeté de main il esquissa les grandes lignes de la neurasthénie et avec quelle précision il traça tous les caractères distinctifs de cette névrose en évitant habilement d'altérer aucun de ses traits.

Les disciples de Charcot ont continué et complété son œuvre. Parmi eux je dois une mention spéciale aux professeurs Raymond, Joffroy, Pitres, Brissaud, Gilbert Ballet qui ont éclairé d'une vive lumière ces importantes questions de neurologie. Tout à côté des élèves de ce grand professeur, j'ai le plaisir de placer le professeur Déjerine et le Dr Maurice de Fleury qui ont consacré à la neurasthénie une description claire, parfois élégante et toujours précise.

La maladie de Beard, quand elle se développe dans sa forme essentielle, parait le plus souvent pure de tout alliage; mais on la voit parfois s'associer avec d'autres névroses et particulièrement avec celles qui obéissent à des influences causales analogues aux siennes et dont le point de départ révèle qu'elles ont une origine commune.

Pour rester dans les limites de mon sujet, je puis dire que les malades simultanément atteints de neurasthénie et de nervosisme expriment leur état morbide par des symptômes individuels qui ont entre eux des affinités incontestables. Ces affinités sont moins apparentes et plus difficiles à saisir quand l'organisme est sous l'influence d'une infection, d'une intoxication, d'un trouble permanent de la nutrition ou bien encore lorsqu'un de ses appareils est altéré sérieusement dans sa texture ou dans son fonctionnement. Qu'elles soient visibles ou voilées, les relations de la neurasthénie et du nervosisme sont réelles. On trouvera la preuve de leur existence dans les considérations pseudo-historiques que je viens de développer et dans les nombreux faits cliniques que je vais signaler.

Comme l'énumération de ces faits serait peut-être fastidieuse pour le lecteur, je puis resteindre mon choix et ne citer que les plus probants.

Type CXXXIII. — Neurasthénie et Nervosisme.

Dans ce type il m'est facile d'incorporer de nombreuses observations indiquant les fréquentes relations qui paraissent exister entre les symptômes du nervosisme et ceux de la neurasthénie. Je ne crois pas utile d'en exposer les détails; et il me parait préférable de substituer à ce catalogue interminable et sans intérêt un court aperçu sur les traits d'union qui semblent rapprocher les deux névroses quand elles évoluent sur le même malade. J'ai vu chez un certain nombre de goutteux et de rhumatisants les phénomènes caractéristiques de la maladie de Beard paraitre presque en même temps que ceux du nervosisme, formant par leur association, un groupe morbide que beaucoup de médecins appellent complaisemment une névrose arthritique. Ces manifestations névropathiques sont souvent remplacées et se terminent par des douleurs plus ou moins vives qui siègent tantôt dans les viscères, tantôt dans les extrémités supérieures et inférieures du corps.

J'ai assez souvent observé un certain nombre de malades ayant les ndices d'une infection, d'une intoxication ou d'un simple trouble de la nutrition, présenter des accidents nerveux qu'on ne peut attribuer qu'au nervosisme. Lorsque ces accidents durent longtemps ils finissent par infliger à l'organisme un affaiblissement qui compromet toujours sa force de résistance et ses réserves vitales. Il n'est pas rare alors de voir dans ces circonstances apparaître les symptômes fondamentaux de la neurasthénie sans qu'on puisse en attribuer l'explosion à des causes qui sont notoirement capables de les provoquer. On peut logiquement rendre responsable de cet épuisement, que l'on sait être le prélude ordinaire de la maladie de Beard, la trop grande persévérance du nervosisme auquel viennent s'ajouter quelquefois les effets d'une toxi-infection difficile à découvrir.

Je puis encore signaler des cas dans lesquels les phénomènes du nervosisme précédent, accompagnent ou remplacent ceux de la neurasthénie. Assez souvent ces manifestations nerveuses ou leur mode de succession sont la conséquence d'une affection viscérale le plus souvent localisée dans le cœur, l'estomac, le foie, les intestins et dans les principaux organes du bassin.

Il n'est pas rare, en effet, que toutes ces alliances névropathiques se manifestent à la suite d'une grippe, d'une fièvre typhoïde, d'un empoisonnement paludéen, d'une affection cardio-vasculaire, d'une simple dyspepsie, d'un entérite, d'un engorgement spléno-hépatique, d'une cystite, d'une congestion utéro-ovarienne, ou bien, comme je l'ai déjà indiqué, d'un trouble de nutrition, d'une toxi-infection ou d'une diathèse.

Les faits innombrables qui figurent dans ma collection, en donnant gain de cause à cette généalogie, attestent que la neurasthénie a de constantes relations avec le nervosisme. Ils prouvent en même temps que tous ces états nerveux sont tributaires les uns des autres et peuvent, selon les circonstances, être considérés tour à tour comme des effets ou des causes. Je dois compléter mes renseignements en affirmant l'heureuse influence que l'hydrothérapie exerce sur ces manifestations morbides si complexes et si variées. Pour donner à sa valeur curative toute sa puissance, il faut que le médecin soit bien édifié sur la résistance organique de son malade et sur le jeu de ses fonctions. Il faut aussi qu'il se renseigne sur l'invasion des troubles morbides, sur leur mode d'apparition, sur leurs tendances spéciales, sur leur évolution et sur leur pathogénie. Cet examen lui fournira toutes les indications thérapeutiques nécessaires et lui permettra de donner au traitement hydrothérapique une direction rationnelle. C'est ainsi qu'il pourra, pour satisfaire les exigences de chaque malade, lui emprunter ses effets sédatifs ou excitants, analgésiques ou révulsifs, dérivatifs ou dépuratifs, résolutifs ou reconstituants. Je n'ai pas besoin d'indiquer de nouveau les applications qu'il convient de mettre en œuvre pour produire chacun de ces effets. —

Relations de la neurasthénie et de l'hystérie. — Les symptômes de l'hystérie peuvent se greffer sur les états morbides les plus divers. Il n'est donc pas extraordinaire de les voir se développer chez des malades atteints de neurasthénie. Ces deux névroses ont d'ailleurs des origines communes et même des liens de parenté qui les invitent à s'associer ou à se substituer l'une à l'autre. J'ai vu certaines femmes manifestement neurasthéniques avoir au moment où l'évolution du syndrôme de Beard approchait de sa fin, des phénomènes convulsifs de nature spéciale, des accès de pleurs ou de rires, des spasmes œsophagiens coïncidant avec des mouvements lascifs discrètement accentués dans les parties basses du bassin et présenter souvent cette forme de perversion sensitive et mentale qui semble être l'apanage exclusif des hystériques.

D'autre part, j'ai connu un grand nombre de jeunes malades qui, après avoir traversé toutes les phases de l'hystérie depuis l'agitation la plus désordonnée jusqu'à l'épuisement le plus complet, sont devenues de simples neurasthéniques.

Quelquefois les deux névroses, au lieu de se substituer l'une à l'autre, s'associent très intimement. On voit alors apparaître chez le même malade une série de phénomènes qu'il est difficile d'isoler et de placer dans leur cadre respectif.

Charcot a cherché à mettre en relief cette alliance en consacrant quelques unes de ses leçons à cet ensemble pathologique qu'il a appelé l'hystéro-neurasthénie d'origine traumatique et dont il a tracé la véritable symptomatologie. Ses principaux disciples ont continué son œuvre qui a été reprise et modifiée par Erichsen dans son livre intitulé : *The concussion of the spinal cordon.* On trouve dans ces leçons et dans ces diverses publications des renseignements utiles aux médecins qui veulent découvrir les caractères distinctifs des manifestations neurasthéniques et hystériques que les circonstances accumulent chez la même personne.

Les symptômes de la neurasthénie révèlent une grande débilité nerveuse sur laquelle viennent se greffer des troubles sensitifs dont les traits, souvent mal définis, ont une durée parfois désespérante.

Les symptômes de l'hystérie ont un aspect plus mobile, plus désordonné, plus violent et paraissent se développer facilement sous l'influence d'une auto-suggestion ou d'un trouble dynamique spécial.

A côté de ces désordres somatiques viennent se ranger des perturbations psychiques à l'aide desquelles on peut apprécier la mentalité particulière qu'engendre chacune de ces deux névroses. Les neurasthéniques paraissent accepter leur mal avec une sorte de résignation qui ressemble à celle des mélancoliques. Leurs plaintes sont incessantes et prennent presque toujours l'accent de la désolation et de la détresse. Les hystériques expriment leurs souffrances de tout autre façon. Tantôt elles les cachent très habilement et se condamnent à un mutisme volontaire qui les dispense de répondre à des questions indiscrètes et de se soumettre à des investigations médicales dont elles craignent l'importunité. Mais le plus souvent elles se plaisent à les manifester par des paroles bizarres ou par des gestes excentriques et cherchent même à donner à leur récit une virtuosité autour de laquelle se profilent des marques complaisantes de snobisme, de cabotinage ou de mythomanie.

Je crois qu'un médecin habitué à vivre au milieu des névropathes parviendra à reconnaître les alliances que peuvent contracter l'hystérie et la neurasthénie, distinguer les principaux traits qui caractérisent chacune de ces névroses et, après avoir apprécié l'importance de leur rôle, trouver sans hésitation la formule thérapeutique qui leur convient.

Les relations de la neurasthénie et de l'hystérie ne se montrent pas seulement quand les symptômes de ces deux névroses sont associés chez un seul malade. Elles me semblent aussi apparentes lorsque l'hystérie et la neurasthénie se développent séparément chez plusieurs membres d'une même famille. Il n'est pas extrêmement rare de voir deux sœurs dont l'une présente tous les phénomènes de la maladie de Beard et l'autre les signes caractéristiques de l'hystérie. Ces manifestations névropathiques de nature spéciale fixant leur point d'élection sur deux personnes différentes ne me paraissent pas résulter d'une simple coïncidence ; elles ont, je crois, des liens de parenté dont on peut trouver le point de départ dans l'étude de l'hérédité de chaque malade et des conditions morbides inhérentes à leur organisme.

Je crois nécessaire, pour compléter ces considérations générales sur les relations de l'hystérie et de la neurasthénie, de citer quelques exemples dignes d'être signalés.

TYPE CXXXIV. — Neurasthénie succédant à l'hystérie.

Ce type représente le cas d'une jeune fille appartenant à une famille de névropathes et élevée dans un milieu toujours ouvert à toutes les distractions frivoles. Elle a eu dans sa jeunesse de l'incontinence d'urine et des simulacres de terreur nocturne que sa caméриste eut la déplorable idée de calmer par des malaxations assez extravagantes pratiquées dans la région génitale. Sa menstruation s'établit difficilement et provoqua dès son apparition des douleurs extrêmement vives. Dans l'intervalle des règles elle éprouvait autour des ovaires une sensation pénible qui provoquait de légers vomissements et qui l'empêchait de marcher.

Un jour, à la suite d'une contrariété assez vive, elle eut une crise convulsive qui se termina par une véritable pluie de larmes et par des sanglots irrésistibles. Meurtrie par cet accès d'hystérie, elle s'obstina à rester allongée sur sa chaise-longue et fut, pendant un certain temps, importunée par des étouffements, des serrements de gorge, des spasmes assez violents localisés dans les extrémités inférieures.

Ces divers accidents disparurent sous l'influence d'une médication propice; mais la jeune fille, à peine débarrassée de ces malaises, manifesta des appréhensions assez pénibles sur son état de santé et craignit de perdre ses jambes. Pour dissiper ses craintes le médecin lui conseilla de se tenir debout et de marcher. Ces tentatives échouèrent et la jeune malade présenta tous les signes de l'astasie-abasie ou bien plutôt de l'astasie-abasophobie. Ce phénomène qui dans l'espèce semblait plutôt dépendre de l'hypocondrie que de l'hystérie disparut assez promptement. Mais, accablée par les pénibles événements qu'elle venait de traverser la malade tomba dans une débilité extrême; sa loquacité habituelle, quelquefois désagréable même pour les siens, fut remplacée par un mutisme presque attristant; ses facultés intellectuelles s'affaiblirent, son attention et son esprit perdirent leur acuité et sa sécurité morale fut complètement ébranlée. A ces perturbations vinrent s'ajouter une céphalée constrictive très gênante, de la rachialgie, de l'amyosthénie, de l'insomnie et une atonie gastro-intestinale très manifeste. Le médecin appelé à son secours constata un véritable accès de neurasthénie due à des influences causales faciles à reconnaître, mais en faisant à cette généalogie morbide une part importante à l'hystérie qui de temps en temps faisait des apparitions discrètes pour prouver qu'elle n'avait pas complètement rompu ses liens avec la neurasthénie.

On lui conseilla de suivre un traitement hydrothérapique qui produisit des effets très salutaires et parvint à rétablir sa santé.

TYPE CXXXV. — L'hystérie succédant à la neurasthénie.

Dans ce type je veux placer une silhouette de névropathe pouvant servir de pendant à celle qui se trouve dans le type précédent. C'est celle d'une jeune femme affligée depuis sa naissance d'une nervosité excessive. A la suite d'un accouchement très laborieux elle eut une métrite dont la durée fut très longue et le traitement assez difficile. A peine délivrée de ses accidents utérins, elle éprouva un grand chagrin qui occasionna un profond ébranlement de ses nerfs. Son petit enfant venait de succomber à un accès de convulsions. Ce triste événement accabla cette pauvre mère chez laquelle se manifestèrent les uns après les autres les symptômes caractéristiques de la neurasthénie. Malgré l'intervention des douches tempérés et toniques cet état névropathique persista très longtemps. A la fin de son évolution, alors que l'on croyait voir apparaître une accalmie libératrice, la malade eut, sans raison provocatrice appréciable, une crise convulsive assez vive qui fut suivie à courte échéance d'un série d'accidents de nature hystérique. La malade avait, en effet, de fréquentes syncopes, des accès de pleurs non motivés, des douleurs utéro-ovariennes assez pénibles s'irradiant dans les membres inférieurs et remplacées souvent par des plaques d'anesthésie appréciables au simple toucher. Elle avait aussi un retrécissement concentrique du champ visuel, des spasmes de la glotte, des étouffements auxquels succédait, par instants, un état convulsif généralisé qui provoquait un grand anéantissement du système nerveux de la malade.

C'était bien l'hystérie qui se présentait avec son aspect le plus banal, se développant sans difficulté sur un terrain tout disposé à la recevoir et qu'avait rendu plus vulnérable l'intensité du premier accès de neurasthénie.

Dans ce cas spécial il est je crois facile de constater l'alliance de la neurasthénie avec l'hystérie et d'apprécier aisément le mode de succession qui a réglé l'apparition de ces deux névroses.

TYPE CXXXVI. — Histoire de deux sœurs dont l'une était hystérique et l'autre neurasthénique.

Dans ce type figurent les silhouettes de deux sœurs jumelles dont l'une offre les principaux traits de l'hystérie et l'autre ceux de la neurasthénie. Nées dans une famille aristocratique où sont répandues à profusion les stigmates du nervosisme et de l'arthritisme, elles ont reçu une éducation fantaisiste qui a exercé sur toutes deux une influence désastreuse.

Celle que l'on considère comme la plus jeune a une physionomie avenante et son regard révèle une douceur à demi voilée par une teinte de tristesse. Sa nature contemplative l'engage à rechercher la solitude où elle peut aisément se livrer à des rêves qui charment son esprit et s'adonner à la lecture qui est une de ses distractions favorites. Toutefois elle aime rompre sa réclusion volontaire pour prendre part à la conversation de ses parents et de ses amis. Ceux qui la connaissent bien l'écoutent avec bienveillance, et, tout en appréciant sa culture intellectuelle et artistique, s'aperçoivent assez vite que sa raison est parfois vacillante et que sa mentalité a des lacunes et des défaillances inexplicables.

La silhouette de sa sœur a une tout autre allure. Le visage est frais, un peu empourpré et présente dans sa musculature des modulations très variables. Le regard est vif, assez pénétrant ; mais il a parfois une expression langoureuse à peine ombragée par de longs cils qu'elle adore mettre en vibration. Les lèvres assez épaisses, un peu sensuelles sont étrangement agitées par les paroles qu'elles prononcent, par un sourire ou par des mouvements irréguliers dont on ne peut pas toujours saisir l'expression. Sa conversation est toujours étincelante, mais elle dissimule mal ses instincts et ses goûts qui ne sont pas irréprochables. Elle s'intéresse aux petites histoires racontées par ses frères surtout quand elles ont une allure légèrement égrillarde. Elle adore se donner en spectacle et ne redoute pas de laisser éclater devant son entourage des crises convulsives qui attirent l'attention de ses parents ou du personnel de sa maison et qui parfois provoquent leur commisération.

Les deux personnes dont je viens d'esquisser les traits ont été l'une et l'autre atteintes d'une névrose. La première a eu des accès de neurasthénie et la seconde les crises d'une hystérie mondaine parfaitement caractérisée. L'apparition de la neurasthénie chez l'une et celle de l'hystérie chez l'autre ne me paraissent pas être le résultat d'une simple coïncidence. On peut les considérer comme étant la conséquence d'une hérédité fâcheuse et d'une éducation malsaine dont il est facile d'apprécier les effets. L'intervention d'une simple cause déterminante a suffi pour provoquer d'un côté la neurasthénie et de l'autre l'hystérie. Bien que ces deux névroses aient pris pour support des individualités séparées, appartenant à la même famille, elles ont conservé pendant toute leur durée des affinités et des relations incontestables.

J'ai eu la bonne fortune de soigner ces deux névropathes, et je puis dire que le traitement hydrothérapique leur a été également favorable. Pour la neurasthénique on a eu recours à la douche sédative peu à peu remplacée par la douche reconstituante. Pour traiter l'hystérique il a fallu employer la douche écossaise. la douche froide en l'obligeant de temps en temps à exécuter des plongeons dans une piscine remplie d'eau à basse température.

Depuis cette époque déjà assez lointaine ces malades, tout en conservant une certaine impressionnabilité, jouissent d'une bonne santé. —

TYPE CXXXVII. — Des relations de la neurasthénie avec l'hypnotisme. la léthargie, la catalepsie. le somnambulisme et quelques maladies traitées par l'hypnotisme comme l'astasie-abasie d'origine hystérique.

Charcot a toujours considéré l'hypnotisme comme un trouble anormal du système nerveux ayant une certaine parenté avec l'hystérie. Bernheim et ses collègues de Nancy pensent, au contraire, que nous sommes tous plus ou moins hypnotisables et que, par conséquent, les neurasthéniques subissent, comme les hystériques, les influences de la suggestion.

Je n'ai pas à prendre position entre ces deux écoles rivales. Je dois ici me contenter de dire que des accès de neurasthénie se développent quelquefois chez les personnes souvent placées sous l'influence de l'hypnotisation, et même chez celles qui ont présenté les signes de la léthargie, de la catalepsie et du somnambulisme. J'ai aussi constaté l'apparition de cette névrose chez les personnes qui pour se débarrasser de leurs malaises nerveux ont eu recours aux pratiques de l'hypnotisme. J'ai vu notamment des astaso-abasiques devenir des neurasthéniques après avoir été guéris de leur névrose par l'hypnotisation thérapeutique. Cet événement n'est pas extraordinaire. Nous savons tous, en effet, que le système nerveux des hypnotisables est exposé à des perturbations qui s'étendent de l'excitation la plus vive à la dépression la plus prononcée.

Ces troubles sont fréquemment observés chez les neurasthéniques. Il me semble donc logique d'admettre que la maladie de Beard a de réelles relations avec les divers états névropathiques dont je viens d'indiquer le nom. —

Relations de la neurasthénie avec l'épilepsie et principalement avec l'hystéro-épilepsie.

TYPE CXXXVIII. — La neurasthénie. — L'épilepsie et l'hystéro épilepsie.

J'ai donné des soins à un certain nombre d'épileptiques atteints de ce que l'on appelle le grand mal comitial. Ils avaient de violentes crises convulsives précédées par un cri strident, une aura sentie ou non sentie et par une perte de connaissance instantanée provoquant la chute du malade. Ces perturbations étaient accompagnées d'une émission involontaire d'urine ou de salive mousseuse et presque toujours suivies d'amnésie, d'inconscience ou d'un état comateux auquel succédaient parfois des conceptions délirantes très accusées.

Je dois déclarer que dans ces cas particulièrement graves, les manifestations de la neurasthénie sont très rares. Lorsque, par hasard, elles apparaissent on est autorisé à ne leur accorder aucune importance. Les malades que je pourrais incorporer dans ce type n'offrent aucun rapport avec la maladie de Beard.

Il en est de même des névropathes qui présentent les mêmes symptômes de cette hybridité pathologique qu'on a désignée sous le nom d'hystéro-épilepsie ou d'hystérie épileptiforme ou mieux encore de grande hystérie. Celle-ci commence par une attaque d'épilepsie à laquelle succèdent des phénomènes hystériques spéciaux décrits par Charcot sous le nom de clownisme, d'attitudes passionnelles et de visions effrayantes. Cette attaque se termine par une syncope ou par une crise de catalepsie ou de léthargie. La neurasthénie ne peut pas se développer dans ce milieu trop agité. Quelquefois elle fait son apparition longtemps avant l'explosion des grands phénomènes convulsifs. J'ai constaté ce fait chez un malade qu'un médecin très renommé voulut bien confier à mes soins en me disant : « Mon client a eu de fortes crises convulsives qui ont failli compromettre son existence. Ne guérissez pas trop vite la neurasthénie dont il est atteint en ce moment ; elle est peut-être une barrière protectrice capable d'arrêter l'invasion de son ancienne épilepsie ». Cette sorte de vertu préservatrice attribuée à la maladie de Beard me paraît être la conséquence de l'incompatibilité qui existe entre ces deux névroses.

TYPE CXXXIX. — Neurasthénie. — Petit mal. — Absence. — Vertige. — Impulsions irrésistibles.

A côté du grand mal comitial que je viens d'indiquer, il faut placer le *petit mal* dont les manifestations les plus communes sont *l'absence, le vertige et certaines impulsions irrésistibles.*

L'absence est caractérisée par une perte de connaissance de très courte durée, n'occasionnant jamais de chute, rendant le regard fixe et la face extrêmement pâle. Ces phénomènes sont très fugitifs et disparaissent rapidement sans laisser aucun trouble apparent dans le fonctionnement de l'organisme.

Le vertige est un phénomène plus sérieux que l'absence. Il exerce une action suspensive sur la conscience et compromet presque toujours l'équilibre des mouvements volontaires. Il répartit des contractions fibrillaires dans la plupart des fibres musculaires et augmente la sécrétion des glandes internes.

Quelques malades trahissent leur infirmité par des impulsions irrésistibles qui attestent un réel amoindrissement de la volonté et une perversion des facultés intellectuelles et morales.

C'est dans cette catégorie que Lasègue a placé ses exhibitionnistes et ses kleptomanes. On peut y faire figurer aussi ceux qui, sans recevoir aucune provocation, prononcent des paroles incohérentes parfois obscènes ou font des actes justement répréhensibles et ceux qui, poussés par la manie de la déambulation, marchent tout droit devant eux jusqu'au moment où une crise épileptoïde vient arrêter leur course folle. A côté de ces obsédés, je dois mettre les malades qui présentent les caractères de l'épilepsie de nature réflexe si bien décrite par Brown-Séquard (1). Les troubles qu'ils ressentent peuvent être dus à une congestion irritative de l'estomac, à la présence de vers dans les intestins, à une toxi-infection, etc. Enfin pour compléter ma nomenclature il me faut signaler l'épilepsie partielle que Jackson a consciemment étudiée et dans laquelle les convulsions épileptiques se trouvent le plus souvent localisées sur le bras, la jambe ou la face.

J'ai soigné un très grand nombre de malades atteints des divers troubles épileptiformes que je viens d'esquisser. Je dois déclarer que je n'ai presque jamais vu chez eux le syndrome de Beard se manifester avec les caractères essentiels que nous lui connaissons. Ce syndrome ne faisait réellement son apparition que lorsque l'épilepsie était très sérieusement amendée et avait perdu son allure menaçante. On observe ces particularités chez les personnes sujettes à des attaques d'épilepsie de nature réflexe ou chez certains kleptomanes. Je puis en citer deux exemples assez intéressants.

Type CXL. — Kleptomanie. — Neurasthénie. — Épilepsie larvée.

Ce type est celui d'une grande dame qui, dans le cours des visites qu'elle faisait à ses amies, ne pouvait s'empêcher de prendre les objets qui se trouvaient sous sa main. Un jour elle fut surprise en flagrant

(1) Leçons sur les nerfs vaso-moteurs et sur l'épilepsie faites par le professeur Brown-Séquard, au collège royal des chirurgiens de Londres et traduites en français par le Dr Beni-Barde. (Masson-Paris, 1872.)

délit de vol par l'agent principal d'un grand magasin de nouveautés au moment même où elle essayait de placer sous sa robe un coupon de soie qu'elle venait de soustraire avec une grande habileté. On la fit comparaître devant un tribunal qui chargea des médecins spécialistes d'étudier l'état mental de cette étrange accusée. Après un examen attentif et consciencieux les experts déclarèrent que l'inculpée était atteinte d'une épilepsie latente ou larvée et, par ce fait, ne devait pas être jugée responsable de ses actes. Elle fut acquittée.

Les péripéties de cette scène émouvante ébranlèrent son système nerveux et provoquèrent l'explosion de tous les phénomènes classiques de la neurasthénie. Son médecin lui conseilla de suivre un traitement hydrothérapique qui parvint à la longue à calmer son excitabilité et à développer ses forces physiques un instant anéanties.

La jeune femme resta pendant plus de deux ans dans un état de santé parfaite et put reprendre ses habitudes mondaines que le fâcheux événement dont je viens de parler avait naturellement interrompues. Cette période de bien-être fut troublée par un accident assez sérieux. La malade fit une chute de voiture qui la bouleversa complètement. On la ramena chez elle où, dès son arrivée, elle eut plusieurs crises épileptiformes parfaitement caractérisées. Ces crises se renouvelèrent tous les jours pendant une semaine; elles perdirent peu à peu leur acuité et finirent par disparaître. Leur manifestation confirma l'exactitude des conclusions formulées dans l'expertise rédigée par les médecins chargés d'apprécier l'état mental de cette névropathe prise en flagrant délit de vol à l'étalage. Ma malade a eu un accès de neurasthénie et des accidents épileptiques qui m'ont semblé n'avoir de commun entr'eux que le terrain pathologique sur lequel ils ont fait leurs manifestations respectives. L'intervalle qui sépare l'apparition de chacune de ces névroses est trop étendu pour oser affirmer que dans ce cas spécial la neurasthénie a contracté alliance avec l'épilepsie.

Type CXL. — Neurasthénie. — Troubles gastriques. — Accidents épileptiformes.

Il s'agit ici d'un jeune homme qui pendant près de quinze années consécutives a eu des troubles fonctionnels de l'estomac, de l'intestin et du foie. Son père était alcoolique et sa mère extrêmement nerveuse. Un jour, après avoir assisté à une partie de chasse, il rentra chez lui exténué de fatigue. On lui servit un copieux repas; il mangea abondamment et eut pendant la nuit une forte indigestion qui fut suivie d'une véritable attaque d'épilepsie.

Le médecin appelé aussitôt attribua cet accident aux désordres digestifs et dirigea contre eux un traitement approprié qui parvint à les apaiser. Néanmoins de nouvelles attaques se manifestèrent séparées les unes des autres par des intervalles plus ou moins longs; presque toutes étaient suivies d'un état comateux qui durait assez longtemps. On prescrivit alors une médication bromurée qui produisit des effets très satisfaisants. Malheureusement le malade ne put pas supporter le bromure et il fallut en supprimer l'usage. On lui conseilla de prendre tous les jours une douche écossaise à transition de température progressive qui modifia son état nerveux et rendit ses fonctions digestives plus régulières. Sa santé resta pendant près de deux ans à l'abri de tout assaut morbide.

Notre malade, trouvant son existence trop monotone, essaya d'en rompre la pacifique régularité en faisant des excès de tout genre. Cette tentative ne lui réussit pas. Son système nerveux devint démesurément susceptible et son appareil digestif perdit son bon fonctionnement. Il eut tous les symptômes de la dyspepsie nerveuse et des douleurs gastriques extrêmement pénibles. Dans cet ensemble pathologique les perturbations sensitives paraissaient avoir une prééminence très marquée. Quand elles se manifestaient avec trop d'acuité elles se répercutaient violemment dans les régions supérieures du corps, provoquant des vertiges, une amblyopie éphémère presque toujours unilatérale, des spasmes du larynx ou de l'œsophage et des contractions faciales très visibles. Ces désordres réflexes dont le point de départ était dans l'estomac finirent par se concentrer dans le cerveau et provoquèrent tous les phénomènes caractéristiques de la neurasthénie qui avait pris, dans cette circonstance, la forme de la neurasthénie d'origine périphérique ou réflexe que j'ai si souvent signalée dans le cours de ce livre.

On lui conseilla un traitement hydrothérapique dans lequel on employa tour à tour les douches sédatives, les douches chaudes, écossaises et reconstituantes. Cette cure fut très prolongée, suivie avec autant d'entrain que de régularité et provoqua les effets salutaires qu'on attendait d'elle. Le malade, complètement débarrassé des perturbations qui avaient si longtemps compromis l'harmonie de son système nerveux et de ses fonctions digestives, vit sa santé s'améliorer de jour en jour et atteindre une régularité fonctionnelle que son passé ne lui permettait pas d'espérer.

Dans cette observation nous voyons la neurasthénie et l'épilepsie évoluer isolément chez le même malade et présenter entre l'éclosion de chacune d'elles un intervalle de plusieurs années. Il semble qu'elles n'ont pas eu d'action réciproque l'une sur l'autre Elles ont toutes les deux trouvé leur origine dans les perturbations des fonctions digestives que les nerfs sensitifs de l'appareil gastro-intestinal ont répercuté sur les centres nerveux correspondants qui, par cette excitation, ont été préparés à engendrer les crises de neurasthénie et d'épilepsie que nous avons constatées. Elles se sont, en outre, développées sur un terrain commun foncièrement compromis par des tares héréditaires mauvaises et par les imprévoyances de notre malade. Ces deux névroses semblent donc avoir subi des influences à peu près similaires qui, tout en permettant de les rapprocher au point de vue étiologique n'autorisent pas à croire qu'il existe entr'elles une véritable association et des relations nettement définies. —

Relations de la neurasthénie avec la maladie de Graves ou de Basedow, plus justement désignée sous le nom de goitre exophtalmique. — Les relations qui existent entre le goitre exophtalmique et la neurasthénie sont très nombreuses et assez souvent faciles à constater. Ces deux états nerveux ont, en effet, l'un pour l'autre de grandes affinités que révèle aisément le mode d'apparition de leurs symptômes respectifs. Toutefois, quand la maladie de Basedow est mal accusée, l'extériorisation de ces symptômes devient assez confuse et le médecin le plus avisé ne peut pas toujours savoir s'il se trouve en présence d'une neurasthénie ou d'un goitre exophtalmique qui se dérobe et qui ne peut pas se manifester.

On a longtemps considéré le goitre exophtalmique comme une névrose du nerf grand-sympathique essentiellement caractérisée par des yeux saillants, un cou volumineux et des palpitations cardiaques avec tachycardie. Aujourd'hui l'analyse de cette maladie désignée confusément sous le nom de maladie de Graves ou de Basedow a permis d'adjoindre à cette classique triade symptomatique des perturbations multiples qui démontrent que cette affection ne reste pas exclusivement confinée dans la circonscription du nerf grand-sympathique. La clinique nous apprend qu'elle peut étendre ses ravages dans le système nerveux tout entier et provoquer même des troubles psychopathiques assez importants.

Le professeur Dieulafoy, dans une de ses leçons, démontre que les basedowiens éprouvent, en dehors des manifestations qui caractérisent leur état morbide, des tremblements, des phénomènes paralytiques et des mouvements choréiformes. Après avoir analysé avec soin l'évolution de ces troubles moteurs, il exprime, en terminant sa leçon, la conclusion suivante :

« Les tremblements, les paralysies et les mouvements choréiformes forment une triade de troubles de mobilité qui peuvent apparaître au début ou dans le cours de la maladie de Graves. »

La formule est bien trouvée ; je crois qu'elle restera.

Dans le goitre exophtalmique, les troubles mentaux ont une très grande importance et quelques médecins n'hésitent pas à leur donner le premier rang dans la symptomatologie de cette maladie qui, pour eux, est une véritable psychose.

Beaucoup de nos confrères considèrent la maladie de Basedow comme une psycho-névrose dans laquelle figurent sur le même plan les troubles somatiques que nous connaissons et les perturbations mentales qui sont presque toujours liées à l'excitation ou à l'épuisement des fonctions du cerveau. Cette conception est celle qui rallie le plus de partisans. Néanmoins, certains médecins restent fidèles aux conceptions de quelques-uns de nos prédécesseurs et croient encore que le goitre exophtalmique est une névrose du nerf grand-sympathique. Ils sont peu nombreux ceux qui se rallient à cette croyance.

Les neurologistes ne sont pas d'accord pour expliquer le mode d'évolution et les causes de cette déconcertante affection. Les uns accusent le grand-sympathique d'être le générateur de ce mal. Les autres préfèrent accorder ce rôle nocif aux centres nerveux cérébro-médullaires. Le professeur Joffroy et ses adhérents n'hésitent pas à attribuer son explosion et son développement au mauvais fonctionnement du corps thyroïde. Sans aucun doute un empoisonnement du sang, qu'il soit dû à une altération de la sécrétion thyroïdienne ou à toute autre infection, peut provoquer l'apparition du goitre exophtalmique. Je puis citer, à l'appui de cette opinion, deux cas dans lesquels l'impaludisme m'a paru être le principal facteur de cette apparition. Mais, comme le dit excellemment le Dr Toulouse dans une étude sur les *Rapports de la maladie de Basedow avec les psycho-névroses* il faut craindre les conclusions trop hâtives.

Cet état morbide peut dépendre d'une toxi-infection ; mais il faut reconnaître que son escorte symptomathique obéit, dans sa formation, à d'autres influences parmi lesquelles il faut placer au premier rang toutes les prédispositions héréditaires ou acquises qui rendent l'innervation vulnérable, les troubles de nutrition qui sont à la base des psychoses et des névroses et ce redoutable trauma moral qui porte toujours un grand ébranlement dans le domaine de l'esprit et dans celui de la sensibilité physique.

Je me propose de développer cette question de pathogénie dans celui des prochains fascicules qui sera consacré à la maladie de Basedow. A cette place, je dois surtout rechercher les relations de cette affection avec la neurasthénie, et me contenter, par conséquent, d'une étude plus restreinte. Pour la rendre plus instructive et plus claire, je vais faire un emprunt au professeur Dieulafoy et lui demander de m'aider à résoudre ce difficile problème de pathologie.

« Voilà, dit-il dans une de ses leçons, où en est le débat. Il y a là une question de fait et une question théorique. Le fait clinique, c'est que bon nombre de gens atteints de maladie de Basedow, les femmes surtout, peuvent avoir une série de troubles psychiques et de désordres mentaux, comme ils ont des troubles de mobilité (tremblements, paralysie, mouvements choréiformes) et des troubles de toute nature (crises diarrhéiques, sudorales, albuminurie, glycosurie, congestions viscérales), le tout sous la dépendance du système nerveux. Faut-il isoler tel ou tel de ces groupes et réclamer pour lui une origine autonome ou héréditaire et en tout cas indépendante de la maladie de Basedow ? Je ne pense pas qu'il faille aller aussi loin dans ce démembrement. La question de terrain, la prédisposition acquise ou héréditaire jouent, non seulement en neuro-pathologie, mais dans la pathologie tout entière, un rôle trop considérable, pour que je cherche à en diminuer l'importance. Je crois que l'hérédité, sous toutes ses formes, est le fil conducteur qui nous permet de ne pas nous égarer et de mettre bien des choses à la place qui leur convient ; il ne me semble pas utile de morceler cette entité morbide et d'en disjoindre les morceaux. Certains troubles névropathiques et mentaux apparaissent quelquefois chez des personnes dont les antécédents personnels et héréditaires ne motivent pas leur éclosion. Néanmoins, on les voit commencer avec la maladie de Basedow, s'exaspérer au moment des paroxysmes, puis décroître et disparaître avec les autres symptômes ou même avant eux. Il y a vraiment, en pareille circonstance, une telle affinité, une telle concordance dans l'évolution des différents phénomènes basedowiens et ceux qui évoluent autour d'eux qu'il est bien difficile de n'y voir que des états morbides accouplés et qu'il est plus rationnel d'admettre l'évolution et le développement d'une série de troubles nerveux d'ordre différent, revêtant la forme de névroses ou de psychoses, mais reconnaissant, en somme, une origine commune. »

Parmi les manifestations névropathiques ou psychiques qui accom pagnent la maladie de Graves et auxquelles le professeur Dieulafoy a voulu faire allusion, une des plus fréquentes est la neurasthénie. Elle trouve son origine dans les prédispositions innées ou acquises de l'organisme qui lui sert de support, dans l'ébranlement nerveux provoqué par l'intervention brusque d'un traumatisme physique ou moral, dans les troubles de nutrition, dans certaines intoxications et dans les effets nocifs des substances toxiques que des sécrétions incorrectes ou des microbes introduisent dans le liquide sanguin.

Quand les phénomènes dont je viens de parler sont en train de se réunir pour former un groupe pathologique, on voit souvent la neurasthénie précéder la maladie de Basedow ; quelquefois au contraire, elle survient à sa période terminale ; mais je dois dire qu'on l'observe très exceptionnellement au moment où les symptômes basedowiens sont nettement accentués et où, par conséquent, le paroxysme morbide est à son comble. Les faits seuls vont nous éclairer sur les relations et les affinités de ces deux névroses.

TYPE CXIII. — Neurasthénie. — Goître exophtalmique.

Dans ce type, je puis transcrire un cas dont l'évolution mérite une mention spéciale.

Il s'agit d'une jeune femme issue d'une race névropathique, élevée dans un milieu agité, atteinte à l'âge de vingt ans, d'une fièvre typhoïde assez bénigne, mariée très convenablement selon son cœur. A la suite d'une scène de ménage provoquée par la jalousie, elle eut un accès de neurasthénie caractérisée par un affaissement considérable du système nerveux, de la céphalée constrictive, de la rachialgie, de l'atonie gastro-intestinale, et des palpitations de cœur accompagnées de sanglots et d'étouffements. Elle perdit le sommeil et l'appétit ; ses forces physiques diminuèrent sensiblement et son intelligence, ordinairement vive et alerte, manifesta des signes d'engourdissement pendant que son caractère devenait intolérant et irascible.

Elle se condamna à un isolement relatif qui apaisa son impressionnabilité sans parvenir pourtant à dissiper les soupçons dont son cœur de femme était envahi.

Après avoir bénéficié du calme que le repos lui avait procuré, elle eut de nouvelles contrariétés qui excitèrent son système nerveux. Les symptômes neurasthéniques de la première heure reparurent, les digestions devinrent très pénibles et la malade ne tarda pas à éprouver des palpitations cardiaques accompagnées d'une tachycardie très accentuée dont les oreilles semblaient ressentir le contre-coup e d'une sensation de chaleur intolérable qui se manifestait de préférence sur la peau des mains et des pieds. Son système musculaire devint le siège d'un tremblement particulièrement appréciable dans les globes oculaires qui, à certaines heures de la journée, semblaient sortir de leur orbite. En même temps survinrent des étouffements à la suite desquels le cou se tuméfia et devint le siège d'un empâtement manifeste.

Cette jeune malade présenta les signes de la maladie de Basedow. Les médecins consultés l'attribuèrent à de nombreuses causes, notamment aux prédispositions héréditaires et acquises de son organisme, mais ils jugèrent que la neurasthénie n'avait pas été étrangère à son explosion.

Le traitement hydrothérapique qui lui fut conseillé et qui se composa tout d'abord de douches tempérées, puis de douches attiédies progressivement refroidies, produisit un très heureux résultat.

Après plusieurs mois la jeune malade retrouva une santé parfaite Elle devint enceinte, accoucha d'un enfant bien portant qu'elle nourrit pendant dix-huit mois environ sans éprouver la moindre fatigue. Depuis cette époque son existence est restée à l'abri des secousses nerveuses qui avaient troublé sa première jeunesse.

TYPE CXIII. — Neurasthénie. — Goitre exophtalmique suivi d'une hémorragie cérébrale.

La malade dont je désire ici tracer les traits pathologiques a été plus sérieusement atteinte que la précédente. Son père avait tous les vices et les défauts que donne une vie joyeuse et désordonnée. Il était atteint de la goutte qui faisait dans son estomac et dans son cerveau des visites dont il eut le tort de ne pas apprécier l'importance et la gravité. Sa mère était une hystérique dont les crises convulsives avaient une violence incalculable. La mauvaise éducation qu'elle reçut dans le cours de ses premières années, le milieu néfaste dans lequel elle fut condamnée à vivre, firent naître des accidents nerveux qui conservèrent pendant assez longtemps la forme neurasthénique. Elle avait pris l'habitude de s'enfermer dans sa chambre pour se soustraire au pénible spectacle familial dont ses parents étaient les tristes personnages. La malheureuse jeune fille n'osait manifester aucun blâme et enfermait dans son cœur de déchirantes impressions presque quotidiennes qui lui arrachaient bien des larmes et la plongeaient dans une profonde tristesse.

Un jour à la suite d'une scène violente que sa tendresse filiale essaya d'apaiser, elle éprouva tous les symptômes caractéristiques de la neurasthénie qui ne tardèrent pas à être remplacés par ceux de la maladie de Basedow.

Le médecin chargé de veiller sur sa santé constata bientôt des palpitations cardiaques suivies d'une tachycardie qui accusait plus de cent cinquante pulsations artérielles par minute. L'apparition du goître ne se fit pas attendre, bientôt après ses yeux devinrent saillants, donnant à la jeune malade ce regard étrange que Marchal de Calvi appelait dans son langage trihumitien un regard tragique.

La maladie de Basedow dont cette infortunée avait reçu le germe dans son berceau, provoqua tous les symptômes somatiques qui forment son escorte physique habituelle et se traduisit ensuite par des troubles psychiques de toute espèce qui faillirent égarer sa raison.

J'ai eu l'occasion de la soigner pendant deux années entières en lui administrant les douches les plus variées parmi lesquelles les douches tempérées progressivement refroidies jouèrent le principal rôle. Après ce traitement qui fut très prolongé, la malade retrouva la sérénité de son esprit et une partie des forces physiques qu'elle avait perdues. Lorsque sa santé fut améliorée, elle put reprendre ses relations mondaines un instant interrompues et sa vie aurait probablement suivi un cours régulier et tranquille si elle n'avait pas eu la mauvaise fortune d'éprouver une douleur extrême qui terrassa sa résistance.

Elle eut une hémorragie cérébrale suivie d'une hémiplégie et de quelques troubles aphasiques. Elle resta pendant un an sous le coup de cette terrible attaque et succomba à la suite d'une nouvelle congestion de l'encéphale.

Les considérations cliniques que j'ai empruntées au professeur Dieulafoy et que j'ai exposées tout à l'heure permettent de jeter une certaine lumière sur l'évolution de cette forme de la maladie de Basedow et sur l'enchaînement des phénomènes morbides qui font leur apparition dans cette intéressante observation. Elles donnent raison à ceux qui croient que le goître exophtalmique est une affection cérébrale.

TYPE CVII. — Psycho-névroses liées à un goître exophtalmique se terminant par une neurasthénie.

Le fait que je vais indiquer présente un ensemble pathologique dans lequel figurent simultanément ou séparément les symptômes de la plupart des névroses les plus connues.

Le sujet qui nous offre ce curieux spécimen est une femme du monde dont le père a succombé à une paralysie générale et la mère à un rhumatisme cérébral qui se termina par une explosion délirante désastreuse.

Cette jeune femme portait les empreintes d'un nervosisme effréné. Sa vie pathologique débuta par des manifestations hystériques préparées par une hérédité nerveuse inéluctable qu'une cure savamment conduite parvint à modifier. Je dois ajouter que le résultat de ce traitement fut complété par un heureux mariage contracté selon le goût des deux conjoints. La jeune névropathe resta pendant un certain temps à l'abri de tout désordre nerveux; mais on constata plus tard sans pouvoir en apprécier la cause, l'apparition d'un rhumatisme péri-articulaire qui dura près d'un mois et qui, en atteignant sa période terminale, fut remplacé par des accidents choréïques que des douches sédatives firent disparaître assez promptement.

Après une assez longue période d'accalmie, la malade fut troublée par une violente émotion qui provoqua des accès convulsifs suivis d'un court coma durant lequel elle prononçait des paroles trahissant une divagation intellectuelle assez étrange. Les médecins appelés en consultation la déclarèrent épileptique, mais l'un des assistants ne voulut pas rattacher ces crises au mal comitial. Je crois qu'il avait raison puisqu'elles n'ont jamais reparu.

Les années qui suivirent l'apaisement de tous ces désordres pathologiques s'écoulèrent assez paisiblement. Elle eut deux grossesses assez rapprochées qu'elle supporta vaillamment, et sa santé n'aurait peut-être pas été troublée sans l'intervention d'un triste événement qui lui causa un grand chagrin. Elle perdit un des ses enfants. Cette mort la plongea dans un profond accablement. Rejetant toutes les consolations qu'on s'efforçait de lui donner, elle ne pouvait plus maîtriser l'agitation qui la troublait et proférait contre la destinée des plaintes incohérentes qui, à certaines heures, prenaient les accents d'une épouvantable colère.

Quand le temps eut commencé son œuvre réparatrice, les souffrances morales parurent atténuées, les paroles blasphématrices devinrent plus rares et l'agitation nerveuse fut moins prononcée.

Son médecin reconnut que le système nerveux reprenait peu à peu son équilibre. Mais quel ne fut pas son étonnement en revenant la voir après quelques jours d'absence, de constater des palpitations cardiaques assez violentes, de la tachycardie, une diarrhée presque incoercible, de l'exophtalmie et un gonflement progressif de la glande thyroïde.

La triade de la maladie de Basedow apparut dans son aspect

caractéristique ; elle était même aggravée à certains moments par des troubles psychiques à forme intermittente révélant des idées hypocondriaques très variées et de véritables phobies. J'eus l'occasion de diriger le traitement hydrothérapique qui lui fut conseillé et je lui administrai d'abord des douches sédatives promptement remplacées par des douches froides et légères dont l'intervention me parut motivée par la grande faiblesse de la malade. Cette cure dura pendant près d'une année et produisit un résultat satisfaisant.

La malade reprit heureusement sa vie de famille et elle ne tarda pas à devenir enceinte. Sa grossesse fut bonne, son accouchement normal; mais ses relevailles furent assez pénibles et concordèrent avec une série de contrariétés qui produisirent une grande excitation de son système nerveux.

Elle éprouva une céphalée constrictive à la région occipitale, de la rachialgie et de l'amyosthénie surtout au moment du réveil. Tourmentée par cet état de prostation elle devint soucieuse et irascible et se vit condamnée à une impuissance intellectuelle qui empêchait son esprit d'accomplir le moindre effort. Elle présenta les symptômes caractéristiques de la neurasthénie et tomba dans un état d'épuisement qui la désespéra.

La malade fut de nouveau soumise au traitement hydrothérapique qui lui fit beaucoup de bien. Elle a conservé depuis cette époque un véritable culte pour cette méthode thérapeutique et lui est restée longtemps fidèle.

Cette silhouette névropatique qui a pris tour à tour la forme de l'hystérie, de la chorée, de l'épilepsie? de la maladie de Basedow et de la neurasthénie est extrêmement intéressante. On ne peut pas supposer que ces diverses névroses aient eu sur leur développement respectif une influence réciproque. En essayant de découvrir cette influence on court le risque de louvoyer au milieu d'hypothèses trop énigmatiques et de formuler des conclusions bien incertaines. Il me semble préférable d'attribuer ces manifestations nerveuses si complexes et si disparates à l'héritage neuro-arthritique que la malade a reçu de ses ascendants directs, à la prédisposition innée et acquise de son organisme, au milieu dans lequel elle a vécu, à ses fatigues, à son surmenage, aux auto-intoxications ou peut-être aux infections dont elle a été la victime involontaire, enfin aux nombreuses et pénibles péripéties de son existence. Toutes ces conditions ont constitué un patrimoine pathologique très avarié qui, livré à la merci des causes accidentelles les plus banales, a, selon les circonstances, favorisé l'apparition d'une simple névrose ou d'une véritable psychose.

Je pourrais citer un grand nombre de faits venant attester les nombreuses affinités qui existent entre la neurasthénie et la maladie de Basedow. Ceux que je viens d'exposer et les commentaires qui les accompagnent me paraissent démontrer suffisamment les relations de la maladie de Beard et du goître exophtalmique. —

Relations de la neurasthénie avec les névroses ou les pseudo-névroses dont les symptômes essentiels sont principalement caractérisés par des perturbations du système neuro-moteur. — Les états nerveux dans lesquels les troubles moteurs dominent les perturbations mentales et sensitives sont considérés comme des névroses spéciales ou comme des pseudo-névroses qui portent quelquefois le nom du médecin qui les a le premier décrites et que le plus souvent on recouvre d'une étiquette destinée à rappeler la nature du désordre moteur prédominant.

Parmi ces états nerveux la chorée occupe le premier rang. Viennent ensuite les tics, les spasmes ou les contractures, les crampes professionnelles, le paramyoclonus, la tétanie, certaines formes de la maladie de Thomsen ou de Little, la maladie de Parkinson, la plupart des tremblements, certaines paralysies périphériques ou réflexes et quelques désordres particuliers qui trahissent un défaut de coordination ou d'équilibre des mouvements volontaires, etc., etc.

Beaucoup de médecins, après avoir constaté la présence des phénomènes neurasthéniques chez certains malades atteints des divers états nerveux dont je viens de faire l'énumération, n'hésitent pas à croire que la neurasthénie a d'intimes relations avec eux et peut en être quelquefois la cause ou la conséquence. En principe comme en fait, cette croyance ne me paraît pas absolument fondée. Sans doute à la base de ces entités morbides on trouve parfois un fond d'épuisement qui peut donner naissance à une infinité de désordres nerveux ayant entre eux des rapports incontestables. Mais je puis dire qu'à travers ces nombreuses manifestations névropathiques, il m'a été trèsdifficile de distinguer les véritables traits de la maladie de Beard.

TYPE CVI. — La Neurasthénie et la Chorée.

J'ai pu constater des accidents neurasthéniques chez quelques choréiques surtout chez ceux qui, dans le cours de leur maladie, présentaient des symptômes de l'hystérie.

La chorée de Sydenham, la plus vulgaire de toutes les chorées, est, comme on le sait, essentiellement caractérisée par une irrégularité très appréciable des mouvements volontaires. Cette affection est particulièrement fréquente dans le jeune âge. Les enfants qui en sont atteints ne parviennent pas à la dissimuler. Ils s'animent en parlant, marchent d'une façon bizarre et désordonnée, ne peuvent pas assujétir convenablement leurs mains et sont souvent très maladroits. Les sourcils, les paupières, les lèvres sont fréquemment le siège de mouvements soudains qui donnent à leur physionomie une expression extrêmement bizarre. Dominés par des impulsions irrésistibles, ils font des enjambées étonnantes et impriment à leur corps des projections qui les exposent à des chocs assez violents et parfois à des chutes dangereuses. Ils ont aussi des troubles psychiques très caractérisés.

Il faut convenir que cette sarabande insensée, qui rappelle naturellement la fameuse danse de Saint-Guy, si répandue dans les derniers siècles, ne peut pas avoir de nombreux points de contact avec la neurasthénie dont la note dominante est fournie par un grand effondrement du système nerveux. Sans doute, les symptômes de la maladie de Beard peuvent se développer ; c'est ce qui arrive quelquefois quand la névrose saltatoire a fini son orgie musculaire. A ce moment, l'épuisement des nerfs est si considérable qu'il n'est pas extraordinaire de voir apparaître le syndrome de Beard. On le voit assez souvent se révéler avant que la chorée ait manifesté sa prise de possession ; mais il se montre tout à fait exceptionnellement quand la névrose approche de son apogée.

Il y a donc quelques relations entre la neurasthénie et la chorée. Toutefois les liens qui semblent associer ces deux névroses sont si légers et si subtils qu'il est impossible au regard le mieux exercé de les découvrir et de les expliquer.

Je ne puis abandonner cette question sans dire que, par une heureuse coïncidence, les applications hydrothérapiques mises à contribution dans la neurasthénie sont celles qui sont les plus efficaces contre la chorée.

Type CIVI. — La Neurasthénie et les Tics.

Je pourrais signaler quelques faits dans lesquels les phénomènes neurasthéniques paraissent être plus ou moins associés à cette anomalie motrice caractérisée par des tics. Si l'on veut être édifié sur la nature des tics, il faut lire avec attention les travaux remarquables que le professeur Brissaud a consacrés à ce déclanchement musculaire. Ecrits, dans un langage clair, précis et souvent imagé, ils nous apprennent à distinguer les tics d'origine mentale et ceux d'origine purement névropathique. Les premiers n'ont aucun rapport avec la neurasthénie tandis que les seconds ont quelques corrélations avec elle.

J'ai vu des neurasthéniques avoir de temps en temps de légers tics accompagnés quelquefois de douleurs assez vives, des spasmes localisés dans certains muscles de la face ou du cou, des clignotements palpébraux et des mouvements convulsifs de la tête toute entière. J'en ai même connu qui ne pouvaient pas s'empêcher de pousser des cris presque toujours inconvenants ou orduriers. Chez la plupart de ces malades les symptômes de la neurasthénie se mélangeaient souvent avec ceux de l'hystérie, du nervosisme proprement dit et de la psychasthénie. En observant l'évolution ou le mode de succession de ces phénomènes et en étudiant leur généalogie, il était permis de constater qu'il avaient les uns sur les autres une influence réciproque. Mais un examen plus approfondi laissait entrevoir l'existence de causes génératrices plus importantes. Presque tous ces névropathes portaient les stigmates d'une hérédité déplorable et offraient les signes caractéristiques d'une altération du liquide sanguin, d'un épuisement des forces vitales, d'un ébranlement profond du système nerveux. Et même quelques-uns d'entre eux avaient des perturbations qui pouvaient faire craindre le développement, dans un appareil organique, d'une altération histologique ou fonctionnelle depuis longtemps en voie de formation.

Ces diverses causes, en unissant leur nocivité, sont assurément capables de provoquer tous les accidents névropathiques dont je viens de parler et même d'allier, jusqu'à un certain point, leurs manifestations respectives. C'est ce qui explique pourquoi j'ai vu chez le même malade les symptômes de la neurasthénie associés à des tics de nature névropathique. Mais, tout en constatant ce fait, je n'ose pas affirmer que la neurasthénie puisse engendrer les tics ni même supposer que les tics soient capables de donner naissance à la neurasthénie.

Type CIIII. — Rapports de la neurasthénie avec la tétanie, les contractures chroniques, le paramyoclonus, les maladies de Parkinson, de Little et de Thomsen.

La neurasthénie se manifeste très rarement dans sa forme essentielle, chez des malades atteints de tétanie, de contractures rebelles ou de paramyoclonus. Son apparition est encore plus exceptionnelle dans la maladie de Parkinson, de Little ou de Thomsen. A peine l'aperçoit-on, comme dans une vision fugitive, traverser la symptomatologie de ces entités morbides. Elle reste toujours au second plan, et le médecin qui assiste à son passage doit la considérer comme un simple épisode et ne lui accorder aucune importance.

Type CIII. — Rapports de la neurasthénie avec les tremblements idiopathiques, les crampes professionnelles et l'incoordination ou le défaut d'équilibre de certains mouvements volontaires.

Il existe un certain nombre de troubles neuro-moteurs qui ont une affinité prononcée pour la neurasthénie et qui, parfois, s'associent avec elle. Parmi eux je puis signaler les tremblements de nature essentielle qui semblent dépendre d'une diathèse nerveuse curable, héréditaire ou acquise, les spasmes fonctionnels parmi lesquels il faut placer les crampes professionnelles observées chez les écrivains, les pianistes, les violonistes et chez toutes les personnes qui sont obligées d'exécuter avec leurs mains des manœuvres difficiles, délicates et de longue durée. On voit assez souvent des neurasthéniques atteints de désordres moteurs qui, sans dépendre d'une lésion du cerveau, du cervelet ou de la moëlle épinière, rappellent les incoordinations des ataxiques, la démarche hésitante de certains vertigineux et même ce défaut d'équilibre qui empêche les astaso-abasiques de se tenir debout ou de marcher.

Type CII. — La neurasthénie et la pseudo paralysie.

L'amyosthénie est un des symptômes primordiaux de la neurasthénie ; elle se traduit ordinairement par une grande faiblesse musculaire qui parfois peut se transformer en une véritable impuissance motrice. Cette paralysie du mouvement n'est jamais due à une altération organique des centres nerveux ; elle subit presque toujours l'influence d'une série d'impressions physiques ou morales qui, directement ou par action réflexe, viennent se localiser sur les muscles et les nerfs situés à la périphérie du corps. Elle est le plus souvent sous la dépendance d'une diathèse dyscrasique ou nerveuse.

J'ai soigné un assez grand nombre de neurasthéniques présentant quelques-uns des troubles que je viens d'énumérer et dont le développement avait très certainement pris racine dans les prédispositions héréditaires ou acquises d'un organisme mal équilibré. Mais je ne suis pas éloigné de croire que la neurasthénie qui leur a servi de porte-greffe n'a pas été étrangère à leur apparition. Il y a donc entre eux et cette névrose des relations importantes attestées par des faits que tous les médecins ont pu fréquemment observer et que, par conséquent, je n'ai pas besoin d'énumérer à cette place.

Par une coïncidence très intéressante, le traitement hydrothérapique recommandé dans la neurasthénie peut être employé avec succès dans la plupart des perturbations neuro-motrices dont je viens de parler. On doit, selon les circonstances, recourir à ses effets sédatifs, toniques et reconstituants. Les états paralytoïdes bénéficient assez promptement de son intervention. Les spasmes professionnels, les tremblements, résistent plus longtemps à cette cure. Pour rendre les résultats thérapeutiques plus complets, il faut condamner les malades au repos et soumettre leurs systèmes nerveux et musculaire à une éducation scientifique capable de rendre à leur fonctionnement l'harmonie exécutive dont ils ont besoin. —

Relations de la neurasthénie avec les troubles de notre sensibilité physique et morale. — Je ne puis terminer cette longue énumération des relations qui existent entre la neurasthénie et la plupart des perturbations du système nerveux sans mentionner celles qu'elle paraît avoir avec l'irritabilité fonctionnelle de tous nos tissus et avec certaines perversions de notre sensibilité générale.

Je ne parlerai pas bien entendu de la cœnesthésie, fonction spéciale bien délimitée à laquelle nous attribuons le rôle de phare avertisseur chargé de révéler la résidence des malaises et des sentiments de bien être qui sont dispersés dans notre organisme. Je tiens à mentionner seulement les rapports de la maladie de Beard avec certaines perturbations de notre sensibilité.

Les troubles sensitifs se trouvent toujours à l'orée de la neurasthénie; ils sont ses constants satellites et semblent être les véritables générateurs de l'épuisement nerveux caractéristique qui constitue l'élément foncier de cette névrose. Ils ont une grande répercussion sur la mentalité des malades, sur leurs facultés morales et sur leurs fonctions organiques. A côté d'eux on voit se manifester des douleurs physiques et des douleurs morales qui ont une grande influence sur l'évolution de la maladie de Beard. Il n'est pas inutile d'indiquer comment les neurasthéniques expriment et supportent ces diverses souffrances.

Type CI. — Céphalée des neurasthéniques. Ses rapports avec les phénomènes douloureux qui siègent dans la tête et les diverses régions de notre corps.

Au premier rang des douleurs physiques dont les névrosés sont victimes il faut mettre au premier rang la céphalée qui est une des manifestations fondamentales de la maladie de Beard. Elle détermine des effets constrictifs que Charcot comparait à ceux que produit l'application sur la tête d'un casque métallique trop étroit. Elle ressemble, par certains points, à cette gêne plus ou moins dolente que ressentent les adolescents éprouvés par un fâcheux surmenage ou par une croissance organique irrégulière. On l'a comparée à tort à la céphalée des syphilitiques et des rhumatisants; celles-ci ont une acuité plus accentuée et se manifestent de préférence pendant la nuit.

La céphalée neurasthénique est quelquefois associée à la migraine ordinaire et même avec la migraine ophtalmique. Cette alliance est très compréhensible chez les personnes qui appartiennent en même temps aux groupes des névropathes et des arthritiques. Toutefois lorsque ces manifestations douloureuses apparaissent simultanément, il est important de savoir les isoler si l'on veut être en mesure d'organiser le traitement qui convient à chacune de ses manifestations douloureuses.

La migraine ordinaire ou hémicranie est généralement uni-latérale et se révèle par des douleurs plus ou moins vives qui siègent le plus souvent sur l'orbite, les tempes, le front ou l'occiput et qui ont parfois des corrélations assez marquées avec certaines perturbations de l'appareil digestif et des voies génito-urinaires.

La migraine ophtalmique peut être monoculaire où intéresser les deux yeux. Dans les deux cas elle est caractérisée par de l'hémiopie et par l'apparition d'un scotome central, sorte d'éblouissement lumineux accompagné de douleurs orbitaires et de mouvements convulsifs qui ressemblent à ceux qu'on rencontre dans certains états épileptoïdes.

L'apparition de ces deux états nerveux oblige le praticien à modifier la cure hydrothérapique qui est ordinairement mise en œuvre chez beaucoup de neurasthéniques; elle enseigne notamment l'intervention d'autres procédés parmi lesquels il faudra choisir ceux qui ont le privilège d'apaiser les douleurs et de déterminer une action révulsive dans les régions inférieures du corps.

La céphalée a des liens plus étroits avec la rachialgie. Ces deux expressions douloureuses appartiennent à la symptomatologie de la neurasthénie cérébro-médullaire; il n'est donc pas extraordinaire qu'elles aient entr'elles des traits d'union fort nettement accusés.

Les troubles sensitifs qu'éprouvent certains neurasthéniques ne restent pas exclusivement cantonnés dans les zones cranienne et vertébrale; ils peuvent atteindre toutes les régions du corps et se traduire par des névralgies, des arthralgies ou des névro-myalgies auxquelles s'ajoutent des plaques d'anesthésie irrégulièrement réparties sur la peau et des manifestations d'hypéresthésie semblables à celles que provoquent les dermato-névroses qu'on observe chez les rhumatisants et les goutteux.

Type CLI. — La neurasthénie. Les topoalgies, les algies centrales et les douleurs d'habitude.

Les neurasthéniques accusent aussi des douleurs d'une autre nature qui se localisent dans certains territoires organiques dont la topographie, au point de vue des nerfs et des muscles, ne ressemble pas à celle qui est décrite dans tous les précis d'anatomie. Le Dr Blocq les appelle des topoalgies; et le Dr Huchard des algies centrales. Le professeur Brissaud qui, dans ces derniers temps, les a analysées avec une étonnante perspicacité, a eu l'idée de les diviser en plusieurs groupes au milieu desquels figure celui où se trouvent ces perversions sensitives qu'il a désignées par le nom très expressif de douleurs d'habitude. Ces souffrances qui se développent à une heure prévue d'avance et auxquelles le malade n'a pas la force de se soustraire ont, comme les topoalgies et les algies centrales, une origine mentale. Elles se révèlent de préférence chez beaucoup de névropathes et en particulier chez les neurasthéniques dont la sensibilité psychique accuse des inversions singulières ou des exagérations non motivées.

Type CLII. — Influence des douleurs morales sur les neurasthéniques.

Il me reste à dire quelques mots de l'influence qu'ont les douleurs morales sur les neurasthéniques et à signaler en même temps les réactions que ces douleurs exercent sur les symptômes de la maladie de Beard. Le médecin doit toujours savoir comment ces névropathes les expriment et comment ils les supportent. Ce renseignement sera pour lui une indication thérapeutique précieuse quand on lui demandera de calmer ou d'anéantir leur fâcheuse influence. Évoluant chez des névrosés, ces douleurs sont le plus souvent liées à des troubles psychiques ou somatiques dont la manifestation extérieure correspond assez exactement à la nature intime du sujet intéressé et à son degré de résistance.

Les neurasthéniques donnent aux douleurs qu'ils éprouvent une expression qui révèle presque toujours les particularités de leur caractère et les tendances de leur tempérament.

Les apathiques ne sont jamais bouleversés par les souffrances morales. Enveloppés dans leur indifférence, ils évitent les efforts pénibles, prennent volontiers une attitude résignée et se mettent aisément à l'abri de tout souci. Ces malades, toujours protégés par leur persévérant égoïsme, ne demandent aux médecins qu'une faible assistance.

Les exaltés laissent le champ libre à leur émotivité morbide. Ils ont presque toujours les larmes aux yeux, se lamentent sans cesse et donnent au récit de leurs souffrances un grand accent de tristesse qui fait naître souvent autour d'eux une compassion pleine de bienveillance. Le médecin doit surveiller attentivement les manifestations de cette excitation spéciale. Pour les atténuer il lui faudra d'abord recourir à l'intervention des agents physiques qu'il sait capables de provoquer une sédation matérielle et donner ensuite à ces malades les conseils qu'exigent les désordres de leur vacillante mentalité.

A côté de ces neurasthéniques dont les plaintes offrent tant de contrastes, il en est d'autres qui donnent à leurs doléances l'aspect d'un véritable sentimentalisme. Parmi ces derniers ceux qui croient aux influences providentielles et qui ont au fond de leur âme une foi ardente et sincère trouvent dans les pratiques de la religion un secours incontestable. D'autres névropathes cherchent l'apaisement de leur chagrin dans l'affectueux rayonnement des relations amicales. Certains d'entr'eux trop sensibles aux évocations surnaturelles, n'hésitent pas à s'adresser à ces personnages mystérieux qu'ils prennent pour des initiés ou pour d'étranges voyants auxquels leur esprit attribue naïvement le don de connaître les épisodes du passé, de deviner les secrets de l'avenir et même de faire parler des voix à jamais éteintes. Ces sentimentaux, trop souvent déconcertés par de bizarres chimères, ont besoin d'être dirigés par un médecin bien avisé.

Enfin je mentionnerai ces neurasthéniques sur lesquels la religion et les distractions mondiales n'ont aucun empire et qui ne comptent que sur le temps pour atténuer leur douleur morale. Ce sont les plus éprouvés, les plus malheureux et les plus intéressants. Le médecin chargé de les secourir doit être un thérapeutiste expérimenté et un profond moraliste. Pour restaurer leur organisme qui est toujours très débilité et calmer leurs nerfs perpétuellement menacés par des agitations redoutables, il pourra en toute sécurité recourir à l'intervention des agents physiques dont j'ai souvent signalé les merveilleux effets. Après avoir institué cette partie matérielle de sa cure, il lui faudra surveiller l'état psychique de son malade et s'efforcer de rendre à son âme désemparée l'espérance qu'elle a perdue. Pour atteindre ce but il sera utile de conseiller à ces névropathes infortunés de changer de milieu et de s'installer dans un refuge approprié à leurs goûts et à leurs mœurs en prescrivant une vie calme, de temps en temps modifiée dans sa monotonie par de douces et agréables distractions. Guidé par les préceptes d'une psychothérapie salutaire il devra entourer d'une protection éclairée la mentalité de ces malades, donner à leurs idées obsédantes une direction plus heureuse, favoriser chez eux l'épanouisssement des impulsions généreuses ou charitables et finalement les engager à se distraire par des lectures réconfortantes, dans le genre de celles qui ont pris pour modèle les fameuses épîtres que Sénèque écrivit à Marcia, à Helvia, à Polybe le jour où il voulut essayer d'apaiser leur tristesse. Pour compléter son œuvre réparatrice il devra favoriser l'exercice de leurs facultés intellectuelle et leur faire comprendre que le travail est le grand pacificateur de nos chagrins.

Telles sont les indications thérapeutiques que le médecin doit observer quand il se trouve en présence d'un neurasthénique à qui le hasard et peut-être le destin ont infligé une profonde douleur morale. Il est facile de voir que dans cette cure bien dualisée, j'attribue une juste part aux agents physiques parmi lesquelles figurent les applications variées de l'hydrothérapie, et, que j'en accorde une plus grande encore à la psychothérapie dont la puissance, dans ces cas difficiles, est absolument incomparable.

CHAPITRE XV

DES NEURASTHÉNIES PROFESSIONNELLES OU SOCIALES. — LA NEURASTHÉNIE CHEZ LES PERSONNAGES POLITIQUES, CHEZ LES ORATEURS, CHEZ LES ÉCRIVAINS, LES HOMMES DE LETTRES, LES SAVANTS, LES ARTISTES, LES GRANDS ADMINISTRATEURS, ETC.

La neurasthénie chez les personnages politiques, chez les orateurs, chez les écrivains, les hommes de lettres, les savants, les artistes, les grands administrateurs, etc. — J'ai soigné un certain nombre de personnages politiques qui ont joué un grand rôle dans le gouvernement de mon pays, dans le Parlement, dans les conseils administratifs et dans ces réunions publiques ou privées que l'on considère comme l'antichambre de toutes les assemblées délibérantes. Parmi tous ces lutteurs à force inégale j'ai vu beaucoup de neurasthéniques. Chez la plupart d'entr'eux la maladie de Beard avait trouvé son point de départ dans les prédispositions morbides de leur personnalité; mais chez d'autres elle m'a paru se développer sous la fâcheuse influence d'un milieu humain, bien capable assurément d'engendrer les phénomènes classiques de cette névrose. Ce certificat d'origine a une valeur inexprimable; il permet au médecin d'étouffer dans son germe la neurasthénie naissante et d'empêcher, par un simple changement d'existence, les éclats de son explosion ou les ennuis de son retour. Ces données pratiques ne me semblent pas illusoires; c'est elles qui m'ont donné l'idée de consacrer un tout petit chapitre aux neurasthénies professionnelles ou sociales. Je souhaite que mes lecteurs ne le considèrent pas comme une production fantaisiste plus littéraire que scientifique.

Au premier rang de ces névrosés figurent ceux qui, par leur naissance ou par le choix des électeurs, ont reçu la mission de diriger les destinées de leur pays. Mon ami le Dr Cabanès possède sur eux des renseignements qui pourraient peut-être nous éclairer sur leur valeur morale et même sur leurs défaillances; mais comme je ne veux point déflorer ses précieuses archives je me décide à n'appeler au secours de ma thèse que les faits que le hasard a soumis à mon observation.

Pour être à l'abri de tout déraillement nerveux il faut à ceux qui ont la haute et périlleuse mission de présider au gouvernement d'une nation, une constitution saine et des nerfs bien équilibrés. Il leur faut aussi, s'ils veulent se soustraire aux excitations factices, une raison pure, un jugement droit, une connaissance approfondie des hommes et des choses, une prévoyance toujours en éveil, constamment protégée par un caractère énergique et bien déterminé. En un mot, ils doivent avoir, comme le dit A. Barbier dans ses *Iambes* :

Une âme tout en fer sans peur à la tribune
Sans peur devant le glaive nu.....
. . . .

Les chefs de gouvernement qui possèdent toutes ces qualités sont des combattants bien armés qui ont très rarement des accès de neurasthénie. Quand cette névrose s'empare d'eux, ils savent se défendre et s'en débarrassent aisément, en se retirant auprès d'amis bienveillants, dans un milieu tranquille qui leur permet de reprendre *leurs chères études*. J'en pourrais désigner quelques uns qui, pour se débarrasser promptement de leurs misères, ont très complaisamment recours à l'hydrothérapie. Je ne veux pas citer le nom de ces personnages dont la réputation a pris son élan à une époque qui n'est pas encore assez patinée par le temps.

Type CLIII. — Neurasthénie chez les hommes politiques.

Chez les hommes qui occupent un rang moins élevé dans la scène politique, la neurasthénie fait des trouées plus longues et plus fréquentes. Elle est souvent difficile à déraciner. Le séjour à la campagne n'est pas suffisant pour eux; il faut les soumettre à un traitement hydrothérapique sévère et méthodiquement appliqué. Ils guérissent presque toujours; mais ils sont sujets à de nombreuses rechutes qui leur fait prendre en horreur la vie parlementaire et qui leur fait entrevoir la nécessité d'opérer habilement une honorable retraite. Quelques uns de ces politiciens après avoir abandonné leurs fonctions sont devenus d'excellents pères de famille, heureux de consacrer leurs efforts et leur intelligence à des travaux utiles et parfois très rémunérateurs. Je les ai souvent entendu se réjouir d'avoir pu se soustraire aux désagréables compromissions et aux capitulations de conscience que la politique impose à tous ceux qu'elle enveloppe dans ses filets.

Parmi ceux qui sont entrés dans cette voie de dégagement essentiellement pacifique j'en ai vu fort peu exposés au retour de la neurasthénie. Cette constatation me permet d'affirmer que les politiciens doivent bien à leur profession l'explosion de cette névrose. Il faut que le praticien en tienne compte.

Type CLIV. — La Neurasthénie chez les hommes politiques de second ordre.

Les personnages que le public classe, — on ne sait pas exactement pourquoi, — au deuxième plan dans la scène politique deviennent très souvent neurasthéniques. Leur activité intellectuelle est assez développée, mais, chez quelques uns d'entr'eux, elle s'épuise vite et a des moments de détresse qui laissent le champ libre à l'explosion d'idées souvent très extravagantes et parfois subversives. Leur érudition et la culture de leur esprit paraissent ordinairement avoir peu d'envergure et leur susceptibilité nerveuse, n'ayant pas le contrepoids que donne la maîtrise de soi, exerce sur eux une influence fâcheuse qui les rend inquiets, suggestionnables et hésitants. Ces neurasthéniques spéciaux n'ont pas la force de prendre un parti. L'abstention est leur arme favorite. Aussi les voit-on suivre avec un véritable aveuglement l'homme qu'ils ont choisi pour chef de file et accepter ses paroles avec une incroyable docilité. Tel est le bilan constitutionnel de l'homme politique guetté par la neurasthénie. Quand cette névrose lui fait sa première visite, on voit presque toujours les traits de ses symptômes fondamentaux ombrés par des perturbations psychiques qui trahissent une incorrecte mentalité. Leur volonté est souvent entravée par des mouvements impulsifs auxquels ils n'ont pas la force de se soustraire et leur esprit obsédé les dispose à se croire environnés d'ennemis ou de traitres. Si la fortune ne se montre pas favorable aux doctrines et aux projets dont ils sont les protagonistes les plus actifs, le découragement s'empare d'eux et on les entend quelquefois se plaindre de passer pour des incompris. Ils se trompent. Ce sont des malades atteints de cette forme de neurasthénie psychasthénique qui trouve son point de départ dans les incessantes agitations de la vie parlementaire.

Cette névropathie professionnelle guérit assez promptement quand le malade veut bien se reposer, vivre dans un milieu tranquille et se soumettre à un traitement hydrothérapique réglé sur l'intensité ou la variété des désordres nerveux qui le troublent.

TYPE CLV. — La neurasthénie chez les orateurs

A côté de ces névrosés d'ordre politique, j'en puis placer beaucoup d'autres qui appartiennent au groupe social dans lequel figurent les grandes personnalités qui, pour conquérir la fortune ou la gloire, condamnent leur cerveau à un travail surhumain. C'est dans cette catégorie que l'on rencontre les orateurs et les écrivains, les hommes de lettres et les hommes de sciences, les journalistes les plus renommés, les poètes, les peintres, les sculpteurs, les musiciens et leurs interprètes, tous les artistes en un mot. On y trouve aussi les hommes éminents placés à la tête des administrations les plus importantes ou ceux qui sont chargés de conduire les grandes entreprises industrielles et commerciales.

Tous ces personnages d'élite, pour conserver leur grand renom et accroître l'étendue de leur puissance, doivent travailler sans trêve ni merci. Ce sont des ilotes de haute marque qui accomplissent des efforts extraordinaires pour édifier une œuvre qu'ils veulent rendre digne de leur réputation et de leur talent. Peu renseignés sur les ressources de l'heure présente, ils escomptent mal celles de l'avenir; ils se surmènent sans s'en douter et ne tardent pas à être bientôt atteints d'un véritable accès de neurasthénie. Cet accès a presque toujours une forme déprimante très accentuée et porte ordinairement une estampille spéciale.

Parmi ces neurasthéniques de distinction, les orateurs sont les plus nombreux; ils ont le privilège, assurément précieux pour un médecin, d'être les réflecteurs les plus resplendissants des traits fondamentaux de la maladie de Beard. La céphalée se montre avec sa forme constrictive, accompagnée souvent de la rachialgie localisée sur la région sacrée, la lassitude est plus accusée dès le matin qu'au milieu du jour. Ils sont obligés de porter en écharpe leurs facultés intellectuelles; l'attention ne peut rester longtemps fixée; la conception des idées et leur association deviennent assez difficiles et sont souvent entravées dans leur fonctionnement; la mémoire se montre parfois infidèle. Leurs sentiments affectifs semblent amoindris et leur caractère révèle une irascibilité inquiétante. Ils perdent le sommeil, l'appétit et leur activité physique.

Pour guérir la plupart de ces manifestations matérielles et psychiques qui attestent à la fois l'excitabilité et la dépression du système nerveux, il suffit de conseiller le repos, le séjour à la campagne quand il est réalisable et l'intervention bien dirigée des procédés reconstituants de l'hydrothérapie. Si la constitution de ce malade est saine et résistante, la cure n'a pas besoin d'être prolongée. Si, au contraire, elle porte les tares héréditaires du nervosisme ou les marques d'une dégradation acquise, il est indispensable de donner au traitement une durée plus longue et une direction plus sévère.

Cette forme de la neurasthénie est assez fréquemment observée chez les grands orateurs parlementaires, chez les avocats renommés, chez les prédicateurs les plus admirés, chez les professeurs les plus écoutés et chez les conférenciers les plus éminents. Tous ces grands prêtres de la parole, quand ils veulent convaincre, séduire et entraîner ceux qui les écoutent, doivent toujours s'efforcer d'envelopper leurs discours dans une attrayante parure et leur imprimer cet accent mouvementé dont les auditeurs aiment ressentir la magique influence. Pour produire ces merveilleux effets, à la tribune ou dans une chaire, au prétoire, ou dans une salle de conférence, il faut que l'orateur impose à son système nerveux une suractivité fonctionnelle excessive, produisant presque toujours une exaltation morbide qui ne s'évanouit qu'après la dernière phrase de sa péroraison. C'est le premier stade de la neurasthénie. En rentrant dans son domicile, il tombe ordinairement épuisé de fatigue et ne tarde pas à ressentir tous les phénomènes de dépression qui constituent le deuxième stade de la neurasthénie.

J'ai assez souvent constaté le développement de ces neurasthénies dans les tribunaux, dans les églises et surtout dans les réunions publiques où sont traitées, parfois avec une ardeur excessive, toutes les questions sociales, politiques ou religieuses.

TYPE CLVI. — *La neurasthénie et les réunions publiques.*

A l'époque déjà lointaine où j'assistais, comme mandataire municipal de la ville de Paris, à des réunions publiques où s'agitaient toutes les grandes questions sociales, j'ai été frappé du nombre de cas de neurasthénie développés dans ces milieux particulièrement surexcités.

J'ai entendu de simples ouvriers venir revendiquer une augmentation de salaires pour des travaux qui méritaient une rémunération plus élevée que celle qui leur était octroyée. Ils expliquaient leurs doléances avec une grande sagesse et une logique imperturbable. Mais si des adversaires imprévoyants ou mal intentionnés trouvaient leur exigence inadmissible et combattaient trop énergiquement leur prétention la discussion prenait aussitôt une allure agitée qui, en définitive, ne contentait personne et frappait quelquefois d'un accès de neurasthénie les combattants les plus acharnés.

Dans d'autres réunions on entendait de grands discoureurs traiter toutes les questions qui mettent en scène le patronage et les corporations ouvrières, indiquant, à l'aide d'une argumentation le plus souvent incorrecte et insuffisante, comment il convient d'organiser le bonheur sur la terre. Etranges illusions que l'on prend aisément pour la réalité et qui ont pour conséquence de nier l'inégalité des hommes ou des races et de reculer sans cesse l'avènement de la liberté qui est en somme la base indestructible du progrès humain. Ces dogmatiques sévères me rappelaient les fanatiques du moyen-âge passionnés pour l'unité de croyance, aujourd'hui très heureusement modifiée par la culture extensive des facultés de l'esprit et par la pénétration de l'instruction dans toutes les classes de la société. Ces sectaires ne peuvent pas encore accepter que dans notre existence il y a beaucoup de mal à côté d'un peu de bien. C'est ce que Renan a bien mis en relief en osant dire qu'il y a plus de ressource chez les immoraux que chez les fanatiques. Ces derniers sont tributaires de la médecine. Ils deviennent presque tous des neurasthéniques.

Dans d'autres réunions organisées par les postulants qui briguent l'honneur d'un mandat électif, j'ai entendu prononcer de magnifiques discours qui ont été promptement et sévèrement combattus par des adversaires irréconciliables. Dans ces luttes souvent homériques, d'où la courtoisie est presque toujours bannie, les combattants reçoivent de nombreuses blessures qui frappent surtout leur système nerveux. Ils deviennent neurasthéniques alors même que le succès a couronné leurs efforts et les a fait pénétrer de vive force dans l'assemblée délibérante où ils voulaient siéger. Je ne parle pas de ceux qui ont été vaincus dans cette terrible lutte; la maladie exerce sur leurs nerfs une action plus éprouvante et plus durable.

Dans ce groupe les neurasthéniques professsionnels forment une légion dont le nombre est illimité. J'en peux parler sciemment car ces névrosés sont des clients assidus des établissements hydrothérapiques.

Parmi les cas de neurasthénie que j'ai observés chez les magistrats, les procureurs, les avocats et chez tous ceux qui prononcent des discours dans les cours de justice, je puis citer un exemple qui offre un côté pratique très intéressant.

TYPE CLVII.

Ce type que je présente sous la forme d'un simple dyptique va me permettre d'exposer brièvement les traits d'une neurasthénie survenant en même temps chez deux avocats célèbres. Ils plaidaient l'un contre l'autre dans une affaire de divorce qui intéressait vivement le public parisien. Les magnifiques harangues qu'ils prononcèrent produisirent un effet extraordinaire sur les auditeurs qui avaient eu l'heureuse fortune de pénétrer dans la salle d'audience littéralement encombrée par les magistrats du palais. Dans cette joute oratoire les deux adversaires rivalisèrent d'éloquence et d'esprit. Pour se montrer dignes de leur passé ils accomplirent des efforts surhumains pendant tout le cours de leur plaidoyer qui, pour chacun des vieux lutteurs, dura plus de trois heures.

Après ce combat singulier les deux avocats s'adressèrent mutuellement de vives félicitations; mais en rentrant chez eux ils se couchèrent immédiatement vaincus par la fatigue qu'ils venaient d'éprouver.

L'un des deux, le plus ancien, habitué depuis longtemps à ces grands tournois de la parole, et, doué d'ailleurs d'une constitution résistante n'eut qu'un épuisement nerveux qui disparut assez promptement.

L'autre, plus impressionnable, ressentit une secousse plus violente éprouva les accidents nerveux qu'on aurait aujourd'hui attribués à la neurasthénie qui, à cette époque, était inconnue. Ce nervosisme fut même compliqué de troubles psychiques qui ne disparurent qu'après un long séjour à la campagne et après un traitement hydrothérapique consistant en douches reconstituantes.

La manifestation de ces neurasthénies fut absolument calquée sur la constitution particulière de chaque malade; mais on reconnut bien vite que les désordres nerveux avaient une origine professionnelle incontestable.

— Les prêtres catholiques, les pasteurs protestants, les rabbins chargés de prononcer des sermons ou des prônes devant une assemblée de fidèles ont souvent des accès de neurasthénie. J'en désire citer un exemple qui m'a vivement intéressé et dont je puis, sans commettre d'indiscrétion, tracer les principaux traits.

TYPE CLVIII. — La neurasthénie des prédicateurs.

Je veux mentionner dans ce type un cas de neurasthénie professionnelle développée chez un grand prédicateur dont la silhouette pathologique mérite d'être spécialement signalée.

Issu d'une famille dans laquelle les maladies cérébrales ont fait d'assez fréquentes apparitions, il est entré dans la vie avec des prédispositions morbides fâcheuses pour son système nerveux. Doué d'une très vive intelligence, passionné dès son jeune âge pour les lettres et pour les arts, il fit de très brillantes études et obtint des succès universitaires très retentissants.

Ses parents, émerveillés des aptitudes naturelles de son esprit et de la distinction de son langage, lui conseillèrent de choisir la profession d'avocat. Après quelques années d'un stage sérieusement fait il débuta dans une affaire judiciaire très importante qui lui permit de mettre dans un grand relief toutes ses qualités personnelles. Malheureusement l'essor rapide de cette carrière si brillamment commencée fut brusquement arrêté par un triste événement qui obligea notre malade de donner à sa vie une autre orientation.

Il rompit ses relations mondaines, se sépara de ses parents qu'il aimait beaucoup et se refugia dans un couvent. L'ancien avocat voulut se transformer en oratorien. La culture intellectuelle et les croyances religieuses du malade facilitèrent cette évolution.

Après s'être obstinément acharné à l'étude de la théologie et des livres saints, il accepta vaillamment son rôle de frère prêcheur. L'archevêque de Paris lui confia la station de l'Avent dans une des plus importantes églises du diocèse, celle-là même où l'on avait jadis entendu les prédicateurs les plus renommés.

Ses premiers sermons furent très favorablement accueillis. Chargé de la même mission pendant plusieurs années consécutives, il finit par acquérir une réputation qui attira autour de sa chaire une foule d'élite passionnée pour son éloquence. Un jour, dans un de ses sermons qui, je crois, était consacré aux bienfaits de la grâce, ses auditeurs furent tellement subjugués par l'élévation de ses pensées et par le charme poétique de son langage, que quelques-uns d'entr'eux ne purent s'empêcher d'applaudir l'orateur qui venait de les émotionner si profondément.

Il rentra chez lui exténué de fatigue et ne put sortir de son cloître qu'après un repos absolu de plusieurs jours.

L'archevêque le manda dans son palais pour le féliciter de ses succès. Après cette entrevue qui fut assez longue, le prélat dit à son vicaire général : « Ce moine me semble se révéler comme un grand orateur chrétien. Mais, c'est un laïque qui se laisse volontiers griser par la conscience de son talent et par l'irrégulière sensibilité de son âme. Il faut le surveiller et le défendre contre lui-même. » Ces paroles pénétrantes me furent répétées et produisirent sur moi l'effet d'un diagnostic scientifique sévèrement formulé par un grand et prévoyant esprit. A ce moment je voyais tous les jours ce malade qui suivait avec une régularité exemplaire le traitement hydrothérapique qu'on lui avait conseillé. Il se plaignait de céphalée constrictive, de rachialgie et de lassitude physique. Sa voix d'or paraissait presque éteinte; il n'avait pas la force de marcher et ne pouvait plus se livrer à aucun travail intellectuel. Sa sécurité morale était compromise; il doutait de lui-même et semblait succomber sous le poids de tristesses non motivées ou de craintes absolument chimériques.

Il était arrivé à ce difficile tournant de la vie où les malades dont la pondération morale est incorrecte et les fonctions nerveuses mal équilibrées, sont fatalement exposés à des accès de neurasthénie qui le plus souvent ont une très longue durée. Il se trouvait ainsi appelé à payer son tribut à une hérédité nerveuse implacable et au surmenage démesuré qu'il avait imposé à sa personnalité délicate.

Cet infortuné et intéressant malade dont on avait si souvent admiré l'activité et la puissance communicative était devenu indécis et tremblant comme un jeune enfant abandonné. Pour apaiser ses maux il avait dû se condamner à une vie dont la forme contemplative était devenue pour lui un insupportable fardeau.

Ses admirateurs essayaient, par de fréquentes visites, d'adoucir les longues heures de sa solitude et l'engageaient à remonter bientôt dans cette chaire qu'il avait momentanément et brusquement désertée. Il semblait rester insensible à ces démonstrations amicales, à ces souhaits si affectueusement exprimés. Accablé par d'incessantes insomnies et tourmenté par de cruelles défaillances, il laissait son esprit errer à l'aventure et cherchait même quelquefois le moyen de s'évader de sa prison cellulaire dont il ne pouvait plus supporter la rigueur. Il voulait reconquérir sa liberté sans jouer le rôle d'un apostat. Dans une de ces tristes nuits sans sommeil il crut voir passer, comme dans un doux rêve, un ange consolateur le prenant par les mains et l'aidant à sortir de ce sanctuaire assombri toujours privé de la lumière du jour.

Cette étrange vision produisit sur son esprit et sur son cœur une impression extrêmement profonde ; elle fut comme le prélude de son changement d'existence. Il abandonna son monastère et se réfugia, comme il le raconte lui-même, dans une tour d'ivoire, conçue selon ses goûts, où il lui fut permis d'admirer sans se lasser les splendeurs de la nature et l'infinie majesté de son dieu.

C'est dans cette enceinte fortifiée qu'il a retrouvé la paix de son âme et l'équilibre de ses puissantes facultés. Heureux de vivre dans cet asile de l'apaisement, il s'est consacré à l'étude de toutes les idées fondamentales de l'entendement humain. Il a communiqué à ses fidèles quelques pages de ce précieux manuscrit. Celles qu'il a destinées à limiter les frontières de la raison et de la foi sont écrites dans un langage merveilleux qui, tout en vivifiant ses croyances religieuses personnelles, accordent au progrès scientifique un rayonnement incomparable. Cette œuvre ne sera publiée qu'après sa mort et formera, selon son vœu, de véritables mémoires d'outre-tombe. Les lecteurs de ces mémoires seront obligés d'admirer leur auteur et de reconnaître que cet étonnant névropathe a été, parfois, effleuré par le coup d'aile du génie.

Je pourrais citer un grand nombre de faits analogues à celui que je viens de transcrire. J'ai, en effet, soigné beaucoup de prédicateurs qui ont été vaincus par les exigences de leur sacerdoce. Je voulais décrire, dans une monographie spéciale, un ensemble pathologique que j'eus l'idée de désigner tout d'abord sous le nom de maladie des prédicateurs. J'ai promptement abandonné ce projet sans importance. Et, au lieu d'exposer dans tous leurs détails ces observations de neurasthénie particulière aux hommes d'église, j'ai mieux aimé les placer dans un groupe plus étendu et augmenter ainsi le nombre des neurasthénies professionnelles.

— A côté des orateurs que menace la maladie de Beard, je puis placer d'autres personnages qui occupent dans le monde une situation prépondérante due à leur valeur intellectuelle où à la puissance de leur talent et que cette névrose choisit souvent pour victimes.

Les remarquables écrivains qui consacrent toute leur existence à l'édification d'une grande œuvre scientifique ou littéraire, les journalistes renommés qui sont quotidiennement chargés d'accomplir, la plume à la main, des missions arides, délicates et difficiles, les hautes personnalités administratives, financières ou industrielles, les peintres et les sculpteurs à qui l'on demande tous les ans des créations impeccables, en un mot, toutes les grandes individualités que la renommée aiguillonne, sont très souvent atteints de neurasthénie. Chez eux la manifestation de cette névrose a moins d'éclat et de retentissement que chez les orateurs. Cela tient à ce qu'elle est moins la conséquence d'une perturbation de la sensibilité générale que du surmenage illimité auquel se condamnent inconsciemment les professionnels supérieurs dont je viens de parler.

Je désire faire une exception en faveur des musiciens à qui l'on demande sans ménagement d'improviser ou d'exécuter devant un public de choix des compositions musicales originales ou des transcriptions hérissées de difficultés. Ces virtuoses de l'art peuvent être comparés à de grands orateurs. Leur éloquence, au lieu de s'exprimer par de belles paroles, se traduit par des gestes dont les vibrations harmonieuses produisent chez presque tous les assistants les sensations les plus charmantes et les émotions les plus vives. L'artiste qui accomplit cet étonnant tour de force est victime de ses admirateurs. Pour justifier sa renommée et triompher des obstacles placés sur son chemin, il imprime à son système nerveux une agitation extraordinaire qui ne se termine qu'avec les notes finales de son interprétation. Malheureusement cette surexcitation factice et bien consentie est aussitôt remplacée par un véritable effondrement physique et moral qui prépare l'explosion de la neurasthénie.

J'ai vu et soigné un grand nombre de ces neurasthénies professionnelles, mais comme les types les plus intéressants figurent dans la galerie des célébrités contemporaines, il me semble difficile d'en esquisser le profil; je craindrais en le faisant de divulguer des secrets qui ne m'appartiennent pas et qui exigent d'être scrupuleusement respectés.

CHAPITRE XVI

PATHOGÉNIE DE LA NEURASTHÉNIE
QUELQUES CONSIDÉRATIONS SUR L'ASPECT ET LA NATURE DE CETTE AFFECTION

Je veux, dans ce dernier chapitre, indiquer comment la plupart des neurologistes ont exposé et conçu la pathogénie de la neurasthénie. Il m'est impossible de réaliser ce programme sans rappeler ce que j'ai déjà dit sur les causes de cette névrose, sur ses caractères essentiels, sur le traitement qui lui convient, sur les manifestations variées de son évolution et sur son mode de propagation à travers les principaux appareils de l'organisme. Je dois aussi évoquer de nouveau les enseignements que la clinique, la psychologie et la physiologie proprement dite sont en mesure de donner aux médecins qui veulent étudier la genèse de la neurasthénie.

Ces répétitions ne paraîtront pas illusoires a ceux qui veulent comprendre et expliquer les contradictions apparentes ou réelles que l'on rencontre dans les nombreux travaux publiés sur cette question doctrinale.

Les neurologistes sont à peu près tous d'accord pour reconnaître que l'hérédité a une grande influence sur le développement de la neurasthénie. Ils admettent volontiers que, dans certaines circonstances, sa seule intervention est capable de favoriser son explosion. Mais l'observation des faits nous démontre que pour engendrer cette névrose l'hérédité a souvent besoin d'être aidée par des causes dont l'efficacité est égale et parfois supérieure à la sienne.

Parmi ces causes, il faut citer celle que les adolescents peuvent puiser dans une éducation physique et morale incorrectement conduite ou dans une croissance mal surveillée.

Il faut aussi signaler celles que rencontre l'organisme dans les milieux malsains où le hasard le condamne à vivre, celles qui sont dues au surmenage désordonné de nos facultés intellectuelles, affectives et physiques, à l'intempérance de nos excès et aux imprévoyantes dépenses de nos forces énergétiques. Je ne dois pas surtout oublier de dire que la neurasthénie est souvent une subordonnée des troubles provoqués dans le système nerveux par les perturbations des actes de la nutrition, par les maladies infectieuses, les intoxications qui nous viennent du dehors ou qui prennent leur origine dans la trame de nos tissus et aussi par les altérations fonctionnelles ou histologiques qui résident obtinément dans nos principaux viscères.

Toutes ces causes que l'on qualifie vulgairement de constitutionnelles ou individuelles, ont besoin, pour produire leur action nocive, du concours d'autres causes appelées déterminantes sans lesquelles la manifestation des symptômes neurasthéniques reste presque toujours voilée ou incomplète.

Dans la catégorie de ces agents provocateurs il faut placer le traumatisme psychique ou moral occasionné par un ébranlement matériel imprévu, par une émotion violente, par de grandes frayeurs ou par le spectacle d'événements dramatiques capables de troubler notre sensibilité et notre imagination.

Il n'est pas nécessaire que toutes ces causes interviennent à la fois pour donner naissance à la neurasthénie ; quelques-unes d'entre elles suffisent pour en provoquer l'apparition. D'autre part on a constaté que ces diverses causes, tout en accumulant leurs effets nocifs sur la même personne ne parvenaient pas toujours à créer la maladie de Beard. Ce résultat négatif avait frappé Charcot qui disait souvent : « N'est pas neurasthénique qui veut. Pour le devenir, il faut que le cerveau contienne le germe de cette maladie. »

La conception du grand professeur de la Salpêtrière a été favorablement accueillie par un très grand nombre de médecins qui, en se plaçant sous son égide, n'ont pas hésité d'affirmer que la neurasthénie est une véritable psychose. Afin de donner à cette croyance scientifique une base sérieuse, ils ont aussitôt cherché à connaître la cause première de cette affection encéphalique.

Jusqu'à présent ces tentatives ont été infructueuses. Quelques médecins convaincus que la solution de ce problème pathologique est introuvable n'osent pas se livrer à des entreprises qui leur semblent inutiles et aiment mieux s'abstenir de toutes recherches. Ils pensent, comme Leibnitz et les philosophes de son école, que les actes biologiques sont tous placés sous la dépendance d'un agent supérieur dont il est difficile de deviner les obscures modalités, et c'est à cet agent supérieur qu'ils attribuent la procréation de la neurasthénie. D'autres médecins, parmi les plus jeunes et les plus hardis, n'admettent pas cette genèse. Ils croient volontiers que puisque la maladie de Beard est une affection cérébrale, ils doivent nécessairement découvrir dans quel défilé rolandique se trouve sa résidence, et espèrent même trouver une lésion qu'on peut rendre responsable de la transfiguration de ses traits. En attendant que cette conquête qui semble être estampée dans un avenir lointain soit faite il faut savoir restreindre sa curiosité.

Les autopsies que le hasard a permis de pratiquer dans le cerveau d'un neurasthénique n'ont jamais révélé une lésion caractéristique capable d'expliquer l'évolution de la névrose de Beard. Malgré ces insuccès, quelques-uns de nos confrères se demandent si au moment où la neurasthénie va faire son apparition, la zone cérébrale qui est chargée de l'élaborer, ne devient pas le siège d'une modification structurale particulière que l'opacité des os crâniens nous empêche de voir.

Cette étrange vision aurait certainement beaucoup d'attraits. Mais comme elle paraît irréalisable on peut renoncer sans regret à cette accomodation spéciale qui n'est en définitive qu'une très fantaisiste hypothèse. Il me semble préférable d'évoluer sur un terrain plus pratique en demandant à la clinique et à la physiologie de nous apprendre dans quelles conditions se manifestent les symptômes fondamentaux de la neurasthénie.

Tous ces symptômes, du moins au début de la maladie, ont pour point de départ des sensations qui peuvent naître autour de nous ou trouver leur origine dans l'intérieur de notre corps. Ces sensations dont quelques-unes nous sont révélées par la cœnesthésie, cheminent avec les nerfs sensitifs qui ont été les premiers impressionnés et pénètrent dans le centre nerveux correspondant à ces nerfs. Arrivées à cette destination elles provoquent un ébranlement cérébral qui se traduit aussitôt par une perturbation mentale parfois diffuse qu'on peut considérer comme le premier chaînon de la maladie de Beard. Dès ce moment cette névrose se manifeste par des actes, des paroles, et une série de phénomènes dont l'extériorisation ne laisse aucun doute sur sa nature et son origine.

Ce sont presque toujours les troubles sensitifs, localisés ou généralisés, qui surviennent au début de cette scène morbide. Ils amènent une exagération, une perversion ou un engourdissement passager de notre impressionnabilité nerveuse et constituent véritablement le second chaînon de la neurasthénie.

Ces perturbations sensitives, après avoir provoqué une agitation plus ou moins vive, exercent une influence déprimante sur nos facultés psychiques, morales ou affectives dont l'élan ou la tonalité subissent de nombreuses défaillances bientôt suivies de cette épuisement caractéristique des forces nerveuses qui forme le troisième chaînon de la neurasthénie.

Quand l'évolution de la maladie atteint cette période, la vitalité du névropathe semble s'éteindre de jour en jour. L'atonie gagne progressivement les nerfs moteurs, les vaso-moteurs, le système musculaire, les glandes, tous les organes et toutes les fonctions. Cette immense détresse de la force neuro-motrice représente le quatrième chaînon de la neurasthénie.

Sans doute ces désordres d'aspect différent ne suivent pas toujours le mode de succession que je viens d'indiquer et n'obéissent pas dans leur durée à une loi biologique inflexible. Néanmoins ils constituent un ensemble pathologique dans lequel on peut entrevoir facilement deux classes de neurasthéniques.

Dans la première figurent les névropathes qui offrent tous les signes d'une grande détresse. Ce sont les déprimés.

Dans la seconde viennent se ranger tous les malades chez lesquels on constate une sensibilité exagérée pouvant atteindre tous les degrés de l'agitation. Ce sont les excités. Quelquefois ces victimes de l'exaltation tombent dans un épuisement extrême; mais cette torpeur est souvent passagère et ne tarde pas à être remplacée par une excitation qu'il faut s'efforcer d'engourdir par ce qu'elle provoque souvent un dépérissement très accentué des réserves vitales.

Cette sélection a une importance capitale. C'est elle que le médecin doit prendre pour guide dans le traitement de la maladie. Elle lui sert notamment quand les circonstances l'obligent à faire un choix entre les applications sédatives et les applications toniques ou reconstituantes de l'hydrothérapie.

Les perturbations psychiques, sensitives et neuro-motrices qu'on observe chez la plupart des neurasthéniques ont très souvent leur point de départ dans les sensations physiques ou morales auxquelles l'organisme est exposé. A côté de ces modifications il en est d'autres dont la révélation est moins apparente et qui sont dues aux dégâts que le sang altéré ou vicié détermine en pénétrant dans le protoplasma ou les cellules des centres nerveux où s'élabore la neurasthénie.

Les nombreuses causes dont je viens de parler favorisent ou préparent l'explosion de la neurasthénie, mais elles ne peuvent pas la créer de toute pièce. Pour atteindre ce but, il faut que leur action étiologique soit complétée par l'intervention de phénomènes biologiques spéciaux. Ces phénomènes se développent dans les centres nerveux intéressés et presque tous les médecins leur attribuent un rôle considérable dans la pathogénie de la maladie de Beard. Il est donc important de bien préciser leur caractère.

Il y a plus de cinquante ans, Brown-Séquard fit une série de leços sur les maladies du système nerveux et démontra que presque toutes étaient engendrées par des troubles de nutrition développés dans les éléments histologiques qui leur servent de support. Cette conception a été favorablement accueillie par beaucoup de médecins qui, à la faveur de travaux incessants, sont parvenus à lui donner une importance incontestée.

C'est grâce à elle qu'on a pu introduire dans la nosologie cette grande section de la pathologie qu'on désigne aujourd'hui sous le nom de maladies de la nutrition. Les neurologistes contemporains admettent à peu près tous que les troubles de nutrition localisés dans les centres nerveux ont la faculté de procréer la plupart des névroses et par conséquent la neurasthénie.

Cl. Bernard est allé plus avant dans cette question de physiologie pathologique. A l'aide d'une série d'expériences inoubliables il a pu découvrir la plupart des conditions biologiques qui préparent ou entourent le développement de l'excitation et de l'épuisement du système nerveux. Ces travaux, déjà anciens, contiennent en germe les éléments qui peuvent servir de base à la pathogénie des symptômes fondamentaux de notre neurasthénie actuelle. Dans le cours de ce livre, j'ai eu plusieurs fois l'occasion d'en montrer l'utilité. Mais c'est surtout à cette place qu'il me paraît nécessaire d'en accentuer l'importance.

Claude Bernard a démontré que chacun de nos tissus possède une *irritabilité fonctionnelle* dont la tâche consiste à mettre en jeu l'acte physiologique que ce tissu est chargé d'exécuter. C'est ainsi que l'irritabilité du muscle a le don de provoquer la contraction musculaire, celle des cils vibratiles de les infléchir ou de les redresser selon les circonstances, celle des glandes de déterminer leurs sécrétions, celle des centres nerveux de développer les facultés mentales, sensitives et neuro-motrices qui sont dévolues à ces centres.

A côté de cette irritabilité fonctionnelle attribuée à chaque tissu, Claude Bernard a décrit *l'irritabilité nutritive* qui est la propriété exclusive des cellules formatrices en vertu de laquelle ces cellules ont la faculté d'absorber les substances destinées à l'entretien de l'organisme, de les garder pendant un certain temps et de les rejeter ensuite quand elles sont transformées en déchets inutiles. On peut certainement considérer cette irritabilité comme le facteur principal qui préside aux combustions chimiques, aux échanges organiques et à toutes les mutations nutritives.

Dans la neurasthénie les deux irritabilités sont presque toujours atteintes. C'est à elles qu'on doit attribuer la manifestation des symptômes classiques de la maladie de Beard.

L'irritabilité fonctionnelle des centres nerveux peut, selon les influences causales qu'elle subit, provoquer tour à tour l'excitation ou l'épuisement des facultés psychiques, sensitives ou neuro-motrice.

D'autre part, l'irritabilité nutritive, — lorsqu'elle est entravée dans son fonctionnement, — donne lieu à des troubles de nutrition qui se traduisent tantôt par une assimilation incomplète ou retardante et tantôt par cette désassimilation trop rapide qu'on observe fréquemment chez les névropathes démesurément excités.

Si ces désordres qui forment le cortège habituel de la neurasthénie ne dépassent pas certaines limites, on peut, à la rigueur, expliquer leur apparition par les perturbations variées introduites dans le fonctionnement des deux sortes d'irritabilité dont je viens de parler. Mais si ces phénomènes morbides prennent des proportions considérables, ces commentaires exclusivement empruntés à la physiologie pathologique ne suffisent plus à expliquer leur genèse. Il faut, pour bien comprendre leurs manifestations hiérarchiques, invoquer l'action que les ferments inertes ou animés exercent dans le développement de beaucoup de maladies et dans certaines affections du système nerveux.

Claude Bernard, comme le dit fort justement le Dr Boinet dans son intéressant ouvrage sur *Les Doctrines Médicales*, préoccupé de synthétiser ses expériences sur le mécanisme des phénomènes morbides et sur les conditions structurales favorables à leur éclosion, ne pût étudier cette nouvelle cause morbigène. Il avait l'intention de l'examiner sous tous ses aspects. Dans ses premières leçons consacrées au développement de cet immense sujet, il annonça à son auditoire qu'il allait le conduire dans un domaine scientifique inexploré où l'on pourrait peut-être saisir le rôle de la fermentation dans des phénomènes biologiques et même entrevoir l'origine de la cellule.

Une maladie inexorable l'empêcha de continuer sa laborieuse carrière. Il mourut en accusant la destinée de laisser périr avec lui l'œuvre qu'il avait conçue sur les fermentations. Renan, son confident et son ami, qui assistait aux derniers moments de ce grand homme, cherchait à amoindrir l'immensité de ses regrets. Inutiles efforts ! En s'approchant du lit mortuaire il entendit Claude Bernard prononcer de sa voix presque éteinte ces paroles lapidaires : « Il eut été pourtant bien beau de finir par là. »

Le Dr Baine dit avec raison qu'il ne fit qu'entrevoir cette terre promise où Pasteur devait pénétrer le premier. C'est dans cette enceinte impénétrable, transformée en un véritable sanctuaire, que ce grand savant trouva ce monde d'infiniments petits dont le génie de Claude Bernard n'avait que soupçonné l'existence. C'est là qu'il put découvrir cette légion de microbes dont il étudia l'organisation et les mœurs. Des expériences ingénieuses, souvent renouvelées, lui permirent de démontrer qu'ils étaient les générateurs ou les supports d'un grand nombre de maladies. Il constata que quelques-uns d'entre eux pouvaient, après avoir subi les transformations nécessaires, arrêter l'œuvre nocive des plus redoutables de leur compagnie.

Grâce à l'épopée pastorienne, la clinique s'est enrichie de nouveaux procédés d'investigations à l'aide desquels on a pu soulever ce voile mystérieux qui cache le plus souvent l'allure, les manifestations et les causes d'un grand nombre des altérations organiques ou fonctionnelles auxquelles nous sommes exposés.

Les découvertes et les incomparables manipulations de l'illustre professeur ont complètement bouleversé la médecine et la chirurgie ; elles ont particulièrement donné à l'étiologie des maladies une orientation toute nouvelle. Les névroses et particulièrement la neurasthénie ont largement profité de cette féconde rénovation. Néanmoins il est difficile de préciser le rôle des microbes dans le développement de ces affections spéciales du système nerveux.

Quelques médecins pensent que la neurasthénie est le résultat du travail désorganisateur qu'exécutent directement les bactéries au moment où elles envahissent les centres nerveux. D'autres médecins attribuent cette névrose aux toxines que ces bactéries répandent au milieu des zones spéciales de l'encéphale où elles viennent s'accumuler et pulluler.

Les expériences récentes semblent être favorables à ces hypothèses ; mais elles ont le tort de ne pas démontrer clairement l'enchainement de tous les désordres nerveux créés par les microbes eux-mêmes ou par leurs sécrétions malfaisantes. Ces scènes de neurasthénie cérébrale exécutées par les infiniment petits ne sont pas toujours faciles à comprendre. Je les ai néanmoins évoquées lorsque j'ai voulu essayer d'expliquer la nature de la neurasthénie symptomatique qui se développe chez les syphilitiques, les neuro-arthritiques et chez toutes les personnes atteintes d'une maladie toxi-infectieuse. Il me semble inutile d'en reparler encore ; et tout en manifestant certaines réserves je tiens à la fin de cette étude à adresser un chaleureux hommage aux hommes de science qui ont tenté de résoudre ce grand problème pathologique.

Ce tribut élogieux offert à qui le mérite, il me reste à compléter l'étude de cette question de généalogie par un simple récit historique dans lequel je vais désigner les travaux que quelques-uns de nos confrères ont publié sur la nature et sur la pathogénie de la neurasthénie.

C'est au professeur Beard, de New-York, que nous devons la première monographie sur la neurasthénie. Dans ce remarquable travail il a indiqué les véritables causes qui engendrent les symptômes fondamentaux de cette maladie. Il a très judicieusement décrit les formes variées de son évolution et formulé le traitement exigé par chacune d'elles. Abordant la grande question de leur pathogénie, il n'a pas hésité à affirmer que tout, dans cet état morbide qui porte son nom, était le résultat d'un épuisement plus ou moins marqué de la force nerveuse et des réserves ou des renforts dont elle a besoin pour maintenir l'harmonie de son fonctionnement. Il reconnait en même temps que cette faiblesse des nerfs concorde souvent avec des troubles d'excitation dont il n'est pas toujours facile de mesurer l'étendue.

Pour lui, cette maladie est une névrose essentielle qu'il a cherché à séparer du nervosisme proprement dit, de la parésie cérébrale, de l'irritation spinale, de la faiblesse irritable, de la névropathie cérébro-cardiaque, de l'hystérie, de la mélancolie, de l'hypocondrie et en général de toutes les autres perturbations fonctionnelles du système nerveux.

Il reconnait qu'elle s'allie avec ces divers états névropathiques; mais ses nombreuses observations l'autorisent à affirmer qu'elle a toujours une allure spéciale et des traits caractéristiques qui permettent de la reconnaitre. Il la considère comme une entité morbide et lui a donné, malgré la protestation de quelques confrères dissidents, une place à part dans le cadre nosologique. Sans doute cette névrose n'est pas nouvelle, et je crois même que sa pérennité se confond avec celle de la médecine. Autrefois on lui donnait un autre nom; aujourd'hui on l'appelle neurasthénie ou maladie de Beard. Je crois qu'elle conservera longtemps cette étiquette.

Charcot et Vulpian lui ont fait dès sa naissance un très bienveillant accueil. Ces grands maîtres se sont décidés à la vulgariser en France, et, lui ont même attribué des symptômes, comme la douleur en casque, la plaque sacrée, la lassitude matutinale, que Beard n'avait pas signalés et qu'on ne rencontre guère que chez elle. Ils ont respecté la conception pathogénique du professeur américain en affirmant, comme lui, que la neurasthénie est le résultat d'une détresse accidentelle de la force nerveuse.

Charcot, dans quelques-unes de ses remarquables leçons, a merveilleusement groupé les signes de la maladie de Beard et prouvé qu'elle est caractérisée par des traits spéciaux qui révèlent son existence. Il a démontré, en s'appuyant sur des faits cliniques sévèrement observés, qu'elle n'avait pas l'expression protéiforme du nervosisme de Bouchut, la manifestation confuse de l'état nerveux de Sandras, la bizarrerie parfois étrange de l'hystérie, la tristesse anxieuse de certaines mélancolies, l'obsession angoissante ou les formes spéciales de phobies qui pullulent dans l'hypocondrie, ni même la moindre allure rappelant cette forme de dégénérescence qui a été décrite par Morel, par Magnan et tout dernièrement par Nordau. Charcot n'a pas oublié de signaler les alliances que peut contracter la neurasthénie avec les diverses particularités névropathiques dont je viens de faire l'énumération; mais il n'a pas hésité à déclarer que cette névrose avait un cachet personnel indiscutable.

Le célèbre professeur de la Salpêtrière qui soumettait invariablement tous ses travaux médicaux aux impulsions de son grand sens clinique et à son merveilleux talent descriptif, avait plus de goût pour l'étude des symptômes qu'expriment les affections nerveuses et des lésions qui les accompagnent que pour les questions doctrinales. Néanmoins, en discutant la pathogénie de la neurasthénie, il manifestait volontiers ses préférences pour la théorie imaginée et défendue par le Dr Féré.

Le médecin de Bicêtre attribue l'épuisement nerveux en général et par suite la neurasthénie aux puissants effets d'ébranlement qu'éprouvent les éléments du système nerveux placés sous l'influence d'une série de vibrations imprévues déréglées et violentes. Il a basé cette conception sur des faits qui démontrent que toutes les excitations démesurées imposées aux nerfs provoquaient toujours chez eux une débilité temporaire ou un grand épuisement.

Cette théorie mérite une mention spéciale, surtout quand on est en présence de la neurasthénie essentielle.

Erb, en s'inspirant des idées de Brown-Séquard, a essayé de démontrer qu'un léger trouble de nutrition localisé dans certains centres nerveux de l'encéphale suffit pour provoquer les principaux symptômes de la neurasthénie. Il n'est pas éloigné de croire que les altérations introduites dans les oxydations chimiques et les mutations nutritives, en compromettant la vitalité des centres nerveux, sont suffisantes pour engendrer la maladie de Beard.

Cette théorie a pour base des données scientifiques dont la valeur est incontestable. Mais elle a le tort de laisser dans l'ombre des détails techniques qui exigent d'être exposés dans une forme plus explicite et plus lumineuse.

Le professeur Pitres et quelques-uns de ses anciens collègues de la Salpêtrière reconnaissent que la neurasthénie a pour caractère fondamental l'épuisement de la force nerveuse. Il considère cet épuisement comme la conséquence d'une fatigue physique exagérée ressentie par tous nos organes et particulièrement par nos cellules cérébrales. Cette conception théorique a un aspect simpliste fort séduisant; mais je doute qu'elle puisse servir à expliquer suffisamment toutes les nuances et toutes les variétés qu'offre l'évolution des symptômes de la neurasthénie.

Le Dr Maurice de Fleury, dans sa très intéressante monographie consacrée à l'examen des principaux symptômes neurasthéniques, propose et défend une théorie analogue à celle de l'éminent doyen de la Faculté de Bordeaux. Il pense que la maladie de Beard est caractérisée par un affaiblissement du tonus vital qui est chargé de régler la dépense de nos forces physiques ou morales et de notre énergie cérébrale. Il reconnaît bien que la fatigue et le surmenage de notre organisme peuvent être la conséquence d'une série d'excitations abusives mal distribuées, mais il se hâte, pour tout expliquer, de recourir à sa théorie de l'affaissement maladif du tonus physiologique que doit toujours posséder un organisme bien équilibré. Il cherche alors à démontrer que c'est bien par cet affaissement provoqué que la neurasthénie parvient à abaisser la pression sanguine, à diminuer la tonalité de tous les organes, à troubler l'échange de matières, à ralentir la nutrition, à détendre nos muscles, à tarir les secrétions glandulaires, à modifier la composition de nos humeurs et à provoquer finalement une véritable détresse de nos facultés intellectuelles affectives et morales.

Cette théorie où le mécanicisme est élevé à la hauteur d'un principe supérieur, peut convenir aux névropathes qui ne manifestent que des signes d'épuisement ou de dépression. Mais elle est insuffisante pour expliquer clairement les troubles exagérés de la sensibilité que montrent avec une certaine persistance les neurasthéniques manifestement excités. Le Pr Raymond accueille favoravlement cette conception pathogénique ; mais il semble vouloir dépouiller la neurasthénie de sa personnalité morbide et ne lui accorder que le rang d'un syndrome. Cette opinion est trop radicale.

M. de Fleury a certainement entrevu les lacunes qu'offre sur ce point sa doctrine pathogénique. Il s'est hâté d'attribuer un rôle important aux troubles de la sensibilité qu'il a le soin de placer à l'orée de la neurasthénie comme pour inviter cette névrose à pénétrer dans l'organisme. Il n'ignore pas cependant que ces perturbations sensitives ont souvent une assez longue durée et tout le monde sait qu'après avoir un instant sommeillé elles reparaissent assez souvent avec leur ardeur primitive. Pour compléter la défense des idées qui lui sont chères et pour leur donner une justification éclatante, M. de Fleury reprend en leur faveur la fameuse thèse de la faiblesse irritable dont le rayonnement est aujourd'hui moins brillant qu'autrefois. Sans doute la débilité peut être une source de dérèglement et d'agitation ; mais pour qu'il en soit ainsi il faut que l'activité cérébrale soit bien compromise. Pour servir de point d'appui au développement de sa doctrine il a pris comme témoins des malades bien choisis dont il a fait des portraits très suggestionnants et auxquels il a consacré des interviews plus intéressantes à lire que les observations vulgaires qu'on trouve dans un grand nombre de publications scientifiques. En parcourant cette exposition intéressée on se laisse volontiers séduire par le talent de l'écrivain ; mais on ne tarde pas à s'apercevoir que notre distingué confrère ne trouve pas la faiblesse irritable suffisante pour expliquer sûrement les phénomènes d'excitation qu'offre la neurasthénie; il aime mieux attribuer ces phénomènes à l'hypertension cardio-vasculaire. Docile à cette manière de voir, il laisse entrevoir que l'hypertension appartient de préférence à la neurasthénie des intoxiqués. Je sais bien que les toxines en arrivant dans le cerveau peuvent donner naissance, au début de leur invasion, à des symptômes neurasthéniques et provoquer même une excitation très accentuée. C'est du reste l'opinion que le Dr Huchard soutient avec autant d'acharnement que de succès. M. de Fleury a donc raison de croire que les intoxications peuvent engendrer la neurasthénie. Tout dernièrement encore, le Dr Springer a écrit un excellent article dans lequel il a affirmé aussi que les neurasthéniques étaient des intoxiqués. Je puis même dire que dans le cours de ce livre j'ai cité de nombreux faits où l'on voit la maladie de Beard se développer sous l'influence d'une toxi-infection bien déterminée. Cette généalogie est admissible ; mais on a tort de lui donner une étendue trop considérable. J'ai vu un grand nombre de neurasthéniques atteints d'hypertension vasculaire ne présenter, dans leur organisme, aucune trace d'intoxication. Cette constation a une importance capitale. Elle doit servir de guide aux praticiens qui sont chargés de traiter les neurasthéniques dont la circulation est soumise à une pression exagérée. En ce qui me concerne personnellement je puis affirmer que ces malades sont améliorés toujours ou guéris par la douche hypotensive.

Le Dr Angel, en Allemagne, et le Dr Weber, en Amérique, ont publié de très intéressants mémoires pour démontrer que la neurasthénie est une névrose essentiellement vaso-motrice. Cette opinion déjà soutenue par le Dr Lange du Danemarck, ne déplait pas à M. G. Dumas qui n'est pas éloigné de croire que la neurasthénie a son siège dans les centres vaso-moteurs. Il a utilisé cette conception pour expliquer comment se développent en nous la joie et la tristesse. Les éminents écrivains que je viens de citer s'appuient, pour motiver leur croyance, sur la faculté que possèdent les nerfs vaso-moteurs de répondre avec une promptitude extraordinaire à toutes les impressions qu'ils reçoivent. On remarque en effet, que les personnes très sensibles, placées inopinément sous l'influence d'une émotion plus ou moins violente, offrent aussitôt sur leur visage les marques d'une pâleur livide bientôt remplacées par la manifestation d'une rougeur très intense. Le premier de ces phénomènes est dû à un vif rétrécissement des petits vaisseaux et le second à leur dilatation. Cette alternative d'excitation et de détente vasculaires est surtout très appréciable chez les névropathes et particulièrement chez les neurasthéniques.

Elle a été constatée, il y a déjà longtemps par Gull dans le cerveau de quelques cobayes rendus épileptiques par le procédé de Brown-Séquard et chez lesquels, à l'aide d'une petite opération de trépan, il remplaça une partie osseuse du crâne par un verre de montre convenablement assujetti. Il raconte qu'il lui fut possible de remarquer, *in vitro*, que lorsque ces petits animaux avaient une attaque, les vaisseaux encéphaliques devenaient alternativement le siège de spasmes et de dilatation. Les observations du neurologiste anglais ont été contestés et Brown-Séquard lui-même ne leur a accordé qu'une créance très limitée. J'ai cru devoir les signaler parce que leur interprétation peut être utilisée par ceux qui supposent que les nerfs vaso-moteurs des centres nerveux peuvent, à l'aide d'une série de contractions et de diminution de tension donner naissance à la neurasthénie. Cette hypothèse est très discutable. Grâce à elle on peut admettre à la rigueur que l'action vaso-motrice, troublée dans son fonctionnement, peut développer des conditions morbides qui préparent l'éclosion de la neurasthénie ; mais elle ne fournit aucune notion précise sur la nature et la pathogénie de cette névrose. Pour qu'elle se développe dans toute son amplitude il faut qu'elle subisse une influence causale plus complexe et plus pénétrante que celles qui proviennent d'un vaisseau momentanément trop rétréci ou trop dilaté.

J'arrive maintenant à l'étude d'une question doctrinale fort embarrassante qu'il faut examiner avec attention. Elle a pour objet et pour but de rechercher si la neurasthénie est une véritable psychose ou une simple psycho-névrose.

Quelques médecins pensent que la neurasthénie commence toujours par une perturbation mentale à laquelle ils accordent le pouvoir de créer ou du moins de tenir sous sa dépendance les accidents qui forment les symptômes somatiques de la maladie de Beard. Cette subordination ostensiblement formulée autorise à rompre la solidarité qui doit exister entre notre esprit et notre corps dans tous les actes de la vie et par conséquent dans la plupart de nos maladies. Renan, dans un discours académique célèbre, a démontré que tous les phénomènes biologiques obéissent, pour se manifester, à des influences qui viennent en même temps de la matière et de l'esprit. Il ne faut pas, dit-il, songer à les séparer ; car on ne connaît aucune œuvre humaine qui puisse être accomplie sans l'intervention combinée de ces deux grandes forces. On peut certainement découvrir la part qui revient à chacune d'elles ; mais là doivent se borner tous nos efforts. En voulant tenter de faire des investigations plus subtiles on court le risque de poursuivre une chimère et de fatiguer sa raison.

La théorie pathogénique de la neurasthénie qui accorde aux troubles psychiques une suprématie indiscutable a beaucoup d'adeptes qui ne l'interprètent pas tous avec la même sagesse. Les uns admettent sans hésitation que la maladie de Beard peut se révéler exclusivement par une simple perturbation mentale tenant sous sa dépendance des désordres matériels disséminés dans l'organisme. Elle ressemble alors à cet état pathologique que les professeurs Raymond et Janet désignent sous le nom de psychasthénie. Mais quelques médecins se préoccupent avec raison de l'apparition simultanée de certains troubles bien accusés qui intéressent en même temps la mentalité du sujet, sa sensibilité spéciale ou générale et sa force neuro-motrice ; ils constatent que ces troubles forment une sorte de triade au sein de laquelle il n'est jamais facile de préciser la chronologie exacte des symptômes qui la composent.

Dans le groupe des médecins qui considèrent la neurasthénie comme une maladie de nature psychique il convient de placer, au premier rang, les professeurs Grasset et Dubois (de Berne). Ce dernier a publié tout récemment un livre remarquable sur la psychothérapie dans lequel il expose ses croyances neurologiques avec une maîtrise empreinte d'une louable fierté. Dans cet ouvrage où l'on voit se profiler librement l'ampleur de son talent d'écrivain, la richesse de sa culture littéraire et l'étendue de son érudition, le professeur Dubois n'hésite pas à affirmer que la neurasthénie débute toujours par une perturbation psychique qui entraîne à sa suite les désordres matériels de cet état névropathique. Cette déclaration de principes a le tort de laisser dans l'ombre tous les cas dans lesquels les troubles sensitifs et moteurs ont fait leur apparition avant ceux de la mentalité et conservent même sur eux une prééminence facile à constater. Elle a aussi le grand inconvénient de mettre de côté ces exemples intéressants dans lesquels on voit la neurasthénie prendre son origine à la périphérie du corps ou trouver son point de départ dans une altération de nos humeurs ou des éléments histologiques de nos appareils organiques. Il met également de côté les cas où cette névrose joue un rôle épisodique annonçant l'arrivée plus ou moins prochaine d'une grave maladie en voie d'évolution.

Après avoir fait ces légitimes réserves je tiens à ajouter que le professeur Dubois a complété le développement de ses maximes par la glorification d'une thérapeutique psychique à laquelle il décerne une supériorité intangible. Il soutient, en se plaçant sous le patronage d'arguments ingénieusement présentés, que le médecin des neurasthéniques doit être à la fois un moraliste, un philosophe et un patient pédagogue. Il y a longtemps que cette croyance est la mienne ; et le lecteur pourra s'en convaincre en parcourant quelques-uns de mes livres. Bien que cette opinion soit plaisante à mon esprit, je ne puis m'empêcher de dire que le professeur Dubois lui a consacré un plaidoyer trop partial.

Certes, je suis le premier à reconnaître l'heureuse influence que peut avoir sur les neurasthéniques un traitement moral savamment et diplomatiquement dirigé. Mais je ne puis comprendre le blâme qu'il adresse aux agents physiques dont l'intervention est souvent utile contre cette maladie; et, il me permettra j'espère, de protester avec énergie contre l'ostracisme immérité qu'il inflige à l'hydrothérapie. Pendant plus de quarante ans j'ai appliqué quotidiennement ce traitement à des milliers de neurasthéniques; et je n'hésite pas à affirmer que presque tous ces malades lui ont dû l'amélioration de leur santé ou la guérison de leurs maux.

La vivacité de mes protestations n'amoindrit pas ma tolérance et mon goût pour une doctrine dont j'apprécie la grande importance. Je tiens à le prouver en déclarant que le traitement qui convient le mieux aux neurasthéniques est celui dans lequel on sait associer heureusement la valeur curative de l'hydrothérapie aux bienfaisantes ressources de la psychothérapie.

Quelques disciples de Charcot, vivement impressionnés par la monographie que leur maître publia, dans les dernières années de sa vie, sur la *Foi qui sauve*, ont adopté la théorie neurasthénique dont je viens de parler. Cette brochure a été considérée par eux comme un codicille ajouté au testament scientifique d'un homme qu'ils ont toujours respecté. Cette théorie qui vise particulièrement la neurasthénie essentielle provoquée par un choc moral ou par un traumatisme physique a pu ainsi grouper autour d'elle de précieuses recrues solidement armées pour la propager et la défendre.

— Je vais maintenant exposer les conceptions théoriques que des médecins de grand renom ont imaginé sur la pathogénie des neurasthénies d'origine périphérique ou viscérale. Par une coïncidence que je tiens à signaler, c'est dans la plupart de ces neurasthénies que les symptômes somatiques précèdent les phénomènes psychiques et paraissent avoir sur eux une réelle suprématie.

Éléments fournis à la pathogénie de la neurasthénie par l'étude des relations de cette névrose avec certaines affections du tube digestif. — Beaucoup de médecins croient volontiers que la maladie de Beard est toujours due à une affection gastro-intestinale. Cette opinion qui frise parfois le paradoxe me semble trop exclusive; elle est sérieusement ébranlée à sa base par une longue série de faits dans lesquels la neurasthénie engendre de nombreuses perturbations digestives qu'elle semble tenir sous sa dépendance. Certainement, la dyspepsie, — pour ne viser qu'une de ces perturbations, — peut occasionner un véritable accès de neurasthénie. J'ai souvent montré que ces accès ont leur point de départ dans une irritation de l'estomac, des intestins ou du foie qui, transportée par la voie nerveuse, atteint les centres encéphaliques où elle prépare l'éclosion de la neurasthénie. Mais je suis obligé de reconnaitre que les données cliniques apprennent aux observateurs que dans cette succession de phénomènes morbides il faut presque toujours mettre au premier rang les symptômes essentiels de la maladie de Beard. C'était l'opinion que Charcot se plaisait à développer dans ses cours en ayant soin toujours de lui donner pour appui des faits très démonstratifs.

Malgré l'intervention du célèbre neurologiste en faveur de cette thèse, beaucoup de médecins ont persisté à attribuer la maladie de Beard à certaines altérations organiques ou fonctionnelles de l'appareil digestif et de ses annexes. Quelques-uns d'entr'eux ont établi leur théorie pathogénique de la neurasthénie sur cette influence étiologique.

La plus complète de ces théories est celle du Dr Bouchard. Le célèbre professeur lui a donné pour base et pour point d'appui ses remarquables travaux sur les auto-intoxications. Dans son exposé doctrinal il fait une étude approfondie du rôle que jouent les actions nerveuses sur les opérations digestives et met dans un relief très apparent les influences fâcheuses que l'amoindrissement de l'activité neuro-motrice de l'estomac exerce sur le fonctionnement de ce viscère. Atteint dans sa puissance contractile, cet organe éprouve de grandes difficultés à faire cheminer régulièrement les aliments qu'il a reçus. Il se laisse distendre et devient le siège d'une dilatation maladive qui le transforme en un véritable réceptacle essentiellement immobilisé où viennent s'accumuler des débris alimentaires mélangés aux liquides plus ou moins épais que sécrètent les glandes stomacales. Ces substances fortuitement agglomérées se décomposent, fermentent, se putréfient et finissent par donner naissance à des produits toxiques qui, après avoir été résorbés, pénètrent par la voie sanguine dans la trame de nos tissus. Lorsque ces toxines atteignent les centres nerveux, elles déterminent dans leur protoplasma et dans leurs cellules des perturbations fonctionnelles qui préparent l'éclosion des symptômes de la neurasthénie.

C'est à la modification nutritive déterminée par les auto-intoxications dans les centres nerveux que le professeur Bouchard attribue le développement de la névrose de Beard. Cette théorie qui, je puis le dire, a été décrite de main de maître, et que les docteurs Landouzy, Roger, Legendre et tous les disciples de Bouchard ont défendue avec une entraînante habileté n'a pas été adoptée par quelques médecins et notamment par les docteurs Bouveret, Mathieu, Linossier, auxquels je puis ajouter le nom de Charcot, de Gilbert Ballet, etc. Ces confrères dissidents, pour appuyer leur thèse, ont cité des faits dans lesquels ils ont constaté que la dilatation de l'estomac a pu acquérir un grand développement sans provoquer la moindre manifestation neurasthénique. Cette révélation prouve que la théorie de Bouchard, dans laquelle la distension gastrique et les auto-intoxications sont considérées comme de puissants agents provocateurs, est parfois insuffisante et présente quelques lacunes. Néanmoins, il me semble utile de dire que j'ai vu plusieurs fois le professeur Bouchard guérir des neurasthéniques en les soumettant au traitement qu'il préconise avec un grande constance contre la dilatation de l'estomac. Je puis même citer un malade atteint d'un tabès attribué par l'éminent professeur à une dilatation de l'estomac ; il fut guéri à la suite d'une cure sévère dirigée contre les auto-intoxications dont ce malade était affligé depuis fort longtemps.

À côté de cette théorie dont personne ne peut nier l'ingéniosité et l'importance, il faut placer celle qui a été proposée par le professeur Hayem. Elle a des rapports de voisinage avec ce qu'on appelle aujourd'hui le chimisme gastrique et repose sur cette donnée clinique bien démontrée que la dyspepsie est capable d'altérer la nutrition dans tous nos tissus, et, de provoquer par conséquent dans les centres nerveux les modifications fonctionnelles ou structurales qui favorisent le développement de la neurasthénie. Dans cette conception théorique le professeur Hayem laisse entrevoir que la maladie de Beard dépend d'un trouble de nutrition qui, d'après l'éminent praticien, est dû plutôt à un vice de digestion ou à une transformation incomplète des substances alimentaires qu'à une intoxication par des ptomaïnes, par des leucomaïnes ou par de simples toxines provenant de fermentation stomacales. Cette doctrine qui est l'œuvre d'un clinicien consciencieux et sincère mérite un signalement flatteur. Néanmoins elle ne peut pas être évoquée pour établir la pathogénie des neurasthénies qu'on observe chez les malades qui ne révèlent aucun signe d'une affection gastrique. Je sais bien que les médecins, même les plus expérimentés, ne sont pas toujours en mesure de découvrir cette affection. Mais il me semble que le résultat négatif d'une investigation sérieuse donne le droit de manifester quelques réserves.

Je passe maintenant à une autre conception pathogénique de la neurasthénie : celle du professeur A. Robin. Ce jeune maître, tout en manifestant une certaine répugnance pour les questions théoriques, laisse entrevoir que la neurasthénie semble dépendre d'une modification introduite dans nos mutations nutritives, dans l'irrégularité des échanges matériels ou fluides qui ont pour support les éléments histologiques de notre corps et dans la déperdition ou la désassimilation incorrecte des substances nécessaires à l'entretien de notre organisme. Ces perturbations, dues à des causes très variables, lui sont révélées par l'examen des résidus provenant des combustions chimiques qui s'accomplissent dans l'intimité de nos tissus. C'est lui qui a été un des premiers à nous faire connaître les ressources que les médecins peuvent trouver dans l'analyse scientifique des matières excrémentielles et principalement dans celle du liquide urinaire. Je me rappelle toujours avec plaisir les intéressantes leçons qu'il a faites à l'hôpital de la Charité. Invité par le professeur Hardy à occuper sa chaire de clinique pendant plusieurs semaines il se montra digne de ce choix et parvint à initier les élèves à l'étude de cette science urologique dont il était parvenu à posséder presque tous les secrets.

Déjà, à cet époque assez lointaine, il signalait les troubles nerveux occasionnés par une déperdition des phospates qu'il retrouvait dans l'urine. C'est en étudiant la cause de la trop grande élimination de ces sels qu'il était arrivé à supposer qu'on pouvait attribuer les phénomènes fondamentaux de la maladie de Beard à la phosphaturie.

Il a démontré plus tard que les troubles de la nutrition avaient une grande influence sur les fonctions du système nerveux et pouvaient, selon leur modalité dominante, leur imposer tour à tour une grande agitation ou une extrême détresse. Cette dualité symptomatique lui a permis d'établir magistralement que les malades qui offrent en même temps des perturbations dans leur système nerveux et dans leurs fonctions digestives doivent être classés en deux catégories bien distinctes. Celle des excités qui présentent les signes de l'hypéresthénie de l'estomac et celle des déprimés qui accusent presque toujours une hyposthénie de cet organe. Ces deux états morbides sont capables, selon lui, de déterminer la neurasthénie. Tout en reconnaissant l'utilité pratique de cette séduisante conception, je suis obligé de dire que dans un certain nombre de cas elle n'est pas en mesure de nous apprendre si la dyspepsie doit être considérée comme une cause ou comme un effet de la neurasthénie.

Pour résoudre cette question difficile, je tiens à faire appel à la compétence des neurologistes qui l'ont sérieusement étudiée. Je trouve à cet égard un précieux concours dans le petit chef-d'œuvre que le Pr Gilbert Ballet a écrit pour les neurasthéniques auxquels il a voulu faire connaître les règles hygiéniques qu'ils doivent suivre aveuglément pour se débarrasser de l'infirmité nerveuse dont ils sont atteints.

Tout le monde connaît et apprécie comme moi la valeur scientifique de ce jeune professeur. Ses leçons et ses écrits portent le cachet d'une très fine élégance et d'une admirable clarté. Il a dans son allure et dans son enseignement une tenue qui rappelle celle d'un doctrinaire convaincu. Mais il a eu même temps le don précieux de savoir envelopper ses sévères pensées dans une forme expressive très imagée qu'illuminent parfois les reflets du milieu ensoleillé où il a passé les premières années de son existence.

Pour appuyer ma thèse je vais lui emprunter quelques lignes où circule un éclectisme intéressant que notre inoubliable Cousin aurait trouvé digne des plus grands éloges.

— Il y a incontestablement, dit-il, des neurasthéniques qui, quelle que soit d'ailleurs la fréquence des troubles dyspeptiques chez les malades de cette catégorie, ne présentent aucune anomalie, aucun désordre des fonctions digestives. Nous pourrions aisément rapporter des exemples de neurasthénie héréditaire, de cérébrasthénie pure dans lesquels la nutrition générale et les fonctions gastriques n'ont subi aucune atteinte sensible. Et puis les cas sont fréquents dans lesquels une émotion violente et subite, un choc traumatique ou tout autre cause a provoqué l'apparition rapide et simultanée des troubles digestifs et des autres symptômes neurasthéniques. On ne saurait donc, dans les faits de cet ordre où le développement de l'état dyspeptique et l'apparition des manifestations diverses de la névrose ont été contemporains, rattacher au seul trouble des fonctions digestives la genèse du symptôme neurasthénique tout entier. Ces réserves faites, il faut reconnaître que la dyspepsie précède quelquefois l'état neurasthénique ; en pareil cas l'origine gastro-intestinale de l'épuisement nerveux est tout au moins vraisemblable. On rencontre en effet des malades qui, avant de verser dans la neurasthénie ont souffert de l'estomac pendant des mois et des années. Qu'ils aient été primitivement atteints de dyspepsie atonique avec hypochlorhydrie ou de dyspepsie hyperacide avec ou sans hypersécrétion, ils ont maigri et perdu leurs forces ; leur nutrition générale a subi une atteinte profonde. Lorsque, après une période plus ou moins longue, durant laquelle les troubles digestifs ont seuls occupé la scène, on voit apparaître chez ces malades le cortège habituel de l'épuisement nerveux, rien n'est plus légitime que d'imputer au trouble des fonctions digestives le développement de la névrose. Mais ici encore il est permis de se demander si c'est bien *en viciant la nutrition des aliments des centres nerveux* que la dyspepsie a engendré l'état névropathique. Ne faut-il pas aussi, dans les faits de cette catégorie, tenir compte de l'influence déprimante qu'exerce toujours sur l'état moral des patients une affection gastrique rebelle aux traitements les plus divers et qui est une source de malaises et d'inquiétudes ? De quelque manière que l'on interprète ce retentissement du trouble gastro-intestinal sur les centres nerveux, il n'en est pas moins vrai que l'état dyspeptique doit être tenu ici pour le facteur principal de l'affection. —

En somme, on peut, croyons-nous, résumer les rapports des états dyspeptiques et de la neurasthénie en disant : « Chez le plus grand nombre des malades atteints d'épuisement nerveux, la dyspepsie n'a que la valeur d'un symptôme mais d'un symptôme important puisqu'il est susceptible de contribuer pour une large part à l'entretien de l'état névropathique. Dans certains cas assez nombreux, semble-t-il, le trouble des fonctions digestives a été la cause primordiale du développement de la neurasthénie, et c'est contre lui que doit être dirigé le principal effort thérapeutique. »

On ne peut pas mieux dire. Dans cette discussion toujours ouverte sur la véritable généalogie de *la dyspepsie nerveuse*, le professeur Gilbert Ballet a surtout voulu rendre un jugement équitable même en laissant dans l'ombre quelques-unes de ses idées favorites. Sa nature impartiale lui a permis de trouver la formule qui s'adapte le mieux à cette question litigieuse. Cette étude consciencieuse a, selon moi, le mérite de glorifier la sûreté de sa raison et de mettre en relief l'élégante limpidité de son talent d'écrivain.

— Les maladies de l'intestin et de ses annexes ont avec la neurasthénie des relations très étroites qui ressemblent à celles des gastropathies ; elles peuvent jouer un rôle dans la pathogénie de cette névrose. Je les ai plusieurs fois signalées dans le cours de ce livre. Je puis à cette place leur consacrer encore quelques lignes.

La neurasthénie se développe assez rarement chez les personnes atteintes d'entérite simple, aiguë ou chronique, et chez celles qui présentent une altération ordinaire du tube intestinal ou de ses annexes. On la rencontre plus souvent chez les malades sujets à cet état morbide qu'on désigne sous le nom d'entérite ou de colite muco-membraneuse. Cette affection spéciale donne lieu à des alternances de diarrhée et de constipations suivies parfois de sécrétions muqueuses au milieu desquelles les substances excrémentielles se concrètent facilement pour sortir du rectum sous forme de lanières ou de rubans. Elle a été étudiée par beaucoup de médecins et quelques-uns d'entre eux, à l'exemple du Dr Mathieu, attribuent son développement à l'excitation ou à l'épuisement de la force neuro-motrice ou sensitivo-motrice qui semble réglementer l'action du système nerveux sur la musculature de l'intestin.

L'entérite muco-membraneuse se manifeste de préférence chez les arthritiques. Il n'est donc pas extraordinaire que les sujets atteints de cette affection aient des troubles de nutrition assez importants pour que le professeur Roger et après lui le Dr Trémollières l'aient considérée comme une véritable maladie toxi-infectieuse.

Quelle que soit l'opinion adoptée sur la nature de cette affection, on ne peut nier que la neurasthénie est capable de faciliter son explosion. Mais le plus souvent c'est l'entérite muco-membraneuse qui se manifeste avant la névrose et qui prépare son avènement. Il n'est donc pas illogique d'admettre qu'elle joue un certain rôle dans sa pathogénie.

Quand la maladie intestinale a une forme irritative très prononcée elle réagit par la voie nerveuse sur les centres encéphaliques et provoque la neurasthénie essentielle ou plutôt la neurasthénie d'origine périphérique ou réflexe. Quand elle transforme l'intestin en un champ de culture elle favorise une grande pullulation de microbes et provoque d'abondantes sécrétions toxiques qui, transportées par la voie du sang dans les centres nerveux, contribuent à préparer le développement de la neurasthénie symptomatique.

— Quelques médecins pensent que les déplacements ou le prolapsus des principaux viscères contenus dans la cavité abdominale peuvent engendrer la maladie de Beard et jouer, par conséquent, un rôle dans sa pathogénie. C'est le Dr Fr. Glénard qui est le grand protagoniste de cette doctrine. Dans ses remarquables travaux sur l'hépatisme qu'il a inventé, sur l'entéroptose qui lui doit son nom de baptême, sur les diverses flottaisons du rein, sur les déplacements du foie et de la rate, il a démontré que ces diverses ptoses provoquent toujours des troubles dyspeptiques très nettement caractérisés. En poursuivant ses investigations il a fini par constater que ces troubles de l'estomac altèrent la nutrition de l'organisme et déterminent, par voie de suite, d'innombrables désordres nerveux au milieu desquels il a pu distinguer les principaux symptômes de la neurasthénie. Pour compléter son tableau pathologique il a déclaré que ces diverses manifestations névropathiques disparaissent complètement quand on parvient à remettre les organes abdominaux dans leur position normale et à régulariser leur fonctionnement.

J'ai eu souvent le plaisir d'appeler l'attention de mon éminent confrère sur ces questions intéressantes qu'il a étudiées avec une véritable passion. Il m'a toujours affirmé que l'entéroptose, — une des ptoses abdominales les plus importantes, — provoque très souvent des accidents névrosiques au milieu desquels il a quelquefois constaté la présence des principaux symptômes de la maladie de Beard. Il m'a paru disposé à croire que les disloquations intestinales sont capables d'engendrer cette névrose. Mais en revanche il ne veut pas accorder à cette dernière le pouvoir de déterminer, sans le concours d'autres causes, les ptoses abdominales. Cette opinion me semble trop exclusive.

On voit assez fréquemment la neurasthénie associée à l'entéroptose. Quand ces deux états morbides se développent à peu près simultanément il est très difficile d'indiquer celui qui a marqué le début de la scène pathologique ; car le plus souvent ils obéissent tous deux à des causes analogues représentées par l'amoindrissement de la force neuro-motrice qui règle la tonalité des organes. Dans le cours de leur marche parallèle ils exercent l'un sur l'autre une influence réciproque qui semble dépendre de leurs rapports de voisinage. Quelquefois la neurasthénie apparaît bien avant le développement des ptoses viscérales qui dans ce cas semblent être la conséquence de la dépression que détermine cette névrose sur tous les organes qu'elle envahit.

C'est l'avis du Dr Bouveret. Dans sa remarquable monographie il n'hésite pas à déclarer que l'entéroptose est, comme la dilatation de l'estomac, une conséquence de l'atonie gastro-intestinale qui escorte toujours la maladie de Beard au moment où cette dernière se localise dans le tube digestif.

Le Pr Gilbert Ballet a émis une semblable opinion dans une de ses leçons faites à l'Hôtel-Dieu de Paris et l'a formulée d'un façon très précise. Il a dit que dans certains cas exceptionnels la maladie de Beard peut dépendre de l'hépatisme et de l'entéroptose ; mais il s'est hâté d'ajouter qu'il ne convient pas de considérer cette névrose comme la conséquence inévitable de ces affections abdominales.

M. de Fleury est plus catégorique. En s'inspirant des travaux de Chéron auquel il est heureux de rendre un juste et affectueux hommage, mon très distingué confrère n'hésite pas à affirmer que, lorsque l'entéroptose n'est pas le résultat bien évident d'un traumatisme ou d'un accouchement pénible ou laborieux, on peut l'attribuer à l'épuisement du système nerveux central et par conséquent à la maladie de Beard qui est la véritable image de cet épuisement.

En ne faisant appel qu'aux faits observés par moi, je puis attester que la neurasthénie a une influence causale sur la plupart des ptoses viscérales. Toutefois mon impartialité m'oblige à déclarer que dans certains cas, fort rares du reste, elle devient leur tributaire et n'est plus dès lors qu'une expression symptomatique. C'est alors seulement qu'on est autorisé à croire que les ptoses viscérales, en portant leur nocivité par la voie nerveuse ou par la voie sanguine dans les centres encéphaliques peuvent jouer, comme le croit mon ami Glenard, un rôle important dans la pathogénie de la neurasthénie.

— Il existe encore d'autres affections gastro-intestinales qui ont une certaine influence sur le développement de quelques-uns des symptômes de la neurasthénie. En parcourant les grands ouvrages médicaux, les anciens comme les modernes, on trouve des observations dans lesquelles apparaissent d'une façon très évidente les liens qui rapprochent les altérations structurales ou fonctionnelles du tube digestif de certains troubles du système nerveux. En restant dans le domaine des faits contemporains, et en choisissant de préférence ceux dont il m'a été possible de suivre toutes les phases, je puis dire que la neurasthénie se manifeste parfois chez certains malades atteints de gastrite chronique, de catarrhe gastro-intestinal, d'ulcère de l'estomac : elle est également très reconnaissable chez ceux dont le canal digestif est le siège d'une lésion quelconque ou d'un de ces troubles fonctionnels de longue haleine qui ont le triste privilège d'imprimer au patient les stigmates caractéristiques d'une grande misère physiologique.

J'ai soigné des neurasthéniques chez lesquels ces désordres du conduit alimentaire sont restés très longtemps inappréciables et qui, par une coïncidence assez étrange, n'ont pu être dévoilés qu'après la disparition de la maladie de Beard. Malgré l'importance de ce constat significatif, certains médecins n'hésitent pas à affirmer que cette névrose est toujours sous la dépendance des désorganisations gastro-intestinales dont je viens de parler.

En me basant sur mon expérience personnelle, je suis disposé à croire que la neurasthénie est souvent capable de provoquer les désordres gastro-intestinaux les plus graves ; mais je m'empresse d'ajouter que cette névrose peut quelquefois être engendrée par eux.

Pour compléter l'exposé des théories concernant l'action génératrice que les affections des voies digestives exercent sur la neurasthénie, il me reste à examiner le rôle que peut jouer l'appendicite dans la pathogénie de cette névrose.

J'ai étudié, dans un mémoire spécial communiqué à la Société de Médecine de Paris et en partie reproduit dans le chapitre VIII de ce livre, les relations de la neurasthénie et de l'appendicite. A cette place je n'ai besoin que d'indiquer comment, selon moi, l'affection intestinale intervient pour favoriser le développement des accidents neurasthéniques.

Le professeur Dieulafoy, dans ses intéressantes leçons, a démontré que l'appendicite est une maladie toxi-infectieuse qui exerce une influence désartreuse sur tous les districts de l'organisme. En envahissant les centres nerveux elle produit des perturbations sérieuses au milieu desquelles on distingue les symptômes les plus saillants de la neurasthénie.

Quand la maladie de Beard se développe dans ces conditions elle perd sa forme essentielle et n'est plus qu'une expression symptomatique ressemblant à celle que nous avons souvent constatée chez les malades atteints d'une toxi-infection ou d'un trouble profond de la nutrition.

L'appendicite offre d'autres particularités qui sont susceptibles d'éclairer la pathogénie de la neurasthénie. Mes observations personnelles me permettent de dire que cette névrose voltige souvent autour de l'appendicite ; elle se révèle d'une façon très nette tantôt avant l'explosion de l'affection intestinale, tantôt après l'intervention de la cure médicale ou chirurgicale tentée pour obtenir sa guérison.

On peut, je crois, essayer d'expliquer ces deux modes d'évolution de la neurasthénie. Lorsque cette névrose se manifeste dans la période prodromique, elle est presque toujours accompagnée par des douleurs intestinales dont il faut avec soin apprécier l'étendue et le siège. Ces douleurs sont dues souvent à une congestion irritative localisée sur l'appendice et dans son entourage. Si cette congestion reste longtemps stationnaire, elle ne tarde pas à provoquer des impressions pénibles que les nerfs sensitifs du voisinage apportent aux centres nerveux. Arrivées à cette destination ces perversions font naître des actions réflexes autour desquelles apparaissent les phénomènes ordinaires de la neurasthénie. Dans ce cas on se trouve en présence d'une neurasthénie d'origine périphérique ou réflexe.

Lorsque la congestion irritative de l'intestin prend des proportions considérables, les accidents morbides qui l'accompagnent ont un aspect plus terrifiant et la région qu'elle envahit se transforme promptement en un champ de culture où s'accumulent pêle-mêle de nombreuses toxines et des colonies microbiennes très étendues. C'est bien là que commence l'œuvre infectieuse justement considérée comme le prélude de l'appendicite. Les substances avariées répandues dans l'intestin sont absorbées et le liquide sanguin qui les tient en suspension les distribue à tous les organes. Les centres nerveux sont à leur tour très éprouvés par le contact de ces impuretés et trahissent les dégâts qu'ils subissent par les manifestations connues de cette neurasthénie symptomatique qu'engendrent souvent les maladies toxi-infectieuses.

Lorsque les désordres cérébraux prennent rapidement des proportions redoutables, on peut admettre que l'appendicite marche vers son apogée et réclame une prompte intervention de la thérapeutique. Au moment où elle atteint son paroxysme, la neurasthénie s'éclipse complètement et ne reparait qu'après la guérison réelle ou apparente de l'appendicite. Cette apparition tardive a sa raison d'être et sa genèse est explicable.

Il peut arriver que, malgré la précision imposée aux manœuvres opératoires, de nombreux microbes et des toxines non soupçonnées persistent à séjourner dans la muqueuse intestinale. Dès lors l'œuvre infectieuse continue à exercer sur les centres nerveux une influence nocive analogue à celle qu'ils ont subie pendant la période prémonitoire de l'appendicite et détermine un nouvel accès de neurasthénie à peu près semblable à celui qui s'est manifesté dans le prélude de cette maladie.

Quelquefois cette neurasthénie de retour présente tous les signes de la neurasthénie d'origine périphérique ou réflexe. Elle est due à la persistance de douleurs intestinales qui, n'étant pas encore complètement éteintes, exercent une répercussion assez vive sur les centres nerveux et préparent l'explosion d'une série d'actions réflexes au milieu desquels se dessinent les principaux traits de la maladie de Beard. Cette neurasthénie peut aussi n'être qu'une simple expression symptomatique.

Je ne puis abandonner cette étude de pathogénie sans signaler l'influence que peut avoir l'intervention des opérations sanglantes sur l'évolution de cette forme de la neurasthénie à laquelle j'ai donné le nom de neurasthénie appendiculaire. Beaucoup de malades ayant eu plusieurs fois des accès de neurasthénie avant d'être atteints d'appendicite, ont été définitivement guéris de leur névrose après l'opération nécessitée par l'affection intestinale. Ces faits sont irrécusables.

D'autre part, on peut citer un certain nombre de malades qui ont présenté les symptômes de la neurasthénie immédiatement après avoir subi l'opération de l'appendicite. Sans doute dans l'apparition de cette névrose post-opératoire l'intervention chirurgicale n'est pas seule responsable. Il m'est, en effet, arrivé parfois de constater que les malades chez lesquels elle s'est développée avaient des prédispositions héréditaires ou acquises qui exposaient leur organisme à contracter des affections nerveuses. Je peux même dire que quelques-uns d'entre eux n'étaient pas complètement délivrés des angoisses que leur avaient causées les émouvants préparatifs d'une opération redoutée.

La neurasthénie d'origine chirurgicale ne peut pas être niée : les éléments de sa pathogénie rappellent ceux qui sont fournis par les grandes émotions, les traumatismes physiques et moraux et, en général, par toutes les causes qui ébranlent violemment le système nerveux.

Rôle des affections du cœur et des vaisseaux dans la pathogénie de la neurasthénie. — Ce n'est pas seulement dans les voies digestives qu'on rencontre des altérations histologiques ou fonctionnelles capables d'engendrer la neurasthénie. Celles qui siègent dans le cœur ou dans les vaisseaux peuvent avoir les mêmes effets.

Les névroses cardiaques ont dans leur symptomatologie habituelle les agitations palpitantes du cœur, sa débilité ou sa ptose, des troubles d'hypertension ou d'hypotension cardio-vasculaire, de la tachycardie, de l'arythmie, des spasmes angoissants ou des accès plus ou moins complets d'angine de poitrine et finalement des perturbations qui troublent le cours du sang dans les artères, dans les capillaires, dans les veines et dans le système vaso-moteur. Tous ces désordres circulatoires compromettent le fonctionnement des centres nerveux et préparent l'explosion des accidents neurasthéniques. Le Dr Huchard l'a démontré.

Les affections organiques du cœur et des artères ont, comme les névroses localisées dans l'appareil de la circulation, un grand retentissement sur le cerveau et déterminent parfois dans quelques-uns de ses centres une irritabilité morbide qui favorise l'éclosion dela neurasthénie. Ces graves altérations sont très souvent sous la dépendance d'une toxi-infection ou d'une poussée d'artério-sclérose et peuvent, comme ces maladies, engendrer les principaux symptômes de la maladie de Beard.

Les affections organiques du cœur ont, en outre, sur cette névrose une influence nocive particulière qui a été bien mise en relief par la plupart des neurologistes. Elles possèdent le triste privilège d'inspirer à presque tous les malades des appréhensions qui troublent leur sécurité et les plongent dans un grand désespoir. Ces grandes craintes viennent toujours d'un cœur altéré; elles impressionnent les centres nerveux et surajoutent aux accidents neurasthéniques des phobies difficiles à déraciner. En parcourant le chapitre consacré aux relations qui existent entre certaines affections cardio vasculaires et la neurasthénie, le lecteur trouvera tous les éléments qui pourront lui démontrer l'influence de ces affections sur le développement de la maladie de Beard. Je ne crois pas avoir besoin de leur accorder ici une nouvelle mention.

Du rôle des maladies de l'appareil génito-urinaire dans la pathogénie de la neurasthénie. — Les affections des voies génito-urinaires ont un grand retentissement sur les fonctions nerveuses et troublent souvent leur régularité. Elles donnent naissance à des désordres névropathiques qui ressemblent tantôt à ceux de l'hystérie, tantôt à ceux de la neurasthénie. Ces deux névroses se montrent quelquefois ensemble; mais dans d'autres circonstances elles apparaissent séparément et se disputent la préséance, toujours aux dépens du malade et au grand désappointement du médecin chargé de les combattre. Je mets de côté les péripéties de cette rivalité pour ne m'occuper ici que de l'influence exercée par les troubles génitaux sur le développement de la neurasthénie.

Les voies génito-urinaires offrent, — comme on le sait, — une très généreuse hospitalité à toutes les maladies infectieuses. C'est par elles que la syphilis pénètre ordinairement dans l'organisme, à moins que le hasard ne la contraigne à choisir une autre porte d'entrée, ou qu'elle ne nous arrive sous la forme d'un héritage qu'on est obligé d'accepter sans bénéfice d'inventaire.

Dès les premiers jours de son invasion elle distribue ses germes avariés au liquide sanguin et au liquide lympathique qui, après les avoir assimilés, les transportent dans tout l'organisme et finalement dans les centres nerveux où ils provoquent quelquefois le développement de cette neurasthénie symptomatique de nature infectieuse que j'ai plusieurs fois décrite.

Dans certaines circonstances, le virus vénérien agit moins comme un poison que comme un excitant spécial. Il détermine alors dans les centres nerveux des perturbations purement fonctionnelles qui engendrent une sorte de neurasthénie d'allure essentielle que le Pr A. Fournier appelle une neurasthénie para-syphilitique.

Les désordres spécifiques dont je viens de parler ne sont pas les seuls que l'on constate dans les organes génitaux ; on en rencontre d'autres qui n'ont aucun rapport avec l'infection vénérienne. Ils obéissent à des causes très variables, exercent une nocivité notoire sur les fonctions de l'innervation et préparent, eux aussi, l'explosion des principaux accidents de la neurasthénie.

Parmi ces derniers on peut signaler chez la femme des perversions sensitives souvent inavouables qui se fixent à la vulve, sur le clitoris et dans le conduit vaginal, des irritations utéro-ovariennes parfois compliquées d'hypertrophie et d'hyperplasie pouvant se répandre dans les organes de la région inférieure de l'abdomen. Chez l'homme on constate parfois des aberrations génésiques qui se traduisent tantôt par des exaltations sexuelles durant à peine comme un feu de paille, tantôt par des défaillances viriles servant parfois de prélude à la frigidité et même à l'impuissance. A ces perturbations, très émotionnantes pour les malades, viennent s'ajouter une série de désordres physiques qu'engendrent des poussées congestives visiblement localisées dans la prostate ou dans les conduits spermatiques et qui souvent sont aggravées par l'abus excessif du coït et de la masturbation.

J'ai longuement insisté sur toutes les particularités de ces irritations spéciales lorsque j'ai décrit les relations de la neurasthénie spinale et de la neurasthénie sexuelle avec la maladie de Beard proprement dite. Il ne me reste ici qu'à signaler le mode d'intervention de ces irritations dans la pathogénie de cette névrose.

Les régions génitales où se développent les divers troubles morbides dont je viens de parler deviennent progressivement le siège d'impressions plus ou moins dolentes que les nerfs sensitifs situés dans ces parages se hâtent de transporter dans les centres nerveux avec lesquels ils correspondent et où ils provoquent des actions réflexes très appréciables. En arrivant dans les centres encéphaliques ces impressions troublent l'irritabilité fonctionnelle de leurs tissus, compromettent l'irritabilité nutritive de leurs cellules et provoquent des phénomènes d'excitation et d'épuisement qui préparent l'avènement de la neurasthénie. Dans ce cas spécial la névrose de Beard prend le plus souvent la forme de la neurasthénie d'origine périphérique.

Quelquefois les troubles de la sensibilité après avoir séjourné pendant un certain temps dans les organes de la génération, se propagent à travers les tissus du voisinage, assiégeant de préférence les nombreux filets nerveux du système cérébro-spinal et du grand-sympathique qu'ils rencontrent sur leur parcours. Toutes les régions intéressées deviennent alors le siège de sensations plus ou moins pénibles dont le cerveau parvient à connaître le point de départ et l'intensité par l'intermédiaire de la cœnesthésie que le professeur Grasset a très judicieusement appelée la *conscience du sympathique*. Les centres encéphaliques reçoivent ces impressions maladives ; ils sont troublés dans leur fonctionnement et révèlent leurs malaises par des désordres nerveux au milieu desquels se dessinent très nettement les symptômes caractéristiques de la neurasthénie qu'on peut dans le cas présent surnommer la neurasthénie cœnesthésique.

Je termine ici ma pérégrination à travers le domaine scientifique où j'étais sûr de rencontrer les principales doctrines qui servent à expliquer la pathogénie de la maladie de Beard. Il me reste, pour réaliser mon programme, à formuler les grandes indications qui doivent, selon moi, gouverner la thérapeutique de cette névrose. Mais avant d'étudier cette question pratique il me semble nécessaire de dire en quelques lignes comment on peut expliquer l'évolution de la neurasthénie et sous quelles formes elle révèle son existence.

Il est reconnu par un grand nombre de médecins que le cerveau renferme des zones particulières chargées de présider à l'exercice de nos facultés intellectuelles et morales, à la propagation régulière de notre sensibilité générale et spéciale et à la direction de la force neuro-musculaire qui réglemente tous les mouvements de notre corps. En faisant un résumé des considérations pratiques développées dans ce livre et en évoquant de nouveau les données utiles qui appartiennent au patrimoine scientifique de nos meilleurs neurologistes, je puis me hasarder à dire que la neurasthénie consiste en une perturbation des fonctions dévolues aux zones encéphaliques dont je viens de parler. Cette perturbation, d'abord indécise dans ses effets, commence par troubler *l'irritabilité fonctionnelle* inhérente aux divers tissus de ces zones et finit par compromettre *l'irritabilité nutritive* qui est, comme on le sait, la propriété exclusive de leurs cellules régénératrices. Dès le début, elle se révèle par des phénomènes d'excitation plus ou moins fugitifs, ordinairement remplacés par des phénomènes d'épuisement beaucoup plus durables qui forment l'élément foncier de la maladie. Sous l'influence des causes constitutionnelles ou déterminantes dont on connaît la variété et le degré d'importance, cette névrose se traduit par des troubles physchiques, sensitifs et moteurs qui forment une triade de symptômes très caractéristiques.

Dans certaines circonstances, on voit les perturbatons mentales prendre une prédominance incontestable sur celles de la sensibilité et de l'activité motrice et c'est probablement pour cette raison que beaucoup de neurologistes classent la neurasthénie parmi les psychoses. Mais la triade symptomatique ne tarde pas à reparaître dans toute son intégrité.

Quelle que soit du reste son allure représentative, on est obligé de reconnaître que cette affection nerveuse a son siège de prédilection dans le cerveau. Quand ses troubles psychiques dominent la scène pathologique elle prend le nom de cérébrasthénie ou de psychasthénie comme le souhaitent les professeurs Raymond et Janet. Lorqu'elle envahit la moëlle épinière on l'appelle une neurasthénie cérébro-spinale. Et lorsque, obéissant à ses tendances migatrices, elle se propage dans les appareils de l'organisme, elle devient, selon la résidence qu'elle a choisie une neurasthénie cardio-vasculaire, gastro-intestinale ou sexuelle.

Après avoir essayé de dépeindre les caractères et la nature de la neurasthénie il importe de formuler son traitement en ayant soin de préciser les modifications qu'il doit subir pour être tour à tour salutaire à la neurasténie essentielle, à la neurasthénie d'origine périphérique ou réflexe et à la neurasthénie symptomatique, c'est à dire aux trois formes que prend la maladie de Beard dans ses multiples manifestations. Le traitement de la neurasthénie révèle la nature de cette maladie.

Quand cette névrose apparaît dans sa pureté essentielle, n'ayant d'autres symptômes que les troubles psychiques, sensitifs et moteurs qui forment son escorte habituelle, le traitement doit être à la fois sédatif et tonique. Si son application est bien dirigée on parvient aisément à modifier la mentalité du malade, à apaiser sa sensibilité qui est souvent trop surexcitée et à ranimer ses forces vitales qui sont presque toujours défaillantes. Cette action curative doit en général intéresser tout l'organisme; néanmoins il est parfois nécessaire de la compléter en la dirigeant sur les appareils où la neurasthénie semble vouloir se localiser.

Dans les cas où la maladie de Beard a une origine périphérique et se montre entourée d'actes réflexes pathologiques, le traitement sédatif et tonique produit toujours d'excellents effets. Mais pour rendre son efficacité plus prompte il faut absolument lui adjoindre l'intervention de moyens curatifs capables de modifier le trouble viscéral que l'on croit être la source du mal sans oublier de calmer en même temps la surexcitabilité réflexe de la moëlle qui provoque toujours une agitation déréglée des nerfs sensitifs et moteurs. Contre la neurasthénie symptomatique et par conséquent secondaire il est indispensable de recourir à un traitement plus compliqué. Il faut en effet combattre tous les états morbides qui déterminent l'apparition de cette névrose, lutter sans cesse contre les altérations malfaisantes que les diathèses, et particulièrement la diathèse neuro-arthritique, produisent dans nos tissus ou dans nos humeurs, régulariser les troubles de la nutrition, amortir les effets funestes dus à la nocivité des microbes ou des toxines, préparer enfin l'élimination des substances malsaines accumulées dans le corps en favorisant l'action dépurative dévolue aux organes chargés de les expulser au dehors. Le traitement classique de la neurasthénie n'est pas capable de produire avec les seuls moyens dont il dispose une rénovation aussi complète. Il a besoin d'être associé à des ressources thérapeutiques plus puissantes.

Les médications employées contre ces diverses formes de la neurasthénie ont presque toutes une valeur curative incontestable. Mais je n'hésite pas à donner ma préférence à l'hydrothérapie qui a le précieux privilège de s'adapter heureusement à toutes les exigences thérapeutiques que je viens de formuler.

J'ai longuement exposé dans plusieurs chapitres de ce livre, notamment dans le troisième, les préceptes qui doivent présider au choix et à la manœuvre des applications hydrothérapiques dans les diverses manifestations de la neurasthénie. Le lecteur y trouvera sur ce point tous les renseignements nécessaires. A la fin de ce livre tout entier consacré à la glorification de l'hydrothérapie il me suffit de résumer en quelques lignes les grandes ressources que cette méthode thérapeutique fournit au praticien chargé de combattre les désordres qui accompagnent ou compliquent la neurasthénie essentielle, la neurasthénie d'origine périphérique ou réflexe et la neurasthénie symptomatique.

Par ses effets sédatifs si variables l'hydrothérapie peut apporter directement ou indirectement le calme aux fonctions de l'organisme qui sont toujours bouleversées par une excitation intempestive.

Par ses effets toniques et reconstituants elle a le pouvoir de stimuler les organes et de leur rendre la force, la tonalité et l'énergie vitale qu'ils ont perdues.

Par ses effets spéciaux, dus à la douche à température progressivement ou brusquement variable, elle forme un clavier thérapeutique très étendu fournissant tous les éléments capables de soulager dans la même séance les malades qui offrent tour à tour les signes de l'agitation et ceux de la détresse.

Par ses effets analgésiques, révulsifs et dérivatifs elle parvient à apaiser les douleurs et à dissiper les congestions viscérales auxquelles sont sujettes les nombreuses victimes du neuro-arthritisme et de la plupart des maladies toxi-infectieuses.

Par ses effets résolutifs, dépuratifs, spoliateurs et altérants, — surtout quand on les associe à ceux que produisent ses applications reconstituantes, — elle est en mesure d'améliorer les états morbides que déterminent les troubles variés de la nutrition. Elle facilite l'assimilation des substances nécessaires à notre existence, favorise l'élimination de celles qui peuvent nous être nuisibles, et, finalement régularise les échanges et les oxydations biologiques sur lesquelles repose l'harmonie de toutes nos fonctions.

Je puis donc sans hésiter vanter les précieux avantages de l'hydrothérapie dans la cure de la neurasthénie. Mais je me hâte d'ajouter que cette méthode de traitement s'associe à merveille avec les diverses médications employées contre cette névrose. Elle fait très bon ménage avec l'électricité, le massage, les injections de sérum et la plupart des agents physiques. Mais son alliance avec la psychothérapie, qu'on désignait autrefois plus simplement sous le nom de traitement moral, procure de très heureux résultats ; cette association thérapeuthique constitue le traitement anti-neurasthénique le plus efficace et le plus bienfaisant.

La psychothérapie exerce sur les troubles psychiques de la maladie de Beard une très grande influence dont bénéficient quelquefois les désordres matériels qui escortent cette névrose. Cette thérapeutique intéressante ne consiste pas seulement à captiver la confiance du malade, à écouter avec bonté le récit de ses misères et à lire avec une attention bienveillante les *petits papiers* sur lesquels il a tracé scrupuleusement l'évolution et les causes de son mal. Elle a une portée plus grande qui impose au médecin chargé de l'expérimenter l'obligation de s'initier aux difficiles problèmes de la psychologie.

L'enseignement fourni par cette science spéciale lui permettra d'apprécier la valeur des facultés intellectuelles et morales de son malade ; elle l'aidera à comprendre l'éclosion de ses idées, leur mode d'association et peut-être même la manière dont il perçoit celles des autres. A la faveur de ces données il pourra le plus souvent mesurer les qualités ou les défauts de son client, connaître l'étendue de sa volonté, tarifer son libre arbitre ou son automatisme, soupçonner même les tendances de son esprit, la nature de ses impulsions ou de son instinct et peut-être aussi découvrir le mobile de ses défaillances. En admettant que les investigations entreprises par un médecin qui a l'habitude de faire un diagnostic n'ait satisfait qu'à moitié la curiosité du psychologue il faut savoir se contenter de cette demi-conquête. On ne doit rendre responsable de cet insuccès relatif que la vérité qui n'accorde pas à tout le monde la faveur de la voir toute nue. Renan, dans un de ses écrits, nous dit qu'elle n'aime pas être importunée et que sa froideur de marbre ne se laisse pas toujours attendrir par l'ardeur de nos désirs.

Quelle que soit la limite imposée à leurs découvertes les médecins neurologistes ou psychologues, doivent être presque toujours en mesure d'interpréter judicieusement les actes et les paroles des neurasthéniques qui se présentent devant eux. Ils n'ont besoin, pour accomplir cette tâche, que d'avoir recours à leur intelligence, à leur perspicacité ou à leur bon sens. Quelquefois ils font appel, afin de rendre leur diagnostic plus facile, aux ressources d'une diplomatie bien conduite. Certains d'entr'eux ne négligent même pas d'employer les renseignements que la graphologie fournit parfois sur l'excitabilité ou sur l'épuisement du cerveau. Je veux parler, bien entendu, de cette graphologie que M. R. de Salberg professe avec autant de talent que de loyauté.

J'accorde donc une part importante à la psychothérapie dans le traitement de la neurasthénie. Cette méthode de traitement, après avoir été tour à tour louée et dénigrée, semble aujourd'hui définitivement placée dans notre code thérapeuthique. Elle doit cette faveur d'ailleurs bien justifiée au professeur Dubois (de Berne). Dans son livre remarquable sur la psychothérapie, cet homme de science, qui écrit comme un homme de lettres nous apprend que le traitement destiné à remédier aux défaillances humaines doit avoir pour but la rééducation de toutes nos faculté vitales.

Sans montrer un enthousiasme aussi expressif pour la psychothérapie que mon confrère de Berne, je puis affirmer qu'elle est extrêmement utile à tous les neurasthéniques. Elle peut être avantageusement associée à l'hydrothérapie et former avec elle un concordat thérapeutique qui mérite l'adhésion et le respect de tous les médecins. Ceux qui voudraient dénoncer ce concordat pourraient faire une brèche regrettable au traitement anti-neurasthénique.

Telle est ma conviction. Elle a pour base les travaux spéciaux auxquels j'ai consacré ma vie tout entière et pour point d'appui un contact ininterrompu avec les innombrables neurasthéniques observés dans ma longue carrière. C'est grâce à leur collaboration permanente que j'ai pu exactement esquisser leur silhouette, mettre dans un utile relief la diversité de leur allure pathologique et finalement, — j'ose le dire sans forfanterie et sans arrière pensée, — apporter un véritable soulagement à leurs maux.

Je place cette profession de foi sous leur sauvegarde et je la confie sans crainte à la méditation de mes confrères.

EXPOSÉ DES SOMMAIRES

POUVANT SERVIR DE TABLE DES MATIÈRES

CONTENUES DANS CE LIVRE.

PREMIER SOMMAIRE

I

DEUXIÈME SOMMAIRE

II

TROISIÈME SOMMAIRE

III

doit être appliquée avec discernement. — Quelques malades supportent la douche froide et s'en trouvent bien. — Ceux qu'elle impressionne trop vivement ont besoin d'une douche plus clémente, quelquefois d'une courte douche chaude qui parvient à les tonifier et à les calmer. — La douche tempérée adaptée à la susceptibilité de chaque malade est celle qui peut rendre le plus de services.

Quand la neurasthénie se propage dans une circonscription quelconque de l'organisme, il faut adjoindre à la douche générale une douche locale qu'on dirige sur la région intéressée. — C'est dans ce cas que peuvent intervenir les douches encéphaliques, médullaires, cardiaques, épigastriques, abdominales, hypogastriques, hépatiques, quelques emmaillottements limités et certains bains de siége. — On les emploie lorsque la névrose est obstinément fixée dans la tête, dans la moëlle, dans le cœur, dans l'appareil digestif, dans le foie ou dans les voies urinaires. — On a recours aux douches analgésiques pour calmer les douleurs ou les topoalgies, aux douches variables dans leur mode de projection et de température pour modifier les troubles du système vaso-moteur. — Du traitement hydrothérapique chez les malades atteints de neurasthénie d'origine phériphérique ou réflexe. — De l'hydrothérapie dans la neurasthénie symptomatique. — Son heureuse influence sur la plupart des maladies qui engendrent cette forme de neurasthénie. — Parmi ces maladies, il faut placer le neuro-arthritisme et tous les états morbides qui sont sous la dépendance d'un trouble grave de la nutrition, d'une altération de nos tissus ou de nos humeurs, d'une intoxication exogène, d'une toxi-infection produite par des sécrétions glandulaires viciées ou par des microbes 60

QUATRIÈME SOMMAIRE

IV

61 Silhouettes de neurasthéniques. — Neurasthénie cérébrale. — Neurasthénie médullaire.

Type I. — Neurasthénie essentielle. — Forme simple ne présentant aucune complication appréciable. — Influence héréditaire à peu près nulle. — Antécédents personnels insignifiants. — Causes apparentes de cette neurasthénie : travail acharné, surmenage intellectuel coïncidant avec une contention d'esprit démesurée, déceptions pénibles, émotions vives. — Rôle épisodique de l'impaludisme. — Guérison consacrée par le temps.

Type II. — Histoire d'une jeune fille atteinte d'une neurasthénie essentielle fixée dans l'encéphale, dans la moëlle épinière et dans le nerf grand-sympathique. — Accidents neurasthéniques localisés dans le système circulatoire et dans l'appareil digestif. — Neurasthénie due à un choc moral terrible (Incendie de l'Opéra-Comique). — Pas de tares héréditaires. — Antécédents personnels bons à l'exception d'une grande impressionnabilité nerveuse assez troublante. — Heureuse influence thérapeuthique produite par l'association de l'hydrothérapie et de la psychothérapie.

Type III. — Neurasthénie essentielle développée chez une jeune femme à la suite d'une émotion vive et d'un outrage public fait à sa personne. Traits caractéristiques de la neurasthénie disséminés dans l'encéphale, dans la moëlle épinière et dans le nerf grand-sympathique. — Troubles matériels et psychiques de la sensibilité. — Épuisement de la force neuro-motrice. — Manifestations neuro-arthritiques d'origine héréditaire. — La guérison a été longue à venir ; mais une fois obtenue elle est restée complète et définitive.

Type IV. — Neurasthénie essentielle. — Hérédité nerveuse manifeste. — Antécédents morbides spéciaux. — Dispositions maladives de l'appareil digestif. — Léger empoisonnement par des champignons vénéneux. — Travail excessif entrepris sous l'influence de préoccupations pénibles et d'une grande contention d'esprit. — Déception provoquée par un échec imprévu. — Émotions de toutes sortes. — Névralgies dorso-lombaires. — Perturbations génitales. — Amélioration assez promptement complétée par une guérison définitive.

Type V. — Neurasthénie essentielle, exclusivement cérébro-spinale, survenue à la suite d'un pseudo-naufrage sur mer. — Prédispositions morbides innées et acquises à peu près nulles. — Quelques symptômes de commotion des centres nerveux. — Heureux effets des affusions froides employées presqu'au début du traitement. — Effets complémentaires obtenus par l'usage régulier de douches convenablement refroidies.

Type VI. — Neurasthénie cérébro-spinale essentielle due à un violent traumatisme. — Collision en tramway. — Jeune homme ayant une bonne constitution. — Bons antécédents. — Pas de stigmates héréditaires.

Type VII. — Neurasthénie cérébro-spinale essentielle, présentant quelques troubles du nerf grand-sympathique localisés dans le système circulatoire et dans les voies digestives. — Chute assez sérieuse dans une cave. — Revers de fortune. — Pas de prédispositions morbides innées ou acquises.

Type VIII. — Neurasthénie cérébro-spinale survenue longtemps après un grand traumatisme. — Déraillement et collision sur une ligne de chemin de fer. — Blessures très graves localisées dans les membres inférieurs. — Convalescence lente et difficile. — Immédiatement après la guérison des accidents traumatiques, apparition d'un accès de neurasthénie caractérisé par une grande dépression mentale et par une excitabilité nerveuse compliquées de douleurs musculaires et articulaires assez pénibles (le malade est d'origine arthritique), de troubles variés de l'estomac et d'une diminution très accentuée de la virilité génésique.

Type IX. — Neurasthénie essentielle d'origine traumatique. (Terrible accident sur une ligne de chemin de fer). — Quelques manifestations hystériques peu importantes associées à des phénomènes de commotion cérébro-médullaire sans gravité. — Amélioration assez rapide de la neurasthénie. — Prompte rechute. — Guérison presque instantanée le jour où le malade apprend qu'on lui accorde une indemnité destinée à réparer les dommages occasionnés par l'accident dont il a été victime. — La neurasthénie de procédure ou procédurière. — Elle est quelquefois simulée.

Type X. — Neurasthénie de procédure survenue à la suite d'un traumatisme. — Le malade intente un procès pour obtenir des dommages-intérêts. Il perd le procès. — En apprenant le jugement qui le déboutait de sa plainte, il se sent subitement débarrassé de sa neurasthénie. Il attribue sa guérison à la joie qu'il a éprouvée en se voyant délivré des pénibles préoccupations causées par les poursuites judiciaires qui exerçaient sur son esprit une dépression très éner-

CINQUIÈME SOMMAIRE

V

SIXIÈME SOMMAIRE

VI

TYPE XXI. — De la tachycardie dans ses rapports avec la neurasthénie.

TYPE XXII. — Le pouls lent et la neurasthénie.

TYPE XXIII. — La parésie cardiaque et la neurasthénie.

TYPE XXIV. — De l'arythmie et des intermittences du cœur dans la neurasthénie.

TYPE XXV. — Les palpitations nerveuses du cœur et la neurasthénie.

TYPE XXVI. — L'angine de poitrine essentielle et la neurasthénie.

TYPE XXVII. — Le goitre exophthalmique et la neurasthénie.

Rapports qui existent entre la neurasthénie et certaines maladies organiques ou fonctionnelles des vaisseaux sanguins.

TYPE XXVIII. — Influences réciproques de la neurasthénie sur le système vaso-moteur et du système vaso-moteur sur la neurasthénie. — La théorie *vaso-motrice* est basée sur cette double influence.

Des relations de la neurasthénie avec les maladies du système veineux.

TYPE XXIX. — La neurasthénie développée chez les malades atteints de varices. — Comment convient-il d'appliquer l'hydrothérapie dans ce cas particulier?

TYPE XXX. — La neurasthénie et le varicocèle.

TYPE XXXI. — Neurasthénie. — Hémorrhoïdes. — Pléthore abdominale. — Le traitement hydrothérapique dirigé contre la neurasthénie peut être très favorablement associé au traitement hydrothérapique usité contre les hémorrhoïdes et contre la pléthore abdominale.

TYPE XXXII. — La neurasthénie associée à la phlegmatia alba dolens ou simplement à la phlébite. — Modification que l'affection veineuse impose au traitement hydrothérapique dirigé contre la neurasthénie.

Rapports de la neurasthénie avec les maladies des artères.

TYPE XXXIII. — Influence de la neurasthénie sur le fonctionnement des artères. — Influence que les processus morbides localisés dans les vaisseaux artériels exercent sur certaines manifestations de la neurasthénie et sur les actes de la nutrition. — Rapports de ces processus avec les maladies toxi-infectieuses.

La neurasthénie et l'artério-sclérose. — Aperçu sommaire sur l'artério-sclérose. — Dans l'artério-sclérose la neurasthénie peut être prémonitoire, d'origine périphérique ou reflexe et symptomatique.

TYPE XXXIV. — Le malade dont il est ici question est un grand névropathe amateur de bonne chère. A la suite d'une série d'abus de toute espèce il est devenu neurasthénique. Sa névrose fut considérée comme un prélude de l'artério-sclérose. Elle a promptement disparu, laissant après elle quelques troubles circulatoires. Plus tard, sous l'influence d'une grande frayeur, il a eu un nouvel accès de neurasthénie accompagné, comme le précédent, de perturbations cardio-vasculaires. Les applications sédatives de l'hydrothérapie ont guéri ses nerfs et sensiblement modifié ses troubles circulatoires.

TYPE XXXV. — Homme très nerveux. — Abus de travaux intellectuels et de plaisirs mondains. — Passionné pour le jeu qui absorbe ses soirées et une partie de ses nuits. — Fatigue et énervement consécutifs. — Neurasthénie promptement compliquée des symptômes d'une artério-sclérose à son début. — Amélioration momentanée. — Rechute. — Nouvel accès de neurasthénie prémonitoire — Quelques traits de neurasthénie d'origine périphérique. — Traitement interrompu. — Marche rapide de l'artério-sclérose. — Terminaison fatale.

TYPE XXXVI. — Histoire pathologique d'un médecin appartenant à la race

SEPTIÈME SOMMAIRE

VII

HUITIÈME SOMMAIRE

VIII

141 Des relations de la neurasthénie avec les maladies de l'appareil digestif. — Ces maladies peuvent engendrer une neurasthénie symptomatique ou prodromique, une neurasthénie d'origine périphérique ou réflexe. une neurasthénie dont les symptômes sont juxtaposés avec ceux de certaines maladies digestives. Neurasthénie par juxtaposition. — Exemples probants choisis dans les cas où la neurasthénie est associée à la dyspepsie nerveuse. — Relations qui existent entre ces deux maladies. — Influence réciproque qu'elles exercent l'une sur l'autre. — La neurasthénie qui survient chez un dyspeptique dont les troubles stomacaux sont provoqués par une maladie générale ou locale, subit toujours l'influence de cette dernière maladie.

Silhouettes de neurasthéniques — Neurasthénie associée à certaines affections de l'appareil digestif ou provoquée par elles.

Type XLII. — Accès de neurasthénie survenant à la suite d'un catarrhe de l'estomac et d'une gastrorrhée chez un malade portant les stigmates héréditaires du neuro-arthritisme et ayant eu dans sa jeunesse des péri-arthrites rhumatismales presque toujours accompagnées de troubles gastriques très variés. — Neurasthénie secondaire ou symptomatique d'une diathèse arthritique et d'une affection stomacale. — Auto-intoxications. — Troubles de nutrition. — Affaissement nerveux épisodique. — Traitement hydrothérapique approprié.

Type XLIII. — Neuro-arthritisme héréditaire. — Grande impressionnabilité. — Migraine. — Croissance difficile. — Deux atteintes de névralgie sciatique. — Dyspepsie nerveuse. — Accidents névropathiques. — Fermentations. — Stase des aliments dans l'estomac sans distension apparente de cet organe. — Faiblesse générale. — Amaigrissement. — Troubles de nutrition. — Azoturie. — Phosphaturie. — Accès de neurasthénie symptomatique. — Traitement hydrothérapique adapté aux symptômes prédominants. — Réflexions.

Type XLIV. — Neurasthénie survenue à la suite de troubles gastro-intestinaux invétérés et produits par une blâmable intempérance. — Diverses manifestations de gastro-entérite. — Douleurs et actions réflexes ayant leur point de départ dans l'estomac et dans l'intestin. — Leur retentissement sur les centres nerveux. — Neurasthénie consécutive ayant la forme de la neurasthénie secondaire d'origine périphérique ou reflexe. — Neurasthénie symptomatique. — — Traitement hydrothérapique approprié.

Type XLV. — Deux cas intéressants de neurasthénie. — Dans l'un d'eux la maladie de Beard est manifestement associée à une dilatation stomacale après laquelle sont survenus de nombreux troubles névropathiques et les symptômes caractéristiques d'une ataxie locomotrice très probablement fonctionnelle. — Dans l'autre cas, la neurasthénie se trouve associée au nervosisme et à une atonie gastro-intestinale dont on n'a pas pu exactement établir la date d'apparition. — Dans ces deux cas, l'hydrothérapie a pu rendre de grands services.

Type XLVI. — Il s'agit d'une jeune femme très nerveuse atteinte d'une neurasthénie dont la généalogie est difficile à bien établir. Cette malade a eu, à deux reprises différentes, une chute du rectum et un prolapsus utérin. — Elle a mis au monde deux enfants dont l'éducation lui a causé beaucoup de fatigues. — Les couches ont été très laborieuses et les relevailles très lentes. — A la suite d'une de ses premières sorties, qui fut évidemment trop prolongée, elle ressentit des douleurs abdominales attribuées en même temps à une gastro-entéralgie accidentelle et au prolapsus utérin. — Malgré les précautions les plus sévères, l'état de la malade empira et le médecin dut faire des investigations plus complètes. — Ce nouvel examen lui permit de constater dans les cellules du foie, dans ses vaisseaux et dans ses nerfs les troubles variés que F. Glénard groupe autour de l'hépatisme ; il remarqua aussi la mobilité du rein droit et les principaux symptômes de l'entéroptose, y compris la dyspepsie avec ses troubles nerveux et la constipation. — Très améliorée par le traitement de Glénard, elle eut, à la fin de sa convalescence, une très vive émotion à la suite de laquelle survint un accès de neurasthénie qui fut du reste très avantageusement modifié par l'hydrothérapie. — Quelques réflexions sur l'évolution de cette neurasthénie.

Type XLVII. — Neurasthénie essentielle déterminant une dilatation de l'estomac, des troubles hépatiques caractérisés par une insuffisance du foie et des irrégularités dans ses fonctions de sécrétion et d'excrétion, un déplacement du rein droit et une enteroptose.

Type XLVIII. — Action de la neurasthénie sur l'entéroptose et sur quelques-unes des manifestations morbides liées à cette affection intestinale. — Réflexions qui permettent de rendre hommage aux prérogatives de la clinique.

Relations de la neurasthénie avec certaines maladies gastro-intestinales. — Dans cette catégorie se trouvent le catarrhe gastro intestinal avec ou sans gastro-entérite, les ulcérations de la muqueuse digestive, certaines altérations organiques de l'appareil de la digestion et de ses annexes, de l'entérite muco-membraneuse, la dysenterie chronique, l'appendicite.

Type XLIX. — Neurasthénie développée à la suite d'une gastro-entérite, d'un catarrhe gastro-intestinal et de troubles de nutrition provoqués par ces maladies de l'appareil digestif.

Type L. — Neurasthénie survenant chez des malades atteints d'une lésion intéressant les éléments histologiques de l'appareil digestif : ulcère de l'estomac, néoplasme du rectum, altérations diverses de la muqueuse intestinale provoquées par une dysenterie chronique d'origine exotique et infectieuse. — Cette neurasthénie, prise tout d'abord pour une neurasthénie essentielle, a été plus tard reléguée au second plan et considérée, tantôt comme un prodrome, tantôt comme une expression symptomatique de ces maladies.

Type LI. — De la neurasthénie développée chez des malades atteints de troubles fonctionnels résidant depuis longtemps dans l'appareil digestif et dans ses annexes. — Troubles sensitifs. — Troubles neuro-moteurs. — Troubles sécréto-nutritifs. — Les premiers pervertissent l'irritabilité des tissus et favorisent le développement de la neurasthénie d'origine périphérique ou réflexe. — Les deuxièmes exagèrent ou débilitent l'action des nerfs moteurs et des muscles. — Les troisièmes compromettent les actes de sécrétion et de nutrition. — Ces deux derniers sont les principaux facteurs des neurasthénies symptomatiques — Aperçu rapide des corrélations qui existent entre ces divers troubles digestifs et la neurasthénie. — Rapports de la neurasthénie avec l'entérite ou colite muco-membraneuse. — Quelques mots sur cette maladie.

Type LII. — Entérite muco-membraneuse succédant à des accès de neurasthénie

NEUVIÈME SOMMAIRE

IX

180 Neurasthénie essentielle localisée dans les voies génito-urinaires. — Neurasthénie sexuelle essentielle, génitale ou génito-urinaire, masculine et féminine. — Aperçu rapide sur l'évolution de cette neurasthénie.

TYPE LVIII. — Neurasthénie sexuelle essentielle développée à la suite d'une vive et cruelle émotion chez une jeune femme très impressionnable. — Les manifestations de la neurasthénie, d'abord généralisées, se localisent dans les organes génitaux. — Phénomènes congestifs auxquels succèdent des troubles anesthésiques et une absence complète de désirs génésiques. — Guérison par un traitement hydrothérapique approprié et par un séjour calme et prolongé à la campagne.

TYPE LIX. — Neurasthénie sexuelle développée dans des conditions spéciales chez un jeune névropathe très impressionnable. — Les caractères essentiels de cette névrose ont à peu près tous fait leur apparition en même temps ; mais quelques-uns d'entre eux ont été lents à se dévoiler et difficiles à constater. — Les phénomènes de la neurasthénie sexuelle masculine ou féminine ne sont pas toujours très apparents. Pour les découvrir il faut faire de persévérantes recherches sans lesquelles on ne peut pas bien connaître leur importance, préciser leur traitement et indiquer notamment les applications hydrothérapiques favorables. — Motifs qu'on peut invoquer pour expliquer cette tardive constatation.

TYPE LX. — Deux jeunes mariés doués l'un et l'autre d'une constitution délicate sont devenus neurasthéniques à la suite d'abus génésiques. — Abolition momentanée des désirs sexuels. — Guérison obtenue par un traitement reconstituant et par l'observation d'habitudes hygiéniques sagement choisies.

TYPE LXI. — Névropathe timide et imaginatif. — Abus des pratiques de l'onanisme et des exercices équestres. — Développement d'une neurasthénie localisée dans les voies génito-urinaires provoquant de l'irritation prostatique, des troubles séminaux et de la spermatorrhée. — Heureux effets thérapeutiques produits par l'association des applications générales et locales de l'hydrothérapie.

TYPE LXII. — C'est un homme encore jeune, très coureur d'aventures féminines. — Il a un caractère joyeux et démesurément impressionnable. Il serait le plus heureux des hommes s'il n'était pas sujet à certaines défaillances qui compromettent sa virilité. — Ces détresses passagères, qu'il attribue à sa trop grande excitabilité psychique, sont toujours très rapidement réparées par l'emploi régulier des applications sédatives et reconstituantes de l'hydrothérapie.

TYPE LXIII. — Neurasthénie essentielle promptement localisée dans les voies génitales. — La victime de cette neurasthénie engendrée par le dévergondage et la débauche est une femme dont la mentalité présente des phénomènes étrangers. Pour calmer tous ses désordres nerveux elle s'est réfugiée dans un couvent.

TYPE LXIV. — La neurasthénie et le tribadisme. — La maladie de Beard ne fait réellement son apparition chez les filles de Lesbos, comme on les appelait autrefois, que lorsque l'excitation nerveuse qui engendre la perturbation génitale est remplacée par un grand épuisement de leur système nerveux. — Il faut alors recourir chez elles aux applications reconstituantes de l'hydrothérapie en ayant soin de leur adjoindre certaines applications sédatives qui ont pour effet d'empêcher le réveil de toute excitation.

Type LXV. — Les neurasthéniques présentent quelquefois des accidents qui rappellent vaguement le sadisme, le satyriasis, l'érotomanie, le priapisme, la nymphomanie. — Lorsque ces perversions génésiques sont éphémères, épisodiques et par conséquent peu accentuées, les applications sédatives de l'hydrothérapie peuvent être utilisées avec profit. Si, au contraire, elles prennent une allure démesurée, il faut absolument recourir au traitement rigoureux qu'exigent les psychopathies de grande allure et les véritables dégénérés.

Aperçu rapide sur l'évolution de la neurasthénie sexuelle chez l'homme et chez la femme. — Ses principales causes. — Action qu'exercent sur elle les abus sexuels, l'onanisme et les actes génésiques incorrects. — La neurasthénie sexuelle succède presque toujours à la neurasthénie générale essentielle. — Ses manifestations générales ou locales ont un aspect caractéristique — Analyse de ses divers symptômes — Leur réaction sur le système nerveux et sur l'organisme tout entier. — Rôle que jouent dans cette névrose l'exaltation ou l'absence des désirs vénériens, la frigidité ou la spermatorrhée. — Retentissement que ces divers désordres ont sur l'esprit du malade et sur la plupart de ses fonctions organiques. Exposé du traitement qui leur convient. — Importance que joue l'hydrothérapie dans l'application de ce traitement. — Importance non moins grande qu'il faut accorder à la psychothérapie pour combattre les effets nuisibles qu'engendre presque toujours l'exercice irrégulier des fonctions génésiques. — Quelques réflexions sur la réglementation de ces fonctions. — La neurasthénie sexuelle est toujours aggravée par les fâcheuses aptitudes constitutionnelles que le névropathe doit à son hérédité ou aux irrégularités de son existence. 197

DIXIÈME SOMMAIRE

X

198 Relations de la neurasthénie avec les maladies organiques et fonctionnelles de l'appareil génito-urinaire. — Neurasthénie d'origine périphérique ou reflexe. — Neurasthénie secondaire ou symptomatique. — Neurasthénie associée à certaines perturbations génitales.

Type LXVI. — Neurasthénie survenant à la suite d'une néphrite contractée pendant la convalescence d'un [illegible] scarlatine. — Son association avec le petit brightisme. — Insuccès des douches tempérées. — Heureux effet des douches chaudes lentement et discrètement refroidies.

Type LXVII. — La neurasthénie et les reins mobiles — Cette névrose peut amener le déplacement du rein, mais elle peut aussi être provoquée par ce déplacement.

Type LXVIII. — La lithiase rénale, qui est une manifestation de l'arthritisme, engendre quelquefois la neurasthénie qui, selon les circonstances, peut avoir une origine périphérique ou reflexe, ou bien dépendre d'un épuisement de la force nerveuse causé par la douleur, d'un trouble de nutrition, ou même d'une toxi-infection. — Dans le traitement hydrothérapique dirigé contre cet état morbide il faut d'abord faire usage de courtes douches chaudes progressivement rafraichies et recourir ensuite aux douches reconstituantes toujours prudemment administrées.

Type LXIX. — Relations de la neurasthénie avec les maladies des voies génito-urinaires caractérisées par des sécrétions catarrhales ou muco-purulentes. — Curieuse observation d'un malade devenu neurasthénique à la suite d'un catarrhe uréthro vésical compliqué d'un catarrhe de l'estomac. — Heureuse influence des lavages quotidiens de la vessie associés à l'hydrothérapie employée tantôt sous la forme de douches sédatives, tantôt sous la forme de douches reconstituantes.

Type LXX. — Des relations de la neurasthénie, avec la blennorrhagie, la gonorrhée, l'irritation de la prostate avec ou sans engorgement de cette glande, etc., etc. — Ces irritations peuvent faciliter l'apparition des diverses formes de la neurasthénie et créer quelquefois des désordres nerveux qui s'associent à la maladie de Beard sans lui appartenir. — Le traitement hydrothérapique doit mettre en œuvre les applications locales calmantes pour dissiper l'irritation uréthrale, les douches promenées sur les côtés de la colonne vertébrale pour apaiser l'excitabilité réflexe de la moëlle et les douches générales variables dans leur température selon la susceptibilité du sujet pour combattre les divers troubles morbides qui accompagnent la neurasthénie.

Type LXXI. — Connexités de la neurasthénie avec la frigidité et l'impuissance. — Influences réciproques qu'exercent les uns sur les autres les phénomènes de la neurasthénie et ceux qui expriment les diverses formes de la déchéance virile.

Simple indication des relations de la spermatorrhée avec la plupart des affections organiques du cerveau, de la moëlle épinière, des psychoses et des névroses. — La spermatorrhée peut se développer sans provoquer de retentissement dans le système nerveux. — C'est le cas des malades chez lesquels les pertes séminales sont dues à des causes matériellement appréciables et faciles à déraciner. — Parfois la spermatorrhée s'associe à la neurasthénie et forme avec elle un ensemble pathologique dans lequel on découvre difficilement quel est celui de ces deux états morbides qui a le premier fait son apparition. — Les pertes séminales peuvent être tour à tour le symptôme ou la cause de la neurasthénie. — Nécessité d'étudier toutes les phases de la spermatorrhée pour bien comprendre ses rapports intimes avec la neurasthénie et son influence causale sur cette névrose.

Type LXXII. — Première période de la spermatorrhée. — Troubles nerveux peu accentués. — Physionomie du spermatorrhéique au début de la maladie.

Type LXXIII. — Seconde période de la spermatorrhée. — Apparition visible des accidents neurasthéniques. — Ebranlement de toutes les fonctions de l'organisme et particulièrement des fonctions génitales.

Type LXXIV. — Troisième période de la spermatorrhée. — Effets graves déterminés sur les centres nerveux surtout chez les malades fatalement prédisposés. — Dans ces cas, la spermatorrhée joue quelquefois le rôle de prodrome annonçant l'explosion plus ou moins prochaine d'une maladie du cerveau ou de la moëlle épinière. — La neurasthénie sexuelle se présente alors avec tous ses

ONZIÈME SOMMAIRE

XI

Type LXXVIII. — C'est le cas d'une jeune femme délicate et nerveuse qui, à la suite de cinq grossesses rapprochées et d'une fausse couche, a été atteinte d'une affection congestive de la matrice compliquée après laquelle est survenue un accès de neurasthénie. — Les douches tempérées ont calmé l'agitation nerveuse, sans faire disparaître les accidents neurasthéniques. — Un chirurgien appelé en consultation constate une forte rétro-flexion et un prolapsus de la matrice. — Congestion, engorgement du col, infiltration de liquides. — Le redressement manuel de l'organe malade et un traitement approprié améliorent la maladie locale et atténuent la neurasthénie. — Guérison complétée par la douche froide, le bain de siège à eau courante, la douche hypogastrique. — Ces procédés hydrothérapiques relèvent les forces de la malade, régularisent la circulation abdominale et font disparaître tous les accidents neurasthéniques. — Mention de quelques cas rebelles à cette médication.

Type LXXIX. — Il s'agit ici d'une femme très nerveuse qui a eu plusieurs avortements et consécutivement des métrites à répétition après lesquelles est survenu un prolapsus resté longtemps irréductible. — Ces diverses pertubations utérines ont favorisé le développement d'une neurasthénie. — Les applications sédatives et reconstituantes de l'hydrothérapie n'ont produit que des résultats à peu près insignifiants sur cette névrose qui a été considérée comme symptomatique de l'affection utérine. — Le traitement spécial de l'affection utérine devient indispensable. — On a recours sans succès à l'emploi de divers pessaires, à l'introduction de la tige intra-utérine, au massage interne et externe, à l'hystérophore, à l'électricité, et même au raccourcissement des ligaments ronds qui paraissaient trop relachés. — Seule l'hysteropexie pratiquée par la voie abdomniale produit des résultats très satisfaisants. — L'hydrothérapie, reprise quelque temps après l'opération, fait disparaître la neurasthénie et complète la guérison de la malade.

Type LXXX. — Neurasthénie survenant à la suite d'une congestion utéro-ovarienne. — Suivant l'allure de cette congestion et selon les particularités du tempérament des malades la neurasthénie peut être symptomatique ou appartenir au groupe des neurasthénies d'origine périphérique ou reflexe. — Cette neurasthénie ne disparaît qu'après la guérison de la congestion et après la modification de l'état constitutionnel de la malade. — Contre cet état morbide le traitement hydrothérapique est fort utile. Pour rendre son action curative complète il faut, selon les circonstances, recourir à ses effets sédatifs, à ses effets analgésiques, à ses effets révulsifs ou résolutifs et à ses effets reconstituants. — La vaginite, la métrite avec hémorrhagie, catarrhe, hypertrophie ou hyperplasie, l'endométrite ou la paramétrite, la salpingite, l'ovarite, la pelvi-péritonite, les tumeurs simples ou malignes, les collections sanguines, purulentes ou séreuses aglomérées dans la cavité du bassin peuvent occasionner des désordres nerveux qui appartiennent à l'hystérie et à certaines psychoses ou qui prennent parfois la forme des accidents neurasthéniques. — La névrose de Beard peut être heureusement traitée par l'hydrothérapie, vantée avec raison par la plupart des gynécologistes. — Mais on ne doit recourir à cette méthode que lorsque les poussées inflammatoires sont complètement éteintes et que les récidives ne sont plus à craindre. Alors seulement son intervention est correcte et salutaire. — Elle peut faire disparaître les troubles nerveux provoqués par les affections génitales précitées et quelquefois par les opérations sanglantes qu'elles nécessitent. — Elle peut aussi favoriser la résorption des liquides et des principaux reliquats inflammatoires restés dans la trame des tissus, modifier les diathèses et notamment la diathèse arthritique qui impriment à l'organisme de la malade des prédispositions morbides toujours fâcheuses.

Type LXXXI. — C'est le cas d'une jeune femme atteinte d'un blennorrhagie promptement répandue dans l'urèthre, la matrice et les ovaires. — Cette phlogose virulente a duré fort longtemps; en disparaissant elle a laissé la malade dans un état de dépérissement. — La neurasthénie est venue se greffer sur cet état d'atonie générale. Elle a été guérie par les applications reconstituantes de l'hydrothérapie. Quelques médecins ont timidement attribué cette neurasthénie à l'inflammation virulente des organes génitaux, d'autres lui ont donné pour point de départ l'épuisement de l'organisme produit par cette interminable inflammation.

Type LXXXII. — Ce type est celui d'une jeune femme neuro-arthritique par hérédité. — A la suite d'une métro-ovarite passée promptement à l'état chronique et qui dura fort longtemps, elle fut atteinte d'un accès de neurasthénie qu'on attribua à la fois à la métro-ovarite, à l'épuisement nerveux que cette maladie avait causé, et aux prédispositions héréditaires de la jeune patiente. — L'hydrothérapie fit disparaître la neurasthénie, modifia l'état constitutionnel de la malade et compléta la guérison de l'affection génitale déjà améliorée par un traitement spécial suivi depuis quelque mois.

Type LXXXIII. — Jeune femme atteinte d'une métrite fongueuse compliquée d'hémorrhagies intermittentes et d'atrésie du col utérin. Elle fut traitée et guérie par la dilatation du col de la matrice et par un curetage du corps. A la suite de cette double opération la malade fut très affaiblie et devint neurasthénique. Un traitement hydrothérapique approprié à son état lui rendit les forces qu'elle avait perdues et rétablit l'harmonie dans le fonctionnement de son système nerveux.

Type LXXXIV. — Cas d'une jeune névropathe atteinte d'une phlegmatia alba-dolens qui a duré fort longtemps. A la suite d'une fausse couche, apparition de quelques signes révélateurs d'une salpingo-ovarite et d'une pelvi-péritonite d'origine annexielle laissant soupçonner la formation de collections purulentes. — Guérison obtenue par un drainage sévère facilité par une large incision vaginale. — Neurasthénie manifestement liée à ces altérations de l'appareil génital et traitée avec succès par certaines applications de l'hydrothérapie.

Type LXXXV. — Il représente l'observation d'une jeune arthritique très nerveuse ayant eu dans les premières années de sa vie des crises hystériques qui disparurent après un mariage contracté selon ses goûts. — Deux grossesses assez pénibles. Après la dernière, développement de poussées inflammatoires dans la matrice et les ovaires, graves altérations des organes contenus dans le bassin. — Sécrétion muco-purulente très abondante. — Souffrances très vives. — Crises d'hystérie semblables à celles des premières années. — Laparatomie. — Enlèvement de la matrice, des ovaires et des tissus altérés du voisinage. — Nettoyage. — Drainage. — Suture appropriée. — Sommeil profond après l'opération — Au réveil attaque violente d'hystérie qui disloqua le pansement. — La nuit qui suivit cette crise désordonnée fut calme. Dès le lendemain la malade raconta à ses amis et aux siens qu'elle avait eu un rêve dans lequel un personnage lui annonça qu'elle allait être débarrassée de tous ses maux. — Cet heureux présage se réalisa en partie et la malade connut pendant quelques années les douceurs d'une accalmie complète. — Malheureusement elle se laissa envahir par des idées de tristesse que faisait naître dans son esprit la perte de ses attributs féminims. — Elle eut un accès de neurasthénie qu'on attribua à son affection génitale à son tempérament arthritique et nerveux et à de cruelles déceptions. — Le traitement hydrothérapique améliora son état nerveux; et, pour éviter les accidents d'une nouvelle rechute, la malade se décida à vivre à la campagne. — Cette détermination fut pour elle très salutaire.

Connexité qui existe entre la neurasthénie et les troubles de la menstruation. — La neurasthénie peut se développer à l'âge de la nubilité et à celui de la ménopause. — Elle peut aussi se développer sous l'influence de l'aménorrhée, de la ménorrhagie et de la dysménorrhée. — L'hydrothérapie est un des traitements les plus efficaces contre cette neurasthénie spéciale.

Enumération et mode d'emploi des applications hydrothérapiques qui conviennent aux femmes devenues neurasthéniques à l'âge de nu[illegible], à l'âge critique ou à la suite d'une aménorrhée, d'une ménorrhagie essen[illegible] dysménorrhée.

Neurasthénie survenant pendant la grossesse. Quelles sont [illegible] hydrothérapiques qu'il faut employer contre cette névrose [illegible] enceintes ? — Quelles sont les règles qui doivent, dans ce cas spécia[illegible] à la mise en œuvre de ces applications ?. 236

DOUXIÈME SOMMAIRE

XII

237 Influence exercée sur la neurasthénie par les maladies de la nutrition. — Maladies infectieuses ou microbiennes prenant la forme aiguë comme dans la fièvre typhoïde, la grippe, etc., ou la forme chronique comme dans la tuberculose, la syphilis, l'impaludisme, etc. — Les intoxications proprement dites ou exogènes, les intoxications endogènes ou auto-intoxications, la diathèse arthritique et ses principales manifestations, les dystrophiées à la chlorose, aux chloro-brightisme, aux croissances défectueuses, les altérations histologiques ou fonctionnelles localisées dans les principaux appareils de l'organisme surtout quand elles sont aggravées par des tares héréditaires et par les irrégularités d'une hygiène mal conçue, jouent un rôle important dans les manifestations de la neurasthénie. — Ces divers états morbides en troublant la régularité des fonctions digestives, en altérant le sang dans sa progression et dans ses éléments constitutifs et en perturbant les tissus ou les fonctions du système nerveux, favorisent l'explosion de la plupart des névroses et particulièrement de la neurasthénie. — Cette névrose a quelquefois pour point de départ des troubles sensitifs et prend la forme d'une neurasthénie d'origine périphérique ou réflexe. — Elle peut être simplement symptomatique et n'avoir qu'une importance secondaire. — Dans certains cas la névrose de Beard conserve, même au milieu des grands désordres toxi-infectieux, l'allure d'une neurasthénie essentielle. — On ne constate cette expression distinctive que chez les malades prédisposés aux névropathies ou chez ceux qui ont subi l'influence dépressive d'un grand choc

moral, d'un violent traumatisme matériel ou d'un surmenage intellectuel et physique extrêmement désordonné.

Relation de la neurasthénie avec les défectuosités de la croissance.

TYPE LXXXVI. — Jeune homme de 14 ans éprouvé par une croissance irrégulière et rapide. — Son état fut amélioré par le traitement que, dans ces circonstances spéciales, conseille le Dr Springer. — Entré en pleine convalescence, ce malade fut ébranlé par une émotion très violente et eut un véritable accès de neurasthénie qui disparut sous l'influence des applications sédatives et reconstituantes de l'hydrothérapie. — Cette neurasthénie fut attribuée par quelques médecins à la commotion nerveuse éprouvée par le malade et par d'autres à la trop grande déperdition des phosphates occasionnée par les défectuosités d'une croissance incorrecte. — Réflexions inspirées par cette interprétation dualiste.

TYPE LXXXVII. — Silhouette d'un malade présentant dès sa naissance de graves prédispositions héréditaires. — La première croissance, sérieusement entravée dans sa marche, fit craindre que cet enfant fut un dégénéré ou un candidat à l'infantilisme. — Un traitement énergique et affectueusement dirigé produisit un très heureux résultat — Survint ensuite une chorée qui ne dura pas longtemps et après laquelle le jeune malade grandit démesurément. — Cette nouvelle croissance ne provoqua chez lui aucun désordre ; elle augmenta ses forces physiques, développa ses facultés intellectuelles et lui permit de vivre comme les adolescents de son âge. — Malgré l'amélioration obtenue, il paya un nouveau tribut à son nervosisme ancestral et fut atteint d'une incontinence d'urine que le père eut la singulière idée de guérir par des corrections matérielles assez violentes. — Ce traumatisme intempestif provoqua une neurasthénie qui, probablement préparée d'avance et entretenue par les fâcheuses dispositions constitutionnelles du malade, eut une durée très prolongée. — Cette névrose fut améliorée et finalement guérie par un traitement hydrothérapique suivie pendant longtemps avec une régularité parfaite.— Ce jeune homme occupe aujourd'hui une situation très enviable et jouit d'une santé relativement satisfaisante.

Neurasthénie développée chez des malades atteints de maladies infectieuses aiguës ou chroniques. — Grippe ou influenza. — Fièvre typhoïde. — Diphtérie. — Tuberculose. — Impaludisme. — Syphilis, etc.

TYPE LXXXVIII. — Rapports de la neurasthénie avec la grippe ou l'influenza. — Cette névrose peut apparaître au début ou au déclin de la maladie épidémique. — Dans les deux cas, les phénomènes qui la caractérisent sont identiques et leurs manifestations semblent obéir aux mêmes influences causales. — — Aperçu sur la pathogénie de ces accidents neurasthéniques et sur le traitement qui leur convient.

TYPE LXXXIX. — Relations de la neurasthénie avec la fièvre typhoïde. — En général cette névrose ne fait son apparition que lorsque la maladie infectieuse est à peu près guérie. — Selon quelques médecins elle est de nature infectieuse bien que la virulence du bacille provocateur soit très atténuée. — Tout en admettant cette influence causale, il faut reconnaître que l'immense perturbation produite par la dothiénenthérie ainsi que les prédispositions névropathiques introduites par l'hérédité dans la constitution du sujet ne sont pas étrangères à l'explosion de la neurasthénie. — Traitement qui convient à cette forme de neurasthénie.

TYPE LXC. — La neurasthénie et la diphtérie. — Cette névrose n'apparait le plus souvent qu'au déclin de cette maladie infectieuse. — On lui attribue une origine microbienne, mais dans les rares cas observés par moi l'ébranlement produit par l'affection diphtérique, les antécédents des malades, leur hérédité nerveuse m'ont paru jouer un rôle important dans l'avènement de la neurasthénie. — Heureux résultat produit par l'hydrothérapie sur les accidents neurasthéniques qui accompagnent la diphtérie. — Des rapports de la neurasthénie avec certaines maladies infectieuses évoluant sous la forme d'une affection chronique.

TYPE LIXC. — De la neurasthénie chez les phtisiques. — D'après certains médecins elle est d'origine microbienne et c'est le bacille de Cock qui est le grand coupable. — D'autres médecins se contentent de l'attribuer à l'épuisement nerveux, à la détérioration organique et aux troubles de nutrition que provoque la tuberculose. — Quelques neurologistes ne sont pas éloignés de penser que la sentimentalité des phtisiques fait éclore une mélancolie spéciale qui ouvre la porte à la neurasthénie. — Particularités de cette neurasthénie. — Les malades qui en sont atteints doivent respirer un air pur, avoir une alimentation substantielle de digestion facile et prendre des douches reconstituantes.

Relations de la neurasthénie avec l'impaludisme.

Quelques médecins considèrent cette neurasthénie comme une névrose infectieuse due à l'action directe que peut exercer sur les centres nerveux l'hématozoaire découvert par le professeur Laveran ou par les toxines apportées par cet hématozoaire dans certaines régions du cerveau. — D'autres médecins n'acceptent pas cette conception et pensent que la neurasthénie peut être la conséquence de la grande détérioration organique provoquée par l'impaludisme.

Quand la malaria reste dans sa période aiguë ou fébrile, la neurasthénie est très rare. — On ne constate réellement sa présence que lorsque la malaria est dans sa période chronique qui se termine souvent par le développement d'un état cachectique. — On la remarque aussi quand l'empoisonnement palustre prend une forme larvée. — Cet empoisonnement favorise alors l'explosion de nombreux désordres nerveux parmi lesquels les accidents neurasthéniques occupent parfois une place importante.

TYPE LVIIIC. — Neurasthénie développée chez un malade atteint d'impaludisme et constitutionnellement prédisposé aux névroses. — Séjour prolongé dans l'Inde. — Excursions dans les pays marécageux. — Fatigues physiques, préoccupations morales. — Efforts intellectuels incessants. — Explosion de douleurs cérébrales très vives bientôt remplacées par des crises épileptiformes. — A ces crises succède une série de véritables accès de fièvre palustre. — A son retour en France, le malade a de nouvelles crises survenues à la suite d'une très grande contrariété. — Ces crises disparaissent après quelques immersions dans la piscine de Lourdes. — Elles sont immédiatement remplacées par des accès de fièvre intermittente. — En revenant chez lui il éprouva la satisfaction de contracter un mariage dont la réalisation avait rencontré des obstacles jusqu'alors insurmontables. — Cette joie dure peu. — Il perd sa femme et son enfant le même jour. — Immense douleur qui provoque l'explosion d'une véritable neurasthénie. — Cette névrose a été considérée comme une conséquence du paludisme dont le malade était atteint. — Beaucoup de médecins l'ont attribué au grand effondrement nerveux provoqué par les secousses physiques morales qui ont troublé son existence. — Le traitement hydrothérapique a été fort salutaire pour lui.

TYPE LVIIC. — La neurasthénie peut être quelquefois exclusement provoquée par l'impaludisme. — On constate ce fait chez des malades n'ayant jamais éprouvé de commotion physique ou morale capable d'expliquer son apparition et qui n'ont ni tares héréditaires ni antécédents morbides capables de provoquer directement des troubles névropathiques. On est en droit d'attribuer alors le développement de cette névrose à la détérioration organique ou à la cachexie que provoque l'infection paludéenne.

TYPE LVIC. — La neurasthénie et les fièvres larvées. — Cette névrose n'a certes pas besoin d'être sollicitée par l'infection paludéenne pour faire son apparition. — Mais dans certains cas elle subit son influence surtout quand l'impaludisme prend cette forme larvée dont on connait l'action nocive sur le système nerveux. — Citations de quelques faits qui viennent à l'appui de cette affirmation. — Heureux résultats obtenus dans certains cas par l'intervention du sulfate de quinine associé au traitement hydrothérapique.

Action de la syphilis sur la neurasthénie. — Neurasthénie syphilitique ou para-syphilitique de certains auteurs à laquelle quelques médecins donnent simplement le nom de neurasthénie chez un syphilitique. — La maladie vénérienne, qu'elle se révèle par un chancre ou une blennorrhagie ou par d'autres lésions, produit, au moment de son invasion et pendant toute son évolution, des altérations structurales ou fonctionnelles qui intéressent le système nerveux, le système circulatoire et tous les éléments histologiques de l'organisme. — Elle provoque des perturbations psychiques ou morales qui favorisent l'explosion de certaines psychoses comme l'hypocondrie et la mélancolie ou de certaines névroses comme l'hystérie, la neurasthénie. — On doit donc lui reconnaître une influence sur le développement de la maladie de Beard.

TYPE LVC. — La neurasthénie peut faire explosion le jour même où les malades apprennent qu'ils sont atteints de la syphilis. — Dans ce cas elle n'est pas due à la vérole mais bien à la commotion morale causée par l'effroi qu'inspire son invasion. Certains neurasthéniques voient leur névrose disparaître quand on leur annonce qu'ils sont définitivement guéris de leur mal. — Dans les deux cas, ces névropathes sont victimes de ce que le professeur A. Fournier a désigné sous le nom de *Trauma moral syphilitique* et présentent les signes fondamentaux de la neurasthénie essentielle.

La neurasthénie succède quelquefois à la blennorrhagie, à la gonorrhée et à la plupart des congestions sanguines que la syphilis provoque dans les voies génitales. — Ces états fluxionnaires déterminent autour d'eux une irritation que les nerfs sensitifs du voisinage ne tardent pas à transporter dans les centres nerveux correspondants qui, sous l'influence de ces sollicitenses impressions, déterminent une série d'actions réflexes pathologiques auxquels viennent se joindre les phénomènes de la neurasthénie périphérique ou réflexe.

Quand les fluxions sanguines que produit la syphilis sont transportés par les vaisseaux artériels jusque dans les centres nerveux, et, qu'elles arrivent à leur destination sans provoquer trop de tumulte, elles bornent leur intervention au développement d'une neurasthénie qui ressemble à la précédente.

La syphilis est une maladie infectieuse qui, par ses toxines ou par son microbe, appelé spirogète, a le triste privilège d'altérer notre sang, nos humeurs et tous les tissus de notre organisme. — Elle a une influence incontestable sur le cerveau et peut déterminer toutes sortes de modifications structurales ou fonctionnelles dans cet organe. — Elle est capable de pervertir l'irritabilité fonctionnelle des centres nerveux, d'amoindrir leur force neuro-motrice, de troubler leurs mutation nutritives et de créer par conséquent la neurasthénie. Cette neurasthénie symptomatique diffère par certains points de la neurasthénie essentielle ; elle offre dans son expression des traits qui semblent porter la griffe de la syphilis. — Elle ne subit de grandes déformations que lorsque la maladie infectieuse étend démesurément ses poussées congestives ou ses actes de prolifération. — Chez certains malades elle ajoute ses effets nocifs à ceux de l'hérédité, du surmenage et des aptitudes morbides constitutives et détermine alors une neurasthénie dont l'allure particulièrement étrange permet aux neurologistes avisés de deviner qu'elle n'est qu'une démonstration prodromique annonçant l'arrivée plus ou moins prochaine d'une grave psychose d'un tabès cérébral, d'une pseudo paralysie générale et de la paralysie générale elle-même. L'hydrothérapie est difficile à mettre en œuvre, mais elle produit souvent des effets très salutaires.

Relations de la neurasthénie avec les intoxications.

Intoxications exogènes produites par des agents provenant du milieu ambiant où nous vivons. — Intoxications dues à l'alcool, à l'opium, au laudanum, à la morphine, à la cocaïne, au haschich, à l'éther, au chloral, à la nicotine, aux fluides sulfo-carbonés, à l'usage abusif du plomb, du mercure de l'arsenic, de l'iode, du phosphore, etc.

Intoxications enxogènes ou auto-intoxications considérées par quelques auteurs comme des toxi infections. Elles sont dues à une mauvaise élaboration des aliments introduits dans notre corps, à leur qualité défectueuse ou à leur trop grande abondance. Elles sont dues aussi aux toxines que déversent dans les muqueuses les microbes qui sont nos hôtes habituels, quelques-uns de nos tissus et la plupart de nos organes sécréteurs.

Ces diverses intoxications provoquent dans les centres cérébro-médullaires et dans les ganglions du nerf grand sympathique des phénomènes d'excitation et d'épuisement qui ouvrent la porte à la neurasthénie.

Cette névrose est assez rare chez les malades atteints d'intoxication exogène et surtout chez les alcooliques avérés. Elle n'apparaît réellement que chez ceux qui ont une hérédité nerveuse très accentuée ou quand leur constitution a été fortement éprouvée par un grand surmenage ou par de très vives commotions.

Quelquefois la neurasthénie peut être considérée comme un lot héréditaire légué par des ancêtres alcooliques.

Ces névropathes matinés sont les hôtes assidus des établissements hydrothérapiques où plusieurs d'entr'eux réparent les désastres qui ont compromis leur santé.

Exposition de quelques faits démonstratifs.

Type LIVC. — Neurasthénie développée chez deux malades au début et sous l'influence d'une intoxication alcoolique non avouée par eux. — Cette névrose a présenté les phénomènes d'excitation et d'épuisement qui caractérisent sa forme essentielle. — Elle a été améliorée par le traitement hydrothérapique. — Elle n'a été complètement guérie que le jour où les malades ont renoncé à boire de l'alcool.

Type LIIIC. — On ne constate les phénomènes de la neurasthénie qu'au début ou à la fin de l'alcoolisme ; ils sont toujours marqués pendant la période active de cette intoxication. — Il existe de nombreux cas venant à l'appui de cette affirmation. — L'un de ces cas est celui d'un jeune homme qui a présenté les plus graves symptômes de l'alcoolisme. Au commencement de son intoxication il a eu des accidents neurasthéniques presque toujours compliqués d'excitation nerveuse. Complètement voilés quand les symptômes caractéristiques de l'éthylisme se sont manifestés, ils ont reparu à la fin de la maladie revêtus d'un cachet d'épuisement très appréciable. Je dois ajouter qu'à ce moment le patient a éprouvé une forte émotion qui a certainement provoqué l'explosion d'une véritable neurasthénie. Mais il m'a paru que les détériorations occasionnées par l'alcoolisme avaient préparé l'avènement de cette névrose.

Type LIIC. — Neurasthénie développée chez un jeune homme dont le père est mort d'une cirrhose du foie de nature alcoolique. — Ce neurasthénique héréditaire a eu dans sa première jeunesse les symptômes d'un grand épuisement nerveux qui, à la suite d'une violente commotion ont pris subitement les traits des phénomènes caractéristiques de la maladie de Beard. — Cette névrose serait peut être restée longtemps à l'état latent et elle n'aurait probablement pas éclaté si l'organisme du jeune malade n'avait pas été dominé par l'influence d'une intoxication ancestrale. — C'est avec raison que le médecin traitant a pu dire que la neurasthénie du fils était une création de l'alcoolisme du père.

Type LIC. — Il s'agit ici d'un malade qui est atteint d'une neurasthénie intermittente qui ne fait son apparition qu'après un copieux repas et des libations abondantes. — Ses traits sont nettement caractérisés ; mais ils s'effacent parfois avec une rapidité surprenante. — Tous les samedis il assiste à un déjeuner pantagruélique après lequel il rentre chez lui accablé de fatigue et présentant les phénomènes habituels de la neurasthénie qui ne conservent leur véritable allure que pendant deux ou trois jours. — Je soigne ce malade depuis fort longtemps et je n'ai jamais constaté d'autres phénomènes morbides que ceux qui accompagnent habituellement la maladie de Beard. — Cet homme dont la résistance organique est considérable restera-t-il, malgré ses excès gastronomiques, un simple neurasthénique ou deviendra-t-il un alcoolique ? — Il n'est pas facile de répondre, dès à présent, à cette question embarassante et de connaître l'avenir pathologique réservé à ce robuste débauché.

Type C. — La neurasthénie a-t-elle des relations avec la dipsomanie ? — Elles ne sont pas cliniquement établies. — J'ai vu un très petit nombre de malades venir me demander d'apaiser des troubles neurasthéniques qu'ils considéraient comme le prélude de leur vésanie. — Mes tentatives ont été à peu près infructueuses et il a fallu confier ces infortunés aux soins des aliénistes.

Des rapports de la neurasthénie avec les intoxications produites par la morphine, la cocaïne, le chloral, l'éther, le chloroforme, le haschich, l'opium, le laudanum et d'autres substances exerçant une action stupéfiante sur le système nerveux. — Phénomènes neurasthéniques que présentent quelquefois les malades intoxiqués par les céréales altérées, les gaz délétères sulfo-carbonés ou autres, le tabac, l'absorption du plomb, du mercure, de l'arsenic, du phosphore, de l'iode, etc.

Type CI. — Ce type est consacré aux malades qui se livrent à un abus immodéré de la morphine pour calmer des douleurs trop vives, des spasmes angoissants ou pour se soustraire à des influences morales qui troublent leur esprit.— L'évolution de l'intoxication que provoque cet agent pharmaceutique peut être divisée en trois phases. — La première est caractérisée par une sensation de bien être que provoquent les premières doses du médicament et qu'on désigne sous le nom d'euphorie. — La seconde est la phase qui constitue l'intoxication proprement dite. — La troisième est la phase terminale caractérisée par un véritable état cachectique. — La neurasthénie ne fait guère son apparition qu'au début de la seconde période. — Ses traits sont souvent déformés par le contact des perturbations que la morphine provoque dans le système nerveux et par les troubles de nutrition qu'elle détermine dans tout l'organisme. — Elle est presque toujours une névrose d'avant-garde qu'il faut traiter sévèrement si l'on veut arrêter le progrès de l'intoxication. — Dans ce cas spécial l'hydrothérapie rationnelle et la psychothérapie prévoyante offrent aux praticiens de précieuses ressources. — Quand le morphinisme a atteint son complet développement, il exige un traitement particulier qui n'a rien de commun avec celui de la neurasthénie.

Type CII. — Il s'agit ici des personnes qui font un usage excessif de la cocaine, du chloral, de l'éther, du chloroforme, du haschich, des opiacés en général et de toutes les substances médicamenteuses qui ont une action stupéfiante sur le système nerveux. — Ces agents pharmaceutiques calment souvent les névralgies, apaisent les phénomènes d'excitation et procurent un sommeil factice visité quelquefois par des rêves très agréables. — Mais ils produisent chez les malades qui en font un grand abus des désordres qui ont une certaine ressemblance avec ceux de la névrose de Beard. — Il est toujours facile de s'apercevoir que cette analogie est éphémère et fragile. — Ces malades sont de faux neurasthéniques.

Type CIII. — L'absorption de certaines céréales altérées provoque, suivant la nature spéciale du végétal ingéré, les symptômes de l'ergotisme, de l'acrodynie ou de la pellagre. — Elle produit en même temps des troubles nerveux qui rappellent parfois ceux du syndrome de Beard. — Mais ces désordres ne semblent pas appartenir à cette entité morbide et obéissent à des causes qui ne sont pas les siennes — Ils disparaissent quand les intoxications qui les a engendrés sont améliorées ou guéries. — Ils n'ont pas les traits de la véritable neurasthénie.

Type CIV. — Le séjour prolongé dans un milieu impur et mal ventilé où peuvent s'accumuler l'acide carbonique, les gaz sulfo-carbonés et certains miasmes méphitiques occasionne toujours un empoisonnement qui peut dans certaines circonstances favoriser le développement de la neurasthénie. — Cette généalogie est difficile à établir ; mais il existe des faits qui attestent sa réalité et qui méritent d'être cités.

Type CV. — Les relations qui enchainent la neurasthénie avec les intoxications dues à la nicotine sont indéniables. — Les grands fumeurs présentent souvent tous les symptômes classiques de la maladie de Beard — Ils guérissent toujours en renonçant à l'usage du tabac et se débarrassent de tous les désordres neurasthéniques causés par la nicotine en suivant avec régularité une cure hydrothérapique appropriée à leur état.

Type CVI. — Les intoxications produites par le plomb, le mercure, l'arsenic, le phosphore, l'iode ou par d'autres métalloïdes déterminent dans l'organisme humain des altérations qui permettent de reconnaître leur nature respective. Elles ont presque toutes une action néfaste sur la système nerveux ; mais elles donnent très rarement naissance à la neurasthénie proprement dite. — On ne voit apparaître cette névrose que lorsque l'intoxication arrive à sa période terminale et lorsque l'organisme envahi porte encore les traces de l'épuisement causé par les épreuves qu'il vient de subir. — Cette forme d'asthénie nerveuse est très heureusement modifiée par l'hydrothérapie reconstituante.

Relations de la neurasthénie avec les auto-intoxications.

C'est aux importants travaux du professeur Bouchard et de ses disciples qu'il faut avoir recours pour être édifié sur la nature des auto-intoxications et sur le traitement qui leur convient. — C'est à ce grand maître qu'on doit les conceptions les plus complètes et les plus rayonnantes sur ces états morbides qu'il considère comme des toxi-infections, sur ce groupe pathologique qu'il a baptisé du nom de neuro-arthritique, sur les diathèses en général et sur quelques dystrophies. — C'est en m'inspirant de l'œuvre de ce merveilleux novateur, que j'ai entrevu et saisi les rapports intimes des auto-intoxications et de la neurasthénie. — Je m'en suis servi pour établir et démontrer que, selon les circonstances, cette névrose peut être essentielle, symptomatique, ou trouver son origine dans les troubles, répandues à travers toutes les régions où viennent s'épanouir les nerfs de la sensibilité. — Quelques explications sur l'ensemble de ces phénomènes.

J'ai déjà publié, dans le chapitre consacré à la neurasthénie gastro-intestinale, des faits révélant les liens qui existent entre la plupart des maladies infectieuses du tube digestif et la névrose de Beard. — Je vais encore en citer quelques autres, choisis de préférence parmi les plus significatifs.

Type CVII. — Il s'agit ici d'un malade qui, après avoir été empoisonné par des aliments très avariés, eut un catarrhe gastro-intestinal à la suite duquel se déclara une très appréciable auto-intoxication. — Sous l'influence d'un régime sévère régulièrement suivi, le malade ressentit une grande amélioration. — Mais il eut bientôt une rechute assez sérieuse qui donna naissance à une véritable neurasthénie. — Ce malade n'avait dans son lot héréditaire ni dans ses antécédents personnels aucun stigmate de nervosisme. — On pouvait donc croire que sa neurasthénie était bien sous la dépendance de son auto-intoxication : il en fut complètement débarrassé par un traitement hydrothérapique régulier et très prolongé.

Type CVIII. — Le sujet de cette observation appartient à la race des névropathes. — C'est un grand paresseux et un fin gourmet. — Il a souvent des embarras gastriques et ses digestions sont presque toujours lentes et difficiles. — Il a des phénomènes d'auto-intoxications auxquels viennent se joindre des troubles de nutrition. — On constate chez lui la plupart des accidents de la neurasthénie. — Un régime diététique bien conçu et l'usage régulier de l'hydrothérapie ont rétabli l'équilibre de sa santé.

Type CIX. — C'est un malade qui a de nombreux troubles névropathiques et circulatoires et dont l'aspect est celui d'un homme constamment menacé d'une congestion cérébrale. — Il mange beaucoup, marche peu et est toujours absorbé par des travaux financiers très fatigants. — Les émotions qu'il éprouve dans l'exercice de sa profession lui donnent de légers accès de neurasthénie que les douches tempérées apaisent presque toujours. — Mais ses habitudes gastronomiques développent chez lui une auto-intoxication qui parfois produit des troubles nerveux sans importance, mais qui, dans d'autres circonstances, font craindre l'explosion d'une congestion cérébrale ou le début d'une artério-sclérose. — Il a quelquefois des accalmies très rassurantes qui sont malheureusement interrompues par de nouveaux excès. — Et, comme c'est un malade dangereux par son indocilité, on peut supposer qu'il est menacé d'une affection cérébrale grave dont sa neurasthénie intermittente n'est que le prélude

TYPE CX. — C'est l'histoire de deux sœurs nées de parents arthritiques et nerveux. — Elles ont toutes les deux des troubles névropathiques prenant chez l'une la forme de l'hystérie mondaine et chez l'autre celle d'un simple nervosisme qui, sous l'influence d'une vive émotion s'est transformé en une véritable neurasthénie. — Le milieu dans lequel elles ont vécu, l'éducation défectueuse qui leur a été donnée, certaines habitudes anti-hygiéniques, un régime diététique mal surveillé ont provoqué chez elles une dyspepsie compliquée de fermentations acides insupportables. — Sous l'influence d'un traumatisme violent survenu dans une chute, l'une d'elles eut une crise d'hystérie et l'autre un accès de neurasthénie. — La première fut assez promptement guérie par l'hydrothérapie administrée sous forme de douches écossaises et de douches froides, la seconde guérit plus lentement ; il fallut recourir pendant plusieurs semaines à la douche tempérée qui fut plus tard remplacée par des douches à température variable se terminant à la fin par des aspersions convenablement rafraîchies. — La généalogie de l'état nerveux de ces deux jeunes filles, est assez difficile à établir. — L'hérédité neuro-arthritique, les mauvaises dispositions acquises développées sous l'influence d'un mauvais milieu et d'une éducation incorrecte, la dyspepsie bientôt suivie d'une auto-intoxication manifeste, enfin le traumatisme physique et moral dont elles ont été victimes doivent avoir leur part dans le développement de ces états nerveux.

TYPE CXI. — C'est le cas d'une neurasthénie développée chez une malade présentant tous les signes de la diathèse neuro-arthritique. — Elle a eu dans le cours de son existence, des coliques hépatiques, des poussées d'eczéma ou de lichen plan compliquées de démangeaisons insupportables et des accidents nerveux mal définis qui, sous l'influence d'une émotion et d'une grande fatigue, ont pris plus tard la forme d'un véritable accès de neurasthénie. — Elle a eu plusieurs fois des crises de dyspepsie, des désordres localisés dans les intestins, dans le foie, dans les reins et finalement une auto-intoxication que ses médecins attribuèrent à l'usage de la viande crue et d'aliments très fermentescibles — A la suite d'un accident qui condamna la malade à un repos forcé tous ces malaises furent remplacés par une excitation nerveuse démesurée qui amena l'explosion d'un accès de neurasthénie heureusement modifié par le traitement hydrothérapique. — Cette malade put jouir pendant plusieurs années d'une santé satisfaisante ; elle se maria, eut trois enfants ; mais quelque temps après sa troisième couche, elle fut tourmentée par des douleurs ovariennes qui déterminèrent plus tard une crise d'hystérie également guérie par l'hydrothérapie. — En tenant compte de l'extrême mobilité qui est le trait caractéristique des manifestations nerveuses que provoque le neuro arthritisme, on peut admettre que la jeune femme étudiée dans ce type a été atteinte d'une névrose arthritique. — Placée sous la domination des nombreuses causes qui ont ébranlé ses fonctions nerveuses, cette malade est devenue, suivant la nature de l'influence subie, une névropathe vulgaire, une hystérique ou une neurasthénique. — Cette manifestation nerveuse à facettes multiples est l'expression féminine du neuro-arthritisme comme la goutte en est l'expression masculine.

TYPE CXII. — Il s'agit d'un homme vigoureux qui est un joyeux convive et un ami de tous les plaisirs. — C'est un arthritique héréditaire qui a eu des manifestations rhumatismales dans sa jeunesse et plus tard des calculs vésicaux dont il a été délivré par l'opération de la lithotritie. — Guidé par un medecin attentif et perspicace il s'est condamné à un régime sévère qui lui a procuré pendant un temps assez long une existence très paisible. — Cependant, à la suite d'un surmenage mental exagéré il eut un accès de neurasthénie qui fut promptement guéri par l'hydrothérapie. — Débarrassé de tous ses malaises il eut la malencontreuse idée de satisfaire, trop généreusement peut-être, ses goûts pour la bonne chère et pour les plaisirs sexuels. — Il fut subitement arrêté dans ses débauches malencontreuses par un accès de goutte qui dura près de trois mois. — Affaibli par cette rude épreuve il vint spontanément me demander de lui administrer des douches écossaises dont il avait à plusieurs reprises constaté les effets réconfortants; il put, grâce à elles, retrouver l'intégrité de sa santé. — Un jour, il me demanda si je ne pouvais pas lui appliquer des douches capables de lui rendre sa neurasthénie. — Après ma réponse négative, il manifesta de grands regrets, en me disant avec les accents flottants d'une conviction mal assise que c'est la disparition de sa neurasthénie qui avait provoqué son accès de goutte dont il redoutait le retour. — Ce singulier malade s'est condamné depuis cette époque à une vie austère ; il a aujourd'hui un âge avancé et se porte merveilleusement.

TYPE CXIII. — Il s'agit d'une jeune malade, fille d'un père goutteux souvent tourmenté par des contractures musculaires insupportables. — Elle a eu de nombreux accès d'asthme se terminant subitement tantôt par une hypersécrétion pulmonaire d'aspect mousseux, tantôt par une abondante émission d'urine. — Plus tard, elle fut atteinte de spasmes fonctionnels localisés dans la face et assez promptement remplacés par des mouvements choréiques disséminés dans tous les membres. — Cette agitation musculaire qui durait toute la journée et déformait les traits de son visage lui causait un grand chagrin, augmenté, dit on, par de vives contrariétés dont on n'a pu apprécier la véritable nature. — Les désordres moteurs disparurent et cédèrent la place à un accès de neurasthénie, contre lequel on lui conseilla de suivre un traitement hydrothérapique. — La malade prit dès le début une série de douches sédatives qui furent remplacées par des douches écossaises auxquelles succédèrent plus tard des douches reconstituantes appliquées avec beaucoup de douceur. — Sous l'influence de cette cure dont la durée fut très prolongée, les troubles nerveux disparurent et les forces vitales se développèrent ; depuis cette époque, déjà assez lointaine, la malade a retrouvé une santé qui est aujourd'hui à l'abri de toute atteinte. — On peut trouver dans les causes et dans la succession des phénomènes morbides que je viens de décrire la genèse ou l'explication de cette neurasthénie.

TYPE CXIV. — Ce type est consacré à mettre en relief les relations de la neurasthénie avec cet asthme spécial qu'Herbert appelle la fièvre de foin, Guéneau de Mussy, la rhinite spasmodique et le professeur Dieulafoy, l'asthme annuel. — Les faits démontrent que par une heureuse coïncidence la douche tempérée qui est si efficace dans la neurasthénie, produit de très heureux effets dans l'asthme annuel. — Quelques faits suivis d'un commentaire destiné à indiquer et à expliquer les connexités qui existent entre la névrose de Beard et l'asthme annuel.

TYPE CXV. — Il s'agit ici d'un jeune malade dont le père avait un rhumatisme noueux rebelle à toute thérapeutique et dont la mère était très nerveuse. — A la suite d'une chute de cheval il ressentit de vives douleurs dans la hanche droite qui le condamnèrent à rester pendant quelques jours allongé dans son lit. — L'articulation coxo-fémorale devint le siège d'un gonflement assez prononcé ; et lorsque les traces de la contusion eurent disparu, on vit se développer une série de phénomènes localisés dans les muscles et les nerfs du voisinage formant par leur groupement et leur allure, ce syndrome spécial que j'ai décrit il y a plus de trente ans sous le nom de névro-myopathie périarticulaire. — Cet état morbide, en excitant le système nerveux et en amoindrissant les forces de l'organisme, prépare l'éclosion de la neurasthénie. — Le fait contenu dans ce type indique cette succession qui, du reste, a été facilitée par les prédispositions innées et acquises accumulées dans la constitution du malade. — On lui conseilla un traitement hydrothérapique durant lequel on eut successivement recours à la douche chaude, à la douche écossaise, à la douche alternative et à la douche tempérée. — L'intervention de ces divers procédés produisit un résultat très satisfaisant.

TYPE CXVI. — Relations de la neurasthénie avec les états morbides que développe la localisation de la goutte dans le cerveau ou dans l'estomac. — On constate quelquefois l'apparition de la neurasthénie avant l'explosion de ces états morbides ; mais il est très difficile de préciser la nature des liens qui unissent ces deux affections. — Je crois pourtant oser dire que l'hydrothérapie peut être utile à ces neurasthéniques que menacent de si graves complications.

La neurasthénie et le diabète.

Quelques considérations sur les relations de la neurasthénie avec le diabète. — Ces deux maladies peuvent être engendrées par des causes identiques : elles apparaissent tantôt simultanément et tantôt l'une après l'autre. — Dans ce dernier cas elles obéissent à un mode de succession qu'il importe de bien connaître.

TYPE CXVII. — Il s'agit d'un homme de race neuro-arthritique, doué d'une grande énergie, absorbé pendant le jour à de rudes travaux intellectuels et devenant le soir un noctambule allant à la poursuite de tous les plaisirs mondains. — Malgré les apparences d'une santé très florissante ce malade ne put supporter dans un jour de malchance le contre-coup d'une violente déception. — Il fut littéralement anéanti par elle et devint promptement neurasthénique. Cette neurasthénie ne présenta dans les premières semaines de son développement aucune complication sérieuse ; mais plus tard on vit surgir à côté d'elle, les simptômes du diabète classique que ses médecins attribuèrent à sa névrose, à ses prédispositions constitutionnelles et aux irrégularités de sa vie. — Il fut soumis à un régime sévère, prit des médicaments appropriés et suivit une cure hydrothérapique assez prolongée. — L'intervention de ce traitement complexe le débarrassa de ses malaises et lui permit de reprendre sans faiblir ses travaux professionnels.

TYPE CXVIII. — Dans ce type se trouve le cas d'un diabète conjugal développé chez deux époux habitués à vivre depuis longtemps dans des conditions déplorables, rendues anti-hygiéniques par la grande uniformité de leurs goûts, de leurs habitudes, de leurs mœurs et de leur alimentation. Le diabète de ces deux conjoints se manifesta chez leur fils qui fut atteint de la même maladie dès l'âge de 12 ans. Ces trois malades ont dans leur lignée ancestrale des névropathes, des goutteux, des rhumatisants et des eczémateux : ils ont eu des troubles variés que leur médecin considéra comme des manifestations prémonitoires du diabète. — Après avoir analysé les urines de ses clients il leur déclara, sans le moindre ménagement, qu'ils étaient tous les trois des glycosuriques. — Cette révélation troubla les deux époux qui eurent, l'un et l'autre, un véritable accès de neurasthénie que le médecin attribua au diabète, à l'influence de leurs tares héréditaires, à leurs antécédents personnels et au trauma moral qu'ils avaient éprouvé le jour où on leur apprit que leurs urines renfermaient une grande quantité de sucre. — Ils furent tous les trois soumis à un traitement judicieusement adapté à leurs malaises respectifs : on modifia leur genre de vie, leur régime, et on leur conseilla une cure hydrothérapique qu'ils suivirent avec une parfaite régularité. — Ces prescriptions furent très favorables à ces malades qui, après avoir supporté les oscillations qu'offre la marche de ces états morbides toujours compliqués, eurent la satisfaction de voir leur santé s'améliorer de jour en jour et obtenir à la longue une vigueur qu'ils n'avaient jamais possédée.

J'ai remplacé, pour ne pas fatiguer le lecteur, l'énumération des nombreux faits que j'ai recueillis sur les rapports du diabète et de la neurasthénie, par un aperçu synthétique basé sur une étude attentive de leur évolution. — Je dois tout d'abord déclarer que les symptômes prémonitoires de cet ensemble pathologique se confondent souvent avec les caractères fondamentaux de la neurasthénie et provoquent en s'unissant une confusion qui trouble parfois l'esprit de l'observateur le plus attentif. — Pour éclairer les points obscurs de ce problème médical, et surtout pour donner à la thérapeutique une direction assurée, il faut s'efforcer de découvrir la généalogie des phénomènes qui forment ce tableau symptomatique dont l'apparence est déconcertante. — On ne peut réellement atteindre ce résultat qu'en recherchant dans les théories émises sur le diabète les notions exactes qu'elles contiennent sur l'évolution de cette maladie et sur les liens qui peuvent l'enchaîner à la neurasthénie. — L'examen de ces diverses théories et surtout de celles qui ont été promulguées par Claude Bernard, par Bouchard, par Chauveau et par quelques autres auteurs atteste le rôle important que jouent, principalement chez les arthritiques, les troubles de la nutrition. — Mais elles apprennent en même temps que le système nerveux a sur le développement de cette maladie une action génératrice très puissante. — Il peut altérer le fonctionnement régulier de tous nos organes et jeter un grand désarroi dans les mutations nutritives de nos cellules formatrices. — Entre les troubles de sécrétions qui forment l'essence du diabète et les désordres nerveux, il existe une connexité incontestable. — C'est en étudiant la modalité de cette association que je suis arrivé à croire à l'existence du diabète neurasthénique et de la neurasthénie diabétique. — Ce double événement est sûrement le résultat d'un vice constitutionnel presque toujours d'origine arthritique, d'une tare héréditaire bien établie ou d'une blâmable imprévoyance personnelle et d'une grande perturbation du système nerveux. — Je ne veux parler ici que du diabète classique apparaissant, bien entendu, en dehors de certaines lésions organiques bien connues. — Il concentre son action nocive, d'après le professeur Robin, dans les organes où s'accomplit la transformation du sucre, principalement dans le foie et se répand ensuite dans tous nos tissus, en prenant pour agent de propagation le système sanguin et le système nerveux.

Après avoir reconnu les affinités de la glycosurie et de la neurasthénie, il me reste à indiquer les applications hydrothérapiques qui conviennent à cet ensemble symptomatique dans lequel apparaissent simultanément ou se succèdent les uns aux autres, les phénomènes que provoque chacune de ces affections.

Lorsque les diabétiques présentent les caractères d'une neurasthénie ayant l'allure d'une véritable excitation et que la transformation du sucre se montre chez eux trop rapide ou trop exagérée, il faut recourir à la douche sédative qui a le double avantage d'apaiser leurs nerfs et de ralentir ses mouvements de désassimilation.

Quand les diabétiques manifestent les troubles nerveux qui appartiennent à la neurasthénie dépressive, on peut tout d'abord faire intervenir la douche sédative, mais il faut se hâter de lui substituer la douche rafraîchie et même la douche froide qui devront être rigoureusement soumises à des règles d'application bien précises.

Quelques diabétiques ont des accidents qui prennent tantôt la forme d'une excitation éclatante, tantôt celle d'un véritable épuisement. — Et comme ces troubles discordants se manifestent parfois presque simultanément, il faut, pour éviter une fausse manœuvre, mettre en jeu la douche à température variable, mixte ou panachée dont j'ai souvent décrit le mode d'application. — La douche tempérée, la douche écossaise à transition douce, la douche chaude courte et assez énergique et même la douche froide employée isolément, peuvent, selon les cas et la susceptibilité des malades, rendre d'importants services

Aux neuro-diabétiques qui sont incommodés par des sensations de refroidissement souvent très désagréables, je recommande les douches chaudes. — Par contre j'engage ceux qui sont importunés par des sensations de chaleur souvent compliquées d'une transpiration abondante, à faire usage d'une douche alimentée avec de l'eau plus ou moins rafraîchie.

Les neuro-diabétiques sont souvent tourmentés par des douleurs localisées dans les plexus nerveux et dans les faisceaux musculaires. — On les soulage presque toujours par la douche chaude par la douche écossaise ou par la douche de vapeur dirigée spécialement sur les régions endolories.

Quant à ceux qui sont sujets à des poussées d'eczéma, de lichen plan, d'urticaire et qui sont incommodés par des démangeaisons cutanées ou par un prurit insupportable il faut les soumettre aux applications hydrothérapiques les plus sédatives et employer surtout la douche tempérée qui devra être administrée dans toute sa rigueur.

Influence des dystrophies sur la neurasthénie. — Manifestations neurasthéniques associées à la chlorose et au cloro-brightisme.

Quelques considérations sur les liens qui semblent unir la chlorose et la neurasthénie.

TYPE CXIX. — C'est le cas d'une jeune fille très nerveuse qui, après avoir éprouvé une très vive émotion, devint subitement neurasthénique. — Dans le cours de cette névrose et surtout vers la fin de son évolution, la jeune malade présenta tous les symptômes de la chlorose. — Elle suivit un traitement sédatif et reconstituant qui lui rendit la santé. — Après une longue période d'accalmie, elle vit de nouveau apparaître les manifestations chlorotiques dues cette fois à de vives préoccupations et à une grande fatigue. — Elles déterminèrent au bout d'un certain temps l'explosion d'un accès de neurasthénie absolument semblable à celui qu'elle avait eu dans les premières années de sa vie et dont elle fut heureusement débarrassée par les applications sédatives et reconstituantes de l'hydrothérapie. — Cette observation, en montrant les liens qui unissent la neurasthénie et la chlorose, permettent de croire que la chlorose a, comme la névrose de Beard, une origine nerveuse incontestable.

TYPE CXX. — C'est le cas d'une jeune fille chez laquelle les symptômes particuliers de la chlorose étaient manifestement associés à ceux de cet état morbide que le professeur Dieulafoy a désigné par le nom de chloro-brightisme. — Cette jeune malade a eu des accidents neurasthéniques qui ont précédé, accompagné et suivi l'évolution de cette affection. — Sans pouvoir démontrer la nature des influences que la neurasthénie exerce sur le chloro-brightisme et celles que le chloro-brightisme a sur la neurasthénie, cette observation prouve qu'il existe entre ces deux maladies des relations incontestables. — Est-il permis de supposer qu'elles peuvent être à tour de rôle sous la dépendance l'une de l'autre? — Je n'ose pas le dire. — Mais en revanche, je puis affirmer que l'hydrothérapie, sous la forme d'une douche agréablement chaude et toujours très courte, qui est celle du reste qu'on emploie avec succès chez les albuminuriques, est toujours très bienfaisante. — Elle aide même les malades à bénéficier du régime lacté auxquels ils sont longtemps condamnés 307

TREIZIÈME SOMMAIRE

XIII

308 Relations de la neurasthénie avec quelques maladies organiques du système cérébro spinal et avec certaines formes de psychoses

Nécessité de rappeler les relations de la neurasthénie avec quelques affections matérielles ou fonctionnelles du système cérébro-spinal et avec certaines psychoses bien connues. — Ces relations ont été longuement décrites dans les chapitres consacrés à l'étude des diverses formes que prend la neurasthénie quand elle est associée à la syphilis, au neuro-arthritisme, à la plupart des intoxications, à l'artério-sclérose cérébrale, à quelques manifestations névro-myopathiques, à certaines perturbations localisées dans les principaux appareils de l'organisme et surtout dans celui où s'accomplissent les fonctions génito-urinaires. — Il suffit d'accorder ici un simple rappel à ces relations déjà décrites. — Ce chapitre est particulièrement consacré à l'étude des alliances que la neurasthénie peut avoir avec le tabès, la paralysie générale progressive et quelques psychoses bien définies.

La neurasthénie et le tabès. — Dans la période prémonitoire du tabès les phénomènes qui constituent la neurasthénie essentielle sont l'unique expression de la maladie cérébro-médullaire. Mais bientôt on voit apparaître à côté d'eux des manifestations spéciales qui permettent de prévoir l'évolution plus ou moins prochaine de la maladie de Duchenne. — Tantôt ce sont des accidents qui viennent révéler sa nature syphilitique.— Tantôt ce sont des perturbations qui siègent dans le nerf pneumo-gastrique et qui se traduisent par des vertiges, de la dypsnée, du laryngisme, des palpitations cardiaques, ou par des douleurs stomacales compliquées de troubles fonctionnels localisés dans toute l'étendue du tube digestif.

Dans certaines circonstances on constate des défaillances motrices auxquelles vient se joindre une perversion anesthésique provoquant une grande irrégularité dans le fonctionnement de notre sensibilité générale et de nos sens spéciaux. — Quelquefois on voit apparaître des troubles génito-urinaires, qui, bien que ressemblant à ceux de la neurasthénie sexuelle, ont souvent un aspect assez inquiétant. — Ces précieuses constatations donnent des indications thérapeutiques importantes qui se traduisent par la prescription d'une médication spécifique à laquelle on adjoint presque toujours l'intervention de certains agents physiques, l'éducation des muscles et l'hydrothérapie dont les applications doivent être adoptées aux exigences de chaque malade.

Type CXXI. — Neurasthénie et Tabès. — Ce malade a eu dans le cours de son existence plusieurs accès de neurasthénie dont les premiers ont été guéris par l'hydrothérapie. — Le dernier s'est montré plus tenace et a suivi une évolution spéciale. — Il a été remplacé par des troubles génitaux au milieu desquels on a pu constater une anesthésie cutanée localisée dans le périnée et autour du siège, de la spermathorrhée, des érections nocturnes douloureuses n'éveillant aucun désir vénérien et suivies le lendemain durant toute la journée d'une flaccidité pénienne invincible provoquant naturellement une impuissance absolue. — Ce malade délivré de ces accidents a été subitement pris de vertiges, de spasmes laryngés, de quintes de toux, d'étouffements, de douleurs stomacales compliquées de nombreux troubles localisés dans le tube digestif.— Après la disparition de ces perturbations, évidemment développées dans le domaine du nerf pneumo-gastrique, le patient a vu se manifester successivement tous les symptômes caractéristiques du tabès.—Soumis pendant plus de deux années consécutives à l'usage d'une médication dans laquelle le mercure n'a jamais figuré, la situation du malade s'améliora sensiblement. — Cette affection dont il a été difficile d'apprécier la nature et d'expliquer la pathogénie, car le sujet a déclaré n'avoir jamais eu la syphilis, cette affection, dis-je, offre dans son évolution des particularités assez curieuses. — La neurasthénie peut incontestablement jouer le rôle de prodrome annonçant par son allure spéciale l'explosion prochaine du tabès. — Elle laisse se développer à côté d'elle des symptômes qui ne sont pas les siens et qui sont caractérisés par des désordres génitaux assez sérieux ou par de vives perturbations dans le fonctionnement du nerf pneumo-gastrique.—Ces nouveaux troubles peuvent comme la neurasthénie être de nature prémonitoire. — Ce n'est qu'après leur disparition que se montrent successivement les symptômes caractéristiques du tabès qui ne sont réellement amendés qu'à la suite d'un traitement dans lequel on a mis à contribution pendant deux années consécutives le nitrate d'argent, l'iodure de potassium à hautes doses et l'hydrothérapie.

Type CXXII. — Neurasthénie et Tabès. — Il s'agit ici d'un névropathe affligé d'une mentalité très défectueuse et sujet dès la première jeunesse à des troubles génito-urinaires évidemment dus à la débilité de sa constitution et aux irrégularités de sa vie. Dans un jour de malheur il contracta la syphilis contre laquelle on dirigea aussitôt un traitement spécifique qui fut scrupuleusement suivi pendant six mois, à peine interrompu par quelques jours de repos. — La santé du malade, un instant compromise par cette pénible épreuve, s'améliora et resta même pendant un temps assez long à l'abri de tout accident. — Malheureusement il fut inopinément secoué par une émotion très violente qui détermina l'explosion d'une neurasthénie. — Cette névrose conserva pendant un certain temps la forme de la neurasthénie essentielle; mais elle se localisa bientôt dans les voies génito-urinaires produisant de la spermatorrhée, de l'impuissance ainsi que des perturbations sensitives assez étranges et certains troubles moteurs qui n'accompagnent pas habituellement la neurasthénie sexuelle. Le professeur A. Fournier appelé pour donner son avis sur cet intéressant malade déclara que les troubles nerveux dont il était atteint devaient être considérés comme les précurseurs d'une ataxie locomotrice en voie d'évolution. — Il affirma, en outre, que la syphilis était la cause de cet état pathologique. — La prévision du célèbre praticien se réalisa; le tabès se manifesta, au bout d'une semaine, escorté de tous ses symptômes caractéristiques. — Le malade continua la cure hydrothérapique, mais il fut en même temps soumis à un traitement mercuriel qui dura sans suspension pendant une année entière.

Type CXXIII. — Neurasthénie et Tabès. — Observation d'un malade soigné, en 1864, à l'établissement hydrothérapique de Bellevue que je dirigeais à cette époque. — A la suite d'un grand abus des plaisirs sexuels il éprouva des troubles nerveux semblables à ceux qu'on attribue aujourd'hui à la neurasthénie. — A ces désordres fonctionnels particulièrement localisés dans les voies génito-urinaires succédèrent les symptômes du tabès. Ils furent traités et très sensiblement améliorés par l'usage exclusif de douches froides très courtes prises régulièrement deux fois par jour pendant près de deux années entières. — Après cette longue cure, le malade rentra chez lui, reprit ses occupations personnelles et put même s'accorder des distractions mondaines qui n'eurent sur lui aucune influence fâcheuse. — J'eus le plaisir de le rencontrer en 1900, c'est-à-dire trente-six ans après son exode de Bellevue et, dans une longue conversation que nous eûmes ensemble, il m'apprit que sa santé était restée satisfaisante et n'avait jamais eu besoin d'aucun secours médical.

Simple signalement de quelques manifestations éphémères de la neurasthénie dans certaines maladies organiques du cerveau, de la moëlle épinière et des nerfs.

Relations de la neurasthénie avec certaines psychoses.

Les aliénistes reconnaissent que les psychoses ont des relations incontestables avec la neurasthénie. — En ce qui concerne cette dernière, ils affirment qu'elle figure dans le prélude de la pseudo-paralysie générale, de la paralysie générale progressive et que ses symptômes primordiaux se trouvent assez souvent associés à ceux de la psychasthénie, de la mélancolie et de l'hypocondrie et à ceux qui appartiennent à une certaine forme de dégénérescence. — Cette observation me semble très judicieuse. — Allant plus avant dans cette question d'alliances pathologiques, beaucoup de neurologistes n'hésitent pas à dire que les symptômes de la neurasthénie ont des traits d'union avec ceux qui accompagnent la confusion mentale, la démence précoce, la paranoïa, la mythomanie et même les nombreuses vésanies qui se développent sous l'influence de diverses intoxications endogènes ou exogènes. — Je n'adopte pas cette manière de voir. — Les faits observés par moi sont trop peu nombreux pour me permettre de formuler un avis sur cette question difficile. — Je puis justifier ma réserve en disant que chez les malades atteints des psychoses dont je viens de citer le nom, les troubles nerveux fortuitement associés à ces psychoses n'ont présenté qu'une ressemblance insignifiante avec ceux qui accompagnent habituellement la neurasthénie. — Dans ce cas mon abstention est légitime. — Mais en revanche je puis parler avec plus de sûreté des relations de la maladie de Beard avec la paralysie générale des aliénés, avec la psychasthénie et avec certaines formes de la mélancolie et de l'hypocondrie ou de la dégénérescence.

La neurasthénie et la paralysie générale progressive.

Considérations générales sur la pseudo paralysie générale et sur la paralysie générale. — Un mot sur les principaux aliénistes qui ont contribué à répandre les premières notions relatives à la paralysie générale.

Type CXXIV. — Le malade qui figure dans ce type appartient à une famille où l'on a, maintes fois, constaté des perturbations cérébrales. — Il a eu dans le cours de sa jeunesse des périodes d'excitation et d'épuisement qui ont compromis les fonctions de son système nerveux. — Actif et ambitieux il s'est livré à un travail démesuré qui a provoqué chez lui un très grand surmenage. — Éprouvé par de toutes déceptions, il fut obligé de renoncer aux rêves de fortune et de gloire qu'il avait imprudemment conçus. — Il tomba dans une sombre hypocondrie et ressentit des troubles nerveux attribués à une simple névropathie qu'on aurait certainement appelé neurasthénie si le nom de la névrose de Beard avait été connu à cette époque. — On lui conseilla de suivre un traitement hydrothérapique qui, en fortifiant ses nerfs et en relevant son énergie, lui permit de reprendre les travaux qu'il avait été obligé d'abandonner. — Les efforts intellectuels auxquels il se condamna ramenèrent ses accidents nerveux qui cette fois furent associés à des troubles psychiques que Lasègue, appelé en consultation, considéra comme les prodromes d'une paralysie générale. — La prévision de l'éminent professeur se réalisa. — La terrible psychose se manifesta par des phénomènes matériels et psychiques dont on ne pouvait pas nier la nature. — L'évolution de cette maladie fut très lente et l'infortuné patient put encore jouir de quelques années d'accalmie. — Mais ces heureuses intermittences devinrent de plus en plus rares; les symptômes de déchéance s'aggravèrent de jour en jour, et ce pauvre paralytique, transformé en un véritable automate, mourut dans une violente convulsion.

Quelques considérations destinées à expliquer les liens qui semblent exister entre certaines névroses et certaines psychoses, et notamment entre la neurasthénie et la paralysie générale. — Elles ont pour point d'appui l'analogie qu'on constate dans les principales causes qui engendrent ces diverses entités morbides.

Type CXXV. — Neurasthénie et paralysie générale. — C'est le type d'un malade foncièrement névropathe, usé par un travail trop absorbant et peut-être aussi par une syphilis contractée dans sa première jeunesse. — Éprouvé par un terrible chagrin contre lequel il n'eut pas la force de réagir, il devint neurasthénique. — Sensiblement amélioré par le traitement hydrothérapique qu'on lui conseilla de suivre il put reprendre sa vie habituelle. — Après avoir joui d'une accalmie relative, il fut plus tard victime d'une émotion qui ramena les accidents de la neurasthénie et auxquels vinrent s'ajouter cette fois des symptômes faisant craindre aux neurologistes consultés l'explosion prochaine d'une paralysie générale. — Ce pronostic fut confirmé par les événements ultérieurs. — Le malade présenta peu à peu les symptômes qu'engendre cette terrible affection et mourut après avoir traversé toutes les phases de l'affreuse déchéance qu'elle provoque.

Encore un exemple qui souligne les relations de la neurasthénie avec la paralysie générale. — Je pourrais citer un grand nombre de faits analogues servant à confirmer la réalité de ces relations. J'aime mieux éviter à mes lecteurs cette énumération aussi inutile que lugubre.

Relations de la neurasthénie avec certaines formes de la mélancolie, de l'hypocondrie et avec d'autres états psychiques caractérisés par de multiples perturbations intellectuelles et morales pouvant se manifester isolément ou se grouper autour des symptômes de la maladie de Beard. — Ces états psychiques constituent la phychasthénie dont le professeur Raymond a cherché à établir l'autonomie. — Parmi les perturbations qui caractérisent ces états psychiques on peut faire figurer le doute, les scrupules, les soupçons illégitimes associés souvent à des idées de conjuration ou de persécution, les appréhensions, les phobies causées par la crainte d'être atteint d'une maladie incurable ou difficile à découvrir. — Il faut citer encore les impressions de tristesse parfois accompagnées d'une grande anxiété, les déraillements intellectuels et affectifs qui dénaturent le sens moral, font naître des obsessions ou des impulsions insolites, faussent le jugement, rendent la raison chancelante et engendrent des pensées bizarres qui effleurent les conceptions délirantes. — Ces diverses perturbations s'unissent assez souvent aux symptômes de la plupart des névroses et principalement à ceux de la neurasthénie. — Lorsqu'elles contractent alliance avec la maladie de Beard elles modifient l'allure de cette névrose et parviennent à la transformer en une véritable psychose à laquelle on donne le nom de psychasthénie. — Liens de la psychasthénie et de la neurasthénie. — Ces deux psychoses ont une grande analogie, mais elles offrent des nuances dans leur évolution. — Observations qui viennent à l'appui de cette affirmation.

Type XXVI. — Neurasthénie et Mélancolie. — C'est le cas d'un malade dont le père a succombé à une paralysie générale et dont la mère a eu dans le cours de son existence de nombreux désordres du système nerveux. — Les antécédents de ce malade ne sont pas satisfaisants. — Sa première jeunesse a été troublée par des perturbations nerveuses mal définies, mais très fréquentes. — Au collège et au régiment il a eu des accès de nostalgie dominés par une grande tristesse. — Sous l'influence d'une violente émotion, ses prédispositions morbides se manifestèrent avec plus d'intensité et ce malade ne tarda pas à présenter tous les symptomes de la neurasthénie essentielle. — On lui conseilla de suivre un traitement hydrothérapique qui ne produisit qu'une amélioration relative. — Les accidents neurasthéniques disparurent ; mais ils furent aussitôt remplacés par des phénomènes mélancoliques très accentués qui inquiétèrent ses parents et ses médecins. — Grâce à l'intervention d'un traitement hydrothérapique très prolongé et d'une psychothérapie attentive, le malade retrouva toutes ses facultés et put entreprendre des travaux très absorbants sans éprouver une grande fatigue. — Dans ce cas spécial, c'est la neurasthénie qui a paru la première. — A-t-elle causé la mélancolie qui lui a succédé ou n'a-t-elle été qu'un de ses prodomes ? — Question difficile qu'il faut étudier avec soin.

quand on veut rechercher si la maladie de Beard est une simple psychose-nevrose, qui, sous l'influence de causes trop déprimantes, est susceptible de se transformer en une psychose inquiétante.

Type XXVII. — Neurasthénie et mélancolie. — Il s'agit d'une jeune homme de 26 ans, appartenant à la race neuro-arthritique et petit fils d'un aliéné. — Il était attaché, comme secrétaire, à un grand personnage chargé d'une mission en Orient et devait incessamment aller occuper son poste. — Il a la malchance de contracter une blennorrhagie qui provoqua le développement d'une arthrite localisée dans les genoux et qui le condamna à observer un repos absolu. — Il fut, à son très grand regret, obligé de retarder son départ; ce contre-temps l'impressionna vivement et fit naître dans son esprit les idées les plus sombres. — Il eut un véritable accès de mélancolie qui troubla la sénérité de sa raison et qui fit naître dans son esprit l'idée de se donner la mort. — Cet état psychique s'améliora peu à peu et le malade voulut rejoindre son poste. — La famille n'y consentit pas. — Le jeune homme exaspéré par cette opposition eut un accès de colère qui provoqua l'explosion des symptômes caractéristiques de la neurasthénie. — On lui conseilla de nouveau de suivre un traitement hydrothérapique qui eut pour résultat immédiat d'apaiser ses nerfs et de fortifier sa constitution. — Trouvant sa santé suffisamment restaurée, il partit pour l'Orient où l'attendait son protecteur et il put, sans être importuné par la maladie et sans éprouver la moindre fatigue, exercer ses nouvelles fonctions avec une grande activité.

L'observation actuelle nous apprend que la mélancolie a visiblement précédé la neurasthénie dont l'explosion n'est survenue qu'après le violent accès de colère qu'eut le malade quand ses parents l'empêchèrent de rejoindre son poste officiel si ardemment convoité. — Peut-on admettre que dans ce cas la maladie de Beard ait été la conséquence de l'épuisement nerveux dû à la mélancolie ou, est il possible de croire que l'ébranlement produit par un simple accès de colère ait seul été capable de déterminer son apparition ? — Ces deux hypothèses sont assurément acceptables, mais il faut reconnaître que les perturbations mélancoliques et neurasthiques manifestement associés chez ce malade ont subi l'influence d'autres causes particulièrement nocives. — On doit, je crois accorder une large part aux predispositions morbides, héréditaires ou acquises, accumulées dans l'organisme de ce malade et tenir compte en même temps des fâcheux effets que produisit la blennorrhagie sur les fonctions de son cerveau. — C'est certainement à ces effets que l'illustre Ricord qui les avait souvent constatés chez beaucoup de malades voulait faire allusion quand il disait à ses élèves, toujours charmés par ses paroles humouristiques, que la chaude pisse était une maladie mentale. — Neurasthénie et hypocondrie.

Les hypocondriaques peuvent être classés en plusieurs groupes distincts. — Principaux traits qui caractérisent les malades de chacun de ces groupes. — Il faut tout d'abord signaler les hypocondriaques dont l'état psychique se manifeste par des conceptions délirantes, des hallucinations persistantes et par de graves perturbations mentales. — Ce sont des vésaniques qui doivent être confiés aux aliénistes. — Je ne leur dois ici qu'une simple mention. — A côté d'eux figurent ces malades que l'on voit sans cesse tourmentés par des doutes qui les empêchent d'analyser sainement les troubles morbides dont leur organisme est le siège. — Il faut placer dans leur voisinage ces infortunés qui se figurent être atteints d'une maladie mortelle ou d'une infirmité irréparable. Les uns et les autres restent presque toujours confinés sur les frontières de la folie et ne sont pas de notre ressort. — Je ne dois m'occuper ici que des hypocondriaques dont la maladie évolue dans un cycle exclusivement névrosique qu'elle n'abandonne jamais. — Ils ont un aspect moins alarmant que les précédents. — Leur jugement est certainement faussé ; mais leur esprit conserve le plus souvent une convenable lucidité. — Toujours préoccupés de leur santé matérielle, surpris par les sensations anormales dont leur organisme est le siège, ils sont envahis par toutes sortes de craintes, d'appréhensions ou de phobies et se croient perpétuellement menacés d'une affection grave que les médecins, selon eux, ne peuvent ni comprendre ni expliquer. — Cette forme de l'hypocondrie a été sérieusement étudiée par tous les neurologistes. — Pour les uns, cette entité morbide est toujours d'origine cérébrale et réside dans les zones corticales de l'encéphale. — Pour quelques autres elle a une origine viscérale dont la cœnesthésie nous révèle le point de départ. — On la localise le plus souvent dans les plexus du nerf grand sympathique qui président aux fonctions de l'estomac, du foie, de l'intestin et de la plupart des organes splanchniques. — Cette sélection est admissible. — Elle satisfait les théoriciens et permet aux thérapeutistes de découvrir les indications qui doivent diriger le traitement de cette maladie — Grâce à elle nous avons pu constater les heureux effets produits par l'hydrothérapie et la psychothérapie sur les phénomènes essentiels de l'hypocondrie cérébrale et trouver des moyens curatifs capables de lutter honorablement contre l'hypocondrie viscérale ou cœnesthésique Pour rester fidèle au programme que je me suis tracé dans ce livre, je dois compléter ces considérations en ajoutant que la neurasthénie est souvent associée à l'hypocondrie. — Les faits suivants vont permettre de constater cette alliance.

Type CXXVIII. — Neurasthénie et hypocondrie. — Ce type contient un court aperçu consacré à l'histoire pathologique d'une jeune femme qui a eu dans les premières années de sa vie des troubles nerveux très variés dus à son hérédité névropathique et à son irrégulière éducation. — A la suite d'une émotion très pénible causée par la blessure morale que reçut dans une grande soirée musicale son amour propre d'artiste, elle fut atteinte d'un accès de neurasthénie qui se manifesta dans tous les appareils de son organisme. — Le cœur, le tube digestif, l'utérus devinrent tour à tour le siège de sensations pénibles qui lui firent craindre le développement d'une grave lésion dans la structure de ces viscères. — Elle ne put se soustraire aux innombrables phobies qui envahissaient son esprit ; ses forces s'épuisèrent de jour en jour ; plus d'appétit, plus de sommeil. — Dans ses nuits d'insomnie son impressionnabilité avait des sursauts durant lesquels son esprit évoquait son insuccès de chanteuse qu'elle attribua à une cabale organisée par des envieux inconnus. — Elle se lamenta sans cesse et resta longtemps plongée dans une désespérante hypocondrie. — On lui conseilla de suivre un traitement hydrothérapique qui, au moyen de douches alternativement sédatives et reconstituantes, parvint à améliorer sa santé. — La maladie de cette jeune femme a commencé par une neurasthénie complexe qui s'est propagée dans la plupart des organes et après laquelle on a vu surgir les symptômes caractéristiques de l'hypocondrie. — On a supposé un instant que les troubles viscéraux avaient pu engendrer cette dernière névrose Mais cette opinion a été abandonnée ; et l'on a trouvé plus rationnel d'admettre que ces troubles étaient la conséquence de la maladie de Beard localisée dans les viscères intéressés. — Chez cette malade la neurasthénie et l'hypocondrie ont conservé leur caractère essentiel. Provoquées l'une et l'autre par des causes à peu près univoques, elles ont associé leurs symptômes et prouvé de cette façon les relations qui existent entre ces deux affections.

Type CXXIX — Neurasthénie et hypocondrie. — C'est le cas d'un jeune névropathe très timoré que des amis compatissants voulurent acclimater aux aventures galantes. — Ils l'invitèrent un jour à un festin interlope qui devait se terminer par une grande sauterie. — Il fit un tour de valse avec une célébrité chorégraphique qui pour témoigner sa joie eut la singulière idée de déposer brusquement sur les lèvres de son cavalier un baiser très démonstratif. — Surpris par cette embrassade inattendue, le jeune homme quitta la salle de bal et rentra chez lui. — Le lendemain il inspecta son visage et vit près de sa bouche une légère érosion qui lui causa de vives inquiétudes. — Croyant déjà être contaminé par la syphilis ou par le virus cancéreux il se hâta d'aller chez son médecin qui parvint à dissiper toutes ses craintes. — Les phobies, un instant évanouies, reparurent assez promptement et provoquèrent un grand épuisement nerveux. — Cet état hypocondriaque resta longtemps stationnaire et fut plus tard remplacé par les symptômes fondamentaux de la neurasthénie. — Cet infortuné suivit une cure hydrothérapique dont les effets furent assez favorables. — On lui conseilla ensuite de faire un voyage d'agrément qui eut sur sa santé une influence très salutaire.

Type CXXX. — Neurasthénie et hypocondrie. — C'est encore un cas dans lequel les relations de la neurasthénie et de l'hypocondrie sont très apparentes. — Il concerne un malade qui, sous l'influence d'une violente secousse morale, est subitement devenu neurasthénique. — Chez lui, la névrose de Beard a conservé pendant longtemps sa forme encéphalique ; elle s'est plus tard transformée en une neurasthénie génitale qui semble avoir favorisé l'explosion d'un état hypocondriaque très caractérisé.

Les exemples que je viens de citer montrent les liens qui enchaînent la neurasthénie, la mélancolie et l'hypocondrie et nous permettent de comprendre pourquoi les neurasthéniques peuvent suivant les influences qu'ils subissent, devenir des mélancoliques ou des hypocondriaques.

— Apparition de la neurasthénie chez des malades atteints de troubles psychiques incomplètement systématisés qui semblent plutôt appartenir à la psychasthénie qu'à la dégénérescence — De la neurasthénie chez les dégénérés supérieurs. — Un mot sur la nature et sur les diverses formes de la dégénérescence humaine. — Encore quelques considérations sur les neurasthéniques, les dégénérés et les psychasthéniques.

Quelques médecins déclarent que la neurasthénie peut se développer chez des malades atteints de confusion mentale ou de demence précoce, chez les mythomanes chez les dégénérés et chez ceux dont la vésanie est engendrée par une toxi-infection. — Je n'ai réellement observé de faits de ce genre que chez les dégénérés supérieurs, mais je m'empresse d'ajouter que leur neurasthénie a toujours eu une forme abatardie qui n'a pas l'allure habituelle de la maladie de Beard — J'ai vu un assez grand nombre de malades chez lesquels les symptômes de la neurasthénie se trouvaient accolés à des troubles psychiques pouvant être considérés comme une manifestation de dégénérescence. — Cet assemblage qui m'a presque toujours paru résulter plutôt d'une simple juxtaposition que d'une véritable alliance doit figurer à cette place. — Le lecteur pourra, en parcourant les faits que je vais citer, apprécier la déformation qu'impose à la neurasthénie l'apparition des troubles psychiques dont je viens de parler.

TYPE CXXXI. — Neurasthénie compliquée d'illusions, d'hallucinations très probablement liées à certaines formes de la dégénérescence ou à la véritable psychasthénie. — Il s'agit ici d'un névropathe exalté, sujet à la fois à des emportements d'une extrême violence et à des rêveries prolongées dont on ne pouvait pas expliquer la nature. — A la suite d'une scène très vive qu'il eut avec ses parents il fut pris d'un véritable accès de neurasthénie. — Les phénomènes de cette névrose disparurent sous l'influence d'un traitement hydrothérapique qu'on lui conseilla. — Mais sa mentalité resta déséquilibrée. — Il eut des illusions et même quelques hallucinations légères de l'ouïe et de la vue qu'on attribua à sa dégénérescence native. — Les soins aussi persévérants qu'affectueux dont il fut entouré lui rendirent la santé qui, je le crois, n'a pas été troublée depuis cette époque.

TYPE CXXXII. — Neurasthénie plus rapprochée de la psychasthénie autonome de Raymond et Janet que de la dégénérescence. — Nombreux troubles de l'esprit. — Je désire placer dans ce type les neurasthéniques qui, sous l'influence d'une hérédité nerveuse trop accentuée ou par l'intervention d'une dégénérescence ancestrale, se transforment en véritables psychopathes. — On constate chez eux un assez grand affaiblissement de la conscience, une perte partielle de la mémoire, une véritable *désorientation* qui amoindrit sensiblement les notions que l'individu sain a sur sa personnalité et sur le milieu dans lequel le hasard l'a placé. — Certains de ces neurasthéniques dont les fonctions cérébrales paraissent toujours languissantes associent mal leurs idées et n'ont jamais la force de prendre une détermination. — Chez eux, le jugement semble faussé. — Indifférents à toute chose, ils laissent accumuler dans leur esprit une foule d'idées erronées difficiles à déraciner. — D'autres neurasthéniques sont troublés dans leurs sentiments affectifs et dans leur sens moral. — Ce sont des émotifs pervertis qui cessent d'aimer leurs parents les plus chers et chez lesquels éclatent souvent de violents accès de colère ou de jalousie. —

Rapports de la neurasthénie avec certaines perturbations mentales qui semblent avoir leur point de départ dans la circonscription du nerf grand sympathique. Les troubles sensitifs ou vaso-moteurs qui siègent dans le grand-sympathique et dans les viscères peuvent, comme je l'ai déjà dit, engendrer certaines formes de la vraie neurasthénie. — Mais ils peuvent aussi, en agissant sur quelques centres nerveux, donner naissance à des troubles psychiques qui, tout en offrant une grande analogie avec ceux qu'on rencontre parfois chez les neurasthéniques, ont un aspect plus alarmant et s'allient à des défaillances mentales plus graves que celles qui escortent ordinairement la maladie de Beard. — Les perturbations sensitives de la périphérie sont assez exagérées et l'activité des nerfs du mouvement paraît presque suspendue. — La lassitude qui est la conséquence de ces troubles ne ressemble pas à celle que produit la neurasthénie, elle se rapproche de celle qui accompagne la parésie et même la paralysie. — Les facultés psychiques sont dans un véritable engourdissement. — La dépression de la volonté s'accentue visiblement et provoque à la longue une véritable aboulie. — Le malade, privé de toute résistance, n'est plus qu'un automate sans boussole qui obéit fatalement à toutes les influences et qui finit par devenir un suggestif extravagant ou un impulsif redoutable — Ces dégénérés ou plutôt ces psychasténiques ne sont vraiment dangereux que lorsque leur conscience est complètement obscurcie. — A côté d'eux on trouve quelquefois des névrosés qui se laissent facilement hypnotiser par le récit ou la vue de certaines anomalies sexuelles ; ils prononcent des paroles obscènes, deviennent aisément des exhibitionnistes, et commettent des attentats à la pudeur. — Il arrive parfois que ces malades, lorsque les obsessions se transforment en idées fixes, manifestent des tendances à la kleptomanie ou se laissent entraîner à proférer des menaces extraordinaires qu'heureusement ils n'exécutent presque jamais. — Quelques-uns de ces obsédés se condamnent à un mutisme intéressé pour ne pas dévoiler les incorrections de leur personnalité morale. — Ils tremblent de comparaître devant les médecins, redoutent leurs investigations, craignent la perspicacité qu'ils déploient pour faire un vrai diagnostic et ne répondent que vaguement aux questions qu'ils leur adressent — Toutefois quand leur état morbide semble s'aggraver, ils s'empressent de les consulter et implorent leur assistance — Ils se montrent alors très préoccupés de la perversion qu'ils croient éprouver dans tous les organes des sens. — On les voit constamment examiner leur peau pour savoir si elle n'offre pas une teinte fâcheuse ou si elle n'est pas un réceptacle de dangereux microbes. — Ils n'osent pas toucher certaines étoffes et ont peur de se mettre en contact avec des objets contaminés. — Pour se débarrasser de ces infiniments petits dont ils craignent la nocivité, on les voit tous les jours faire des injections nasales ou pharyngiennes et pratiquer des ablutions générales fréquemment renouvelées. — Ils s'enferment dans leur cabinet de toilette comme dans un sanctuaire où ils espèrent se débarrasser de leurs souillures. — Malheureusement leur mentalité reste toujours impure et développe en eux des craintes chimériques, des idées hypocondriaques auxquelles il est difficile de les soustraire. — Ils n'osent pas marcher ni se tenir debout et présentent tous les signes de l'astaso-abasie qui est, comme l'agoraphobie, la claustrophobie, la galophobie, etc., une manifestation spéciale de l'hypocondrie — Les troubles psychiques que je viens d'indiquer ont une allure vésanique incontestable. — Mais les malades chez lesquels on les découvre ne sont pas tous de véritables aliénés. — Ce sont des psychasthéniques que certains classent parmi ces dégénérés dont on peut améliorer l'existence par l'intervention d'un traitement physique judicieusement combiné avec une psychothérapie rationnelle. — J'ai vu un certain nombre de neurasthéniques figurer dans ce cadre nosologique, et bien que leur symptomatologie ait été tranformée par l'apparition d'aberrations mentales dont ils ne sont pas coutumiers, j'ai cru devoir leur donner asile dans cet opuscule en les considérant comme des neurasthéniques mâtinés de psychasthénie. 357

QUATORZIÈME SOMMAIRE

XIV

358 Relations de la neurasthénie avec les névroses et avec divers états nerveux qu'on peut désigner sous le nom de pseudo-névroses. — Ces pseudo-névroses offrent,

comme les névroses proprement dites, des perturbations qui intéressent la mentalité du malade et sa sensibilité; mais on distingue dans leur symptomatologie des troubles moteurs très variables dont les manifestations caractéristiques indiquent un grand déraillement de la force neuro motrice. —

La neurasthénie a de fréquentes relations avec la plupart des névroses et notamment avec le nervosisme proprement dit d'où elle est sortie, avec l'hystérie, avec la maladie de Basedow ou de Graves et avec quelques manifestations bénignes de l'épilepsie. — Elle en a aussi, quoique plus rarement avec les pseudo-névroses — C'est ainsi qu'on la voit parfois associée avec certaines chorées, avec les tics, les spasmes ou les contractures, les crampes professionnelles, le paramyoclonus, la tétanie, la maladie de Thomsen ou de Little, la plupart des tremblements, la paralysie agitante de Parkinson, et un certain nombre de troubles moteurs intéressant la coordination, l'équilibre et l'étendue des mouvements volontaires.

Relations de la neurasthénie avec le nervosisme ou l'état nerveux proprement dit.

La neurasthénie et le nervosisme ont des relations fréquentes qu'il est facile d'analyser — Ces deux névroses sont engendrées par de nombreuses causes dont l'analogie ne peut être mise en doute. — Il est donc naturel que leurs symptômes respectifs, obéissant à une influence étiologique univoque, aient des traits d'union qui les rapprochent souvent les uns des autres. — Il y a encore quelques raisons explicatives qu'il est permis d'évoquer pour justifier ces affinités. — Ces deux états névropathiques sont restés pendant longtemps confondus ensemble et désignés par le même nom. — Quelques neurologistes ont essayé de les disjoindre et ont fait un tirage à part de ce qu'ils ont appelé la faiblesse irritable, la névrose du tronc cœliaque, la névropathie cérébro-cardiaque, l'exhaustion nerveuse ou parésie cérébro-médullaire, etc — Celui qui a opéré dans le nervosisme la fouille la plus fructueuse, c'est le professeur Beard, de New-York. — Il en a extrait cette intéressante névrose dont il a merveilleusement esquissé les traits principaux et à laquelle il a donné le nom très euphonique de neurasthénie. — Elle a eu la bonne fortune d'être favorablement accueillie par Charcot qui l'a vulgarisée en France en lui consacrant un acte de naturalisation bien conçu. — Après son extraction du nervosisme, la neurasthénie s'est révélée avec une escorte de symptômes qui sont bien les siens. — Seulement, quelques-uns d'entre eux n'ont pu cacher leur air de famille. — Aussi, montrent-ils une grande affinité pour les symptômes du nervosisme avec lesquels ils sont restés si longtemps unis. — Il n'est donc pas extraordinaire que ces deux névroses, subissant l'influence de causes à peu près identiques dans leurs effets et présentant des traits qui rappellent une origine commune, aient entre elles des relations bien accusées. — Pour confirmer leur réalité je puis ajouter aux considérations dans lesquelles je viens d'entrer le témoignage de nombreux faits cliniques dont je n'ai besoin de citer que les plus probants.

Type CXXXIII. — Neurasthénie et nervosisme. — Dans ce type figurent des malades chez lesquels on voit la maladie de Beard succéder à des troubles nerveux mal définis ressemblant à ceux du nervosisme. — Quelquefois ces deux névroses se développent à peu près simultanément. — Elles se manifestent de préférence chez les personnes qui portent les traces d'une toxi-infection et surtout chez les neuro-arthritiques; elles sont souvent remplacées par des douleurs qui siègent tantôt dans les viscères et tantôt dans les membres. — Quelques médecins désignent cette succession de phénomènes nerveux par le nom de névrose arthritique. — Cette névrose prend quelquefois l'allure d'une véritable entité morbide ; elle dure assez longtemps et finit par provoquer un grand délabrement de l'organisme qui ouvre la porte à la neurasthénie. — Dans certaines circonstances, le nervosisme paraît être sous la dépendance d'une affection viscérale qui, par une curieuse coïncidence, peut en même temps donner naissance à une neurasthénie. — Quand ces deux névroses sont associées chez le même malade, le médecin se trouve en présence d'un ensemble pathologique qui est parfois difficile à analyser. — On constate assez souvent l'apparition de ces alliances névropathiques à la suite de la grippe de la fièvre typhoïde, d'un empoisonnement paludéen, d'une affection cardio-vasculaire, d'une entérite chronique, d'un engorgement spléno-hépatique, d'une cystite, d'une congestion utéro-ovarienne, ou bien encore, comme je l'ai déjà dit, quand le malade se trouve sous l'influence d'un trouble de nutrition, d'une toxi-infection ou d'une diathèse. — Ces divers états morbides dans lesquels les symptômes de la neurasthénie et du nervosisme sont associés dans leurs manifestations extérieures sont tous tributaires de l'hydrothérapie. — Par ses effets sédatifs ou excitants, analgésiques ou révulsifs, dérivatifs ou dépuratifs, résolutifs ou reconstituants, ce traitement peut rendre les plus grands services aux malades qui sont éprouvés par toutes les perturbations pathologiques que je viens d'indiquer.

Relations de la neurasthénie et de l'hystérie.

Les symptômes de l'hystérie peuvent se greffer sur les états morbides les plus divers. — Il n'est donc pas extraordinaire de les voir se développer chez des malades atteints de neurasthénie. — Ces deux névroses ont des liens de parenté incontestables. — Elles peuvent se manifester simultanément chez la même personne ou se substituer l'une à l'autre en conservant dans les deux cas des relations significatives. — Charcot a cherché à mettre en relief cette alliance et a consacré quelques unes de ses leçons à cet ensemble pathologique qu'il a appelé l'hystéro-neurasthénie d'origine traumatique et dont il a tracé la véritable symptomatologie. — Erichsen a poursuivi le même but dans son livre intitulé : *The concussion of the spinal cordon*. — La lecture de ces travaux permet aux médecins de bien saisir les caractères distinctifs des manifestations neurasthéniques et hystériques que les circonstances accumulent sur la même personne. — Les relations de la neurasthénie et de l'hystérie ne se montrent pas seulement quand les symptômes de ces deux névroses sont associés chez le même malade. — On peut même les entrevoir lorsque la neurasthénie et l'hystérie se développent séparément chez des personnes différentes, à la condition bien entendu que ces personnes appartiennent à la même famille. — Il n'est pas rare de voir deux sœurs dont l'une présente exclusivement les symptômes de l'hystérie et l'autre ceux de la neurasthénie. — Quelques faits vont me permettre de donner un point d'appui à ces considérations.

Type CXXXIV. — Ce type représente le cas d'une jeune fille appartenant à une famille de névropathes et dont l'éducation fut mal dirigée. — Dans sa première jeunesse elle eut des incontinences d'urine remplacées plus tard par des congestions ovariennes qui coïncidèrent avec l'apparition de symptômes hystériques très accusés. — A ces accidents succédèrent des phobies assez étranges ; on vit aussi la malade atteinte subitement d'astasie-abasie, attribuée par son médecin à l'hystérie et par d'autres confrères à une hypocondrie naissante. — La jeune névropathe devint de plus en plus impressionnable et s'affaiblit de jour en jour. — Son médecin lui faisait de fréquentes visites ; il ne tarda pas à constater le développement d'un véritable accès de neurasthénie qu'il attribua au tempérament de la malade et au grand ébranlement nerveux produit par l'hystérie qui, de temps en temps, manifestait sa présence par les signes d'une excitation non équivoque. — On lui conseilla de suivre un traitement hydrothérapique qui produisit des effets très salutaires et parvint à rétablir sa santé.

TYPE CXXXV. — Dans ce type figure la silhouette d'une névropathe pouvant servir de pendant à celle qui se trouve dans le type précédent. — C'est celle d'une jeune femme affligée depuis sa naissance d'une nervosité excessive. — A la suite d'un accouchement difficile elle eut une métrite qui nécessita des soins très prolongés. — Pendant sa convalescence, elle éprouva un grand chagrin qui détermina un violent ébranlement de son système nerveux. — Cette secousse inattendue troubla la jeune femme et provoqua chez elle un accès de neurasthénie qui resta longtemps rebelle à tout traitement. — Une période d'accalmie survint ; mais elle fut brusquement interrompue par l'apparition imprévue des principaux symptômes de l'hystérie. — Dans ce cas spécial l'hystérie a succédé à la neurasthénie. — Ces deux névroses, développées sur un terrain favorable leur éclosion, ont conservé l'une sur l'autre une réciprocité causale et présentie des affinités appréciables jusqu'au moment où la malade a été débarrassée de toutes ses souffrances.

TYPE CXXXVI. — Ce type contient les silhouettes respectives de deux sœurs jumelles dont l'une offre les principaux traits de l'hystérie et l'autre ceux de la neurasthénie. — Elles sont nées de parents neuro-arthritiques et ont reçu une éducation fantaisiste qui a exercé sur toutes les deux une influence désastreuse. — L'une d'elles a une physionomie avenante à demi-voilée par une légère tristesse. — Elle aime la solitude et sa nature contemplative la condamne à à une apathie intellectuelle et physique qui lui fait redouter le moindre effort. — Une simple frayeur l'a rendue subitement neurasthénique. — Sa sœur a une toute autre allure. — Son caractère est exubérant et sa conversation n'a pas toujours une tenue irréprochable. — Elle aime se donner en spectacle et se livre à des gesticulations dont ses parents et ses amis sont toujours attristés. — Sous l'influence d'une contrariété qui a humilié son amour-propre, elle a été atteinte d'une hystérie mondaine parfaitement caractérisée. — L'apparition de la neurasthénie chez l'une de ces malades et celle de l'hystérie chez l'autre ne me paraissaient pas être le résultat d'une simple coïncidence — On peut les attribuer plutôt à l'influence d'un terrain organique que l'hérédité a rendu insalubre et qu'une éducation irrégulière à mal fertilisé. — L'intervention de simples causes variables dans leurs effets a suffi pour produire d'un côté la neurasthénie et de l'autre l'hystérie. — Ces deux névroses ont pris pour support des individualités séparées appartenant à la même famille. — Malgré cette différence dans leurs points d'élection, elles ont conservé pendant toute leur durée des relations qu'on peut attribuer à l'uniformité de leur terrain de culture. — J'ai eu la bonne fortune de soigner ces deux malades ; et je puis dire que le traitement hydrothérapique leur a été également favorable. — Pour la neurasthénique, on a eu recours à la douche sédative à laquelle on a progressivement substitué la douche reconstituante. — Pour traiter l'hystérique il a fallu employer la douche écossaise, la douche froide, en l'obligeant de temps en temps à exécuter des plongeons dans une piscine remplie d'eau à basse température.

TYPE CXXXVII. — Des relations de la neurasthénie avec l'hypnotisme, la léthargie, la catalepsie, le somnambulisme avec et quelques maladies traitées par l'hypnotisme, comme l'astasie-abasie d'origine hystérique.

Charcot a toujours considéré l'hypnotisme comme un trouble anormal du système nerveux ayant une certaine parenté avec l'hystérie. — Bernheim et ses collègues de Nancy pensent, au contraire, que nous sommes tous plus ou moins hypnotisables et que les neurasthéniques subissent, comme les hystériques, les influences de la suggestion. — Je n'ai pas à prendre position entre ces deux écoles rivales. — Je dois ici me contenter de dire que j'ai vu des accès de neurasthénie se déclarer chez des personnes souvent placées sous l'influence de l'hypnotisme et même chez celles qui ont présenté les signes de la léthargie, de la catalepsie et du somnambulisme. — J'ai aussi constaté l'apparition de cette névrose chez les personnes qui, pour se débarrasser de leurs malaises, ont eu recours aux pratiques de l'hypnotisme. — J'ai vu notamment des astaso-abasiques devenir neurasthéniques après avoir été guéris de leur névrose par l'hypnotisation. — Ce résultat n'est pas extraordinaire. — Nous savons tous que les hypnotisables sont, comme les neurasthéniques, sujets à des troubles nerveux qui vont de l'excitation la plus vive à la dépression la plus prononcée.

Relations de la neurasthénie avec l'épilepsie et principalement avec l'hystéro-épilepsie.

TYPE CXXXVIII. — Je peux placer dans ce type des cas concernant un certain nombre d'épileptiques atteints de ce qu'on appelle le grand mal comitial. — Mais c'est pour affirmer que la neurasthénie n'a rien de commun avec cette triste infirmité. — C'est à peine si on voit apparaître quelques phénomènes de la maladie de Beard. — Ils n'ont absolument aucune importance. — Il en est de même des névropathes qui présentent les symptômes de cette hybridité pathologique qu'on a désigné sous le nom d'hystéro-épilepsie, d'hystérie épileptiforme ou de grande hystérie. — La neurasthénie ne peut pas se développer dans ce milieu qui est trop agité pour elle. — Quelquefois on la voit se manifester quand les grands phénomènes convulsifs ont complètement disparu.

TYPE CXXXIX. — A côté du grand mal comitial, il faut placer le *petit mal* dont les manifestations les plus communes sont l'*absence*, le *vertige* et *certaines impulsions irrésistibles*. — La neurasthénie s'associe rarement avec l'absence et le vertige ; on constate plus souvent sa présence chez les malades gouvernés par des impulsions irrésistibles ou par certaines obsessions qui attestent un amoindrissement de la volonté et une certaine perversion des facultés intellectuelles et morales. — C'est parmi eux qu'on trouve les exhibitionnistes de Lasègue, les kleptomanes, ces incohérents dévergondés qui aiment prononcer des paroles obscènes ou commettre des actes très répréhensibles et ceux qu'entraîne la manie de la déambulation. — A côté d'eux on peut placer ceux qui sont atteints de l'épilepsie de nature réflexe si bien décrite par Brown-Sequard, et même de l'épilepsie Jacksonnienne. — Dans tous ces cas, excepté dans ceux qui concernent les malades atteints d'épilepsie de nature réflexe ou de kleptomanie, la neurasthénie ne joue qu'un rôle très secondaire.

TYPE CXL. — Neurasthénie. — Kleptomanie. — Ce type est celui d'une grande dame qui ne pouvait s'empêcher de dérober les objets qui excitaient sa convoitise. — Un jour elle fut surprise en flagrant délit de vol par l'agent principal d'un grand magasin de nouveautés au moment où elle plaçait sous sa robe un coupon de soie qu'elle venait de soustraire fort habilement. — On la fit comparaître devant le tribunal qui chargea quelques médecins spécialistes d'étudier l'état mental de cette étrange accusée. — Après un examen attentif et consciencieux, les experts déclarèrent que l'inculpée était atteinte d'une épilepsie latente et n'avait pas, par conséquent, la responsabilité de ses actes. — Elle fut acquittée. — Les péripéties de ces scènes émouvantes ébranlèrent ses nerfs et déterminèrent un véritable accès de neurasthénie. — Son médecin lui conseilla un traitement hydrothérapique qui parvint à calmer son excitabilité nerveuse et à développer ses forces physiques un instant anéanties. — Cette malade resta pendant plus de deux années dans un état de santé très satisfaisant. Cette période de bien-être fut malheureusement troublée par un grand accident de voiture qui la bouleversa profondément. — On la ramena chez elle où, dès son arrivée, elle eut plusieurs crises épileptiformes qui se renouvelèrent tous les jours pendant plus d'une semaine et qui, en perdant peu à peu leur acuité, finirent par disparaître. — Chez cette malade l'accès de neurasthénie et les crises épileptiformes n'ont eu de commun que le mauvais terrain sur lequel ces désordres nerveux ont éclaté. — Il me semble difficile d'admettre qu'il y ait eu des relations plus intimes à signaler entre cette neurasthénie et cette épilepsie dont les manifestations respectives ont été séparées par un si long intervalle.

TYPE CIXL. — Il s'agit ici d'un jeune homme qui, pendant près de quinze années consécutives, a eu des troubles fonctionnels de l'estomac, de l'intestin et du foie. — Son père était alcoolique et sa mère extrêmement nerveuse. — Un jour, après avoir assisté à une partie de chasse, il rentra chez lui exténué de fatigue. — On lui servit un copieux repas ; il mangea abondamment et eut pendant la nuit une forte indigestion qui fut suivie d'une véritable attaque d'épilepsie. — Le médecin appelé aussitôt attribua cet accident aux désordres digestifs et dirigea contre eux un traitement approprié qui parvint à les apaiser. — Néanmoins de nouvelles attaques se manifestèrent encore, séparées les unes des autres par des intervalles plus ou moins longs ; presque toutes étaient suivies d'un état comateux qui durait assez longtemps. — On prescrivit alors une médication bromurée qui produisit des effets très satisfaisants. — Malheureusement le malade ne put pas supporter le bromure et il fallut en supprimer l'usage. — On lui conseilla de prendre tous les jours une douche écossaise à transition de température progressive qui modifia son état nerveux et rendit ses fonctions digestives plus régulières. — Sa santé resta pendant, près de deux ans, à l'abri de tout assaut morbide. — Ce malade, trouvant son existence trop monotone, commit de nombreux excès d'intempérance qui troublèrent le fonctionnement de son système nerveux et de son estomac. — Il devint dyspeptique et éprouva des douleurs gastriques qui, par moment, devenaient intolérables. — Ces troubles sensitifs se répercutèrent dans les régions supérieures en provoquant des vertiges, de l'amblyopie passagère, des spasmes œsophagiques. — Ces désordres de nature réflexe finirent par retentir sur le cerveau et déterminèrent les symptômes d'une véritable neurasthénie qui, dans ce cas, prit la forme de la neurasthénie d'origine périphérique ou réflexe que j'ai souvent signalée dans le cours de ce livre. — On lui conseilla un traitement hydrothérapique dans lequel on employa tour à tour les douches sédatives, les douches chaudes, écossaises et reconstituantes.

Cette cure composée de douches générales et de douches épigastriques provoqua tous les effets salutaires qu'on attendait d'elle. — Dans cette observation nous voyons la neurasthénie et l'épilepsie évoluant isolément chez le même malade et présenter entre leur éclosion respective une intervalle de plusieurs années. — Il semble qu'elles n'ont pas eu d'action réciproque l'une sur l'autre. — Elles ont trouvé toutes les deux leur origine dans les perturbations douloureuses des fonctions digestives que les nerfs sensitifs de l'appareil gastro-intestinal ont apporté aux centres nerveux correspondants. — Ces centres, sous l'influence des excitations stomacales, ont très probablement engendré, à l'aide d'une action réflexe, les crises de neurasthénie et d'épilepsie que nous avons constatées. — Elles se sont, en outre, développées sur un terrain commun, foncièrement compromis par les tares d'une fâcheuse hérédité et par les imprévoyances du principal intéressé. — Ces deux névroses semblent donc avoir subi des influences similaires qui, tout en permettant de les rapprocher l'une de l'autre au point de vue étiologique n'autorisent pas à croire qu'il existe entre elles des relations très étendues.

Relations de la neurasthénie avec la maladie de Graves ou de Basedow plus justement désignée sous le nom de goître exophthalmique.

Les relations qui existent entre le goître exophthalmique et la neurasthénie sont assez fréquentes et en général très appréciables. — Toutefois, on ne peut toujours les distinguer suffisamment quand la maladie de Basedow est voilée dans son extériorisation symptomatique. — On a longtemps considéré le goître exophthalmique comme une névrose de nerf grand-sympathique caractérisée par des yeux saillants, un cou volumineux et des palpitations cardiaques avec tachycardie. — Aujourd'hui, une étude plus complète de cette affection a permis d'adjoindre à cette classique triade symptomatique des perturbations multiples qui démontrent que la maladie de Basedow ne reste pas exclusivement confinée dans la circonscription du nerf grand-sympathique. — La clinique apprend qu'elle peut étendre ses ravages dans le système nerveux tout entier, déterminer des troubles moteurs fort pénibles et provoquer des perturbations psychopathiques auxquelles certains médecins accordent une importance de premier ordre. — Ces derniers la considèrent comme une psycho-névrose. — Les neurologistes ne sont pas d'accord pour expliquer le mode d'évolution et pour préciser les causes de cette déconcertante affection. — Les uns accusent le grand-sympathique d'être le générateur du mal. — Les autres préfèrent accorder ce rôle nocif aux centres nerveux cérébro-médullaires. — Le professeur Joffroy et ses adhérents n'hésitent pas à attribuer son explosion au mauvais fonctionnement du corps thyroïde. — Sans aucun doute cette névrose peut dépendre d'une toxi-infection ; mais il faut reconnaître que son escorte symptomatique obéit, dans sa formation, à d'autres influences parmi lesquelles il faut placer au premier rang toutes les prédispositions héréditaires ou acquises qui rendent l'innervation vulnérable, les troubles de nutrition qui sont à la base des psychoses et des névroses et ce redoutable traumá physique et moral qui apporte toujours un grand ébranlement dans le domaine de l'esprit et dans celui de la sensibilité : « Il y a là, dit avec raison le professeur Dieulafoy, une question de fait et une question théorique. — Le fait clinique, c'est que bon nombre de gens atteints de la maladie de Basedow, les femmes surtout, peuven avoir une série de troubles psychiques et de désordres mentaux comme ils ont des troubles somatiques tous placés sous la dépendance du système nerveux... — Faut-il isoler tel ou tel de ces groupes et réclamer pour lui une origine autonome ou héréditaire et en tout cas indépendante de la maladie de Basedow ? — Je ne pense pas qu'il faille aller aussi loin dans ce dénombrement... — Certains troubles névropathiques et mentaux apparaissent quelquefois chez des personnes dont les antécédents personnels et héréditaires ne motivent par leur éclosion. — Néanmoins on les voit commencer avec la maladie de Basedow, s'exaspérer au moment des paroxysmes, puis décroître et disparaître avec les autres symptômes ou même avant eux. — Il y a vraiment, en pareille circonstance, une telle concordance dans l'évolution des différents phénomènes Basedowiens et ceux qui évoluent autour d'eux qu'il est bien difficile de n'y voir que des états morbides accouplés, et, qu'il est plus rationel d'admettre l'évolution d'une série de troubles nerveux d'ordre différent revêtant la forme de névroses ou de psychoses, mais reconnaissant en somme une origine commune. » — Parmi les manifestations névropathiques ou psychiques qui accompagnent la maladie de Basedow la neurasthénie est une des plus assidues. — Elle trouve son origine dans les prédispositions innées ou acquises de l'organisme qui lui sert de support, dans l'ébranlement brusque provoqué par l'intervention d'un traumatisme physique ou moral, dans les troubles de nutrition, dans certaines intoxications que des sécrétions glandulaires incorrectes ou peut être des microbes imprégnent au liquide sanguin ou projettent sur les centres nerveux. — Au milieu de cet ensemble pathologique on voit souvent la neurasthénie précéder la maladie de Basedow ; quelquefois, au contraire, elle survient à sa période terminale. — Je peux dire qu'on l'observe très exceptionnellement au moment où les symptômes Basedowiens sont nettement accentués. — Les faits suivants vont préciser la date approximative de sa manifestation

Type CVIII. — La neurasthénie et la maladie de Basedow — Ce type est celui d'une jeune femme issue d'une race névropathique, atteinte à vingt ans d'une fièvre typhoïde ; elle eut un accès de neurasthénie provoqué par une violente scène de jalousie. — La névrose de Beard s'apaisa, mais elle reparut à la suite d'une série de contrariétés qui bouleversèrent le système nerveux de la malade. — Bientôt après, on vit apparaître la triade classique du goitre exophthalmique, accompagnée de troubles moteurs et de troubles psychiques plus ou moins accentués. — On lui conseilla un traitement hydrothérapique consistant en douches tempérées auxquelles on substitua des douches tièdes progressivement refroidies. — Cette cure fut très favorable à la malade qui, quelque temps après sa guérison, eut une grossesse normale. — Elle accoucha d'un enfant bien portant qu'elle put nourrir pendant 18 mois sans éprouver la moindre fatigue. — Depuis cette époque son existence est restée à l'abri des secousses nerveuses qui avaient troublé sa première jeunesse.

Type. CVIII. — La neurasthénie et la maladie de Basedow. — La malade dont il est ici question a été plus gravement atteinte que la précédente. — Son père était victime d'une goutte voyageuse qui faisait de fréquentes apparitions dans son estomac et dans son cerveau. — Sa mère avait eu plusieurs fois de violentes crises d'hystérie. — Placée dans un milieu familial très étrange où les discussions personnelles étaient très fréquentes, elle devint très nerveuse et présenta à maintes reprises les phénomènes caractéristiques de la neurasthénie auxquels vinrent s'ajouter des troubles psychiques qui faillirent égarer sa raison. — Un traitement hydrothérapique suivi pendant plus de deux années et consistant en application quotidiennes de douches adaptées à la nature des accidents et dominants de douches tempérées progressivement refroidies rendit à la malade sa sérénité d'esprit un instant troublée et sa vigueur physique depuis longtemps très amoindrie. — Sa santé fut très améliorée, et, elle put, sans éprouver le moindre ébranlement, reprendre ses relations mondaines forcément interrompues par sa maladie. — La vie pour elle aurait été paisible, sans l'apparition inopinée d'une congestion cérébrale qui survint à la suite d'une douleur morale extrêmement violente et qui, au bout d'une année se termina par la mort. — Cette fin lugubre permet de supposer que le cerveau n'est pas étranger à la maladie de Basedow.

Type. CVII. — Neurasthénie associée à l'hystérie, à la chorée, à l'épilepsie et à la maladie de Basedow. — La malade désignée dans cette observation a présenté les principaux symptômes des névroses les plus connues. — C'est une femme du monde dont le père a succombé à une paralysie générale et la mère à un rhumatisme cérébral. — La vie pathologique de cette jeune femme foncièrement nerveuse débuta par des manifestations hystériques qu'une cure bien conduite modifia profondément. — Améliorée dans sa santé, la jeune fille put contracter un mariage qui la rendit extrêmement heureuse. — Sans cause appréciable, du moins apparente, la jeune femme fut atteinte d'un rhumatisme péri-articulaire qui dura plus d'un mois et qui fut remplacé par des accidents choréiques que des douches sédatives firent disparaître assez promptement. — Après avoir joui d'une longue accalmie, la malade fut tout à coup atteinte, sous l'influence d'une violente émotion, d'une série d'accès convulsifs presque toujours suivis d'un court coma auquel succédait un bavardage interminable et incohérent. — Les médecins appelés en consultation la déclarèrent épileptique sauf un confrère qui ne voulut pas rattacher ces crises au mal comitial. — Je crois qu'il avait raison. — La malade n'eut plus d'attaques ; et depuis cette époque sa santé est restée excellente ; elle a eu deux grossesses qui ont été très vaillamment supportées. — Malheureusement elle perdit un de ses enfants, et cette mort la plongea dans un profond accablement. — Elle semblait renaître à l'existence et bénéficier de l'action réparatrice du temps, lorsque survinrent sans causes appréciables des malaises dont elle n'apprécia pas la portée. — Son médecin, mandé en toute hâte, ne tarda pas à constater une véritable explosion de tous les symptômes du goître exophthalmique et ordonna immédiatement une cure hydrothérapique. — J'eus l'occasion de diriger le traitement prescrit : je lui administrai tout d'abord des douches sédatives promptement remplacées par des douches froides, courtes et légères dont l'intervention me parut motivée par la grande faiblesse de la malade. — Cette cure dura près d'une année et produisit un résultat très satisfaisant. — La malade put, sans éprouver aucune lassitude, reprendre sa vie de famille. — Malheureusement de grandes contrariétés troublèrent de nouveau son système nerveux et elle ne tarda pas à présenter tous les symptômes de la neurasthénie. — La malade fut de nouveau soumise au traitement hydrothérapique pour lequel elle avait une prédilection très marquée. — Grâce à lui elle a retrouvé la santé qui depuis plusieurs années semble être à l'abri de tout accident. — Pourra-t-elle la conserver encore longtemps sans payer un nouveau tribut au déraillement de son système nerveux ? — Je ne suis pas en mesure de répondre à cette question embarrassante. — Cette silhouette de névropathe qui présente tour à tour les traits de l'hystérie, de la chorée, de l'épilepsie, de la maladie de Basedow et de la neurasthénie est la plus intéressante qu'on puisse voir. — On ne peut pas, certes, supposer que ces diverses névroses aient eu l'une sur l'autre une influence causale assez puissante pour s'engendrer réciproquement. — Il me semble préférable d'attribuer la manifestation et même la succession de ces perturbations si complexes et si disparates au terrible héritage neuro-arthritique qu'elle a reçue de ses ascendants directs, aux prédispositions morbides de son organisme aggravés par le milieu où elle a vécu, à ses fatigues, à ses émotions, à son surmenage inconscient, aux toxi-infections dont elle a été la victime involontaire et enfin aux pénibles péripéties qu'elle a subies dans son existence. — Toutes ces conditions ont constitué un patrimoine pathologique que des causes accidentelles ont profondément bouleversé. — Elles expliquent suffisamment l'évolution de toutes ces perturbations névropathiques qui, selon la nature des agents générateurs, sont devenues des névroses ou des psychoses ayant presque toutes un air familial très reconnaissable. — Ce fait auquel je pourrais en adjoindre beaucoup d'autres me permettent d'attester les relations qui existent entre la neurasthénie et la maladie de Basedow.

Relations de la neurasthénie avec les névroses ou les pseudo-névroses dont les symptômes essentiels sont principalement caractérisés par des perturbations du système neuro-moteur.

Les états nerveux dans lesquels les troubles moteurs dominent les perturbations mentales et sensitives sont considérés comme des pseudo-névroses qu'on distingue en donnant à chacune d'elles le surnom emprunté au désordre moteur prédominant. — Parmi ces états nerveux la chorée occupe le premier rang. — Viennent ensuite les tics, les spasmes ou les contractures, les crampes professionnelles, le paramyoclonus, la tétanie, certaines formes de la maladie de Thomsen ou de Little, la maladie de Parkinson, la plupart des tremblements fonctionnels, certaines paralysies périphériques ou reflexes et quelques troubles qui trahissent un défaut de coordination ou d'équilibre des mouvements volontaires. — Quelques neurologistes pensent que la neurasthénie a de nombreux relations avec ces divers états nerveux. — Si je m'en rapporte absolument à ces observations personnelles, je crois que ces relations sont assez rares.

Type CVI. — La chorée et la neurasthénie. — La chorée, quand elle arrive à son apogée, provoque des mouvements désordonnés qui ne s'adaptent guère avec les symptômes d'épuisement de la neurasthénie. — La maladie de Beard ne se manifeste guère qu'au moment où la chorée prend possession de l'organisme qu'elle menace ou quand elle cesse sa sarabande pathologique.

Type CIVI. — Les tics et la neurasthénie. — Les malades atteints de tics d'origine mentale sont très exceptionnellement atteints de neurasthénie. — On la voit quelquefois se développer chez ceux qui ont des tics purement névropathiques douloureux ou non douloureux.

Type CIII. — Neurasthénie chez les malades atteints de tétanie, de spasmes ou de contractures et chez ceux qui ont la maladie de Parkinson, de Little ou de Thomsen. — La neurasthénie est tout à fait rare chez les malades accusant des symptômes de tétanie, des spasmes ou des contractures, et chez ceux qui présentent les signes de la maladie de Parkinson, de Thomsen ou de Little. —

Quand elle apparaît au milieu de ces divers états morbides on la considère comme un simple épisode très passager.

Type CIII. — La neurasthénie chez les malades atteints de tremblement idiopathiques et de spasmes professionnels ou d'incoordination motrice. — Il existe des troubles moteurs qui ont une affinité assez prononcée pour la neurasthénie et qui parfois s'associent avec elle. — Parmi eux je puis citer les tremblements de nature essentielle, placés sous la dépendance d'une diathèse nerveuse héréditaire ou acquise, les spasmes professionnels observés chez les écrivains, les pianistes, les violonistes et chez toutes les personnes qui sont obligées d'exécuter avec leurs mains des manœuvres difficiles et minutieuses. — Il n'est pas rare de voir quelques neurasthéniques, qui, sans avoir une affection cérébro-médullaire ou cérébelleuse, présentent des désordres moteurs qui rappellent les incoordinations des ataxiques ou la démarche hésitant de certains vertigineux ou même ce défaut d'équilibre qui empêche les astaso-abasiques de se tenir debout ou de marcher.

Type CII. — La neurasthénie et la pseudo-paralysie. — On rencontre assez souvent des neurasthéniques dont la force neuro-motrice est très amoindrie. — Ils éprouvent toujours une lassitude extrême qui parfois devient une pseudo-paralysie. — J'ai soigné beaucoup de neurasthéniques atteints, à des degrés divers, de ces troubles moteurs complexes dont je viens de faire l'énumération. — Presque tous semblaient être enchaînés à ces prédispositions morbides, héréditaires ou acquises, qui caractérisent un organisme mal équilibré. — Je ne suis pas toutefois éloigné de croire que la neurasthénie qui leur a servi de porte-greffe n'a pas été étrangère à leur apparition. — Quelle que soit du reste la généalogie qu'on leur accorde, je peux affirmer qu'ils sont toujours améliorés ou guéris par un traitement hydrothérapique approprié à leur mode d'évolution. — Mais je me hâte d'ajouter que pour accroître la valeur thérapeutique de cette cure, il faut s'astreindre à donner aux fonctions nerveuses et musculaires de ces malades une nouvelle éducation capable de rétablir leur harmonie.

Relations de la neurasthénie avec les troubles de notre sensibilité physique et morale. — Je ne parlerai pas du rôle que joue la cœnesthésie dans la maladie de Beard ; j'ai déjà indiqué qu'elle était un phare avertisseur chargé de nous édifier sur les malaises ou sur l'euphorie dont la périphérie du corps peut être la résidence. — Elle laisse entrevoir dans quelles sections organiques la neurasthénie peut trouver son origine. — Nous savons tous que ces troubles sensitifs se trouvent à l'orée de la maladie de Beard, et, sont les principaux générateurs de cette névrose. — A côté de ces troubles sensitifs spéciaux, il faut faire figurer les douleurs physiques et morales, et, s'enquérir avec soin comment les neurasthéniques les expriment et les supportent.

Type CI. — La céphalée des neurasthéniques diffère des autres douleurs qui siègent dans la tête. Elle est quelquefois associée à des névro-myalgies disséminées dans les autres parties du corps, à la rachialgie, etc.— Au premier rang des douleurs physiques éprouvées par les neurasthéniques il faut placer la céphalée qui est une des manifestations fondamentales de la maladie de Beard. — Elle détermine des effets constrictifs comparés par Charcot à ceux que produit l'application sur la tête d'un casque métallique trop étroit. — Elle ressemble par certains points à cette gène plus ou moins dolente que ressentent les adolescents éprouvés par un fort surmenage ou une croissance irrégulière. — On l'a comparée à tort à la céphalée des syphilitiques et des rhumatisants. — Celle-ci a une acuité plus intense et se manifeste de préférence pendant la nuit.

La céphalée neurasthénique est quelquefois associée à la migraine ordinaire et même avec la migraine ophthalmique. — Cette alliance est très compréhensible car on la constate toujours chez les personnes qui appartiennent à la fois aux groupes des névropathes et des arthritiques. — Lorsque ces manifestations douloureuses apparaissent simultanément il est important de savoir les isoler si l'on veut être en mesure d'organiser le traitement qui convient à chacune de ces manifestations douloureuses. — La migraine ordinaire et la migraine ophtalmique ont l'une et l'autre un cachet personnel bien connu qui les distingue de la céphalée et qui exige l'administration de certains procédés hydrothérapiques qui ne ressemblent pas à ceux qu'on utilise dans la neurasthénie.

La céphalée a des liens plus étroits avec la rachialgie ; ces deux expressions de la douleur appartiennent à la symptomatologie de la neurasthénie cérébro-médullaire ; il n'est donc pas extraordinaire qu'elles aient entr'elles des traits d'union nettement accusés.

Les douleurs physiques éprouvées par les neurasthéniques ne sont pas exclusivement cantonnées dans les zones cranienne et vertébrale. — Elles peuvent se propager dans toutes les régions du corps et se traduire sous forme de névralgies, d'arthralgies ou de névr[illegible]algies. — Quelquefois on rencontre des plaques, d'hyperthésie de la peau provoquant des démangeaisons insupportables.

Type CLI. — Rapports de la neurasthénie avec les topoalgies, les algies centrales et les douleurs d'habitude. — Les neurasthéniques accusent des douleurs d'une autre nature qui se localisent dans certains territoires organiques dont la topographie nerveuse est mal délimitée. — Le docteur Blocq les appelle des topoalgies, le docteur Huchard, des algies centrales et le professeur Brissaud, des douleurs d'habitude, c'est à dire prévues d'avance et inévitables. — Toutes ces douleurs ont une origine mentale et ne sont réellement appréciables que dans les psycho-névroses et par conséquent dans la neurasthénie.

Type CLII. — Influence que les douleurs morales ont sur les neurasthéniques. — Il me reste à étudier les réactions qu'ont les douleurs morales sur les neurasthéniques, à indiquer comment ces malades les expriment ou les supportent et quel est le traitement qui leur convient. — Elles sont liées à des troubles psychiques et matériels dont la manifestation extérieure correspond à la nature intime du sujet intéressé et à sa force de résistance. — Leur expression révèle presque toujours les particularités de leur caractère et les tendances de leur tempérament. — Les apathiques ne sont jamais très bouleversés par les souffrances morales. — Enveloppés dans leur indifférence, protégés par leur égoïsme, ils n'ont besoin que d'une faible assistance médicale. — Les exaltés laissent le champ libre à leur nature expansive et donnent à leurs plaintes un accent d'impressionnabilité maladive qu'ils n'ont pas la force d'atténuer. — Ils ont besoin d'être surveillés au double point de vue de leurs accidents neurasthéniques et de la dépression de leur mentalité. — Quelques neurasthéniques donnent à leurs doléances un sentimentalisme qu'il importe de bien analyser. — On rencontre parmi eux ceux qui croient aux influences providentielles et qui trouvent un grand apaisement dans les pratiques de la religion ou dans la

QUINZIÈME SOMMAIRE

XV

TYPE CLV. — On constate souvent la neurasthénie chez les personnages que le public — on ne sait pas pourquoi — place au troisième rang dans la scène politique. — Leur activité intellectuelle est assez développée : mais chez quelques-uns d'entre eux, elle s'épuise vite et a des moments de détresse qui laissent le champ libre à des idées parfois assez extravagantes. — Leur susceptibilité nerveuse, difficilement maîtrisée, exerce sur eux une influence fâcheuse qui les rend inquiets, suggestionnables et hésitants. — Ces neurasthéniques sont toujours disposés à s'abstenir et n'ont pas la force de prendre un parti. — Chez eux, la maladie de Beard est fortement ombrée par des perturbations psychiques qui trahissent presque toujours une mentalité vacillante. — Leur esprit est accessible à des impulsions déraisonnables et à de pénibles obsessions ; ils se croient volontiers environnés d'ennemis ou de traîtres et se plaignent de passer pour des personnages incompris. — Ce sont des malades atteints de cette neurasthénie psychasthénique que provoquent souvent les agitations de la vie parlementaire. — Ils guérissent très facilement s'ils veulent bien se reposer, vivre dans un milieu tranquille et se soumettre à un traitement hydrothérapique approprié à leur individualité morbide.

A côté de ces neurasthéniques politiques, il y en a beaucoup d'autres qui représentent des types de neurasthénie professionnelle. — Dans cette catégorie on rencontre surtout des orateurs et des écrivains, des hommes de lettres et des hommes de science, des journalistes de grand renom, des poètes, des peintres, des sculpteurs, des musiciens et des artistes. — On y trouve aussi les hommes éminents placés à la tête des administrations les plus importantes ou ceux qui sont chargés de conduire les grandes entreprises industrielles et commerciales. — Tous ces personnages sont des ilotes du travail ; ils se surmènent, se surexcitent et contractent une neurasthénie portant l'estampille de leurs professions. — Parmi ces neurasthéniques de distinction, les orateurs sont les plus intéressants ; ils ont le privilège assurément précieux pour un médecin, d'être les réflecteurs les plus resplendissants des traits fondamentaux de la maladie de Beard. — Cette névrose est assez fréquemment observée chez les grands orateurs parlementaires, chez les avocats renommés, chez les prédicateurs les plus admirés, chez les professeurs les plus écoutés et chez les conférenciers les plus éminents. — Tous ces grands prêtres de la parole, quand ils veulent convaincre, séduire et entraîner leurs auditeurs, doivent imposer à leur système nerveux une violente exaltation qui ne s'évanouit qu'après la dernière phrase de leurs péroraisons et que l'on peut considérer comme le premier stade de la neurasthénie. — En rentrant chez eux ils tombent épuisés de fatigue et ne tardent pas à ressentir tous les phénomènes de dépression qui constituent le deuxième stade de la neurasthénie. — C'est dans les réunions publiques, au prétoire des avocats, dans les églises très fréquentées que j'ai vu souvent les orateurs devenir subitement neurasthéniques.

TYPE CLVI. — On peut considérer les réunions publiques comme un terrain de culture favorable au développement de la maladie de Beard. — On la voit se manifester chez de simples ouvriers qui revendiquent une augmentation de salaires qui semble très équitable et qu'ils ne peuvent pas obtenir. Elle est plus accentuée chez ceux qui, après avoir essayé d'unir dans un accord parfait les représentants du patronage et les corporations ouvrières, finissent par protester avec une violence non légitimée contre les institutions les plus respectables et les mieux établies — Dans les réunions ouvertes à tous ceux qui briguent l'honneur d'un mandat électif, les discours ont presque toujours des accents d'une extrême violence. — Les candidats sont des adversaires irréconciliables qui luttent avec une énergie farouche jusqu'au jour où triomphe le postulant préféré. — Cette joute oratoire est un véritable pugilat qui excite les nerfs des combattants et anéantit leurs forces vitales. — Presque tous deviennent des neurasthéniques et sont les clients les plus assidus des établissements d'hydrothérapie.

Type CLVII. — Dans ce type je puis faire figurer des cas de neurasthénie survenus chez des magistrats, des procureurs, des avocats et chez la plupart des discoureurs qu'on entend dans les palais de justice. — J'en citerai un où la même névrose s'est manifestée en même temps chez deux avocats célèbres chargés de plaider l'un contre l'autre dans un procès très retentissant. — La harangue de chacun d'eux dura plus de trois heures et produisit sur l'auditoire un effet merveilleux. — Les deux lutteurs rentrèrent chez eux et présentèrent l'un et l'autre des accidents nerveux rappelant ceux qu'on attribue aujourd'hui à la neurasthénie qui, à cette époque, n'était pas encore une névrose bien classée. — L'un d'eux le plus ancien et le plus robuste, habitué depuis longtemps à ces grands tournois de la parole et doué d'ailleurs d'une constitution vigoureuse, n'eut qu'un simple épuisement nerveux qui ne dura que quelques jours. — L'autre, plus impressionnable et moins résistant, éprouva de grandes perturbations nerveuses et des troubles psychiques qui exigèrent un assez long séjour à la campagne et l'application régulière de douches sédatives et reconstituantes.

Type CLVIII. — Les prêtres catholiques, les pasteurs protestants, les rabbins qui sont chargés de prononcer des sermons et des prônes devant une assemblée de fidèles sont souvent frappés par la neurasthénie. — J'ai bien observé cette forme particulière chez un grand prédicateur dont la silhouette pathologique mérite d'être esquissée. — Les péripéties de cette névrose sont trop nombreuses pour figurer dans un court sommaire. — Le lecteur pourra en connaître les diverses phases en parcourant le récit contenu dans le type CLVIII de ce chapitre. — Je pourrais citer un grand nombre de cas de neurasthénie développés chez des prédicateurs de diverse envergure. — Mais cette énumération ne servirait qu'à multiplier les exemples de neurasthénies professionnelles sans donner plus d'importance à ma thèse. — J'y renonce. —

A côté des orateurs que menace la maladie de Beard je puis placer d'autres personnages qui occupent dans le monde une situation prépondérante et que cette névrose choisit souvent pour victimes. — Les écrivains qui consacrent toute leur existence à l'édification d'une grande œuvre scientifique ou littéraire, les journalistes renommés qui sont quotidiennement chargés d'accomplir, la plume à la main, des missions arides, délicates et difficiles, les hautes personnalités administratives, financières ou industrielles, les peintres et les sculpteurs de qui l'on exige tous les ans des créations presque géniales, en un mot toutes les individualités que la renommée aiguillonne sont très souvent atteints de neurasthénie. — Chez eux la manifestation de cette névrose a moins d'éclat et de retentissement que chez les orateurs. — Cela tient à ce qu'elle est moins la conséquence d'une perturbation de la sensibilité générale que du surmenage illimité auquel se condamnent les pro fessionnels supérieurs dont il vient d'être question. — Je dois faire une exception en faveur des musiciens à qui l'on demande sans ménagement d'improviser ou d'exécuter devant un public de choix des compositions musicales originales ou des transcriptions hérissées de difficultés. — Ces virtuoses de l'art peuvent être comparés à de grands orateurs. — Leur éloquence, au lieu de s'expliquer par de belles paroles, se traduit par des gestes dont les vibrations harmonieuses produisent chez presque tous les assistants les sensations les plus charmantes et les émotions les plus vives. — L'artiste qui accomplit cet étonnant tour de force est violenté par ses admirateurs. — Pour justifier sa renommée et franchir les obstacles placés sur son chemin, il imprime à son système nerveux une agitation extraordinaire qui ne se termine qu'avec les notes finales de son interprétation. — Malheureusement cette surexcitation factice est aussitôt remplacée par un effondrement physique et moral qui prépare l'explosion de la neurasthénie.

J'ai vu et soigné un grand nombre de ces neurasthénies professionnelles. — Mais comme les types les plus intéressants figurent dans la galerie des célébrités contemporaines, je ne puis essayer d'en esquisser le profil. — Je dois, par devoir, m'interdire de divulguer des secrets qui ne m'appartiennent pas et qui exigent un scrupuleux respect 401

SEIZIÈME SOMMAIRE

XVI

402 Pathogénie de la neurasthénie. — Rappel de quelques aperçus formulés sur l'aspect et la nature de la maladie de Beard. — On ne peut établir la génèse de cette névrose qu'en analysant les nombreuses influences causales qui président à son développement et à ses diverses manifestations. — La plupart des neurologistes attribuent aux tares héréditaires une grande influence sur l'évolution de la neurasthénie. — Mais l'observation des faits démontre que cette influence a besoin, pour se manifester, du concours d'autres causes dont l'efficacité est incontestable. — Énumération de ces diverses causes. — Elles n'ont pas besoin d'agir à l'unisson pour produire la neurasthénie. — Il arrive parfois que leur action nocive accumulée sur la même personne ne parvient pas à déterminer l'explosion de cette névrose. — Ce qui a fait dire à Charcot : « N'est pas neurasthénique qui veut : pour le devenir il faut avoir dans son cerveau le germe de cette maladie. » — Cette déclaration a autorisé beaucoup de médecins à considérer la maladie de Beard comme une véritable psychose. — Ils ont cherché à en découvrir la cause première. — Les uns pensent comme Leibnits, que tous les actes biologiques sont placés sous la dépendance d'un agent supérieur ; et c'est à cet agent supérieur qu'ils attribuent la neurasthénie. — D'autres n'acceptent pas cette génèse. — Ils croient que cette névrose étant une affection cérébrale doit avoir son siège et peut être même sa lésion dans un défilé spécial de l'encéphale. — Ce problème pathologique est jusqu'à présent impossible à résoudre. — Les données actuelles de la clinique et de la physiologie ne nous autorisent qu'à rechercher les conditions biologiques qui sont capables de favoriser la manifestation des symptômes fondamentaux de la neurasthénie. — Ces symptômes ont pour point de départ des sensations physiques ou morales

capables d'ébranler le fonctionnement de certains centres nerveux, ou bien l'excitation spéciale que détermine une irrigation sanguine incorrecte ou malsaine de ces mêmes centres. — Ils se révèlent par des perturbations psychiques, sensitives et neuro-motrices qui forment la véritable représentation de la neurasthénie. — Entre les symptômes et les causes qui les déterminent on constate dans les centres nerveux intéressés l'apparition de phénomènes morbides intermédiaires aux quels les neurologistes attribuent un rôle important dans la pathogénie de la maladie de Beard. — Il est indispensable de leur accorder à cette place une mention toute spéciale et de bi n préciser leur caractère.

Il y a près de cinquante ans, Brown-Séquard a démontré que presque toutes les maladies du système nerveux étaient dues à des troubles de nutrition développés dans les éléments histologiques qui leur servent de support. — Cette conception a été favorablement accueillie par tous les médecins : elle a permis de placer dans le cadre nosologique cette grande section de la pathologie qu'on désigne aujourd'hui sous le nom de maladies de la nutrition. — Les neurologistes contemporains admettent à peu près tous que les troubles nutritifs localisés dans les centres nerveux peuvent provoquer la plupart des névroses et par conséquent la neurasthénie. — Cl. Bernard a plus complètement développé cette question de pathogénie. — A la faveur d'expériences inoubliables il a pu découvrir la plupart des conditions biologiques qui produisent l'excitation et l'épuisement du système nerveux. — Ces travaux quoique déjà anciens peuvent servir à expliquer la génèse de notre neurasthénie actuelle — Il est nécessaire de leur consacrer une exposition. — Cl. Bernard a démontré que chacun de nos tissus possède une *irritabilité fonctionnelle* dont la tâche consiste à mettre en jeu l'acte physiologique que ce tissu est chargé d'exécuter. — C'est ainsi que l'irritabilité du muscle a le don de le faire contracter, celle des cils vibratiles de les infléchir ou de les redresser selon les circonstances, celle des glandes de déterminer leurs sécrétions, etc., et celle des centres nerveux de développer les facultés mentales, sensitives et neuro-motrices qui sont dévolues à ces centres. — A côté de cette irritabilité fonctionnelle attribuée à chaque tissu, Cl. Bernard a signalé *l'irritabilité nutritive* qui est la propriété exclusive des cellules formatrices, propriété en vertu de laquelle ces cellules ont la faculté d'absorber les substances destinées à l'entretien de l'organisme, de les garder pendant un certain temps et de les rejeter ensuite quand elles ne sont plus que des déchets inutiles. — Dans la neurasthénie ces deux irritabilités sont presque toujours atteintes. — C'est à elles qu'on doit attribuer la manifestation des symptômes de la maladie de Beard. — Quand l'irritabilité fonctionnelle est soumise à une influence nocive elle peut provoquer tour à tour, selon les circonstances, l'excitation ou l'épuisement des facultés psychiques, sensitives et motrices. — D'autre part, l'irritabilité nutritive, lorsqu'elle est entravée dans son fonctionnement, donne lieu à des troubles de nutrition qui se traduisent tantôt par une assimilation incomplète, tantôt par une désassimilation trop rapide. — Ces désordres qui forment le cortège habituel de la neurasthénie peuvent donc être la conséquence des perturbations que subissent ces deux sortes d'irritabilité. — Toutefois quand ces désordres acquièrent une gravité redoutable, les données physiologiques dont je viens de parler sont insuffisantes pour expliquer leur évolution. — C'est alors que le grand physiologiste eut l'idée de faire intervenir l'action nocive des ferments inertes ou animées à laquelle il accordait une grande influence sur la génèse d'un grand nombre de maladies et de certaines affections du système nerveux. Il prononça dans les derniers jours de son existence ces paroles lapidaires reproduites par ses amis : « C'eût été pourtant bien beau de couronner les travaux de ma vie par une théorie sur les fermentations. — C'est Pasteur qui a eu l'honneur de la découvrir et de la décrire. — Enfermé dans son laboratoire comme dans un sanctuaire impénétrable, il a pu découvrir cette légion de microbes dont il a étudié l'organisation et les mœurs et constater, par des expériences souvent renouvelées, que ces infiniments petits étaient les générateurs ou les supports d'un grand nombre de maladies. — Il nous a appris que quelques-uns d'entr'eux, après avoir subi des transformations spéciales, pouvaient arrêter l'œuvre nocive de leurs plus redoutables compagnons. — L'épopée pastorienne a complétement bouleversé la médecine et la chirurgie; elle a donné à l'étiologie des maladies une orientation toute nouvelle. — Les névroses et particulièrement la neurasthénie ont largement profité de cette féconde rénovation... — Il est assez difficile de préciser le rôle des microbes dans le développement de la neurasthénie. — Quelques médecins pensent que la neurasthénie est le résultat du travail désorganisateur qu'exécutent les bactéries dans les centres nerveux disposés à les recevoir. — D'autres attribuent cette névrose aux toxines que les microbes répandent sur les tissus de ces centres. — Bien que des expériences pourtant très nombreuses n'aient pas encore démontré les véritables liens qui semblent enchaîner tous ces phénomènes, j'ai évoqué quelques-uns de leurs résultats pour expliquer certains cas de neurasthénie développés chez les syphilitiques, chez les neuro-arthritiques et chez les sujets atteints d'une maladie toxi-infectieuse. — Il me reste pour compléter cette étude à signaler les travaux que de savants médecins ont publié sur la nature et sur la pathogénie de la neurasthénie.

Le professeur Beard de New-York considère la neurasthénie comme une névrose parfaitement autonome. — Cette entité morbide est pour lui le résultat d'un épuisement plus ou moins marqué de la force nerveuse et des réserves ou des renforts dont elle a besoin pour équilibrer son fonctionnement. — Il reconnaît en même temps que cette faiblesse des nerfs concorde souvent avec des troubles d'excitation dont il est difficile de mesurer l'étendue.

Charcot avait plus de goût pour l'étude des syptômes qui expriment les affections nerveuses et pour les lésions qui les accompagnent que pour les questions doctrinales. — Il a pourtant donné son opinion sur la pathogénie de la neurasthénie. — Il pensait, comme Beard, que cette névrose était due à l'épuisement de la force nerveuse survenant le plus souvent à la suite de vibrations violentes imprimées à l'organisme.

Le docteur Féré attribue la neurasthénie à l'ébranlement produit sur le système nerveux par l'intervention d'une série de vibrations violentes qui, après avoir excité les nerfs, leur inflige un épuissement plus ou moins prolongé. — Cette conception est intéressante ; mais elle ne peut pas être généralisée.

Erb, en s'inspirant des idées de Brown-Séquard, a voulu démontré qu'une simple trouble de nutrition développé dans les centres nerveux peut produire la neurasthénie de toute pièce. Cette théorie est basée sur des données essentiellement justes ; mais elle laisse dans l'ombre des détails techniques qui, pour être bien compris, ont besoin d'une exposition plus explicite.

Le professeur Pitres et quelques-uns de ses anciens collègues de la Salpêtrière reconnaissent que la neurasthénie a pour caractère fondamental l'épuisement de la force nerveuse. — Le professeur Pitres considère cet épuisement comme la conséquence d'une fatigue physique exagérée ressentie par tous nos organes et particulièrement par nos cellules cérébrales. — Cette conception théorique a un aspect simpliste fort séduisant ; mais elle ne permet pas d'expliquer les nombreuses variétés qu'offre l'évolution symptomatique de la neurasthénie.

Le docteur Maurice de Fleury propose et défend une théorie à peu près analogue à celle de l'éminent doyen de la Faculté de Bordeaux. — Il pense que la maladie de Béard est caractérisée par un affaiblissement du tonus vital qui a la charge de régler la dépense de nos forces physiques et morales et de notre énergie cérébrale. — Il cherche à démontrer que cet affaiblissement provoqué abaisse la pression sanguine, diminue la tonalité de tous les organes, trouble l'échange de matières, ralentit la nutrition, étiole notre résistante vitale, détend nos muscles, tarit les sécrétions glandulaires, modifie la composition de nos humeurs et provoque finalement une véritable détresse de nos facultés intellectuelles, affectives et morales. — La cause qui produit tous ces méfaits pathologiques est bien capable d'engendrer la neurasthénie. Cette théorie est parfaitement applicable aux malades dont la névrose s'exprime par des signes manifestes d'épuisement et de dépression : mais elle est insuffisante pour expliquer les désordres exagérés de la sensibilité qu'offrent les neurasthéniques démesurément excités. — M. de Fleury a entrevu les lacunes que présente sur ce point sa doctrine pathogénique. — Il s'est hâté d'attribuer un rôle important aux troubles de la sensibilité qu'il a le soin de placer à l'orée de la neurasthénie et invoque, en faveur de son opinion, la fameuse faiblesse irritable dont le rayonnement est aujourd'hui moins brillant qu'autrefois. — Oui, la débilité est une source d'agitation et de dérèglement ; mais à la condition que l'activité cérébrale soit ébranlée et par conséquent très excitable. — Pour expliquer cette excitabilité il cite des observations dans lesquelles cette perversion nerveuse peut être attribuée à des phénomènes d'hypertension cardio-vasculaire que présentent certains neurasthéniques. — Pour lui ces névropathes sont des intoxiqués. — Je sais bien que les toxines, en arrivant dans le cerveau, peuvent engendrer la neurasthénie et donner naissance en même temps à une agitation démesurée ; j'ai même signalé dans ce livre les troubles sensitifs qui accompagnent la neurasthénie produite par des maladies toxi-infectieuses ; mais je déclare aussi avoir vu un grand nombre de neurasthéniques excités être atteints d'hypertension vasculaire et ne présenter aucune trace d'intoxication. — Je ne crois pas avoir besoin d'insister davantage sur cette irrégularité de la théorie pathogénique de mon très distingué confrère qui nous a, en définitive, gratifiés d'une œuvre universellement admirée.

Le docteur Angel, en Allemagne et le docteur Weber, en Amérique ont essayé de démontrer que la neurasthénie est une névrose vaso-motrice. — Cette opinion, déjà soutenue par M. le docteur Lange du Danemark, ne déplaît pas à M. G. Dumas qui n'est pas éloigné de croire que la maladie de Beard a son siège dans les centres vaso-moteurs. — Ces éminents écrivains s'appuient, pour soutenir leur thèse, sur la faculté que possèdent les nerfs vaso-moteurs de répondre avec une promptitude extraordinaire à toutes les impressions qu'ils reçoivent. — Les personnes très sensibles, sous l'influence d'une vive émotion, accusent sur leur visage une pâleur assez accentuée qui est aussitôt remplacée par une rougeur très intense. — Le premier phénomène est dû à un rétrécissement instantané des petits vaisseaux cutanés et le second à leur dilatation. — Cette alternative de contraction et de détente est très fréquente chez les neurasthéniques. — On l'accuse même d'être le principal générateur de la maladie de Beard. — Cette hypothèse est discutable. — On peut admettre à la rigueur que l'action vaso-motrice, troublée dans son fonctionnement, puisse préparer l'éclosion de la neurasthénie. — Mais pour que cette névrose atteigne son véritable développement il faut qu'elle subisse des influences complexes et plus pénétrantes que celles qui proviennent d'un vaisseau momentanément trop rétréci ou trop dilaté.

Théorie psychique. — La neurasthénie est-elle une véritable psychose ou une simple psycho-névrose? — Quelques médecins pensent que la neurasthénie commence toujours par une perturbation mentale à laquelle ils accordent le pouvoir de créer ou du moins de tenir sous sa dépendance les accidents qui forment les symptômes somatiques de la maladie de Beard. — Cette subordination trouble la solidarité qui doit exister entre notre esprit et notre corps dans tous les actes de la vie et par conséquent dans la plupart de nos maladies. — La théorie psychique de la neurasthénie qui accorde aux troubles mentaux une suprématie indiscutable a de nombreux adeptes. — Il ne l'interprètent pas tous de la même façon. — Les uns admettent que la maladie de Beard peut se révéler exclusivement par une simple perturbation mentale tenant sous sa dépendance des désordres matériels répandus dans tout l'organisme. — Elle offre alors des points de ressemblance avec la psychasthénie des professeurs Raymond et Janet. — Mais quelques médecins se préoccupent avec raison de l'apparition de certains troubles qui intéressent en même temps que la mentalité du malade, sa sensibilité spéciale ou générale et sa force neuro-motrice. — Ils constatent que ces troubles forment une triade au sein de laquelle il n'est jamais facile de déterminer la chronologie exacte des symptômes qui la composent. — Dans le groupe des médecins qui considèrent la neurasthénie comme une maladie de nature psychique, il convient de placer au premier rang le Dr Dubois, de Berne. — Cet éminent professeur a publié un livre très remarquable dans lequel, après avoir affirmé que la neurasthénie débute toujours par une perturbation psychique qui entraîne à sa suite les désordres matériels de cet état névropathique, indique qu'un traitement moral bien approprié est seul capable de guérir cette névrose. — Réflexions sur cette conception doctrinale et sur l'exclusivisme du traitement proposé. — La brochure que Charcot a écrite dans les dernières années de sa vie sur *La foi qui sauve*, a déterminé un grand nombre de ses disciples à considérer la neurasthénie comme une véritable psychose.

Théories pathogéniques de la neurasthénie basées sur l'étude des relations de cette névrose avec certaines maladies du tube digestif et de ses annexes. — La première théorie à mentionner est celle du professeur Bouchard. — Elle a pour levier principal l'amoindrissement de la force neuro-motrice qui est chargée de gouverner la musculature des voies gastro-intestinales. — Sous l'influence de cet amoindrissement, l'estomac et l'intestin perdent leur puissance contractile, se laissent distendre facilement et deviennent comme une sorte de réceptacle où s'accumulent des débris alimentaires plus ou moins mélangés avec des liquides sécrétés par les glandes de la muqueuse digestive. — Toutes ces substances fortuitement agglomérées fermentent et donnent naissance à des produits toxiques qui, par la voie sanguine, pénètrent dans la trame de nos tissus. Ces toxines, en atteignant les centres nerveux, compromettent le fonctionnement et les mutations nutritives de ces centres et engendrent ainsi des perturbations auxquelles le professeur Bouchard attribue l'éclosion des symptômes de la neurasthénie. — Cette théorie a été combattue par quelques médecins, notamment par Charcot, par les Drs Gilbert Ballet, Bouveret, Mathieu, Linossier, etc., etc. — Ces confrères dissidents ont défendu leur opinion en citant des observations dans lesquelles la neurasthénie a fait son apparition longtemps avant le développement des dilatations gastro-intestinales et en prouvant. par des exemples très démonstratifs, que beaucoup de neurasthéniques n'ont jamais présenté les signes de ces dilatations maladives. — La doctrine du professeur Bouchard n'est pas sérieusement atteinte par les protestations que je viens d'indiquer ; elle conserve toujours son importance et sa supériorité. — A côté de cette théorie il faut placer celle du professeur Hayem. — Elle a des rapports de voisinage avec le chimisme stomacal et repose sur les divers troubles de nutrition qu'engendre la dyspepsie. — Quand ces troubles sont localisés dans les centres nerveux, ils provoquent des modifications fonctionnelles ou structurales qui favorisent le développement de la neurasthénie. — Le savant médecin de Saint-Antoine croit que ces irrégularités de la nutrition sont plutôt dues à un vice de digestion ou à une transformation incomplète des substances alimentaires qu'à une intoxication produite par des ptomaïnes ou des leucomaïnes provenant de fermentations stomacales. Cette doctrine très ingénieusement conçue ne peut servir qu'à établir la pathogénie des neurasthénies qui trouvent leur origine dans une dyspepsie gastrique. — Le professeur A. Robin, qui n'a qu'un goût très peu accentué pour les questions doctrinales, laisse entrevoir dans ses écrits que la neurasthénie semble dépendre d'une modification des mutations nutritives, des échanges matériels ou fluides qui ont pour support les éléments histologiques de nos tissus et de la désassimilation incorrecte des substances nécessaires à l'entretien de notre organisme. — Ces perturbations sont révélées par l'examen des résidus provenant des combustions chimiques qui ont lieu dans l'intimité de nos tissus. — Il a fait connaître les ressources que les médecins peuvent trouver dans l'analyse des matières excrémentielles et particulièrement du liquide urinaire. — Il a été un des premiers à signaler les troubles nerveux occasionnés par une déperdition des phosphates ; ce qui lui a permis de supposer que les phénomènes de la maladie de Beard pouvaient, dans certains cas, être attribués à la phosphaturie. — Il a plus tard remarqué que les malades chez lesquels les perturbations du système nerveux sont associées à celles des fonctions digestives, deviennent très souvent des neurasthéniques. — Les uns sont très excités et les autres fort déprimés. — Les premiers offrent les symptômes de l'hypersthénie gastrique et les seconds ceux de l'hyposthénie. — Cette division est essentiellement pratique ; mais elle n'aide pas à distinguer les cas où la neurasthénie provoque la dyspepsie et ceux où elle est engendrée par elle. — On est toujours en présence de l'éternelle question de la dyspepsie nerveuse. — Elle a été très consciencieusement étudiée par le Pr Gilbert Ballet dans son livre sur *L'Hygiène des neurasthéniques*. — J'emprunte à ce petit chef-d'œuvre des considérations très intéressantes qui portent la marque d'un sens clinique très affiné. — Le lecteur en trouvera la transcription dans le chapitre XVI.

Les maladies de l'intestin et de ses annexes peuvent, comme les gastropathies, jouer un certain rôle dans la pathogénie de la neurasthénie. — On attribue notamment ce privilège à l'entérite ou colite muco-membraneuse. — Cet état morbide est attribué par le Dr Mathieu et ses adeptes à l'excitation ou à l'épuisement de la force neuro-motrice qui gouverne la musculature de l'intestin. — D'autres médecins, notamment les Drs Roger et Tremollières le classent résolument dans le groupe des maladies de la nutrition. — La neurasthénie peut quelquefois provoquer son explosion ; mais souvent c'est l'entérite muco-membraneuse qui semble présider à l'avènement de la maladie de Beard. — Quand l'affection intestinale à une forme irritative très prononcée, elle réagit par la voie nerveuse sur les centres encéphaliques et provoque la neurasthénie essentielle ou plutôt la neurasthénie d'origine périphérique ou réflexe. — Quand elle se transforme en un champ de culture favorable à la pullulation de microbes elle provoque d'abondantes secrétions de toxines que le liquide sanguin véhicule dans tout le corps et qui, en pénétrant dans les centres nerveux, contribuent à élaborer la neurasthénie symptomatique.

Quelques médecins pensent que les déplacements ou le prolapsus des principaux viscères contenus dans la cavité abdominable jouent aussi un certain rôle dans la pathogénie de la maladie de Beard. — Le Dr Fr. Glénard croit très sincèrement que l'entéroptose et les diverses flottaisons du foie, de la rate et des reins peuvent, par l'intermédiaire de la dyspepsie qu'elles déterminent et par les troubles de nutrition qui en résultent, introduire dans les centres nerveux des modifications susceptibles d'engendrer la neurasthénie. — Cette conception théorique mérite une réelle considération. — D'autre part, il n'est pas difficile de signaler des cas dans lesquels la maladie de Beard, surtout quand elle envahit les voies digestives, parait avoir une action génératrice sur les principales ptoses abdominales. — Des médecins en assez grand nombre, reconnaissent et expliquent ce mode de succession. — Quelquefois la neurasthénie et les ptoses viscérales apparaissent en même temps : ces deux états morbides cheminent côte à côte et forment un ensemble de phénomènes pathologiques dont il est parfois difficile de saisir l'enchaînement et de fixer la chronologie. — Ils obéissent tous à des causes analogues capables de produire un amoindrissement de la force neuro-motrice qui est chargée de maintenir à son taux normal la tonalité de tous les organes.

Pour compléter l'exposé des théories destinées à expliquer l'action génératrice que les affections des voies digestives exercent sur la neurasthénie, il me reste à examiner le rôle que peut jouer l'appendicite dans la pathogénie de cette névrose. — Dans un mémoire communiqué à la Société de Médecine de Paris et qui se trouve en partie reproduit dans le chapitre VIII de ce livre, j'ai étudié les relations de la maladie de Beard et de l'appendicite. — A cette place il me suffit d'indiquer comment l'affection intestinale intervient pour favoriser le développement des accidents neurasthéniques. — Le professeur Dieulafoy a démontré que l'appendicite est une maladie toxi-infectieuse qui exerce une influence désastreuse sur tous les districts de l'organisme. — En envahissant les centres nerveux, elle produit dans leurs éléments histologiques des perturbations sérieuses au milieu desquelles on distingue les symptômes les plus saillants de la neurasthénie. — Lorsque la maladie de Beard se développe dans ces conditions, elle perd sa forme essentielle et n'est plus qu'une expression symptomatique ressemblant à celle que nous avons souvent constatée chez les malades atteints d'une toxi-infection ou d'un trouble profond de la nutrition. — L'appendicite offre d'autres particularités qui sont susceptibles d'éclairer la pathogénie de la neurasthénie. — Mes observations personnelles m'ont appris que cette névrose voltige souvent autour de l'appendicite ; elle se révèle, d'une façon très nette, tantôt avant l'explosion de la maladie intestinale, tantôt après l'intervention de la cure médicale ou chirurgicale tentée pour obtenir sa guérison. — Lorsque la neurasthénie se manifeste dans la période prodromique, elle est presque toujours accompagnée de douleurs intestinales qui sont dues à une congestion irritative localisée sur l'appendice et dans son entourage. — Cette congestion provoque des impressions pénibles que les nerfs sensitifs du voisinage transportent dans les centres nerveux où ils produisent des actions réflexes le plus souvent entourées des phénomènes classiques de la neurasthénie. On est alors en présence d'une neurasthénie d'origine périphérique ou réflexe. — Lorsque la congestion irritative de l'intestin prend un grand développement, elle transforme la région où elle réside en un champ de culture propice à l'accumulation de nombreuses toxines et au développement de colonies microbiennes. Les substances avariées agglomérées dans l'intestin sont véhiculées par le sang et la lymphe à travers tout l'organisme. Les centres nerveux, en subissant le contact de ces impuretés engendrent des accidents neurasthéniques qui ne tardent pas à subir une éclipse au moment où l'appendicite arrive à son apogée. — On les voit quelquefois se manifester de nouveau après la guérison apparente ou réelle de la terrible maladie abdominale et leur genèse est quelquefois explicable. — Il peut arriver que, malgré la précision des manœuvres opératoires, de nombreux microbes ou des toxines insoupçonnées persistent à séjourner dans la muqueuse intestinale. Dès lors l'œuvre infectieuse continue à exercer sur les centres nerveux une influence nocive analogue à celle qu'ils ont subie pendant la période prémonitoire de l'appendicite et détermine un nouvel accès de neurasthénie semblable à celui qui s'est manifesté dans le prélude de cette maladie. — Cette étude serait incomplète si je ne parlais pas de l'influence que peut avoir l'intervention des opérations chirurgicales sur cette forme de neurasthénie à laquelle j'ai donné le nom de neurasthénie appendiculaire. — Beaucoup de malades ayant eu plusieurs fois des accès de neurasthénie avant d'être atteints d'appendicite ont été définitivement guéris de leur névrose après l'opération nécessitée par l'affection intestinale. — D'autre part, on peut citer des cas dans lesquels les symptômes de la neurasthénie se sont manifestés après l'extraction de l'appendice. — Il m'a toujours semblé que l'intervention chirurgicale n'était pas seule responsable de l'apparition de cette névrose post-opératoire. Les malades chez lesquels elle s'est développée avaient des prédispositions héréditaires favorables à son explosion. Je peux même dire que quelques-uns n'étaient pas complètement délivrés des angoisses que leur avaient causées les émouvants préparatifs d'une opération redoutée. Néanmoins il est permis de croire que les manœuvres chirurgicales peuvent, comme les grandes émotions ou les violents traumatismes engendrer la maladie de Beard.

Rôles des affections du cœur et des vaisseaux dans la pathogénie de la neurasthénie. — Les désordres fonctionnels qui siègent dans l'appareil de la circulation ont une répercussion sur les centres nerveux et troublent leur fonctionnement. — Les affections organiques du cœur et des artères ont, ainsi que les névroses localisées dans le système circulatoire, un grand retentissement sur le cerveau ; elles déterminent parfois dans quelques centres encéphaliques une irritabilité morbide qui favorise l'éclosion de la neurasthénie. Ces graves altérations sont très souvent sous la dépendance d'une toxi-infection ou d'une artério-sclérose et peuvent, comme elles, engendrer les principaux symptômes de la maladie de Beard. — Les affections organiques du cœur ont, en outre, sur cette névrose une influence particulière qui a été bien mise en relief par la plupart des neurologistes. Elles possèdent le triste privilège d'inspirer à presque tous les malades des appréhensions qui troublent leur sécurité et qui les plongent dans un profond désespoir. Ces grandes craintes viennent d'un cœur altéré ; elles impressionnent les centres nerveux et surajoutent aux accidents neurasthéniques des phobies difficiles à déraciner. — En parcourant le sixième chapitre de ce livre consacré à l'étude des relations de certaines affections cardiaques et de la neurasthénie, le lecteur trouvera les éléments qui pourront lui démontrer l'influence de ces affections sur le développement de la neurasthénie. Je ne crois pas avoir besoin de leur accorder ici une nouvelle mention.

Rôle des maladies de l'appareil génito-urinaire sur la pathogénie de la neurasthénie. — Les affections des voies génito-urinaires ont un grand retentissement sur les fonctions nerveuses et troublent souvent leur régularité. — Elles donnent naissance à des désordres névropathiques qui ressemblent, tantôt à ceux de l'hystérie, tantôt à ceux de la neurasthénie. Je ne dois ici m'occuper que de ces derniers. — Les organes génito-urinaires offrent une généreuse hospitalité aux maladies toxi-infectieuses ; c'est par elles que le plus souvent la syphilis pénètre dans l'organisme. Dès les premiers jours de son invasion cette maladie distribue des germes avariés au liquide sanguin qui, après les avoir assimilés, les transporte dans tout l'organisme et finalement dans les centres nerveux où ils provoquent quelquefois le développement de cette neurasthénie symptomatique de nature infectieuse que j'ai souvent décrite. — Dans certaines circonstances, le virus vénérien agit moins comme un poison que comme un excitant spécial. Il détermine alors dans les centres nerveux des perturbations purement fonctionnelles qui engendrent une sorte de neurasthénie essentielle que le professeur A. Fournier appelle une neurasthénie parasyphilitique. — Les désordres spécifiques des organes génitaux ne sont pas les seuls qui soient capables d'engendrer la neurasthénie. Il en existe d'autres qui, sans avoir de rapports avec l'infection vénérienne, n'en sont pas moins susceptibles de produire les mêmes effets. — On peut signaler chez la femme des perversions sensitives qui se manifestent à la vulve, sur le clitoris ou dans le conduit vaginal, des irritations utéro-ovariennes compliquées parfois d'hypertrophie ou d'hyperplasie des organes de la région inférieure de l'abdomen. — Chez l'homme on constate parfois des aberrations génésiques qui se traduisent tantôt par des exaltations spéciales durant à peine comme un feu de paille, tantôt par des défaillances viriles qui servent parfois de prélude à la frigidité. — A ces perturbations qui émotionnent toujours l'esprit des malades viennent s'ajouter des désordres physiques produits par des poussées congestives localisées dans la prostate ou dans les conduits spermatiques et ordinairement aggravées par l'abus du coït et de la masturbation. — J'ai longuement insisté sur toutes les particularités de ces irritations particulières en étudiant dans le chapitre IX les relations de la neurasthénie spinale et de la neurasthénie sexuelle avec la maladie de Beard proprement dite. Il ne me reste ici qu'à signaler comment ces irritations interviennent pour provoquer cette névrose. — Les régions génitales où se développent les divers troubles morbides dont je viens de parler deviennent progressivement le siége d'impressions plus ou moins dolentes que les nerfs sensitifs situés dans ces parages se hâtent de transporter dans les centres nerveux avec lesquels ils correspondent et où ils provoquent l'explosion d'actions réflexes très appréciables. En arrivant dans les centres encéphaliques, ces impressions troublent l'irritabilité fonctionnelle de leurs tissus, compromettent l'irritabilité nutritive de leurs cellules et provoquent des phénomènes d'excitation et d'épuisement qui préparent l'avénement de la neurasthénie. Dans ce cas spécial la maladie de Beard prend le plus souvent la forme de la neurasthénie d'origine périphérique ou réflexe. — Quelquefois les troubles de la sensibilité, après avoir séjourné pendant un certain temps dans les organes de la génération, se propagent dans les tissus du voisinage, assiégeant de préférence les filets nerveux du système cérébro-spinal et du nerf grand-sympathique qu'ils rencontrent sur leur parcours. — Toutes les régions intéressées deviennent le siége de sensations plus ou moins pénibles dont le cerveau parvient à connaître le point de départ et l'intensité par l'intermédiaire de la cœnesthésie que le professeur Grasset a très judicieusement appelée *la conscience du sympathique*. — Les centres encéphaliques qui reçoivent ces impressions maladives sont troublés dans leur fonctionnement et révèlent leurs malaises par des désordres nerveux au milieu desquels se dessinent très nettement les symptômes caractéristiques de la neurasthénie qu'on peut dans le cas présent surnommer la neurasthénie cœnesthésique.

Après avoir fait une longue pérégrination à travers le domaine scientifique où je viens de rencontrer les principales doctrines qui aident à comprendre la pathogénie de la neurasthénie, il me reste, pour réaliser mon programme, à formuler les principales indications qui, selon moi, doivent gouverner la thérapeutique de cette névrose. — Mais avant qu'il me soit permis de dire en quelques mots en quoi consiste la neurasthénie et sous quelles formes elle révèle son existence. — Il est reconnu par un grand nombre de médecins que le cerveau renferme des zones particulières chargées de présider à l'exercice de nos facultés intellectuelles et morales, à la propagation régulière de notre sensibilité générale et spéciale et à la direction de la force neuro-motrice qui réglemente tous les mouvements de notre corps. — En prenant pour base des données cliniques bien acquises et des faits sérieusement observés, on peut se hasarder à dire que la neurasthénie consiste en une perturbation des fonctions dévolues aux zones encéphaliques dont je viens de parler. — Cette perturbation intéresse d'abord l'irritabilité fonctionnelle inhérente aux divers tissus de ces zones et gagne ensuite l'irritabilité nutritive qui est, comme on le sait, la propriété exclusive de leurs cellules génératrices. Elle se révèle par des phénomènes d'excitation plus ou moins fugitifs assez promptement remplacés par des phénomènes d'épuisement qui constituent l'élément foncier de la maladie. Sous l'influence des causes constitutionnelles et déterminantes dont on connaît la variété et l'importance, cette névrose se traduit par des troubles psychiques, sensitifs et moteurs qui, en se groupant, forment une triade de symptômes très caractéristique. — On voit quelquefois les perturbations mentales dominer celles de la sensibilité et de l'activité motrice ; mais cette suprématie s'atténue peu à peu et la triade ne tarde pas à retrouver son intégrité. — Quelle que soit l'allure de sa représentation on est obligé de reconnaître que cette affection nerveuse a son siége dans le cerveau. — Quand ses troubles psychiques dominent la scène pathologique on l'appelle cérébrasthénie ou psychasthénie autonome comme le souhaitent Raymond et Janet. — Lorsqu'elle envahit la moëlle épinière on l'appelle une neurasthénie cérébro-spinale et, lorsqu'elle se fixe dans un des appareils organiques, elle devient, selon la résidence choisie, une neurasthénie cardio-vasculaire, gastro-intestinale ou sexuelle. — Après avoir essayé de dépeindre les caractères et la nature de la neurasthénie il importe de formuler son traitement en indiquant les modifications qu'il doit subir pour être à la fois efficace contre la neurasthénie essentielle, la neurasthénie d'origine périphérique ou réflexe et la neurasthénie symptomique, c'est-à-dire contre les trois formes que prend la maladie de Beard dans ses multiples manifestations. — Quand cette névrose apparaît dans sa pureté essentielle n'ayant d'autres symptômes que les troubles psychiques sensitifs et moteurs qui forment son escorte habituelle, il faut, pour combattre ces divers symptômes que le traitement soit à la fois sédatif et tonique. — Dans les cas où la maladie de Beard a une origine périphérique et se montre entourée d'actions réflexes pathologiques, le traitement sédatif et tonique est également nécessaire ; mais pour rendre son efficacité plus sûre, il convient de lui adjoindre une médication capable de modifier l'irritation viscérale que l'on croit être la source du mal et de calmer la surexcitabilité réflexe de la moëlle épinière dont le dérèglement est toujours nuisible aux nerfs sensitifs et moteurs. — Contre la neurasthénie symptomatique le traitement purement sédatif et tonique est insuffisant. — Elle exige une action curative plus étendue qui permette au médecin de combattre les maladies toxi-infectieuses ou diathésiques et les affections organiques ou fonctionnelles qui ont la névrose de Beard dans leur semeilologie. — Le traitement classique de la neurasthénie ne peut pas, avec les seuls moyens dont il dispose, produire une rénovation aussi complète. Il a besoin d'être associé à des ressources thérapeutiques plus puissantes.

Les médications employées contre les diverses formes de la neurasthénie ont presque toutes une valeur incontestable, mais je n'hésite pas à donner ma préférence à l'hydrothérapie qui a le privilège de bien s'adapter à toutes les indications thérapeutiques que je viens de formuler. — Dans la plupart des chapitres de ce livre et notamment dans le troisième, j'ai exposé longuement les préceptes qui doivent présider au choix et à la manœuvre des applications hydrothérapiques dans la neurasthénie essentielle, la neurasthénie d'origine périphérique ou réflexe et la neurasthénie symptomatique. A cette place une simple mention me suffira pour glorifier les ressources infinies de cette méthode thérapeutique. — Tout en exaltant le rôle de l'hydrothérapie dans la cure de la maladie de Beard, je tiens à dire qu'elle s'associe merveilleusement avec les diverses médications employées contre cette névrose. — Elle fait très bon ménage avec l'électricité, le massage, les injections de sérum, avec la plupart des agents physicothérapiques et surtout avec la psychothérapie, qu'on désignait autrefois sous le nom de traitement moral. — Je puis déclarer que l'hydrothérapie et la psychothérapie constituent, en s'unissant ensemble, un concordat thérapeutique qu'on peut considérer comme le traitement anti-neurasthénique le plus bienfaisant et le plus efficace 435

ÉTAMPES. — IM. M. DORMANN, 16, RUE SAINT-MARS, TÉLÉPH.

ÉTAMPES. — IMP M. DORMANN

A LA MÊME LIBRAIRIE

L'Hygiène du Neurasthénique, par Gilbert Ballet, Professeur à la Faculté de Médecine de Paris, Médecin de l'Hôtel-Dieu, Président de la Société de Neurologie. *Troisième édition.* 1 volume in-8 de la Collection d'**Hygiène Thérapeutique**........ 4 fr. 50

Dans la même Collection : **Hygiène des Maladies de la femme. — L'Hygiène du Goutteux** (*2e édition*). — **L'Hygiène de l'Obèse** (*2e édition*). — **L'Hygiène des Asthmatiques. — Hygiène et Thérapeutique thermales. — Les Cures thermales. — Hygiène des Albuminuriques. — Hygiène des Tuberculeux** (*2e édition*). — **Hygiène et Thérapeutique des Maladies de la bouche** (*2e édition*). — **L'Hygiène des Diabétiques. — L'Hygiène des Maladies du cœur. — L'Hygiène du Dyspeptique. — Hygiène et Thérapeutique des Maladies des fosses nasales.** Chaque volume........ 4 fr. 50

Les Écrits et les Dessins dans les Maladies nerveuses et mentales, *Essai Clinique*, par J. Rogues de Fursac, ancien chef de clinique à la Faculté de Médecine de Paris. 1 vol. gr. in-8 avec 232 figures dans le texte........ 12 fr.

L'Année Psychologique, dirigée par Alfred Binet. — *Secrétaire de la Rédaction* : Larguier des Bancels. — Année 1907, Tome XIII. 1 vol. in-8, avec nombreuses figures........ 15 fr. *franco.*

A la même Librairie : Les Tomes X, XI et XII de *L'Année Psychologique*.

Les Psychonévroses et leur Traitement moral, *Leçons faites à l'Université de Berne*, par le Dr Dubois, Professeur de Neuropathologie, avec une préface du Professeur Dejerine. *Deuxième édition.* 1 vol. in-8. 8 fr.

Manuel Technique de Massage, par J. Brousses, Membre correspondant de la Société de Chirurgie. — *Troisième édition*, revue et augmentée. 1 volume petit in-8, avec 56 figures dans le texte, cartonné toile souple. 4 fr. 50

Les Aliments Usuels. — Composition. — Préparation. — Indication dans les régimes, par Alfred Martinet, Ancien Interne des Hôpitaux. 1 vol. in-8 de VIII-328 pages avec figures........ 4 fr.

L'Alimentation et les Régimes chez l'Homme sain et chez les Malades, par le Professeur Armand Gautier, de l'Institut. — *Deuxième édition revue et corrigée.* — 1 volume in-8........ 10 fr.

IMP. M. DORMANN, ÉTAMPES, 16, RUE SAINT-MARS — TÉL.

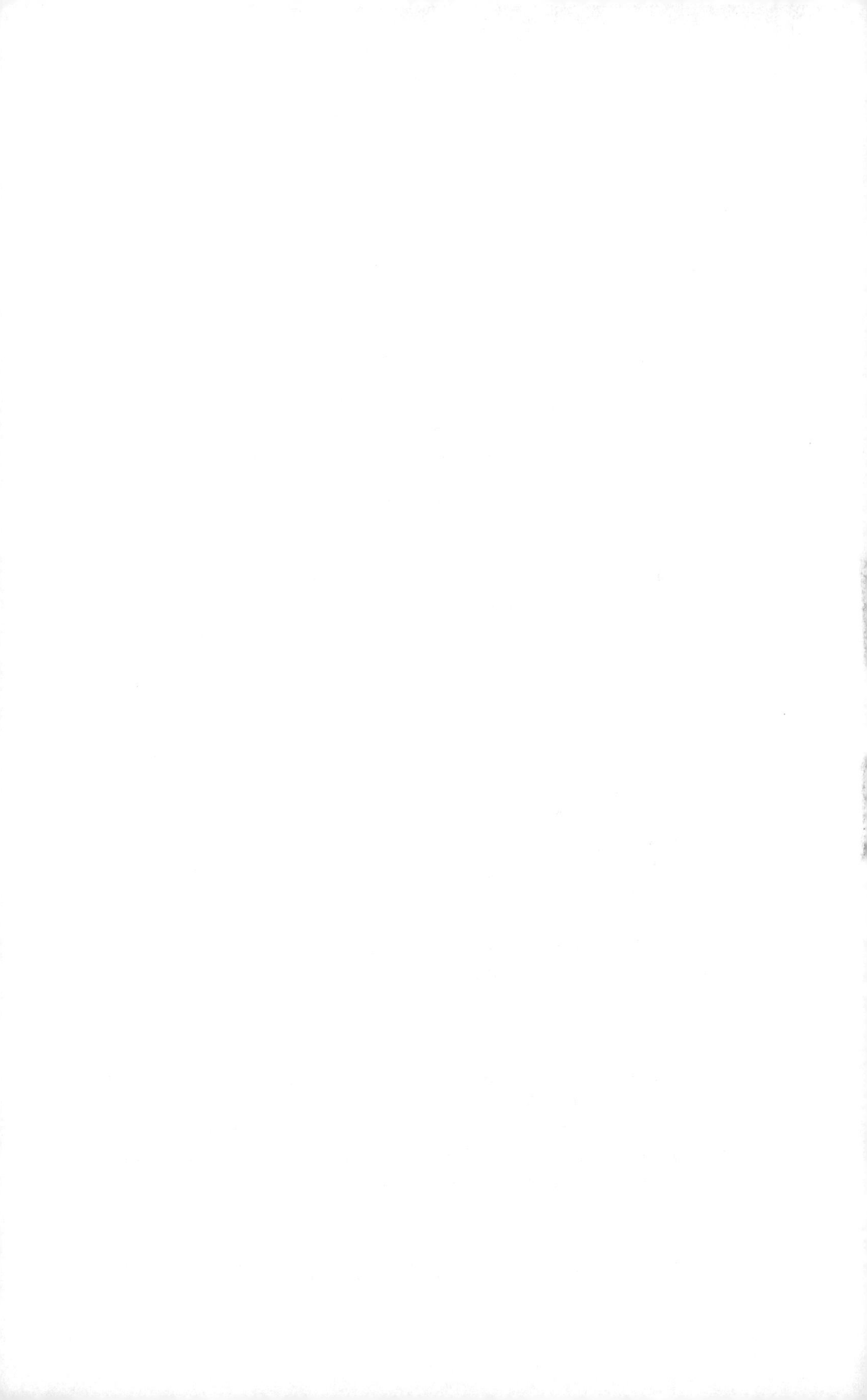

IMP. M. DORMANN, ETAMPES, 16, RUE SAINT-MARS — TÉL.

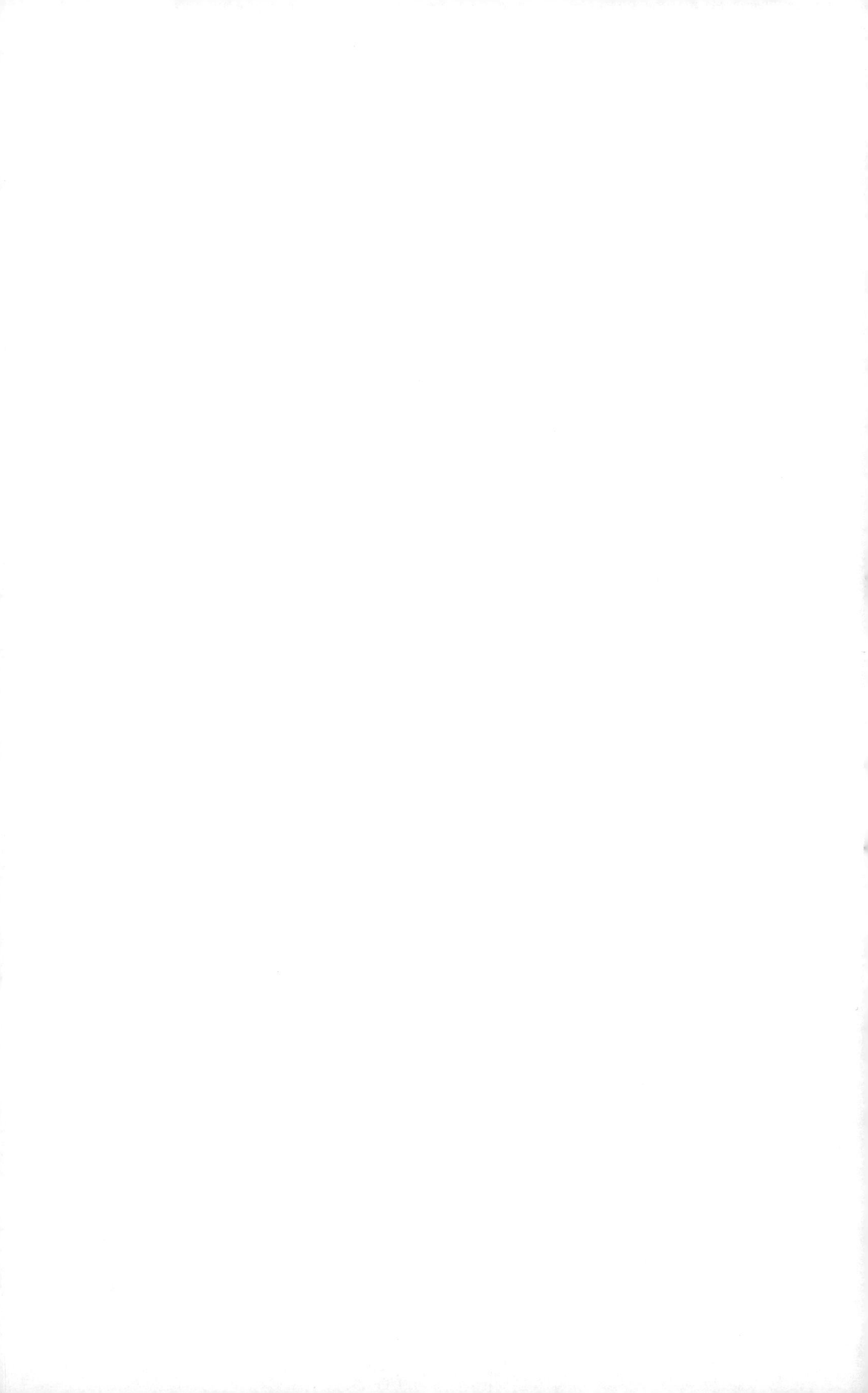

www.ingramcontent.com/pod-product-compliance
Ingram Content Group UK Ltd.
Pitfield, Milton Keynes, MK11 3LW, UK
UKHW021840190726
13855UKWH00001B/68

9 782013 542555